名中医

张国屏先生医案

张毓华——主编

中国海洋大学出版社

·青岛·

医者读书有眼
病人才脱活命
——张国屏

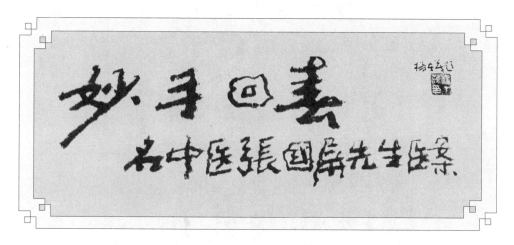

▲原青岛市政协主席杨在茂为本书题字

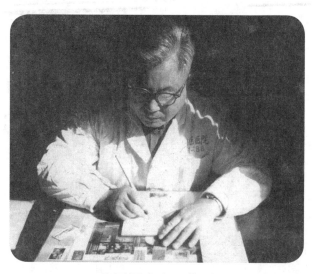

张国屏先生工作照▲

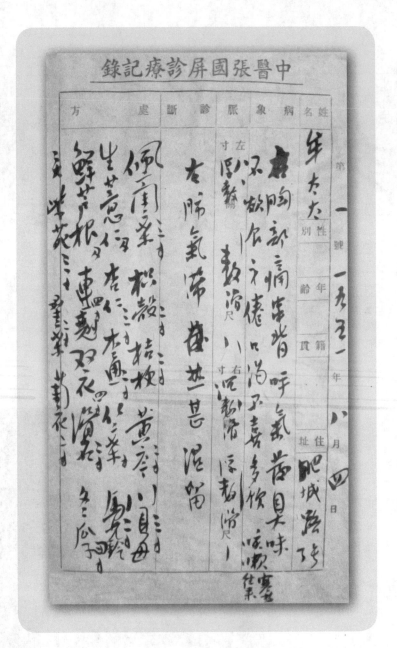

▲张国屏手稿

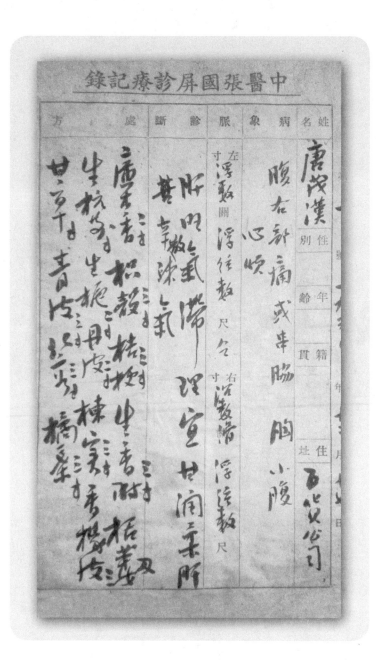

中醫張國屏診療記錄

姓名	病象脈診	診斷處方

姓名　唐茂漢

性別

年齡

籍貫

住址　石北覺心司

左寸浮數　關浮往數　尺乞

右寸滑數帶　滑往數　尺

腹右新痛或串臨胸小腹
心煩

肝陽氣滯理宜甘涸二桑所
芳言椒珠氣

廬堂者二錢　枳殼　桔梗生各八錢二甲皮二錢三
生梔各五錢三　青皮　枳殼各六錢三橋泰
甘草五分　棟寀二錢三　香椿枝

▲张国屏手稿

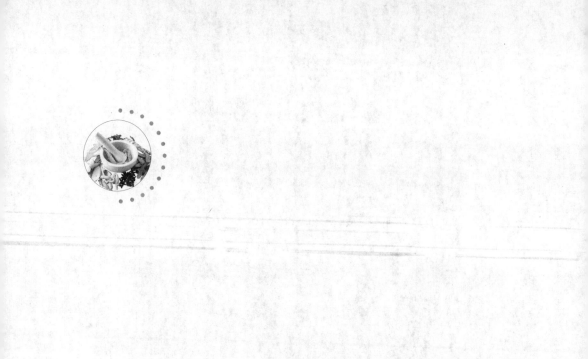

张国屏先生

简介

张国屏先生（1909—1986），字如藩，山东烟台人。曾任青岛医学院附属医院中医科教授、主任医师、科主任；历任山东省第三届人大代表、第五届人大常委、青岛市第四届人大代表、第六届政协委员、山东省中医学会副理事长、青岛医学会理事、青岛中医学会主任委员。

张国屏先生出生于清朝末年武秀才家庭。自幼爱读书，随父亲学习武术，十六岁起担任烟台市养正小学、志孚中学武术教师。后因其五姐难产病故，激发他钻研中医，博览中医各家学说，并通过多年实践医术迅速提高，几年成为烟台市著名中医，1936年任烟台市中医公会主席。

1946年先生随烟台药房迁居到青岛，在保定路保和堂任坐堂先生，1956年被聘到青岛医学院（原山东大学医学院）附属医院中医科工作。先生通经典，善辨证，尤其是对温热病治疗有独到之处。他通常用少量的、便宜的药物就能收到极好的效果，主张用药不要求名贵药物，只要有效即可。通过对冠心病、肝病、脉管炎等多种疾病的临床观察治疗，他研制出一系列治疗方案，取得很大的成果；还与神经科的同仁一起研究神经、脑血管疾患的预防及治疗，取得很好的疗效。多年来，先生通过对常见病及多发病的治疗实践，总结了四十余种疾病的临床经验，对一些疑难杂症如血管性疾病、血液病等研究造诣很深，编著有《临证新编》一书，发表《关于痹症的临床经验》《中西医结合治疗急性黄疸型传染性肝炎》等论文，曾参加过省市多次重大疾病病例抢救，取得很好疗效。

先生认为"医者读书有眼，病人才能活命"，中医理论要灵活运用，特别强调以脉测证，临证与诊脉互参，尤其要求对诊脉要下功夫，只有做到手下有准，才能够做到心中有数。他重视培养年轻医生，不仅在理论上灵活贯通，而且手把手教授脉学，对徒弟孜孜不倦地讲授医学知识，即使晚年病重时也坚持给徒弟带教。他不惜一切精力将自己毕生的经验传授给年轻一代，几十年来带教的学生已经成为医疗战线的主力军。

先生做人的宗旨是不做良相，只做良医，报效祖国，为民尽力。他为人谦和，淡泊名利，医德高尚，对待病家无论高低富贵，远近亲疏，一律视若已病，极其负责，悉心诊治。他坚持谦虚谨慎、和善待人、严谨学风、钻研医术、崇尚医德的作风在山东省闻名，深受领导及群众的爱戴。

张毓华，山东烟台人，主任医师。1966 年毕业于青岛医学院医疗系本科，先后任职于即墨南泉医院、青岛橡胶六厂职工医院、青岛大学附属医院分院（青岛上苑医院）、青岛市医疗保险管理中心等。

张毓华医生自幼跟随其父张国屏先生，耳濡目染。父亲博览各家经典医书，对中医学习孜孜不倦以及誓愿普救含灵之苦的大慈恻隐之心，给童年的张毓华留下极深的印象。1961 年考入青岛医学院后，她决心学好医学，继承发扬父辈的优良传统。在学校里，她除学习必修课程外，还认真自学中医基本理论知识。大学毕业后跟随父亲系统学习中医，张国屏先生除传授其经典著作外，特别强调要学习近代中医学家的理论，因为相对于古籍，经过多年的积累和实践，近代医学理论已经取其精华，弃其糟粕，能使初学者在学习医学道路上少走弯路。张国屏先生结合实践手把手带教其脉学，并及时纠正不足，使其在脉学方面有较大的认识及提高。张毓华医生继承父亲优良的医术和医德，用药不强求用名贵的药物，只要有效即可，通常用少量的便宜的药物就能收到极好的效果；用药治疗适中则止，不以患者服药后偶效，则不计病情，以"效不更方"的过度服药；对于病情垂危的病人而继续医治也不能起死回生者，不提倡用贵重的药物过度治疗，以免造成病人家庭的负担；一般不用有毒性的药物，以免伤害病人。

多年来，张毓华医生不断地整理和完善其父张国屏先生的有关医学资料，于2011年完成其父亲遗作《临证新编》的整理和编纂，并于同年出版。近年来，又将其父亲20世纪50~80年代的临床处方副页根据病种整理成书，名为《名中医张国屏先生医案》。该书直接反映了张国屏先生的辨证中医药精髓，希望能给后人提供学习借鉴及医疗帮助。

序

  张国屏老中医是我的恩师，是我从事中西医结合的领路人。张师为人诚恳、正直，酷爱中医，博学广览，视病人如亲人的为人态度，使我终生难忘。

  张师是烟台人，青年时在小学教书。由于旧社会医学落后，庸医害人，时值烟台市传染病流行，死人甚多，这激发了张师的济世救人之心，随立志自学成才，除白天教书外，余时则博览群书，刻苦学习，日以继夜，终有所成。张师闲时施治于人，因其疗效显著，求医者甚多，遂终弃教从医，悬壶济世。张师对每一个病人都做到细致入微，脉症互参，仔细辩证用药，治愈患者无数，故名声远播，不及而立之年即成为烟台市名医之一，因其医术高明，为人诚恳，医德高尚，二十有七（1936年）即被推举为烟台市中医公会主席。

  新中国成立前夕，张师全家迁居青岛，开始于保和堂坐诊，因精于临床，疗效显著，待人和善，在岛城逐步树立起影响与威信，1956年受聘于青岛医学院附属医院（原山东大学医学院）中医科任职，后晋升为中医科主任、教授、主任医师。

  张师聪慧异常，在学术上博采各家之长，不拘一格，对病人则不论高下一视同仁，视病人如亲人，张师经常教导我们，来院就诊不容易，特别是外地病人，要尽量做到让病人满意。其每次门诊均延至下午二点钟。当时张师已年逾花甲，却始终和颜悦色，仔细诊病，患者均满意而归。由于时代不同，流行疾病谱也与过去不尽相同，张师破除成规，不断总结临床经验，对心血管病、脑血管病、肝硬化、呼吸道疾病、脉管炎等疾病的治疗均有极深的造诣，经常赶赴各地参加会诊，其中使我记忆最深的是有一例患"亚急性肝坏死"的患者，濒临死亡，众医束手无策，张师经过仔细辩证用药，终于使其起死回生，病人恢复后又重返工作岗位，此后十多年中，我还曾见到过这位病人。

张师因医术高明，医德高尚，众望所归，历任山东省人大代表、常委、青岛市人大代表、政协委员、山东省中医学会副理事长、青岛市医学会理事、青岛市中医学会主任委员等职。

张师别无嗜好，诊暇之余，即阅读各种医学经典著作，熟悉各家学说，取长补短，同时又是一位虚怀若谷的人。有时在诊治过程中，我们曾就病人诊断提出一些西医的看法和化验的解释，张师均欣然接受，使我等颇为感动。

老中医张国屏先生是当代名中医，平时博学多闻，为人谦和，平易近人，深受病人称赞，他临床经验非常丰富，疗效极其显著。但因为平时临床教学工作繁忙，故无暇著书立说以总结其临床经验，甚为遗憾。

今有其爱女张毓华同志，1966 年毕业于青岛医学院医疗系，长期受其父亲言传身教，继承其父衣钵，因此对中医学术亦甚有造诣，临床经验较为丰富。张大夫数年间将其父亲临床处方副页，根据病种整理成书，能直接反映张老大夫的辨证中医药精髓，对后人学习参考很有帮助。

青岛医学院原副院长　任世英

2017 年 12 月 24 日

前　言

　　中医药学是中华民族的瑰宝，为中华民族繁衍昌盛贡献了巨大的力量。今天中医药的传承成为当代中医学同仁共同面对的严峻课题，这是当代人义不容辞的责任。为此，同仁们需要不懈的努力，力求将先辈名中医的宝贵临床经验与学术思想传承并发扬光大，使中医学这一伟大宝库日益丰富，给后人开辟学习的幽径，使人们对祖国医学疗效的了解更深入、更形象。医案是传承中医治学的最佳途径，以医案为主要载体传承中医学术，传承先人们治病严谨精神、高尚的医德，这也是《名中医张国屏先生医案》出版的宗旨。

　　张国屏先生对历代名家之书，旁搜博采，不仅孜孜不倦，而且谦逊向贤；不仅博览群书，而且虚怀若谷，善学前人长处。他的中医医学知识很全面，包括内外妇儿等各科；通过多年来对冠心病、肝炎、肝硬化、脉管炎等疾病的临床观察治疗，他研制出一系列治疗方案，取得很大的成果，并与神经科同仁一起研究神经脑血管疾患预防及治疗且取得很好的疗效。此外还总结几十种疾病临床治疗经验。

　　先生精研温病四大名家（叶天士、薛雪、吴鞠通、王孟英）温热病、湿热病的理论，通窍其精髓，领会贯通。因此在认识及治疗温热病、湿热病上有独到之处。他认为近世以来阴亏体质较多，外感热邪最易消耗阴分，所以凡感受热邪，热势较重者和发热病程较长者，应该先考虑阴分受热消耗程度如何，如果自知外感疾患妄行升散，阴伤热炽，热势更甚，益竭其阴以致真阴枯竭；他认为热病因误用温散或温补伤阴助热，致热邪内陷脉伏，病人出现气机不畅，脉沉，怕冷，如果以为脉沉而怕冷，误以为中寒，进温补药物，热邪越伏，病情越重，需以大剂理气解郁之剂，使热邪由里及表，病邪及时清理而治愈；他认为有感温热病证不明显，其脉右寸及气口浮大多误认为虚症，治疗用人参、黄芪补之，热邪受补益锢，势必内侵营血，以致坏病。他总结了暑热寒热如疟的四种原因：暑邪向外透达，所谓化疟为佳像；暑邪挟风可能似疟；暑热燔津为痰，或素有痰邪，痰阻三焦流行之气，发作为类疟；暑邪气郁欲作透达，而不能外透。

先生继承了先人脉学理论的精华并发扬光大。他特别强调诊脉时要心静，做到各部位脉象描述清楚，使脉象与临证有机地结合，以脉测证，临证与诊脉互参，以夯实辨证施治的准确性，从而达到正确的治疗效果。先生认为，"医者读书有眼，病人才能活命"，中医理论要灵活运用，特别强调对诊脉要下苦功夫，只有做到手下有准，才能够做到心中有数。

先生治疗病人，主张用药不要强求用名贵的药物，只要有效即可。通常用少量的便宜的药物就能收到极好的效果；用药治疗适中则止，不以患者服药后偶效，则不计病情，以"效不更方"的过度服药；对于病情垂危的病人继续医治也不能起死回生者，他不提倡用贵重的药物过度治疗，以免造成病家的负担；他一般不用有毒性的药物，以免伤害病人。

先生为人谦和，淡泊名利，医德高尚，对待病家无论高低贫富，远近亲疏，一律视若已病，极其负责悉心诊治。他兢兢业业地把毕生精力献给了自己热爱的中医药事业，虽年逾古稀依然坚持在临床第一线，其高贵品质，是我辈学习之楷模！

有父如此，予之幸也。我于1966年青岛医学院医疗系毕业后即跟随父亲学习中医，从父亲身上学到为医、为人之道，虽行医多年，但仍感较老父亲相差甚远。过去十年，我将父亲对《王孟英医案》释注《临证新编》加以整理修正后业已出版。近几年我又将父亲在20世纪50～80年代的部分医案加以整理，收集病案近七百例，集之名为《名中医张国屏先生医案》。本书按照各病种分类并加以按语，对初学医者是一本很好的教科书，希望能给中医界同仁以启示及参考。

　　由于本人医疗理论水平有限，书中可能有不足之处，也望同仁提出宝贵意见。

张毓华

2017 年 12 月 5 日

目录

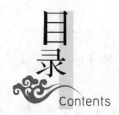

Contents

◀ 内科

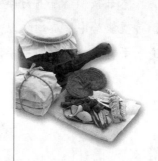

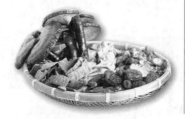

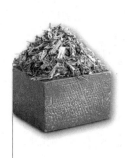

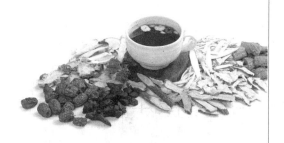

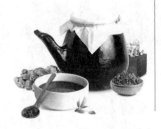
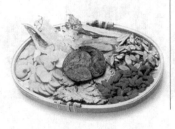

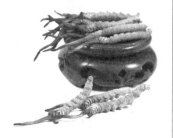

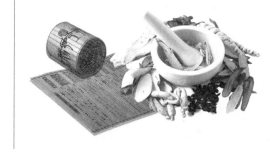

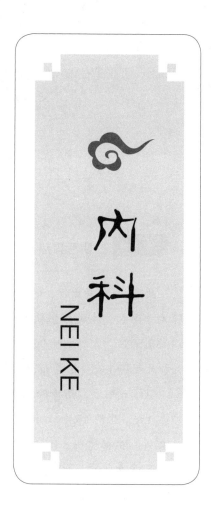

内科

NEI KE

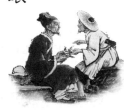

医者读书有眼
病人才能活命
——张国屏

外 感

 >>> 阴亏胃热： 顾太太　56 岁　1952 年 5 月 22 日就诊。

身倦，发热易出汗，头晕胸痛，不欲饮食，某医予以表散之剂不效已半月，脉左寸浮数，左关浮弦软数，右寸浮大数，右关浮数，**此为阴亏胃热**，法以滋阴清热。方以桑叶 9g、麦冬 18g、沙参 18g、玉竹 9g、鲜石斛 9g、竹茹 9g、天花粉 18g、桑葚 9g、生白芍 12g、元参 18g、生杷叶 9g、鲜芦根 24g。

二诊三剂后，精神振，肺脉安，仍以滋育。方以鲜石斛 9g、麦冬 15g、沙参 15g、生地 15g、玉竹 9g、桑叶 9g、竹茹 9g、生白芍 15g、元参 18g、桑葚 9g、生杷叶 9g、鲜芦根 24g、天花粉 18g。

三诊五剂后，腹部稍有不适，继用滋育法。生地 18g、元参 18g、生白芍 12g、麦冬 15g、沙参 15g、玉竹 9g、桑叶 9g、生杷叶 9g、桑葚 9g、竹茹 9g、鲜石斛 9g。服六剂后各恙颇安。

按语： 近代阴亏体质较多，外感热邪最易消耗阴分，因此凡患外感发热，热势较重者和发热病程较长者，都应该考虑其阴分受热消耗程度如何。外感以发汗治疗是一般的成见，尤其用辛温升散之药，更要谨慎。如果不考虑患者阴分有无被热邪消耗，是否属于阴分素亏的体质，不洞察外感热邪鸱张，其阴分不胜热侵，势必加速消耗阴分，不探索阴亏也发热，又不知此热是阴亏之热，妄行升散之治法，益劫其阴，阴被热耗，阴分益亏，热益盛。此例为阴亏体质，外感发热，误於过服升散药剂，伤其阴分，十余天阴分未能恢复，阴亏欲竭。其脉数为热，左关浮弦软为肝阴亏，右寸洪大数为肺阴不足，右关浮数为胃热，足以可见此症**为阴亏胃热**。阴亏欲竭，故头晕汗出。热耗肺阴则感胸难（痛）。热耗胃阴则不欲食。以沙参、麦冬以滋养心肺阴分以生肾水；元参、桑葚、生地、白芍以滋补肝肾阴；石斛平补脾肾；玉竹补中益气，润心肺；生杷叶、竹茹清胃热；桑叶甘寒润燥；坚守滋阴清热法而愈。

 >>> 外感伏邪：任某　男　39岁　1952年5月25日出诊。

患感月余，经多位医生治疗不效，邀我前去，患者面赤足冷，烦躁，谵语，脉浮，**此为外感伏邪**，予以清解法。薄荷9g、牛子9g、生栀子9g、香豆豉9g、双花18g、连翘12g、桔梗9g、黄芩6g、芦根30g、竹叶9g、甘草3g。一剂汗出，手足温，二剂谵语停，三剂病愈。

按语：外感伏邪可表现为热邪伏于营血，舌必绛，其脉象多沉，治以凉血清热，使热邪透达于卫气而解。热邪伏于卫气，必然时间较长，其舌白，其脉多浮，治以清解可愈。此例如果热邪伏于营血，误用升提药物，伏热必然加重，不可能热浮于上，而且仅用清解药物不效。查看前医多用柴桂之类药物，桂枝助其热，柴胡升热于上，热浮于上则面赤，热不下行则足冷。气热卫不解，邪热不得外泄，上乘心肺故出现谵语烦躁。以栀豉清郁热；竹叶、连翘、双花、芦根清宣；牛子、薄荷辛凉解表；桔梗载药上浮；黄芩苦寒清热；甘草清热和中而愈。

 >>> 邪热侵营：李某　男　69岁　1953年5月2日出诊。

春季患感，医用温散不效，继用温补之剂，病势加重，请我医治，患者身热，舌赤，肢体不时抽动，不眠，其脉迟涩有力，**此为邪热侵营**，法以清营养阴，透热转气。以羚羊角3g冲入，元参30g、生地24g、赤芍9g、丹皮9g、竹叶9g、双花30g、菊花18g、丹参9g。

再诊三剂后身热减，舌红不明显，睡眠改善，但感乏力，其子予人参炖鸡汤喝，连喝两次，约半小碗，自觉身热，舌缩，立即停用，自感神昏无汗，精神不振，其子急忙请我看望，其脉寸浮洪数，**此为风热，热入心宫**。予以犀角 3g、竹叶 9g、莲子心 9g、连翘 12g、双花 18g、生栀子 9g、芦根 30g、竹茹 9g、薄荷 9g、豆豉 9g、牛子 9g、生地 24g。

三诊二剂后汗出热减，舌可以伸出，脉浮弦，**余热未尽**，继以桑叶 9g、菊花 9g、双花 18g、芦根 30g、竹茹 9g、竹叶 9g、连翘 12g 三剂而愈。

按语： 患感后服用温散伤其阴，服用温补益助其热，火热势强直侵营分。肝主风，肝热则风动，故肢体抽动。营被热扰，则发热，不眠。热壅营血，脉络被阻流行不利则现脉迟涩有力。予以元参、生地、丹皮、赤芍、丹参清营凉血；羚羊角、菊花、双花、竹叶清热熄风。再诊舌红已消失，服用人参鸡汤后发热，舌缩，**此为热邪由营分向外透达于气卫，热邪未净，又被温补助长火势**，舌为心之苗，故舌被热灼而缩。心主神明，心宫热邪炽盛，故神昏。以晋三犀角地黄汤：犀角、生地、连翘加竹叶、莲子心、栀子、双花清心热；芦根、竹茹清胃热；薄荷、牛子、香豆豉清热解表。继以清除余热而愈。

案四 ≫≫ **外感大热**：万太太　36 岁　1951 年 6 月 14 日就诊。

患感后，某医授以温散之品一剂，热减，继服二剂，热势更甚，脉浮弦数，**此为外感误用温散，法以清疏**。以生栀子 9g、黄芩 9g、黄连 5g、香豆豉 9g、生杷叶 15g、竹茹 9g、连翘 12g、芦根 30g、石斛 15g、陈皮 5g、旋复花 5g。

再诊二剂后热减，腹胀闷，右关脉沉实而滑，**此为胃腑热结**，以承气汤下之，大黄 12g、枳实 9g、厚朴 9g。

三诊二剂后大便三次，患者大热，汗出，大渴欲饮，右寸浮洪大，**此为肠垢已行，腑热消，而阳明经已现热**，以竹叶石膏汤主之。竹叶 9g、生石膏 50g、知母 9g、麦冬 12g、沙参 12g、芦根 30g、生杷叶 30g。三剂而痊。

按语：《王氏医案》："大凡实热挟感，初误温散，热无不退，以其人本身固有之阴，尚能供温剂劫汗之取求也，迨劫汗以后，阴伤热炽，热势更甚。"此例误用温散而致外感大热，以栀子、豆豉、黄芩、黄连清解升浮之热。外感由气分传至胃腑为顺传，胃腑热结，宜用承气汤下之。腑垢已行，出现阳明经热，大热、大汗、口渴欲饮，为白虎汤证，因热已伤津，故白虎汤加竹叶、麦冬、沙参以顾阴。

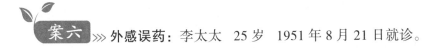

案五 >>> **气滞挟感：**孟某　男　57岁　1952年4月30日就诊。

发热，身倦头昏，日困，胸闷痛，吐酸四日，脉左寸沉弦数，左关浮弦，右寸沉弦数，右关沉弦数，**此为气滞挟感**，法以清宣调气。方以生香附9g、枳壳9g、桔梗9g、槟榔9g、竹茹9g、吴茱萸水炒川连6g、鲜芦根24g、石菖蒲9g、郁金9g、菊花9g、佩兰9g、连翘12g、双花9g、生栀子9g。四剂后热退身轻，无不适。

按语：发热身倦头昏，脉弦数为外感风热，两寸沉为心肺气滞，左关浮弦为肝热，右关沉弦数为胃热气滞。风热犯肺故发热头昏身倦。肝胃热故吐酸。肺气郁滞故胸闷痛。予以菊花、双花、连翘宣风清热；芦根、竹茹清肺胃之热；石菖蒲、郁金、枳壳、桔梗以开气机；槟榔、生香附调气止痛；吴茱萸水炒黄连、栀子以清心肝之热；佩兰芳香化浊，热清气机得以豁达而病除。

案六 >>> **外感误药：**李太太　25岁　1951年8月21日就诊。

寒热往来，恶心，口干不欲饮，头耳发昏如蒙，咽痛，胸上闷麻木已月余，曾服用温散之剂病情加重，脉两寸沉数，左关浮数，右关浮数滑，两尺数，**此为外感误治**，予以清疏。嘱其服药后如发热有不适勿惊。方以佩兰叶9g、枳壳9g、桔梗9g、川贝母9g、黄芩9g、板蓝根9g、竹茹9g、双花18g、桑叶9g、连翘12g、菊花9g、生栀子9g、郁金9g、鲜菖蒲9g、六一散9g、芦根9g。

再诊三剂后，头痛减，寒热除，感胸闷，**此为火邪未能透解**，法以疏解。方以桑叶9g、枳壳9g、桔梗9g、半夏6g、川连6g、鲜芦根9g、鲜菖蒲 9g、黄芩 9g、木通 9g、甘草 3g、板蓝根 9g、竹叶 3g、菊花 9g、连翘 12g、双花 18g、竹茹 9。连服三剂症状全部消失。

按语：此例素为火盛，外感热邪又用温散之剂合化，气机遏滞难以透达，热郁气分则寒热往来。热伤肺则耳如蒙，肺气不畅故感胸闷。热邪上蒙头窍感头昏，咽痛。热邪挟湿故口干不欲饮。以枳壳、桔梗、川贝母条达气机；郁金、石菖蒲以解心气郁滞；双花、菊花、桑叶、竹叶、连翘宣风清热；芦根、竹茹、板蓝根以清心胃之热；佩兰芳香化湿；六一散清热利湿，气机畅达，热邪清除，症状可以消除。

案七 ≫ **外感火盛：**杨某　男　57岁　1952年10月24日就诊。

身热咳嗽已五天，舌苔黄，脉数，左寸浮弦，右寸沉洪大，**此为外感火盛胃肠热，法以清疏。**方以香豆豉 9g、桑叶 9g、薄荷 9g、益元散 9g、双花 9g、牛子 9g、桔梗 6g、黄芩 6、生栀子 6g、竹叶 3g、连翘 12g、浙贝母 6g、杏仁 6g、菊花 9g。

再诊热减。上方黄芩 3g、生栀子 3g、加芦根 18g。三剂

三诊后，身重发酸，咳嗽，脉两寸偏沉，**此为气郁，热邪不得透解。**佩兰 9g、桔梗 6g、川贝母 9g、杏仁 9g、滑石 9g、桑叶 9g、鲜芦根 18g、竹茹 9g、菊花 9g、竹叶 3g、连翘 12g、石菖蒲 9g、黄芩 g、双花 9g、木通 5g、炒薏仁 18g。

四诊服药一剂后，感胸闷，上腹微痛，咳嗽，脉右寸洪滑，右关沉滑，予宣感清热调胃。桑叶 9g、半夏 6g、川连 6g、菊花 9g、黄芩 10g、竹叶 3g、连翘 12g、陈皮 9g、枳实 6g、茯苓 9g、厚朴 5g、神曲 9g、竹茹 9g、紫豆蔻 5g、杏仁 9g。

五诊二剂后，腹部微胀，气短，**此为气分滞，以理气和胃。**佩兰叶 9g、枳壳 6g、川贝母 9g、陈皮 9g、黄芩 9g、紫豆蔻 6g、桑叶 9g、鲜芦根 18g、菊花 9g、神曲 9g、竹叶 3g、连翘 12g、杏仁 9g、双花 9g、厚朴 5g。

六诊两剂后，有时头晕，或有清涕，身不热，腹部稍感不快，**此为风热不净，主以清宣。**桑叶 9g、桔梗 6g、杏仁 6g、菊花 9g、香豆豉 9g、

神曲 6g、陈皮 6g、竹茹 9g、连翘 9g、竹叶 3g、鲜芦根 12g、紫豆蔻 5g。三剂后病已愈。

按语：此例脉数，左寸浮弦为感受风热邪，舌苔黄，右寸沉洪大为胃肠火盛挟气郁。外感热邪首先犯肺，故咳嗽身热。肺与大肠相表里，肺热胃肠亦热，故舌苔黄。给予辛凉解表，以生栀子、豆豉清除久郁之热；黄芩清心及胃肠热；浙贝母、杏仁、桔梗止咳祛痰；益元散清热利湿。三诊两寸沉为心肺气滞，以菖蒲、郁金、贝母、杏仁以调达气机除气滞。右关沉滑为胃气滞，枳实、陈皮、厚朴、豆蔻以开胃气。气机畅，余热清病愈。

 案八 >>> **气滞外感挟湿：**吴某　男　45岁 1952年9月2日就诊。

头痛身倦，腹部不舒，咳嗽身不热，腹痛则大便已四天，脉左寸浮，右寸沉濡，关浮，**气机滞，屡感挟湿**，法以清疏。以佩兰叶 9g、枳壳 6g、川贝母 9g、六一散 9g、炒薏仁 18g、杏仁 9g、桔梗 6g、菊花 9g、桑叶 9g、竹叶 3g、连翘 12g、砂仁 5g、陈皮 5g、鲜芦根 9g、槟榔 5g。

再诊三剂后，腹部舒适，咳嗽吐黄痰，去砂仁槟榔，加冬瓜子 30g、炙紫苑 9g、生薏仁 18g。

三诊连续服用七剂，咳嗽已轻，食欲差，右寸脉软。以芦根 9g、川贝母 9g、杏仁 9g、生薏仁 12g、炙紫苑 9g、冬瓜子 30g。服用六剂后，咳嗽止，食欲增。

按语：此例其右寸脉沉濡，为气郁挟湿，左寸浮为外感，**此为气机滞，屡感挟湿**。肺郁其肃降失调，合感受外邪，故咳嗽。肺与大肠相表里，肺气郁，肠气不畅，故腹部不适，痛则大便。外感挟湿，湿邪蒙蔽头窍则头痛，湿郁于四肢而身倦，湿邪内留口干不欲饮。以川贝母、枳壳、桔梗以理肺气；砂仁行气调中化湿；槟榔消食行气；六一散、薏仁清热去湿；以千金苇茎汤（桃仁改杏仁）加紫苑、川贝母清肺化痰；桑菊、竹叶、连翘、双花清宣。

>>> 外感发斑：李某　男　34 岁　1955 年 6 月 23 日就诊。

患感一周，某医先以温散，后以温补，一周后患者寒热不定，精神不振，昏沉，身上皮肤隐有红斑，口渴欲饮，脉右寸关浮洪数，**此为外感阳明证发斑**，予以白虎汤加减。以生石膏 60g、知母 12g、甘草 3g、大青叶 12g、双花 12g、豆豉 9g、生栀子 9g、竹茹 9g。

再诊三剂寒热退，斑化，自觉烦躁，三天未大便，**此为阳明腑实**，以大黄 12g、厚朴 9g、枳实 9g、芒硝 9g 冲入。

三诊二剂后大便三次，烦躁已减，自觉胸难，痰多，脉右寸关软，**此为热耗肺胃之阴**。以沙参 24g、麦冬 12g、石斛 15g、天花粉 18g、甘草 3g、生地 18g、桑椹 24g、生杷叶 30g、水洗海蜇皮 30g、地栗五枚。以甘寒滋润之剂，月余而康。

按语：外感被温补，其邪不能外达，则气机郁遏，其脉多沉，或温补固住外邪，外邪受迫，其正气挟邪气势必外冲，压力愈大而正气反抗力愈大，其脉多浮。也有邪向外冲，又被内郁，其脉出现浮沉不定之状。**此例服用温散及温补之品，使之火上添油，其热更炽，其热在阳明经**，予以白虎汤加减。生石膏辛甘而淡，体重而降，其性寒入肺胃，寒能清热，辛能解肌，于清热中发挥甘以生津止渴，治阳明寒热，汗出，口渴，此为治发斑的要药；知母气寒味苦，清金保肺，合石膏之寒以退热；甘草生用清热解毒和中；大青叶微苦咸，泄心胃热毒，治热狂阳毒发斑疗效好。二诊烦躁，大便不通，**此为阳明腑热以承气汤下之，热邪从大便而去**。热易伤阴，阳明热证，易伤肺胃之阴以甘润滋濡之剂而愈。

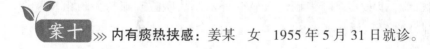 **>>> 内有痰热挟感**：姜某　女　1955 年 5 月 31 日就诊。

寒热，胸闷，腹胀不舒三天，脉左寸沉数，左关浮弦数，右寸浮洪滑数，右关浮数，脉有时歇止，**此为内有痰热感外邪**，法以清散疏豁。方以桑叶 9g、菊花 9g、石菖蒲 9g、郁金 9g、连翘 9g、半夏 6g、双花 9g、鲜芦根 18g、竹茹 9g、川连 6g、黄芩 9g、枳实 3g、茯苓 9g、牛蒡子 9g、薄荷 9g。

再诊一剂后，头痛，痰液多，以蠲涎宣风。枳实5g、半夏6g、地肤子30g、桑叶9g、川连3g、陈皮9g、茯苓9g、石菖蒲9g、菊花9g、赤芍9g、竹茹9g、生香附9g、红花5g、远志6g。

三诊二剂后，恶心反胃吐涎，心慌睡眠不好，以清热降逆安神。以桑叶9g、茯神9g、竹叶9g、半夏6g、川连6g、菊花9g、鲜芦根18g、黄芩9g、陈皮9g、茯苓12g、连翘12g、竹茹9g。

四诊二剂后，洗澡受凉，自觉寒热头痛，咽喉不适，胸闷痰多，睡眠不沉，以宣风清热。牛子9g、薄荷9g、桑叶9g、半夏6g、茯神9g、鲜芦根24g、陈皮9g、川连6g、黄芩6g、连翘12g、地肤子30g、茯苓9g、竹茹9g、竹叶9g、泽泻9g、桔梗6g、菊花9g。

五诊二剂后，寒热头痛，口干不欲饮，身倦，宜宣风清热。地肤子30g、薄荷9g、桑叶9g、牛子9g、菊花9g、香豆豉9g、生栀子9g、半夏6g、川连6g、鲜芦根30g、竹叶9g、连翘12g、益元散9g、黄芩9g、竹茹9g、陈皮9g、茯苓9g、桔梗6g、双花15g。服药后症状基本消失。

六诊停药一周后，感胸闷腹胀，脉左寸沉，右寸关洪滑，以豁胸调胃。旋复花9g、栝楼30g、半夏6g、厚朴6g、陈皮9g、枳实9g、川连6g、黄芩9g、茯苓9g、天竺黄9g、石菖蒲9g、竹茹9g。

七诊二剂后，胸闷，腹部不适，大便干结，脉右寸关洪滑，右关有力，主以清胸腹火邪，蠲除痰涎。以半夏6g、栝楼30g、川连6g、竹茹9g、黄芩9g、桑叶9g、酒军15g、竹叶9g、连翘12g、双花12g、鲜芦根24g、菊花9g。

八诊三剂后，三天未大便，以豁胸清导胃肠。栝楼30g、半夏6g、川连6g、厚朴6g、枳实g9、生锦军18g、芒硝9g。

九诊二剂后，感胸满，腹部不适，大便一次，粪干不畅，脉两寸洪大有力，右关浮洪有力，**此为热邪充斥中上焦**，法以清上中焦之热邪。桑叶9g、川连6g、栝楼30g、半夏6g、竹茹9g、鲜芦根30g、黄芩9g、酒军12g、竹叶9g、连翘12g、生杷叶12g、生栀子9g、双花12g、菊花9g。三剂后胸腹舒适，无其他不适。

按语：此例内有热痰感受外邪，其脉浮数为感受风热，右寸洪滑为痰热，左寸沉数为心宫热心气不畅。心宫热，热燔津为痰，痰热滞于胸中，肺主一身之气，气壅不行使脉搏时有歇止，肺气不畅则感胸闷，腑气不畅故腹胀不适，外感风热则出现寒热不适。以半夏、黄连、黄芩清心祛痰热；石菖蒲、郁金以解心郁；加以清宣之品。再诊头痛，痰多，上方中加地肤子苦寒，清热利湿，宣风，合红花润燥消肿止痛，赤芍泻肝火止头痛；二陈祛痰涎。七诊感胸闷，腹部不适，大便干结，右寸关脉洪滑，右关有力，**其热在胸及肠**，予以小陷胸汤加黄芩泄胸中的热痰，再以酒军清肠热。八诊三天未再大便，**此为阳明腑证**，其脉右寸洪滑，右关实而有力，用大承气汤泻下，仍加小陷胸汤清痰热。坚守清理上中焦之热邪而胸腹舒。

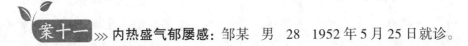

案十一 >>> **内热盛气郁屡感：**邹某　男　28　1952 年 5 月 25 日就诊。

身热而恶寒，胸闷不欲食二十余天，脉左寸沉数，左关浮弦数，**此为疲劳内热过盛，气郁屡感**，法以理气清热。方以石菖蒲 9g、竹叶 3g、郁金 9g、连翘 12g、菊花 9g、香豆豉 9g、枳壳 6g、黄芩 9g、双花 18g、竹茹 8g、鲜芦根 24g、滑石 9g、桑叶 9g、牛子 9g、薄荷 9g、佩兰叶 9g。

再诊二剂后，病减半，惟气郁遏邪热。佩兰叶 9g、枳壳 9g、川贝母 9g、黄芩 9g、竹茹 9g、鲜芦根 24g、滑石 9g、桑叶 9g、菊花 9g、郁金 9g、石菖蒲 9g、竹叶 3g、连翘 12g、双花 15g。三剂后热退，食欲好，体力恢复。

按语：《素问》曰："正气存内，邪不可干"，劳则生火，过度疲劳使之内热盛，很易感受外感，患者因劳累出现反复外感连续二十余天，其脉左寸沉为气郁，脉浮弦数为表热，热郁于里，热邪不易外透故感寒热；热郁于胸中则感胸闷，热在胃中不欲食。予以清热理气，以牛子、薄荷辛凉解表；双花、连翘、竹叶、桑叶、菊花清热祛风；石菖蒲、郁金解心郁；枳壳、川贝母理气；芦根、竹茹清心胃之热，黄芩、滑石清热利湿；热退食欲好，体力恢复。

案十二 >>> **阴亏心肺火盛:** 王某　男　21岁　1965年1月15日会诊。

于三月前患感,某医用人参败毒散及柴葛解肌汤等治疗八日,至神昏谵语,两手撩乱,频频捏空,某区医院邀我治之,身热扪之有汗,胸腹隐现赤斑,小便仅几滴,大便两天一次,粪量少色赤,舌黑而干,舌有时搅动,脉数而促,右寸浮洪,左寸洪实,左关尺细,**此为阴亏心肺火盛**,法以滋阴清火。以生地30g、元参30g、生石膏60g、知母12g、沙参18g、麦冬18g、天冬18g、竹叶9g、连翘12g、银花24g、广犀角9g、木通6g、生栀12g、花粉18g、石斛18g、石菖蒲3g、甘草3g。

再诊三剂后,两手搅动捏空减少,小便量稍多,舌较润不搅动,仍神昏谵语,脉形同前促象减少,继服三剂。

三诊身热及红斑消失,两手安静,脉不数促,两寸脉洪见减,左关尺浮弦细,**为阴亏肝阳不潜**,上方加制龟板18g,制鳖甲18g、生白芍18g、生牡蛎30g、川楝子9g。

四诊服二剂后,患者清醒,小便二次,尿量增多,感尿道热灼,舌根部微黑苔,用甘凉濡润以滋养阴分,以沙参、麦冬、天冬、石斛、生地、元参、龟板、鳖甲、白芍、桑椹等服十余剂,休养月余而愈。

按语: 此例阴分素亏,感热伤阴,误以温散耗阴,以致阴益亏热益炽,阴液将涸,治以滋阴生液,滋阴需降火并清解邪热,阴液复,火邪降,在于小便下行,以木通气降味甘苦,其体轻质浮,有淡渗之力,上通心包降心火,清肺热,心火降则小便行。小便通利可使心火下降。肺受热邪,津液气化之源绝,泉水断流,则不能通调水下输膀胱,木通清肺火通窍利水,合方中甘草稍,其气也下达而通茎中以利小便;犀角苦酸咸寒凉心泻肝,清胃中大热;大剂量的生石膏清肺胃热为发斑之要药;栀子、连翘清心肝之热;金银花甘寒入心肺,清热解毒;元参、生地滋阴化斑;沙参、麦冬润心肺;天冬清金滋肾。三诊左关尺浮弦细**为阴亏肝阳不潜**,以三甲:龟板、鳖甲、生牡蛎滋阴潜阳;生白芍泻肝火敛阴;川楝子清肝导热下行。持以甘凉濡润法而愈。

阴亏阴虚小便不行者,是津液枯竭,治宜滋阴生津之药大量频服,津液充足，小便自能通行，禁忌用利小便药。若心肺有火，治宜滋阴降火，若无胸腹气郁及无胸中痰滞，生地、元参宜重用煎之。

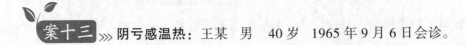

案十三 ≫**阴亏感温热：**王某　男　40岁　1965年9月6日会诊。

二月前患感，医屡用银翘白虎不解，某区医院邀我诊之，患者身热大汗，大渴饮水，妄言不寐，能食易饥，面赤足冷，小便清澈，舌鲜明，质嫩而干，苔薄白而尖赤，脉两寸浮洪数谿大，右关浮弦，左关尺沉弱，**此为阴分素亏，劳心过度，心阴久伤，感温热耗阴，心阳外越，有升无降**。方以元参生地各30g、麦冬24g、石斛18g、花粉24g、知母12g、沙参24g、广犀角6g、竹叶9g、丹参9g、辰砂块9g、小麦30g、地骨皮24g。外用醋淬铁锤法以清神明，牡蛎细粉扑身上以止汗，吴萸面醋调敷足心引热下行。

再诊服药三剂，热减汗敛，神清得寐，渴食皆减，面赤虽消，但仍有时浮热於面，足部温暖，小便色微黄，脉谿大见敛缩，左关尺浮弦软，患者有时头痛偏左，**此为阴液初济，肝藏性急，易动其阳**，去其外治之药，上方加龟板30g、鳖甲30g、生牡蛎30g、女贞子30g滋阴潜阳。

三诊服六贴诸疾消失，惟倦甚无力，口渴不欲纳食，脉两寸浮洪按之滑大无力，右关浮弦大，**此为气阴未复则倦甚，热伤胃阴不欲纳食**，方以党参25g、麦冬18g、五味子9g、沙参25g、玉竹12g、石斛9g、扁豆6g、加自制清和汤：生枇杷叶30g、竹茹9g、荷梗6g、麦稻芽各6g、芦根30g服三服而安，休息月余始能起床。

按语：凡阴亏火浮的体质，感受温热，最易因热邪耗阴，阴被热耗，而阴益虚，其热益盛。机体足以抵抗热邪，实赖阴质之力，阴不制阳而热不退，多见温热伤阴，而阴伤过甚，则变为病本，外证表现，大致与温热相同，而脉象舌苔有异，临证以脉测证为必要。此例脉弦洪谿大，为阴虚受热伤之象，左手为尤，可知心阴久虚，热伤其阴，心阳外越，肝风鸱张。大渴是热耗津液，大汗为阴虚阳越，阳外泄则汗不止，能食是热灼胃阴，求食以救之。心肝之热，上冲神明则妄言。面赤足冷，彻夜不瞑，是肝阳上浮有升无降。故以龙骨、牡蛎、龟板、鳖甲潜其阳，生地、元参壮水之主以制阳光，犀角、辰砂、丹参、竹叶清心热以复神明，麦冬、沙参、生地、元参养心阴以复肺胃之津，小麦养心敛汗合地骨皮退有汗之骨蒸。热灼津为痰，可用贝母竹沥清热化痰。

情志不怡，心藏神，肾藏志，惊於心，恐于肾，甘草、小麦、大枣、茯神、麦冬、龙眼肉以养心脏，肾水虚不足涵养肝脏，以熟地补肾水，三甲石英滋阴潜阳，其脉寸宜虚，左关尺宜浮弦细，或浮弦大。

案十四 》》**脾湿挟痰：** 陶某　女　40 岁　1967 年 11 月 12 日就诊。

反复"感冒"二月余，每次"感冒"头疼头晕，身沉重，项感沉重，脚跟骨疼，天气变化加重，恶寒怕风，脉濡，两寸浮滑，**此为脾湿挟痰**，法以健脾利湿。予以苏叶 9g、半夏 6g、陈皮 6g、苍术 12g、炒白术 12g、炒薏仁 30g、炒陈曲 9g、炒枳壳 6g、茯苓 15g。服用四剂后未再发作。

按语： 脾失健运，运化水谷失司，津液凝聚为痰浊，故其脉濡滑。痰湿其性黏腻，阻滞气机，则感胸闷不适，恶寒，痰湿上蒙头窍而现头痛头晕，湿着使身体沉重。以茯苓、白术健脾利湿；苍术燥湿；二陈：陈皮、半夏祛痰和胃；薏仁补脾胃行水；枳壳辛散破气行痰；陈曲消食；苏叶香温散寒，发汗解肌。痰湿去，感冒除。

案十五 》》**阴虚挟热：** 王某　男　49 岁　1953 年 8 月 3 日出诊。

患感身热，时有微寒，某医予以温散，热甚，二便不行，又医进淡渗之剂，二便愈闭。病逾十日，病人消瘦，其脉左弦细而涩，舌面如镜有白糜，入夜不能入睡，无食欲，少腹硬拒按，**此为阴虚挟热**，法以养阴清热。予以田螺一枚、鲜车前草一把、大蒜五枚捣烂置于脐上水分穴外治，以元参 30g、紫菀 9g、生栀子 9g、知母 9g、花粉 12g、海蛰 30g、地栗 30g、肉苁蓉 9g、天冬 12g、生地 24g、牛膝 9g。大火炖煮，随意喝。

再诊一剂后有小便少量，可以入睡一小时，继服两剂。

三诊三剂后大便少许，热减，可以进少量稀粥。前方去牛膝、雪羹、栀子、苁蓉、紫菀，加西洋参6g、双花15g、麦冬12g、石斛12g、竹茹9g。十余剂后大便通畅，睡眠饮食恢复正常。

按语：此例素为阴虚，患感后误用温散，使药热留于心包，冲行经络，热传厥阴，舌上白糜为阴虚之热象。患者少腹硬拒按，大便不行本为承气汤下证，但其脉左弦细而涩，虽属下证，但因阴虚甚不能耐受下法，二便不通，应先通小便，即所谓温热病"救阴犹易，通阳最难，救阴不在血，而在津与汗，通阳不在温，而在利小便。"以外治利小便法，口服滋阴清热消痰，引热下行之品，内外兼治，使小便行，气平阴复，可以睡眠，大便得解，病情得以向愈。

暑 热

 案一 >>> **暑湿气滞**：张某　男　42岁　1953年8月3日就诊。

身倦，胸闷痛，病已数日，脉左寸沉弦数，右寸数洪大，右关浮弦数，舌苔黄腻，**此为暑湿气滞挟秽气，法以清散疏解**。方以佩兰9g、枳壳9g、川贝母9g、黄芩9g、滑石12g、香豆豉9g、郁金9g、桑叶9g、石菖蒲9g、菊花9g、薄荷6g、木通6g、炒栀子9g。三剂身轻胸畅。

按语：《素问》曰："在天为热，在地为火……其性为暑。"暑是夏令的主气，夏令的热病为暑病，中暑分为暑热及暑湿，青岛地区夏天湿热盛，因此以暑湿为多见，暑湿伤表，表卫不和，身热微恶风，汗出，肢体酸痛，上犯清窍头昏胀痛，暑热犯肺，肺气不清，咳嗽痰黏，流涕，暑热内扰，心烦口渴小便短赤，暑湿阻滞气机，胸闷不适。暑热与暑湿也有所不同，暑热表现为身热汗出，口渴欲饮水，两寸浮洪数，左寸洪大而虚，治以白虎汤：生石膏甘辛，入肺胃三焦，解肌止渴，清胃火；知母上清肺金而泻火，下润肾燥而滋阴。暑湿表现为身热汗出，口渴不欲饮，两寸浮洪数，左寸洪大而虚，治以六一散（天水散、益元散）、滑石甘益气补脾胃，寒泻热，降心火，色白入肺开腠理而发表，下走膀胱而行水道；甘草补脾益气清热，调和诸药。该例身倦，胸闷，舌苔黄腻，脉数洪大，寸沉，**此为暑湿气滞挟秽气**。以佩兰叶辛散郁，香舒脾，入足脾胃肺经，以芳香化浊去秽气；滑石清热利湿，黄芩苦入心，寒胜热，泻中焦实火，除湿热；香豆豉、栀子清郁热；枳壳、川贝母开气机解气郁；

石菖蒲、郁金解心气之郁；木通清心肺热；薄荷、桑叶、菊花清宣。

 >>> 胃火气郁兼中暑：贾某　女　29岁　1953年8月15日就诊。

头昏疼，四肢发热无力，不欲食，恶心反胃，大便干结已半月，脉左数，右寸沉数，右关浮数，**此为胃火气郁，中暑受感**，法以清调疏解。方以佩兰叶9g、杏仁9g、枳壳5g、黄芩9g、木通5g、鲜芦根24g、槟榔6g、竹茹9g、桑叶9g、竹叶3g、益元散9g、连翘12g、菊花9g、炒栀子9g、生杷叶9g、双花12g。三剂服后各证消失。

按语：此例患病正是暑天，其脉数为感受暑热，右寸沉，右关浮数为胃火气郁。热伤肺卫则发热无力。热伤胃则不欲食，恶心反胃。热蒸清窍故头昏痛。以芦根、竹茹、黄芩、生杷叶清理胃火；枳壳、槟榔、杏仁以理气；益元散（滑石、甘草、辰砂）清热利湿兼镇心神；双花清热解毒散结；竹叶、连翘清心宫之热；桑叶、菊花清热祛风；栀子、木通清心肺之热由小便导出。

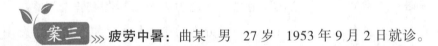 **>>> 疲劳中暑：**曲某　男　27岁　1953年9月2日就诊。

连续加班一周，自觉全身乏力，头昏痛发热，汗出多，口干欲饮，有时不欲饮，小便热灼，舌鲜明，脉数，左浮弦，右寸洪大，**此为疲劳中暑**，法以清散。桑叶9g、益元散12g、竹叶9g、连翘12g、双花9g、菊花9g、鲜芦根9g、黄芩5g、木通3g、生栀子5g、生石膏18g、炒薏仁24g、香豆豉9g、薄荷9g。

再诊两剂后，仍乏力发热，小便热灼减，脉右寸洪大已减似奥。上方加知母9g、沙参12g。三剂后不感发热，身轻无不适。

按语：该例头痛发热，汗出，口渴欲饮，有时不欲饮，脉数，寸洪大，**此为疲劳后中暑无疑**，过度劳累内热盛，更易感受暑邪，暑热伤气，肺当受之，口渴汗出，时有口渴不欲饮为暑热兼湿，小便热灼，为热有出路。服用清理暑热（湿）药后，热已减。暑热易伤阴分，其脉右寸洪大已减似哎，**此为肺阴已伤**，原方剂中加以沙参滋补肺气阴；知母清肺火润肾燥；阴分复，热退。

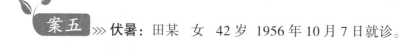

案四 ≫ **伏暑气滞重感**：于某　男　47 岁　1955 年 11 月 2 日就诊。

寒热，全身疼痛，腹痛不适半月余，脉数，左浮弦，右寸关偏沉弦，**此为伏暑胃气滞又感新凉，法以疏散**。方以益元散 9g、竹叶 9g、连翘 12g、生栀子 6g、双花 9g、香豆豉 9g、枳壳 9g、黄芩 6g、桑叶桑枝各 9g、广木香 5g、薄荷 9g、炒防风 9g、紫豆蔻 6g、鲜芦根 30g、陈皮 9g。三剂后寒热除，身痛腹痛已消失。

按语：《温病条辨》曰："长夏受暑，过夏而发者名曰伏暑""霜未降而发者少而轻，霜既降而发者则重，冬日发者尤重。……"可见伏暑为暑热或暑湿病邪引发的秋冬季的急性外感热病，其发病具有暑邪致病的特点，起病急，病情重，病势缠绵，难解，初起病即在气分，或在营分里证见证，如发病于气分者，有发热、口渴、心烦、脘痞、苔腻等暑湿郁蒸的症状；病发于营分有高热、烦躁、口干不甚渴饮、斑疹隐隐、舌赤等暑热内炽营分的见证，严重可出现尿闭、出血、斑疹、神昏、抽搐、厥逆等症候。传统认为本病为感暑邪内伏，发病于秋冬的伏气温病。此例伏暑气滞又有外感，予以益元散、桑叶、菊花、双花、竹叶、连翘清理暑热（湿）；薄荷辛凉解表；栀子、黄芩清上焦之热；豆蔻、陈皮、枳壳以调胃气；生桑枝、防风以宣风渗湿而止痛。

案五 ≫ **伏暑**：田某　女　42 岁　1956 年 10 月 7 日就诊。

寒热头痛伴有胸闷腹胀，恶心不欲食已一月，曾用抗菌素及中草药不效，近两天病情加重，寒热明显，以热为主，头痛恶心，胸闷腹胀，体温 37℃～38℃，见前医中药处方为温散健脾之剂，脉数，左沉弦，右寸关沉弦滑，**此为伏暑，法以疏解**。方以佩兰叶 9g、枳壳 6g、川贝母 9g、黄芩 9g、郁金 9g、鲜芦根 30g、竹茹 9g、石菖蒲 9g、木通 9g、滑石 9g、白豆蔻 6g、连翘 12g、双花 12g、桑叶 9g、菊花 9g、神曲 6g、麦芽 6g、陈皮 9g。

再诊一剂后，恶心消失，寒热头痛稍减，仍感胸闷腹部不适，四肢酸疼，**此为胃气尚滞，热邪未净**，以清调之剂治之。桑叶枝各 9g、半夏 6g、黄连 6g、黄芩 9g、厚朴 5g、枳实 6g、陈皮 9g、竹茹 9g、香豆豉 9g、生栀子 9g、竹叶 9g、连翘 12g、双花 9g、鲜芦根 24g、菊花 9g。

三诊三剂后，无腹胀感，时有胸闷。继服用两剂而痊。

按语：患者寒热明显，以热为主如疟。暑热寒热如疟的原因：1. 暑邪向外透达，所谓化疟为佳像；2. 暑邪挟风可能似疟；3. 暑热燔津为痰，或素有痰邪，痰阻三焦流行之气，发作为类疟；4. 暑邪气郁欲作透达，而不能外透。该例为伏暑入肺胃，误用温散、健脾之剂，以致邪热内郁，热郁烁津为痰，痰邪阻滞气机使邪热难以透达，故寒热明显，胸腹胀。以川贝母辛散肺郁，泻心火，清痰；枳壳辛散，泻破气行痰，理气宽胸行滞；石菖蒲辛苦而温，芳香而散，开心孔；郁金凉心热，散肝郁；白豆蔻散滞气化食；滑石清热利湿；佩兰芳香化浊；芦根、竹茹清胃热；黄芩清心及中焦之热；木通、连翘清心肺之热；双花甘寒入肺，散热解毒；陈皮理气健脾，燥湿化痰；陈曲、麦芽以消导。

 案六 ≫ **暑热误治**：陈某　男　34 岁 1955 年 5 月 4 日就诊。

身倦乏力，经常感冒，心烦，多汗，口干欲饮，已半年余，曾经服用辛温解表及补气之剂，病情加重，其舌苔黄白，脉左寸关浮弦数，右寸浮弦软大，右关浮弦，**此为暑热误补，法以清散**。牛子 9g、薄荷 9g、桑叶 9g、益元散 9g、香豆豉 9g、竹茹 9g、生栀子 6g、桔梗 6g、生石膏 18g、黄芩 6g、鲜芦根 15g、连翘 12g、双花 9g、竹叶 9g、菊花 9g、鲜茅根 15g。以青萝蔔 60g 煮汤代水煎药。

再诊一剂后，舌苔不黄，去黄芩，仍以清解。薄荷 9g、鲜茅根 24g、竹叶 9g、生石膏 24g、鲜芦根 30g、桑叶 9g、连翘 12g、牛子 9g、滑石 6g、香豆豉 9g、双花 18g、知母 9g、桔梗 6g。

三诊一剂后，脉仍数，两寸脉奂，继以上方，生石膏 30g、鲜茅芦根各 30g，加麦冬 9g、生地 18g。

四诊一剂后仍以清解。桑叶 9g、生石膏 30g、生地 18g、麦冬 9g、鲜石斛 9g、菊花 9g、鲜芦根 30g、知母 9g、元参 18g、生杷叶 9g、竹叶 9g、连翘 12g、双花 9g、鲜茅根 30g、天花粉 12g。

五诊一剂后，燥热不安，舌质红，苔白，**此为气血两燔**，以泄营透卫。方以生石膏 30g、麦冬 15g、生地 18g、知母 9g、石斛 9g、鲜茅芦根各 30g、竹茹 9g、桑叶 9g、元参 18g、天花粉 15g、菊花 9g、双花 12g。

六诊一剂后舌质不红，法以清育。鲜石斛 9g、麦冬 24g、生石膏 30g、生地 24g、天花粉 18g、元参 24g、知母 12g。五剂后，病人自觉全身轻松，无明显不适。

按语：此病例身倦乏力，反复感冒已半年余，其表现心烦多汗，口干欲饮，舌苔黄白，脉浮数，已经认证为暑热误用辛温、补气之剂，庆幸的是患者年轻，体质尚好，使病邪依然留恋在气分，予以辛凉解表，清理暑热（湿），加以青萝菔煮汤代水煎药以解补气之剂（人参或党参）的作用。在应用清散药物的同时，并加以麦冬、生地滋阴的药物，病人依然出现燥热不安，舌质红，苔白，**此为气血两燔**，两寸脉宜浮洪滑数，关脉弦数。急于泄营透卫以元参色黑入肾壮水制火；生地甘苦大寒，入心肾，泻内火而凉血；麦冬甘寒清心润肺；知母清肺金而泻火，下润肾燥而滋阴入二经的气分；鲜石斛甘淡入脾而除虚热，咸平入肾而涩元气，益精强阴；以生石膏入肺胃三焦，解肌止渴，清热泻火；芦根、竹茹清胃热；茅根甘寒入手少阴心，足太阴阳明脾胃；桑叶、菊花清热祛风，双花清热，使热邪得以遏制，继用清热育阴之法而愈。

 案七 >>> **暑热伏于肺胃**：王某 女 28岁 1968年11月6日出诊。

一月前夜间夫妇争吵，次晨偶发脘疼，恶心呕吐、口渴欲饮，医谓中寒，以理中汤加半夏服一剂，脘痛加重，口渴益甚，四肢沉重如痿，二便不行，带下黄白淋漓，邀我视之，其舌白苔而干，脉右寸关沉，

内
科

滑大有力而数，**此为暑热伏於肺胃气滞**，法以清调疏解。方以生石膏30g、知母12g、川贝母15g、杏仁9g、枳实6g、厚朴9g、竹茹9g、橘皮9g、花粉18g、炒莱菔子9g、桑枝12g、丝瓜络12g。

再诊服二帖，脘不痛，恶心呕吐减轻，四肢较能活动，小便二次，脉右寸关浮洪，按之滑，气郁已畅，去枳实、厚朴、川贝母、杏仁，桑枝改用30g服一剂。

三诊大便行，四肢灵活，恶心呕吐皆除，仍有黄白带，脉两关浮弦兼滑，尺部滑数，予以龟板18g、生白芍18g、炒苡仁30g、车前子6g、扁豆9g、石斛12g、黄柏炒褐色6g、砂仁3g、茅根30g、芦根30g。服四帖而愈。

按语：暑伏肺胃，误於温补其气益滞，气滞则脘痛。辛温助热，其热益盛，热壅不宣，溢于奇经，以致黄白带下。其脉右寸关沉滑大而数，此例呕吐为**暑热在肺胃，失於清降**。以白虎汤清暑热，川贝母、杏仁、枳实、厚朴理肺脘之气；竹茹、橘皮、花粉、炒莱菔子涤涎沫以止恶心呕吐；桑枝、丝瓜络行津通络。三诊暑热清除后，其脉两关浮弦兼滑，尺滑数。**为热溢于奇经**，以和肝脾调奇经治之，龟板补心滋阴；白芍入肝脾血分，泻肝火，安脾肺固腠理，和血脉；黄柏清肾热润燥；砂仁暖胃健脾；石斛平补脾肾；车前子清肺肝热，渗膀胱湿热，强阴益精；扁豆调脾胃，通利三焦，降浊升清，清暑除湿；炒薏仁利湿健脾；芦根、白茅根清心胃热，奇经之热得以清除而愈。

 案八 》》**暑热**：余某 男 60岁 1979年9月2日就诊。

发烧一周服用安宫牛黄丸体温已降，汗多夜间畏寒，口干欲饮，身疼，患高血压二十年，一年前血压达230/130毫米汞柱，出现高血压脑病，右侧肢体活动失灵，治疗后肢体活动好转，其脉左寸虚大，左关浮弦大，右寸濡洪滑（反关脉），舌白厚腻苔，**此为暑热**。予以薄荷10g、生石膏25g、知母10g、滑石20g、芦根30g、竹叶10g、连翘12g、双花25g、桑叶10g、菊花10g、佩兰叶12g、薏仁30g。

再诊三剂后，汗出发热，口干欲饮，脉右寸洪，**此为气血两燔**。予以生石膏 30g、生地 20g、元参 20g、麦冬 10g、滑石 12g、佩兰叶 12g、芦根 30g、知母 10g、双花 20g。

三诊体温稍降，汗出少，身疼减，下肢浮肿，口干，睡眠尚好，近三天大便三次/日，肛门热灼感，大便稀，呈黏液状，小便多，热灼感明显。血压 150/90 毫米汞柱，脉左寸洪，左关浮弦偏数，右寸濡洪滑，右关浮弦，舌中稍腻。以竹叶 10g、连翘 12g、双花 25g、芦根 30g、滑石 12g、佩兰叶 12g、竹茹 10g、桑叶 10g、菊花 10g、薏仁 30g。

四诊六剂后，体温 37.5 度，小便较多，口干欲饮，脉左寸洪滑，左关浮弦，右寸浮洪滑，右关浮弦。以姜半夏 10g、黄连 6g、栝楼 30g、芦根 30g、竹茹 10g、桑叶 10g、菊花 10g、竹叶 10g、连翘 12g、牛子 10g、薄荷 10g、桔梗 6g、滑石 12g、陈皮 10g。四剂后体温降为正常，无不适。

按语：患者一周前因发热服用清热解毒、开窍安神的安宫牛黄丸热已退，但仍感汗多，身疼，口干欲饮，其脉左寸虚大，左关浮弦大，右脉反关，为濡洪滑，舌白腻苔，**此为暑热暑湿并存**。予以清理暑热（湿），出现汗出仍发热，**此为气血两燔**，予以清理暑热的同时，加以生地、元参、麦冬、知母以育阴。三诊体温稍降，汗少，出现下肢浮肿，大小便热灼感明显，说明**热邪下行，而湿热仍盛**，原方加滑石、薏仁清热利湿。四诊仍有低热，脉两寸洪滑，**此为热邪燔津为痰，热痰盘踞于胸中**，可有胸闷不适的感觉，予以小陷胸汤：姜半夏、黄连、栝楼清热涤痰开结，加以辛凉解表及清理暑湿之药物使体温降为正常，无不适。

案九 >> 阴虚暑湿：王某 男 30 岁 1950 年 9 月 8 日就诊。

于半月前数日连夜劳累，倦怠无力，身热汗出，口渴干呛，头晕心烦，不欲纳食，便泄稀屎，小便短赤，舌苔黄腻，脉搏数甚，寸浮洪大，关尺弦软，**此为阴虚之质，因劳累感受暑湿**，法以轻清肃解。益元散 12g、竹叶 9g、连翘 12g、银花 12g、鲜西瓜翠衣 120g、芦根 30g、茅根 30g、黄芩 3g、沙参 9g、生苡仁 15g、生枇杷叶 30g、竹茹 9g。

　　再诊服四剂，便泄停止，心烦干呛消失，稍能进食，小便量较多，舌现白苔，脉洪数，**汗出身热不解，有气血两燔之势**，方以生石膏24g、知母12g、麦冬12g、生地18g、芦根30g、茅根30g、益元散12g、竹叶9g、银花12g、西瓜翠衣60g、生杷叶30g、竹茹9g、荷梗6g。

　　三诊服二剂汗止热退，能纳食，但口渴头晕，寝则汗出，脉寸浮滑大，关尺弦大而奭，**此为阴虚阳浮**，宜滋阴潜摄，沙参24g、麦冬12g、五味子6g、花粉12g、石斛12g、生地15g、熟地15g、天冬12g、元参12g、龟板15g、鳖甲15g、生牡蛎15g、枸杞9g、知母9g，药汁送磁珠丸6g，服六剂头晕口渴减轻，汗少得寐，去磁珠丸，服二十余剂而愈。

　　按语：患者因劳累出现倦怠无力，汗出身热，口渴干呛，溲赤苔黄，脉搏甚数，**病由暑湿，因体极阴亏，已从热化**，不可以便泄而稍犯温燥之药，先予轻清肃解，继用甘凉撤热，渐能安谷。首诊予以大量西瓜翠衣亦名为天生白虎汤，解暑除烦；益元散清理暑湿；芦根、生杷叶、竹茹、茅根清心胃之热；竹叶、连翘、双花清热解毒散结，黄芩除湿热，薏仁清热利湿，沙参滋育心肺阴分。再诊虽然便泄已停，心烦干呛消失，小便量增多，但汗出身热不解，**此有气血两燔之势**，予以清热育阴。三诊汗止热退，能纳食，但出现头晕，寝则汗出，其脉为寸浮滑大，关尺弦大而奭，**此为阴虚阳浮**。予以沙参滋育肺气；麦冬清心润肺；五味子酸温敛肺止汗；生地、熟地滋育心及肾阴；元参壮水制火；枸杞滋补肝肾；以三甲：龟板、鳖甲、生牡蛎滋阴潜阳。另加磁珠丸：朱砂、磁石以镇心安神。此谓"阴平阳秘"则病愈。

 案十 ≫ **阴虚肝旺暑热挟痰：**王某　男　35岁　1950年7月5日出诊。

　　一天前通宵工作，次晨忽目向左偏视，口角左斜，妄言捶胸，两手乱抓，逾二十分钟渐醒，自述胸脘发闷，烦躁难受，口渴欲饮，有时口渴不欲饮水，半小时后又发作一次，三小时发作四次，急请我诊之，面色不赤，但目略红，皮肤扪之不热，问其同业工作者，谓患者急于完成工作，夜间吸烟很多，屋窄天热，当时即现烦躁，舌质绛，白苔中后部有黄苔，脉两寸浮洪滑数，左关尺弦细，**此系阴虚肝旺，劳火与暑热而挟痰热为病**，法以清热蠲痰养阴。方以生石膏24g、石决明30g、广犀角12g以上三味先煎一小时，知母12g、栀子12g、竹叶9g、丹皮9g、元参30g、半夏9g、栝楼30g、黄连6g、桑叶9g、菊花9g、花粉18g、竹茹9g、薄荷3g药汁送服礞石滚痰丸三丸。

再诊服一剂病无变化，又服一剂，逾四小时连大便下黑色稀黏粪四次，口目正，胸脘舒，但烦躁不眠，面色浮红，口渴喜饮，舌苔白干，脉两寸洪大，右关弦大，左关尺细，予以滋阴清热生津法，方以元参30g、麦冬12g、天冬12g、沙参18g、鲜石斛12g、花粉18g、知母9g、生石膏18g、竹茹9g、生地24g。

三诊服二剂，沉睡一昼夜，诸疾消失，但有时面泛赤热如酒醉，脉细，予一味元参30g水煎服，服五剂而愈。

按语：中暑发病汗出过多，津伤气耗，重者内犯心营出现心神被扰，可有高热昏迷，抽搐等热极风动等症状。该例通宵劳累，天气炎热，工作间狭窄均可使患者中暑，其脉数为暑热，右寸浮洪滑，为劳火与暑热燔津为痰。左寸洪数，左关尺弦细为心火盛，肝肾阴虚并肝旺。痰热滞胸故胸脘闷，心火盛故烦躁难受，妄言捶胸，火耗阴液，肝肾阴虚肝热盛，故出现肝热风动之症，目偏斜，口角歪斜，热邪内犯心营故舌绛，舌中后部有黄苔为气分热。予以犀角凉心泻肝，清胃中大热；元参壮水制火；丹皮入手足少阴心肾，泻血中伏火，合栀子清心肝之热；以小陷胸汤：半夏、黄连、栝楼清热，涤痰散结；石决明平肝潜阳除肝风；生石膏、竹叶清暑热；薄荷少许辛凉，宣风搜肝气；桑叶、菊花清热宣风。另送礞石滚痰丸：礞石、大黄、黄芩降火逐痰。再诊连下黑屎数次，口目正，胸腹舒，烦躁不眠，面色红，口渴欲饮，脉两寸洪大，右关弦大，左关尺细，**此为阴虚火浮，肺胃热，津液亏**，以元参、麦冬、天冬、沙参、知母、石斛、生地育阴；生石膏、知母清肺胃之热，病情得以稳定。三诊病人可以沉睡，有时面部泛热如酒醉，脉细是**阴虚火炎**，重用元参一味壮水制火，散无根之火，火退病除。

案十一 >>> **阴气先伤感受暑热：**王某　女　30岁　1950年8月16日
出诊。

一周前因其子发烧，日夜不离怀地服侍，忽阴道下血球一块，似肉如李子大，次日发热汗出，口渴多饮，诊之，面如蒸状，自觉精神有昏睡之势，小便色赤黄，舌前部绛，后部白薄苔，前部边缘有小红点，脉数，寸浮洪，关弦细，尺部似乱。**此为阴气先伤，感受暑热**，法以滋阴清热。方以生地24g、元参24g、知母12g、沙参18g、生石膏24g、犀角3g、黄连3g、黄芩6g、麦冬12g、天冬12g、丹皮9g、竹叶9g、连翘12g、银花24g、白芍9g、女贞子30g。并嘱其服药，不能速效，耐心服药病可自愈。

患者急不能待，又请某老医处方，以牛黄犀角羚羊真珠黄连黄芩栀子等药，其夫持方征求我的意见，可否服之，嘱其病人阴气残伤，不胜热邪消耗，滋阴清热尚且不及，今纯用凉寒泄火，虑其热不能除，反伤正气，其真阴益不能支持，若服之，恐使辗转床头十余年。

该夫妇讨论服药四分之一，如得安则断续服之，夜十一时服药，服药后未至五分钟，觉腹中如刮，突然饥饿难当，急以烫嫩鸡蛋食之暂安，一时又饥饿，每次只能食鸡蛋一个，至晨四时，食鸡蛋十余个，急求我诊，患者神疲语缓，面容未现大衰，脉虚大，重按似乎有力，**此为凉寒伤胃气，则发生虚馁，求食以缓之，正气已不胜药力**，以甘草10g浓煎，一匙一匙缓服之，并告其夫，按病情估计二三年恐不能起床，善以饮食调养，可望逐渐好转，如再妄药乱服，必蒙受其害，后果卧床三年，于三年间曾产一子，但不能起床，所知十余年来，身体不任劳动，几成终身之累。

按语： 凡患温热病，体弱舌绛，脉现细数，尺部紊乱，是阴气已伤，不任温热邪气消耗，虽治之恰当，也不能速愈，也多有热耗阴涸而热不息为预后不良。女性于发热前，徒然带下如崩，或月经暴崩下，或下来血球一块，都是真液漏泄的现象。身体强壮，脉较有力，如法治之，多难速愈，其体弱脉细数，尺部紊乱，以我所见多属预后不良。此例阴分素虚，过劳热盛，又受怀抱热体小儿的蒸动而感暑热，所下血肉块，**为阴气先伤，真液漏泄**，再受暑热，外热内热二热合邪消耗已残之阴。急予大量育阴之剂以生地、元参、女贞子滋补心肾之阴；沙参、麦冬滋育心肺之阴；天冬、知母清金滋肾阴；白芍收敛阴气泻肝火；以生石膏、知母清理暑热；犀角凉心泻肝清胃火，少量黄连、黄芩清心热，双花、连翘、竹叶清热散结。并嘱其不能速效。

此例阴气残伤，不胜热邪消耗，滋阴清热尚且不及，又用凉寒泄火，其热未能除，反伤正气，其真阴不得支持，必留后遗症。

案十二 >>> **暑热侵肺：** 王某　男　30岁　1967年11月1日就诊。

二月前患感，屡治无效，身热有汗，口苦黏腻，胸中及胸下痞闷，感胸中发凉，饮食必热进，饮汤水咽下胸中有阻塞，便溏溺赤，苔白厚，微黄而腻，脉右寸关滑数上溢而促，左关尺弦细而数，**此为暑热侵肺，** 暂用清热蠲痰法。半夏9g、黄连6g、黄芩9g、橘红9g、杏仁9g、冬瓜子30g、生苡仁30g、竹茹9g、芦根30g、竹叶9g、连翘12g、银花18g。热服

再诊三剂后，胸中发凉大减，饮水下咽较通利，微咳，频吐黏沫，便不溏，耳现聋，口渴发热汗出，舌黄腻消失，脉促除，右寸洪滑仍上溢，**此为暑热蕴於肺中，** 方以白虎汤加蠲痰降气之品，生石膏45g、知母12g、沙参20g、川贝母10g、杏仁20g、花粉12g、紫菀10g、生枇杷叶25g、天竺黄12g、芦根30g、竹茹10g、竹叶10g。

三诊服三剂后诸证消失，惟稍咳吐白黏痰，耳微感聋，右寸关脉洪滑见减，以前方生石膏30g。

四诊服两剂咳嗽消失，耳不聋而感沉闷，脉右寸洪微有上溢状，左关弦细偏数，**肺热未净，阴分现虚，** 方以生石膏18g、知母9g、沙参9g、麦冬12g、花粉9g、石斛9g、元参18g、生地18g。服六剂耳聪脉和而愈。

按语： 此为暑热侵入肺经煿津为痰涎，盘踞胸中气机不能流行，正如《王孟英医案》中分析"其云以邪在肺经津液凝滞，结成涎沫盘踞胸中升降之机亦滞，大气仅能旁趋而转旋，是一团涎沫之中为气机所不能流行之地，其觉冷也固宜"。故出现身热、胸痞闷、胸部发凉，进汤水

胸中有阻塞感，脉右寸关滑数上溢而促，予以小陷胸汤、苇茎汤以清热
蠲痰。古云"鼻塞治心，耳聋治肺，是皆白虎汤之专司"，以白虎汤加
川贝母、花粉、杏仁、紫菀、天竺黄以蠲痰降气；芦根、竹茹清热降胃气；
沙参补育暑热消耗之肺阴。继以育阴清热之剂而愈。

案十三 ≫ **暑热冰伏胸中：**王某　男　26岁　1952年8月6日就诊。

夏月在外干活，身热汗出，吃了大量冷饮后感心下痞闷，四肢渐冷，
上过肘膝，自汗，二便不行，脉伏，**此为暑热冰伏胸中**，予辛香通达法。
以木香3g、沉香3g、白豆蔻6g、杏仁6g、丁香1.5g、六一散12g。水煎，
桂心1.5g～3g刮取末挑入药汁中温服。

再诊一剂后，脉现胸舒，溺行肢热，口干舌绛，予多剂白虎汤加竹叶、
连翘、莲子心、黄连、双花、元参、丹参而愈。

按语：中暑冰伏，寒热相激以致大气不能转旋，而发生胸闷，肢凉，
脉伏者，在临床较为多见，治疗以沉香辛苦性温，能下气而坠痰涎，能
降也能升气香入脾；丁香辛温纯阳，泻肺温胃；白豆蔻辛热流行三焦暖
脾胃，散滞气，除寒；木香辛苦而温，三焦气分之药，能升能降诸气；
杏仁辛苦甘温，利泻肺解肌；六一散清暑热利湿；砂仁辛温气香，暖胃
健脾；少量肉桂补火助阳引火归元散寒，以辛香之药通达冰伏之气，至
肢温脉现，如果诊断其属于暑热或暑湿按法治之，如实火盛，大小便闭结，
应该加紫雪丹3～6g，紫雪丹清热解毒，镇痉通窍，治热邪内陷高热昏
狂抽搐。口干舌绛是暑热伤心营，用清热育阴之剂而愈。

案十四 ≫ **暑湿发疹：**傅某　男　17岁　1950年7月19日就诊。

发热五天，屡治不效，邀我诊之，发热无汗，口干不欲饮水，舌白
苔似腻，脉浮洪数，视其腋下有散在白疹四五个，高于皮面，亮如水晶，
此为暑湿发疹，法以清散。方用牛蒡子9g、薄荷9g、佩兰叶12g、滑石
12g、芦根30g、竹叶3g、连翘12g、银花12g。

再诊服一剂后，白疹遍发全身，以腋下胸腹最多，汗出热减，前方去牛蒡子、薄荷辛凉解表药。

三诊服二剂后，白疹继续发生，已发的白疹有些消退，脉浮洪，身微热，舌苔仍白，继续服药四剂，白疹消失，体温正常，但头发全部脱落。

按语：此例发热无汗，口干不欲饮，脉数，腋下有白疹，**此为暑湿伤肺，湿郁卫分而发疹**。予以辛凉解表、清利湿热之剂，出现白疹遍布全身，此为热邪得以宣解，继用清解之剂使热退疹消。凡发热甚或发热日久不解易发白疹，此例热得宣泄则出现发疹，亮如水晶，发白疹明如水晶者佳，白如枯骨者不良，久郁之热虽发白疹，易使气液随之以泄，宜用甘凉濡润药以养阴液，甘凉濡润药，以麦冬为主，甘草为佐，配以天冬、沙参、生地、元参等药。

内科

温 病

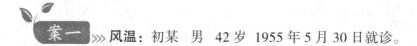 **案一** ≫ **风温**：初某　男　42岁　1955年5月30日就诊。

经常"感冒"身痛，口干不欲饮水，胸腹闷不适一月余，左寸关浮弦数，右寸偏沉，洪大兼弦，*此为风温久感气滞*，法以疏解宣散。方以苏叶梗各3g、防风6g、桔梗6g、枳壳6g、薄荷9g、川贝母9g、牛子9g、杏仁9g、鲜芦根24g、炒薏仁24g、桑叶枝各9g、滑石9g、大豆卷12g、竹叶9g、连翘12g、双花9g。

一剂后胸腹畅，身仍痛，*风温热邪未净*。以防风6g、枳壳6g、鲜芦根24g、杏仁9g、黄芩9g、滑石9g、木通9g、炒薏仁24g、羌活6g、秦艽6g、独活6g、桑叶枝各9g、大豆卷12g、竹茹9g。四剂后各恙皆消。

按语：《增评温热经纬》"风邪属阳，阳邪从阳，必伤卫气，人身之中，肺主卫，又胃为卫之本，是以风温外搏，肺胃内应，风温内袭肺胃受病。……"患者脉数，左浮弦，右寸偏沉洪大兼弦，*此为反复感受春令温暖之气而发风温，病邪流连在表而未入里*，病邪郁于肺胃故感身痛，胸腹闷。患者口干不欲饮水，此为挟湿邪。以苏叶、苏梗以宣散，开胃益脾下气；薄荷、牛子以辛凉解表；芦根、竹叶、连翘、双花以清热；薏仁、滑石清热利湿；川贝母、杏仁、枳壳、桔梗以解气郁；桑叶、桑枝祛风通络；大豆卷清热透表，除湿利气。

大豆卷即是黑大豆生出芽，芽愈长愈好，陈的黑豆不出芽，市药大豆卷无芽，只是用黑豆，有的大豆卷用麻黄水炒，想使其表散，这是俗习用药花样，不切实用。

 案二 >>> **温热肺郁**：于某 女 38岁 1955年5月21日就诊。

寒热胸闷，恶心不欲食，头痛已月余，脉左寸关浮弦数，右寸沉数，右关浮弦数，**此为温热肺郁**，法以清热解郁。方以川贝母9g、枳壳6g、香豆豉9g、黄芩10g、鲜芦根24g、生栀子9g、益元散9g、竹叶9g、连翘12g、佩兰9g、双花9g、桑叶9g、竹茹9g、菊花9g、薄荷9g、木通6g、蒲公英12g。

再诊二剂后寒热除，头仍痛，法以清散。桑叶9g、牛蒡子9g、薄荷9g、桔梗6g、鲜芦根30g、竹茹9g、香豆豉9g、黄芩9g、枳壳6g、竹叶9g、连翘12g、双花9g、益元散9g、生栀子9g。

三诊二剂后感头痛，心气不畅，以宣风和肝。薄荷9g、桑叶9g、鲜芦根24g、梅花6g、竹叶9g、石决明24g、双花9g、生白芍9g。二剂后各恙颇安。

按语：《外感温热篇》曰："温邪上受，首先犯肺，逆传心包"，肺主气属卫，心主血属营，该例脉数，为感受温热，右寸沉为气郁，温邪由口鼻而入，侵犯肺部，气郁不得清肃故寒热、胸闷。右关浮弦数为温热邪伤胃，则胃热恶心不欲食。以薄荷、牛子辛凉解表；芦根、竹茹、蒲公英清胃热；双花清心肺之热，黄芩清心胃之热；川贝母、枳壳以解肺郁；桑叶、菊花以宣风清热；栀豉清久郁之热；栀子、木通、益元散清热，使热下行。三诊头痛，心气不畅，其脉宜左沉弦，**此为肝旺气郁**，予以石决明镇肝，梅花疏肝解郁；薄荷搜肝风，白芍平肝敛阴；桑叶宣风。热邪去，肺气畅，症状消失。

 案三 >>> **秋温**：邹太太 46岁 1951年10月24日就诊。

晚间发烧，咳嗽口渴，心烦，恶心已五天，脉左寸浮数，**此为秋温**，法以宣之。方以牛子9g、生石膏24g、杏仁9g、黄芩9g、竹茹9g、薄荷9g、浙贝母9g、竹叶9g、连翘12g、生栀子9g、双花9g、鲜芦根24g、陈皮9g、前胡6g。三剂。

再诊热退，稍咳嗽，脉数减。浙贝母9g、竹叶9g、连翘12g、双花9g、生栀子9g、生石膏18g、知母9g、竹茹9g、杏仁9g、芦根24g、前胡6g。三剂后咳止。

按语：该例发病于秋季，发热，咳嗽口渴，脉浮数，**此为感受热邪成为秋温**，肺热则咳嗽，胃热则口渴恶心，在治疗上有表症以辛凉解表，生石膏清肺胃之热；黄芩泻心及中焦之热；连翘、栀子泻心火；双花清热散结；芦根、竹茹清胃热；浙贝母、杏仁、前胡止咳祛痰。

案四 ≫ **秋温胃郁：**周某　男　43岁　1951年10月23日就诊。

寒热往来，口干不欲饮，恶心腹胀已十余天，脉左寸沉数，左关沉数，右寸关沉数，尺数，**此为感秋温之邪，胃气滞，法以清宣调胃气**。方以佩兰叶9g、陈皮9g、黄芩9g、枳壳9g、紫豆蔻6g、鲜芦根24g、竹茹9g、滑石9g、牛子9g、竹叶3g、鲜菖蒲9g、连翘12g、双花9g、薄荷9g、桑叶9g、槟榔6g、香豆豉9g。五剂症状消失。

按语：此例寒热，口干不欲饮，恶心腹胀，舌苔宜黄腻，脉数为热，此为秋季感受温热并挟湿，两寸关脉沉为气机不畅。温热挟湿其气机郁滞，热邪不易外泄故寒热往来。肺主气，肺气使水谷之精气发挥维持生命的作用，脾胃水谷的运化依赖于肺气的推动，胃气以降为顺，气行则通，气郁则脾胃运化功能受阻，故出现恶心腹胀。以薄荷、牛子辛凉解表；芦根、竹茹、双花清热；黄芩清热燥湿；滑石清热利湿；连翘、竹叶清心热；紫豆蔻流行三焦，散滞气；枳壳理气宽胸，行滞消积；槟榔辛温散邪，泻中焦至高之气，使之下行；菖蒲芳香而散，补肝益心，开心孔，解心郁；香豆豉苦寒入肺胃，解表除烦，宣郁解毒。以清宣调气而病愈。

案五 ⟫⟫ **秋温肺阴虚**：谢某　男　57岁　1952年10月8日就诊。

发热头痛已十余天，加重四天，左寸关浮弦数，右寸洪大，右关浮弦大，**此为秋温，肺阴虚**，予以清热育阴。方以益元散9g、竹叶3g、连翘12g、菊花9g、桑叶9g、生石膏18g、麦冬9g、沙参12g、鲜芦根24g、知母9g、天花粉12g、双花18g、陈皮6g、天竺黄9g。

再诊三剂后，病情大减，主以清宣肺邪。桑叶9g、菊花9g、竹叶9g、连翘12g、鲜芦根24g、双花9g、杏仁9g、桔梗6g、天花粉12g、甘草3g、竹茹9g。

三诊一剂后胸闷，右寸沉，前方加贝母9g、木通3g、黄芩6g。

四诊三剂后邪郁未净，以佩兰叶9g、枳壳9g、黄芩9g、川贝母9g、竹茹9g、桑叶9g、菊花9g、滑石9g、鲜芦根30g、竹叶3g、连翘12g、双花18g、木通6g。

五诊一剂后心气不畅，脉左寸偏沉。前方加郁金9g、石菖蒲9g。三剂后各恙颇安。

按语：此例脉数，左浮弦，为感受热邪，右寸洪大为肺阴不足。热邪首先犯肺卫，故头痛发热。今时秋燥之邪热使肺阴更易受损，应清除热邪，同时养育肺阴。以生石膏、知母清肺胃之热；益元散清热祛湿；沙参养阴清肺；麦冬清心润肺；竹叶、连翘清心火；天花粉、天竺黄清热祛痰；桑叶、菊花清热宣风；竹茹、芦根清胃热。热退头痛减，继以清肺热、调达气机而病愈。

案六 ⟫⟫ **温热挟痧**：孙某　男　23岁　1955年5月29日就诊。

发热，身体沉重已一月余，脉数，左寸沉弦，右寸洪弦数，**此为温热挟痧**，法以清散，同时给予刮痧，使痧出。方以牛蒡子9g、薄荷9g、木通9g、滑石9g、石菖蒲9g、郁金9g、连翘12g、双花18g、桑叶9g、菊花9g、香豆豉9g、竹茹9g、鲜芦根24g、桔梗6g、生栀子9g、竹叶9g。

再诊刮痧后，服用清散剂一剂，感身轻，鼻衄两次，法以清营之剂，

内科

竹叶9g、丹皮9g、生栀子9g、鲜芦根30g、连翘12g、元参12g、生地9g、广犀角1g、双花24g、桑叶9g、菊花9g、赤芍9g。

三诊一剂后，身热退，无明显不适，惟不欲饮食，法以清和胃气。桑叶9g、沙参9g、生杷叶9g、荷梗6g、竹茹9g、连翘9g、鲜芦根18g、双花9g、佩兰9g、炒稻芽麦芽各9g。二剂后而愈。

按语： 清人郭古陶《痧胀玉衡》："痧本无定脉，凡脉与所患之症不相应者，即为痧之脉，痧无定症，或感风、感食、感劳、感痰而以本症治之不效者，皆为痧之症。…痧在肌肤刮之而愈，痧在血肉间，放之而愈，此二者皆其疾之浅焉者也，虽重亦轻，若夫痧之深而重，胀塞肠胃，壅阻经络，直攻手少阳心君…非药莫能回生。"此例病已月余，温热缠绵，发热身沉，脉弦数，其热仍在气分，经刮痧后，服用清宣之剂感身轻。再诊出现鼻衄，**此为营分亦热**，以犀角、丹皮、赤芍、元参、生地、双花清营热，桑叶、菊花、竹叶、连翘、栀子、芦根清热。三诊热退，食欲不振，**为热邪久郁伤胃清和之气**，以清热育阴，加用自制清和汤：治热伤胃清和之气，芦根、生杷叶、竹茹、荷梗、炒麦芽、炒稻芽，调养胃气而愈。

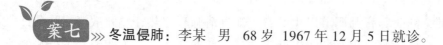 **案七** >>> **冬温侵肺：** 李某 男 68岁 1967年12月5日就诊。

每天下午五时发冷咳嗽，吐白黏痰沫，憋气已半月余，头晕，口干不欲饮，右寸滑数，关浮弦滑，**此为冬温侵肺，邪郁恋痰不解**，法以清豁宣解。予以炒枳壳3g、半夏6g、橘红6g、竹茹9g、冬瓜子30g、杏仁9g、芦根30g、桔梗6g、生薏仁15g、桑叶9g、薄荷6g、菊花9g、竹叶9g、连翘12g、滑石12g、苏叶6g。

再诊三剂后，咳嗽减轻，头晕，下午有时发冷发热，饭后上腹部如堵状，舌白厚腻苔，右寸沉洪滑，关浮弦。予以桑叶9g、菊花9g、竹叶9g、炒枳壳6g、桔梗6g、杏仁9g、冬瓜子30g、生薏仁15g、川贝母6g、芦根30g、竹茹9g、炒莱菔子6g、陈曲6g、麦芽6g、佩兰叶12g。

三诊三剂后，咳嗽很轻，发冷发热已消失。继用上药三剂而愈。

按语：冬温之邪热从口鼻而入，肺居于上焦，为五脏六腑之华盖，且鼻气通于肺，肺首当其冲，肺主卫气，外应皮毛，故温病初起邪在肺卫，出现发冷、咳嗽、吐白痰，其脉浮数。脉滑为热邪燔津为痰，温邪郁而未解，痰邪留恋在胸中，因此该病在清宣的同时，需要肃肺祛痰方以见效。以薄荷、苏叶以宣散；半夏、橘红祛痰、苇茎汤合桔梗以清热肃肺；滑石清热利湿；桑叶、菊花、竹叶、连翘以清热宣风；枳壳、桔梗以开肺气。再诊感头晕，下午发冷发热，饭后上腹部如堵状，舌白厚腻苔，右寸沉洪滑，关浮弦滑，**为温邪未解，肺气郁，胃不和**，原方加川贝母以辛散肺郁，润心肺去痰止咳；佩兰叶芳香化浊，祛痰除秽；炒莱菔子辛入肺，甘走脾，利气，生能升，熟能降，宽胸膈，定痰喘咳嗽；陈曲、麦芽以消导和胃。

案八 >>> **冬温侵肺：** 于某　女　22岁　1952年12月19日就诊。

五日前在海边劳动，疲劳过度，自觉发热恶寒，咳嗽带红丝，胸闷，舌苔黄，尖赤，两寸沉数，两关浮数，**此为冬温侵肺，气郁挟湿**，法以疏解清散。方以佩兰叶9g、枳壳3g、川贝母5g、黄芩6g、杏仁6g、香豆豉9g、桑叶9g、鲜芦根18g、竹茹9g、竹叶3g、石菖蒲3g、连翘12g、牛子9g、生栀子6g、双花12g、菊花9g、滑石9g、薄荷6g、郁金3g。

再诊一剂后仍发热，大便二次，脉左寸浮数，去石菖蒲、郁金，加鲜芦根24g、益元散9g。

三诊三剂后，热退，继以清余热。佩兰叶9g、芦根18g、竹茹9g、竹叶9g、连翘12g、生栀子6g、双花12g、菊花9g、桑叶9g、香豆豉6g、黄芩6g、杏仁6g。三剂后痊愈。

按语：以上两例同为冬温侵肺，此例与上例不同表现为舌苔黄，尖赤，两寸脉沉，此为气机不畅，心及中焦热盛。用药上也有所不同，予以川贝母微寒泻心火，辛散肺郁，止咳豁痰；枳壳辛散行痰，理气宽胸；栀子苦寒入心，泻心肺热，使之下行从小便出；黄芩苦入心，寒胜热，泻中焦实火；石菖蒲辛苦而温，芳香而散，开心孔，利九窍；郁金辛苦气寒，上行入心及包络，凉心热，散肝郁；栀子、香豆豉清理久郁之热。气机畅，邪热清而病愈。

 案九 >>> **春温心火内亢**：王某　男　45岁　1951年5月16日就诊。

三日前发热汗出，口渴欲饮，小便热灼，苔色黄干，舌尖独黑，脉左寸数疾，左关尺细，右寸浮洪，**此为心火内亢，肾水不能制火**，以清心壮水之法。广犀角9g、竹叶3g、连翘12g、莲子心9g、元参30g、生地24g、黄连9g、木通6g、生石膏30g、知母12g、麦冬18g、银花24g。

再诊服六剂热退汗止，舌尖黑消失，前方去犀角、莲子心，服三剂。

三诊服药后，口渴减少，小便热消失，脉两寸洪，尺脉弦大，前方去黄连、木通，改生地30g、加丹皮9g。三剂而愈。

按语：患者病发三日，发热汗出，口渴欲饮，小便热灼，苔色黄干，舌尖独黑，脉数为感受热邪，此为春温。左寸数疾心宫热极，左关尺细为肝肾阴虚，肾水亏，右寸浮洪为肺胃热。患者素为肝肾阴虚，肾水亏虚，感受热邪，首先犯肺，肺与心相连，最易入心，心宫亦热，肾水亏虚不能制火，心火内亢，心火必自焚，故舌尖独黑，属于难治之疾。急予广犀角凉心泻肝，清胃中大热、竹叶、连翘、莲子心、黄连清心火；生石膏、知母、双花清肺胃之火；元参入肾能壮水制火，散无根之火；生地入心肾泻内火；麦冬甘寒清心润肺；木通上通心包降心火，使热邪由小便排出。

 案十 >>> **湿温**：陈某　男　30岁　1950年10月20日就诊。

晨起身重、四肢沉酸，烦躁恶心，口微干，不思饮水，食欲不振，胸中痞闷，身热不重，有汗遍体，先寒后热，但寒热很轻，发作时间仅半小时左右，日发三四次，寒时无汗，热来汗出，自觉寒热逐渐减少，小便频数而量少，色赤黄，大便正常，已病二十余日，屡医不效，舌苔白厚腻，脉平，右寸濡按之滑，右关沉似弦滑，左寸偏沉，左关尺弦细，**此为湿温，三焦气郁，遏阻湿热**，法以宣解通利。以三仁汤加减，杏仁9g、通草

6g、滑石 12g、芦根 30g、竹茹 9g、半夏 9g、橘皮 6g、白豆蔻 6g、生薏仁 30g、厚朴 6g、大豆卷 30g、石菖蒲 9g、佩兰叶 12g、竹叶 3g。

再诊服二剂，扪之身上不热有微汗，四肢沉酸消失，烦躁恶心减轻，舌薄白苔，微现腻象，脉右寸濡，按之有力，滑不明显，右关浮弦稍滑，左寸浮洪，前方去半夏、厚朴、石菖蒲、白豆蔻，加水炒枇杷叶 18g、麦芽 6g、稻芽 6g 除湿热清和胃气，服四帖各羌递减，逾五日而愈。

按语：患者感四肢沉重，口干不欲饮水，胸中痞闷伴有寒热，小便频数，舌苔白腻，脉平，濡滑，寸沉，**此为感受湿温**。湿温不比春温但热无湿，可用酸甘化阴、咸以补肾等法治疗，而湿温之无形无质之热邪，每借有形有质之湿邪以为依附，而且二十余天多用于滋补退热之剂，热未减，气机窒塞，使胸中痞满、身重，显系湿温之湿盘踞不解，再得以柔腻胶固之阴药与邪相搏，业已喘满，予以宣通三焦，仍以肺气为主，肺主化气，气化则湿热俱化。以三仁汤加减，以杏仁苦温能开上焦；白豆蔻芳香苦辛，能宣中焦；通草甘淡佐薏仁以渗下焦，三焦之气得以化解，其邪可化，厚朴除湿消痞，行气除满；合半夏燥湿开痞，滑石、竹叶、通草清热利湿，石菖蒲解心郁化湿豁痰；橘皮燥湿化痰。清气升，浊气降，热透于外，湿渗于下，湿温尽退。

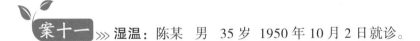
案十一 >>> **湿温：**陈某　男　35岁　1950年10月2日就诊。

半月前感身重，四肢发酸，胸闷腹胀，寒热往来，烦躁不安，口渴不欲饮水，舌黄白厚腻苔，脉右寸关沉数，左寸浮洪滑数，**此为湿温热盛，气机郁遏**，法以疏解舒气，清利湿热。川贝母 12g、黄芩 6g、滑石 24g、佩兰叶 18g、木通 1.5g、白豆蔻 6g、橘皮 6g、芦根 30g、竹茹 9g、炒栀子 6g、竹叶 3g、连翘 12g、枳壳 6g、厚朴 6g、茵陈 18g。

再诊服三剂，寒热消失，烦躁减少，小便通畅，尿量增多，腹不胀，胸闷吐痰，脉右寸浮洪滑数，右关浮弦，**气机已舒展，痰热发作**，以清热蠲痰，清热利湿之品进之，半夏 9g、黄连 6g、黄芩 9g、滑石 12g、杏仁 9g、通草 6g、生苡仁 30g、芦根 30g、竹茹 9g、炒栀子 9g、竹叶 3g、连翘

12g、橘皮 9g。

三诊服二剂，胸闷消失，无烦躁欲饮水，四肢轻松，但稍感恶心，食欲不振，舌苔薄白，脉平，右寸浮大有力，右关浮弦兼滑，**因湿热伤胃清和之气**，法以肃肺和胃，芦根 30g、竹茹 9g、生枇杷叶 30g、荷梗 6g、炒麦稻芽各 6g、桑叶 9g、杏仁 6g、冬瓜子 18g、生薏仁 30g。

四诊服三剂，不恶心，食欲逐渐恢复。

按语：此例身重，胸闷腹胀，寒热烦躁，口干不欲饮，舌黄白腻苔，脉数，右寸关沉，左寸浮洪滑。以上二例同为湿温，前例湿胜于热，后例热胜于湿。该例以川贝母、枳壳、杏仁以开上焦；白豆蔻、厚朴、陈皮以开中焦；木通、栀子、竹叶、连翘以清心使热下行；黄芩、茵陈苦寒清利湿热；滑石通利小便，三焦之气得以调节，湿热之邪得以清除。

案十二 ≫ **热毒气血两燔**：王某　女　18 岁　1975 年 3 月 18 日就诊。

一月前发热后，突然发现头发根部发白，眉毛发白，面部色红发痒，怕风，怕热，口干不欲饮水，脉左浮弦，左关尺弦细，右部偏弦洪大，舌质嫩，**此为热毒气血两燔挟湿**，法以清热毒，泄营透卫。以菊花 30g、银花 30g、竹叶 24g、生石膏 30g、知母 12g、花粉 18g、生地 12g、麦冬 12g、元参 30g、芦根 30g、竹茹 9g、滑石 12g。

再诊七剂后，白发退去一寸，眉毛有些变黑，继服七剂，白色全退去，面部红痒已消。

按语：《医参》："人身毫毛皆微而发独盛何也，首脉合于百会，血气上行而为之生发"，又"足少阴（肾）经也，其华在发""手太阴（肺）气绝骨枯发不泽"。《圣济总录》："足太阳（膀胱）血气盛则眉美，足少阳（胆）血气盛则发美…"可见头发、眉毛与脏腑之间有密切关系，一旦某脏腑感受病邪，皆可出现异常。此例发热一月后出现头发根部发白，眉毛发白，面部色红痒，舌质嫩，脉左浮弦，左关尺弦细，右部弦洪大，**此为热毒太甚以致热邪入血分**，气分之邪未解，**出现气血皆热**，热耗肝肾阴分，头发及眉毛无以阴液育养而变白。口干不欲饮为挟湿。以生石膏、知母清气分之热；双花散热解毒；菊花味甘苦，性平和，散风清热平肝；生地甘苦大寒，入心肾泻内火，清热生津凉血；元参色黑入肾，壮水制火，散无根之火；麦冬滋阴润肺，益胃生津；芦根、竹茹清胃热；滑石去湿热。以清营透卫之法，热毒清除后症状可消失。

案十三 ≫ 温病热入营分：贺某　女　80岁　1976年7月25日会诊。

三月前"感冒"咳嗽，痰量很少，吃消炎药及止咳药，症状时好时坏，一周前因病情加重以肺内炎症、糖尿病入住某医院，给予抗菌素及对症治疗，体温正常，但病人萎靡不振，夜间咳嗽不能入睡，痰量仍多，出汗多，口干欲饮水，舌质绛红，舌中有少许白苔，脉数，左浮弦细，右寸洪大力不足，**此为温病热入营分**，以清营肃肺之法。予以元参30g、丹皮9g、赤芍9g、川贝母9g、双花24g、生石膏18g、地骨皮9g、杏仁9g、冬瓜子30g、芦根30g、炙紫苑9g、前胡9g、桔梗9g、知母9g、花粉24g、生桑枝30g。

再诊三剂后，病人精神稍好，口渴咳嗽已减，头痛睡眠不好，舌质淡红，舌苔白，脉数，左浮弦细，**此为肝阳上僭**，仍以清热肃肺镇肝之药。芦根30g、杏仁9g、冬瓜子30g、生薏米30g、川贝母9g、双花24g、桑叶9g、菊花9g、生牡蛎30、知母12g、花粉15g、桔梗9g、炙紫苑9g、前胡9g、女贞子30g、元参30g、生桑枝15g。

三诊三剂后，病人咳嗽较轻，咳嗽无痰，头痛已减，睡眠改善，食欲好，只感乏力明显，舌质淡红，薄白苔，脉数减，左浮弦细，右寸洪大无力，右关浮弦，**此为肺阴为热耗**。以沙参30g、麦冬12g、杏仁8g、川贝母9g、芦根30g、生薏米30g、桔梗9g、炙紫苑9g、花粉9g、知母9g、生杷叶15g、竹茹9g、天冬12g、元参12g、桑枝15g。

四诊二剂后，咳嗽痰量很少，不易吐出，大便干，腹胀闷，舌苔有两条黄苔，脉数，右关滑有力，**此为热结于肠**。予以沙参12g、麦冬12g、杏仁9g、冬瓜子30g、芦根30g、桔梗9g、炙紫苑9g、川贝母6g、旋复花9g、花粉12g、生桑枝15g、桑叶9g、菊花9g、黄芩6g、麻仁15g、大黄6g。

五诊二剂后大便畅通，胸腹舒适，继以清热肃肺育阴法十余剂而愈。

六诊半月后稍咳嗽，痰量少，小便短赤，面微红，尺脉有动数之象，**此为肾阴虚，余热未尽**，制鳖甲24g、制龟板24g、元参15g、麦冬18g、生白芍18g、沙参12g、天冬12g、阿胶9g、丹皮9g、炙甘草12g、黄连3g、知母12g。

七诊三剂后继以复脉苦法以清下焦而病愈。

按语： 温热邪由气分下行为顺，邪入营分内陷为逆。患者年高病久，热邪入里，病入营分，予用清营肃肺法，以元参、丹皮、赤芍、双花以清营热，生石膏、知母清肺胃之热；芦根、杏仁、冬瓜子、紫苑、桔梗肃肺止咳祛痰；花粉微苦寒，降火润燥，滑痰解渴；地骨皮甘淡而寒，降肺中伏火泻肝肾热，凉血而补正气，治咳嗽消渴。四诊腹胀闷，大便干，舌苔黄，脉右关滑而有力，**此为热结于肠**，以麻仁润下、大黄荡涤肠胃之燥结，使病情得以稳定，又予以滋育肺阴之剂而愈。六诊因咳嗽，小便短赤，面微红，尺脉动数，**此为肾阴虚，余热未尽**，以甘润益下，以治虚热，配以少量黄连苦味，以治未净之热，甘苦合用化阴气而利小便，温热门中以利小便之妙法，热伤阴液，小便无由而生，以甘润益水之源，小肠火腑非苦不通，为邪热所阻，用苦药泄其小肠而退邪热，甘得苦则不呆滞，苦得甘则不刚燥。合而即愈。

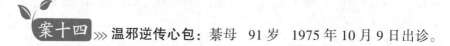

案十四 >>>**温邪逆传心包：** 綦母　91岁　1975年10月9日出诊。

病已月余，发热、神志迷糊，谵语三天，曾服辛温解表、滋补、温补之剂，病情不减，三天前有时谵语神昏，舌质绛如镜，脉数，右脉洪大数而不清，**此为热邪逆传心包**，其病势危重，已与家属交待，勉以麦冬18g、银花24g、知母15g、元参24g、生甘草3g、生地24g、竹叶9g、丹皮9g、赤芍9g、连翘12g、广犀角2g。水煎100毫升，分两次服用。安宫牛黄丸一丸冲服。

再诊一剂后，体温正常，谵语减，神志稍清，脉同前，继服一剂。

三诊体温正常，谵语消失，能吃少量食物，自汗，溲涩，脉数，左弦细无力，右弦滑而空，**显示气液两竭**，此为不治，家属认为病情好转，务必再服药治疗，勉以益气育液之剂，脉仍无起色而殒。

按语： 患者年已耄耋，病温已月余，误用辛温、温补、滋腻等剂，使热邪逆入心包，心主营，营热故舌绛，舌光如镜，则胃无生发之气，热邪之深入其病势极危，急用广犀角清心胃，双花清热；元参、生地、赤芍、丹皮清热育阴；安宫牛黄丸清热解毒，开窍安神；服药后，热减神清，症状似乎好转，但自汗，溲涩，脉左弦细无力为阴液已枯，右弦滑而空为真气已竭，此为死症。先师仲景曰"脉病人不病为行尸，人病脉不病，虽困无害"。此例尽管勉以益气育阴之剂无济于事，此谓"一逆尚引日，再逆促命期"。

案十五 >>> **春温误治：** 王某　男　37岁　1953年4月24日出诊。

患者平素身体强壮，平日喜欢饮药酒，酒中多有参归之类，半月前患感，家人予以姜汤发汗后，自觉烦躁胸闷，医者予以大剂温补，一剂后病人狂躁，即请我出诊，其脉数无伦，尺脉数而不清，**此为春温误治**。对家属交代病已如此，难以挽回，无药可救，果然命殒。

按语： 患者为青壮年，身体强壮，本为阳盛体质，阴分偏虚，其家庭条件富裕，喜饮药酒，内火必盛，痰火易生，虽然冬温虽微，与内热合化，全身为热气充斥，又用姜汤，温补之剂，更为火上浇油，使阳火发狂莫制，火劫阴竭，果然命殒。

现代随着生活提高，饮食结构多为厚味滋腻、高营养的，人们开始注意养生，各种养生理论纷纷亮相，有条件的人都在效仿养身之道，岂不知本人虚在何处，一味乱补，临床上见到许多因为补养方法不当而致疾病，让人感到难过，真是浪费了资源，让人受罪。本人建议养身之道的办法很简单，要做到生活规律，饮食节制，荤素搭配，心态平静，宽容待人，劳逸结合，适当运动。有不适之处及时请医生指导下适当调理。

内科

湿 热

 >>> 素有湿热感雾邪：王先生　48 岁　1951 年 8 月 24 日就诊。

发热汗出，胸闷咳嗽，喘促，口干不欲饮水，微恶心，小便赤，大便不畅已五天，中西药不效，舌苔黄腻，脉两寸沉数，两关浮数，两尺数，**此为素有湿热感雾邪**，与湿热合化气机郁遏，法以清调。方以川贝母 9g、枳壳 6g、杏仁 9g、冬瓜子 18g、竹茹 9g、佩兰叶 9g、黄芩 9g、滑石 9g、炙紫苑 9g、竹叶 3g、鲜芦根 12g、鲜菖蒲 9g、连翘 12g、双花 18g、桑叶 9g、菊花 9g、郁金 9g。

再诊胸闷稍减，舌苔微黄腻。继服上药三剂。

三诊咳嗽吐黄痰，胸闷喘促稍减，左寸浮，去菖蒲、郁金，加冬瓜子 30g、生薏仁 30g。

四诊舌苔不黄，右寸浮，去枳壳、黄芩。继服上药症状消失。

按语：先师薛雪曰"夫热为天之气，湿为地之气，热得湿而愈炽，湿得热而愈横，湿热两分，其病轻而缓，湿热两合，其病重而速。……"此为素有湿热又感受雾邪，湿蔽清阳则胸闷咳嗽，湿热交蒸则舌黄，热则液不升而口渴，湿则饮内留而不引饮，湿热内郁而发热，气机郁遏则大便不畅。以川贝母、枳壳调达气机；石菖蒲、郁金解心郁；芦根、杏仁、炙紫苑、冬瓜子、生薏米肃肺止咳；桑叶、菊花、双花、竹叶、连翘清热宣风；黄芩泻心及中焦实火，除湿热；滑石清热利湿，使热从小便下行。湿热得以分离而病愈。

案二 >>> **湿热挟感：**卢太太　31 岁　1951 年 7 月 26 日就诊。

产后五月感晨起手足心发烧，甚至全身发烧有汗，须逾三四小时后始减，腹胀恶心，小便少，大便频泄，痰多，易感冒，脉左寸浮数，右寸濡滑数，右关沉弦滑，**此为湿热甚挟感**，法以清疏。方以桑叶 9g、半夏 6g、川连 6g、陈皮 9g、竹茹 9g、芦根 15g、六一散 12g、竹叶 3g、黄芩 9g、木通 6g、厚朴 6g、连翘 12g、薄荷 6g、茯苓 9g、紫豆蔻 6g。

再诊服一剂药后果发热，今头凉汗出，腹不胀痛，有时咳嗽，脉左寸浮数，右寸沉数，右关浮弦数，两尺数，**气机仍郁**，予以畅其气机。佩兰叶 9g、川贝母 9g、枳壳 6g、黄芩 9g、半夏 6g、桑叶 9g、黄连 6g、芦根 12g、陈皮 9g、益元散 12g、炒薏仁 24g、竹叶 3g、生白芍 9g、连翘 12g、双花 18g、生栀子 9g、竹茹 9g。

三诊一剂后，发热，两胁痛，恶心，脉左寸浮数。予以桑叶 9g、半夏 6g、黄芩 9g、川连 6g、竹茹 9g、炒薏仁 18g、芦根 12g、陈皮 9g、竹叶 3g、青皮 6g、生白芍 9g、鳖甲 9g、连翘 12g、双花 18g、桔叶 6g、滑石 9g、生栀子 9g。三剂后热退胁痛止。

按语：《医宗金鉴》："古云胎前无不足，产后无有余，此其常也，然产后虽多不足之病，亦当详审其挟有余之症。"此例产后晨起手足心发烧似乎为阴虚之象，但全身发烧有汗，腹胀恶心，小便少，大便频泄，痰多，脉左浮数，右寸濡滑为湿热盛挟外感，右关沉弦滑为中焦气滞，法以先理气除湿热与外感，而后视阴分受损情况。《叶天士医案》："以微苦以清降，微辛以宣通""苦寒能清热，辛通能开气泄浊"。此例以辛开苦降法：半夏、陈皮、豆蔻、厚朴以辛开，黄芩、黄连、生栀子以苦降，"通阳不在温，而在利小便"，以木通甘淡清热利小便；六一散、茯苓行水去热；竹叶、连翘清心热；芦根甘益胃，寒降火，清水之上源，通调水道下输膀胱；竹茹清热祛痰；薄荷辛散解表。再诊腹胀痛已消失，时有咳嗽，发热，脉右寸沉数，**为肺气不畅，气机郁滞，湿热未得清除**，加以川贝母、枳壳理气开郁。三诊发热、两胁痛、恶心，**此为肝胆湿热**，方剂中加鳖甲退热除蒸；白芍泻肝火，和血脉收阴气；青皮舒肝破气，消积化滞；桔叶苦辛平，疏肝行气，化痰散结，始终坚以辛开苦降、清热利湿之法而病愈。

 案三 ≫ **湿热邪郁于络：** 成某　男　35 岁　1952 年 10 月 29 日就诊。

右半身及头发麻而凉，头晕痛重时，伴有心乱已二年余，曾在某医院检查诊断为风湿症，并治疗无明显效果，舌苔黄白腻，脉两寸沉数，左关浮弦数，右关浮数，**此为湿热邪郁于络**，法以疏解。佩兰叶 12g、枳壳 9g、生香附 9g、黄芩 9g、滑石 12g、桑叶 9g、竹茹 9g、鲜芦根 18g、桑枝 9g、菊花 9g、石菖蒲 9g、秦艽 9g、忍冬藤 9g、防己 6g、炒薏仁 9g、蚕沙 12g、大豆卷 9g、茯苓 9g。

再诊二剂后，关节活动作痛，局部发凉，脉两寸沉，两关浮弦，**此为风湿热气郁滞**。以枳壳 9g、防风 6g、广木香 6g、生香附 9g、荆芥 6g、滑石 6g、黄芩 3g、桑叶 9g、鲜芦根 18g、桑枝 9g、菊花 9g、忍冬藤 9g、炒薏仁 24g、防己 6g、蚕沙 9g、大豆卷 9g、竹茹 9g。

三诊二剂后症减，脉两寸浮沉不定，仍以清解法同上方。

四诊二剂后两寸不沉，同前方，去枳壳 6g，广木香 3g、生香附 6g。三剂后症状消失。

按语： 此例肢体及头部发麻，头晕痛，心乱，舌苔黄白腻，脉弦数为湿热挟风，左寸沉数为心宫热气郁，右寸沉数为肺热气郁，右关浮数为脾胃热。此病逾两年之久，湿热病在阳明太阴经"太阴之表为四肢也，阳明也。阳明之表胸中也，肌肉也，胸中也。"由于湿聚热蒸蕴于络中，闭阻经络之气，故出现肢体麻木。湿热夹风上腾于头窍而致头晕痛。湿热胶缠阻滞气机，心宫热而气郁则感心乱不适。以石菖蒲解心郁；枳壳、广木香、香附解气郁；芦根、竹茹清脾胃之热；滑石、炒薏仁、黄芩清热利湿以健脾；防己大苦大寒，能治湿热流入十二经；蚕沙祛风胜湿；大豆卷去湿痹；桑枝、忍冬藤清热通络；桑叶、菊花清热宣风；佩兰叶以清湿热污浊之气，气机畅通，湿热两分，其证得以消退。

案四 >>> **湿热痰饮**：刘某　男　39岁　1955年2月7日就诊。

四肢沉重并肿胀感，口渴不欲饮，小便赤，大便稀，次数不多已三月余，曾在某医院检查，未发现异常，服用少量利尿等药，身体稍轻快，但疗效不持久，平日喜欢喝浓茶，不喝酒，脉偏数，左寸浮有力，右寸濡滑，**此为湿热痰饮**，法以蠲饮清导湿热。嘱其尽量少喝茶水。方以半夏6g、黄芩6g、木通6g、鲜芦根24g、茯苓9g、泽泻9g、竹叶9g、连翘12g、益元散12g、秦艽6g、双花藤各9g、炒薏仁30g。

再诊一剂后，身稍轻，脉缓，右寸滑，法以蠲饮。半夏6g、苍术9g、陈皮9g、神曲9g、茯苓12g、炒薏仁30g、泽泻9g、。

三诊二剂后，胃部不适，右关偏沉滑，以调气蠲饮。槟榔6g、半夏6g、苍术9g、茯苓12g、陈皮9g、神曲9g、炒薏仁30g、泽泻9g。

四诊一剂后，胃部舒适，右脉滑，仍以蠲痰饮之邪。半夏9g、茯苓12g、苍术9g、泽泻9g、炒薏仁30g。二剂后病人无明显不适。

按语：患者喜欢喝浓茶，茶叶其性苦寒降火而滋湿，心肺脾胃火盛的人适宜，湿热盛的人，长期服用，使湿邪逗留，热与湿胶着而病生，水湿积聚不得消散则成痰，故病人出现四肢沉重肿胀，口渴不欲饮，热郁则小便赤，次数不多，虽用利尿药始终不能根治其本。以益元散、泽泻、茯苓、木通清热利湿，使热邪从小便下行；黄芩清热燥湿，合半夏清热祛痰；竹叶、连翘以清心；双花及藤清热通络。再诊身稍轻，脉缓滑，**此为痰湿郁滞**，以二陈祛痰；苍术燥湿开郁；茯苓、泽泻、薏仁清热利湿。三诊胃部不适，右关沉滑，**此为湿郁胃气滞**，予以槟榔以解胃气郁滞，苍术燥湿解郁，陈皮、半夏去痰湿，茯苓、泽泻、薏仁清湿热，陈曲以和胃消导。

 案五 >>> **湿热夹风**：李某　男　26岁　1952年6月22日就诊。

右腿红肿，身热已四天，脉浮弦数，**此为湿热挟风**，法以消散。方以牛子9g、防风6g、黄芩9g、连翘12g、滑石12g、荆芥6g、赤芍9g、菊花

9g、双花 30g、鲜芦根 30g、炒薏仁 30g。

再诊一剂后皮皱病减，仍以消散。予以炒薏仁 30g、防风 6g、蒲公英 30g、黄芩 9g、鲜芦根 30g、荆芥 6g、连翘 12g、赤芍 9g、菊花 9g、双花 9g、木通 6g、牛子 9g、滑石 9g。

三诊一剂后，上方去蒲公英。芦根 24g、炒薏仁 24g、木通 3g。

四诊二剂后，身不热。予以牛子 6g、赤芍 6g、双花 12g、防风 3g、荆芥 3g、菊花 9g、鲜芦根 12g、滑石 6g、炒薏仁 18g、连翘 12g。三剂后痊愈。

按语： 此症脉浮弦数，身热、右腿红肿，**为湿热病在阳明，挟以风邪**，湿热与风邪相搏，热毒炽盛故肢体红肿热痛。以荆芥芳香而散，兼行血分；牛子疏风清热；防风发表祛风；连翘清心散结；芦根、双花清太阴肺、阳明胃之热邪；滑石、炒薏仁、木通清热去湿；菊花以息风清热；赤芍清热凉血止痛；蒲公英甘平入脾胃以化热毒消肿。

 案六 ≫≫ **湿热夹风气滞：** 于某　男　42 岁　1953 年 8 月 15 日就诊。

左半身发麻半年余，脉两寸沉数，关尺浮弦数，**此为湿热挟风气滞，法以清导疏散。** 方以广木香 6g、枳壳 9g、黄芩 9g、木通 6g、菊花 9g、桑叶 9g、桑枝 9g、滑石 9g、鲜芦根 24g、连翘 12g、防风 6g、双花 12g、忍冬藤 9g、羌活 6g、独活 6g、炒薏仁 30g、茯苓 9g、石菖蒲 9g、泽泻 6g。

六剂后身轻，身仍麻。继以鲜芦根 30g、竹茹 9g、桑叶 9g、桑枝 18g、滑石 9g、黄芩 9g、炒薏仁 30g、木通 9g、防风 9g、防己 9g、大豆卷 12g、连翘 12g、双花 9g、忍冬藤 12g、菊花 9g、蚕沙 9g、二活各 6g、石菖蒲 9g、枳壳 9g。六剂后麻木症状已消失。

按语： 以上两例同为湿热夹风，前者表现为肢体红肿，而后者为肢体麻木明显，前者阳明湿热挟风，毒邪盛，故红肿热痛。后者太阴湿热盛郁滞气机，经络阻滞则麻木感明显。予以广木香、枳壳疏调气郁；石菖蒲化湿开心窍；滑石、薏仁、泽泻、茯苓清热利湿；芦根、双花清热；羌活、独活、防风搜风祛湿；大豆卷祛湿；蚕沙祛风胜湿；忍冬藤清热通络。

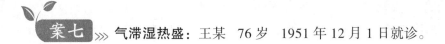

案七 >>> **气滞湿热盛：**王某 76岁 1951年12月1日就诊。

左身麻木重，有时足发烧一年余，脉两寸沉，两关浮弦数，**此为气滞湿热盛，**法以理气清利湿热。石菖蒲12g、丹参18g、秦艽24g、生白芍60g、防己9g、黄芩9g、忍冬藤9g、枳壳6g、茜草6g、大豆卷9g、防风6g、老鹳草18g、丹皮9g、广木香6g、生薏仁30g。研面为水丸，一次9g日二次。服药二月余麻木感消失。

按语：该例耄耋之年，病久湿热盛，气机不畅，经络受阻故肢体麻木。热与湿之胶着，邪热引动肝热，肝热盛则阴血受热，故感足部发烧。《张氏类经》："夫生化之道，以气为本。天地万物，莫不由之。故气在天地之外，则包罗天地；气在天地内，则运行天地。……四时万物得以生长收藏，何非气之所为，人之有生，全赖此气。"湿热证气滞，必先理气。以石菖蒲解心郁；广木香辛苦而温，能升能降诸气；枳壳辛散，理气行滞；以黄芩、生薏仁、大豆卷清利湿热；忍冬藤清热通络。用大量白芍以其苦酸微寒，入肝脾血分，泻肝火，养血和营卫；老鹳草味苦微温，祛风活血；丹参味苦色赤入心及包络，祛瘀止痛，除烦热；丹皮辛甘微寒，入心肾肝心包经，泄血中伏热，退无汗之骨蒸；茜草气温行滞，味酸走肝，咸走血，入厥阴血分，能行血止血，治风痹。以水丸长期服用，既缓和又方便。

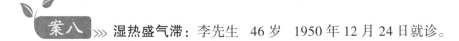

案八 >>> **湿热盛气滞：**李先生 46岁 1950年12月24日就诊。

手足麻木肿胀，小便不畅色赤半月余，脉左滑数，左尺滑数，右寸沉，右关尺滑数，**此为湿热盛气机滞，膀胱热，**久立则伤肾，肾伤甚可虑。方以佩兰叶9g、枳壳6g、桑枝9g、鲜芦根24g、炒薏仁24g、黄柏6g、茯苓9g、泽泻9g、竹叶6g、连翘12g、秦艽9g、滑石6g、石菖蒲18g。五剂。

再诊一月后，脚趾发木，腿腹有时转筋，脉左关浮弦数，左尺弦数滑，右尺滑数，**此为湿热耗阴。**予以炒薏仁30g、茯苓9g、泽泻9g、炒褐黄柏6g、生白芍12g、秦艽9g、木瓜6g、女贞子18g、旱莲草9g、牛膝6g。

三诊三剂后，脉左关浮弦数，右关数，**此为阴亏湿盛**，须常坐，久立伤肾，腿腰目皆能受病。鲜芦根18g、炒薏仁24g、龟板18g、秦艽9g、生白芍12g、茯苓9g、泽泻6g、菊花9g、二至各12g。嘱其多服，二十余剂后症状基本消失。

按语： 此例与上例同为湿热盛气滞，上例为湿热厥阴经受损，而此例其脉滑数，两尺明显，右寸沉，**此为湿热盛气机滞，膀胱经热**。湿热由口鼻而入，首先阳明太阴受邪故手足麻木肿胀。湿热使足太阳膀胱经受累故小便不畅色赤，病邪并波及少阴肾经，医嘱其不要久站立，以免伤肾。用黄柏以苦寒微辛，下泻膀胱相火，补肾水不足，坚肾润燥，除湿热；泽泻入膀胱利小便，泻肾经之火；茯苓甘温益脾，淡渗除湿，泻热下通膀胱。再诊脚趾麻木，腿腹转筋，脉左关浮弦数，左尺弦数滑，右尺滑数，**此为湿热邪耗阴液**。以黄柏、泽泻、茯苓、炒薏仁清热利湿使热从小便下行；白芍清热敛阴；木瓜平筋舒肝；牛膝补肝肾、强筋骨；旱莲草补益肝肾，凉血止血；女贞子滋补肝肾；二者合用为二至，补益肝肾但不滋湿，为湿盛者适宜；牛膝补肝肾强筋骨。三诊阴虚湿盛，以龟板甘平补心滋阴，治阴血不足、益肾强骨；白芍以清热敛阴；二至补肝肾而痊。

案九 ≫ **湿热气滞：**郭某　女　29岁　1973年9月3日就诊。

三月前突感发烧，右腿疼痛不敢着地活动，每次着地感到下肢尤其腓肠肌处疼痛重，口干不欲饮，胸闷，恶心，有时上腹部不适，当时在某医院检查诊断为下肢静脉炎，曾注射青链霉素，氯霉素等抗菌素治疗，效果稍好转，但仍感下肢疼痛，不敢活动，查右下肢无明显红肿。舌苔根部略黄，舌尖红，脉左浮洪滑兼弦，右寸洪滑，右关偏沉弦滑，**此为湿热气滞**，法以理气清理暑热。以芦根30g、滑石12g、佩兰12g、忍冬藤30g、陈皮9g、半夏9g、茯苓12g、薏米30g、车前子12g、猪苓12g、桑叶9g、菊花9g、广木香6g、槟榔6g、杏仁6g、厚朴6g、枳壳6g。

再诊六剂后，腹痛腹胀较轻，右关浮起。去杏仁、厚朴、枳壳，加防风、秦艽、泽泻、木通。

三诊六剂后，腹胀腹痛已去，右下腹痛疼轻，小便热痛，食欲差，脉右关浮洪滑，舌苔黄腻，尖红。以芦根30g、佩兰12g、滑石12g、通草6g、杏仁9g、薏米30g、防风10g、蒲公英30g、紫花地丁30g、陈皮6g、姜半夏6g、竹茹9g、泽泻9g、茵陈18g、黄芩9g。

四诊六剂后，继用上方加防己9g、蚕沙30g、竹叶9g、生杷叶30g。

五诊上方加茵陈30g、蚕沙30g。

六诊脉缓濡，苔根白黄，尖赤，以苍术9g、白术9g、泽泻9g、猪苓9g、芦根30g、滑石12g、佩兰12g、陈皮9g、姜半夏9g、蒲公英15g、竹茹9g、茵陈15g。六剂后下肢痛疼基本消失。

按语： 此例脉左浮洪滑兼弦，为湿热夹风，右寸洪滑，右关偏沉弦滑，此为湿热，胃气滞。湿热夹风阻络则腿痛；气滞于胸腹则胸腹闷。以辛开之法陈皮、半夏、厚朴、枳壳、杏仁使上中焦气机通畅；槟榔、广木香以调胃气；猪苓行水利湿；车前子清肺肝风热，渗膀胱湿热；桑叶、菊花宣风清热；芦根、滑石、薏仁清热利湿；佩兰以蠲除污浊之气。三诊气机畅通后，去辛开之剂，右关浮洪滑，舌苔黄腻，**此为脾胃湿热重。** 以紫花地丁味苦辛寒，清热解毒，燥湿凉血；蒲公英甘平入脾胃，化热毒消肿；茵陈苦燥湿，泄脾胃湿热；舌苔黄加黄芩以清热燥湿。

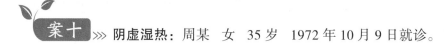

案十 >>> **阴虚湿热：** 周某　女　35岁　1972年10月9日就诊。

寒热往来已一年余，寒热往来不定时，热重寒轻，寒冷时有寒战，发热时出大汗，恶风，遇风后，感到全身的肌肉发紧不适，经常感冒，双足怕热，喜欢站在冷的地上，胸闷，全身乏力，食欲尚可，小便热灼，大便可，曾在某医院检查疑似红斑狼疮，舌苔黄厚腻，脉数，左寸沉弦，左关浮弦奥，右寸沉弦滑，右关浮弦，**此为阴虚湿热气滞，** 法以养阴解郁清利湿热。方甘露饮加减，以川贝母9g、黄芩9g、滑石12g、佩兰叶12g、枳壳9g、生杷叶15g、元参30g、茵陈12g、木通3g、生栀子9g、香豆豉9g、石菖蒲9g、竹叶9g、生薏仁30g、石斛9g。

再诊三剂后，自述胸闷已减，寒热轻，继服上方。

三诊三剂后，胸闷不明显，脉同前，方中加麦冬 12g、天冬 12g、熟生地各 12g。

四诊三剂后，胸不闷，舌苔黄白腻，脉左寸浮弦，右寸浮沉不定，原方去石菖蒲。

五诊一剂后，洗澡受凉，自觉咽喉痛，身痛，脉左寸关浮弦数，右寸沉弦数，予以清宣。薄荷 9g、桑叶 9g、菊花 9g、牛子 9g、双花 15g、竹叶 9g、连翘 12g、桔梗 9g、川贝母 9g、山豆根 9g、射干 9g、元参 15g、甘草 3g。

六诊二剂后，自觉咽喉不痛，身轻，脉偏数，舌苔白腻。予以天冬 12g、麦冬 12g、熟地 12g、石斛 12g、黄芩 9g、茵陈 9g、滑石 12g、佩兰 12g、栀子 6g、香豉 6g、元参 18g、生枇叶 30g、竹茹 9g。

七诊三剂后，患者感症状明显好转，无明显寒热感，身轻。继服上药。

八诊三剂后病人无明显不适，暂停服药，避免受凉，继续观察随诊。

按语：寒热汗出，胸闷，小便热灼，脉弦滑数，此为湿热，两寸沉为气机郁滞，左关浮弦哭，为阴虚。患者素禀阴分不足，因劳累后感受到雨雾而感病邪。湿热入人体归于脾胃，并兼有少阳之症，故寒热往来，脉弦。肝与胆相表里，胆热，肝亦热，肝阳愈盛，热耗津液，使阴分更显不足，故怕热，热迫汗出。内热盛易感受外邪，因此容易反复感冒。湿热阻遏气机使脾胃升降失调，则胸闷，乏力，小便热灼。湿热交缠得不到及时分消，所以病情反反复复不易治愈。予以川贝母、枳壳开气郁，石菖蒲解心郁，滑石清热利湿，肝与心为母子脏，实则泻其子，木通、栀子清心热使热气下行，栀子、豆豉以清久郁之热，以甘露饮清湿热育阴：黄芩、茵陈清热化湿；二地、二冬、甘草、石斛养阴清热，枳壳、枇叶降逆利气，首诊未用二冬、地黄，因湿热盛气滞用此药会滞胸，胸闷消失时可加用。

案十一 >>> **湿热弥漫气机：**戚某　男　25岁　1952年12月4日就诊。

胸闷气短，四肢沉重，腹胀不适，小便不多已半月，脉左寸沉，左关浮滑，右寸浮沉不定，右关浮滑，**此为湿热弥漫气机**，法以理气清热利湿。方以佩兰叶 9g、桔梗 6g、杏仁 3g、枳壳 6g、冬瓜子 9g、桑叶 9g、石菖蒲 9g、生炒薏仁各 24g、鲜芦根 18g、茯苓 9g、泽泻 9g、紫豆蔻 3g。

再诊二剂后，症状减轻，脉左寸沉数，左关浮滑数，右寸沉数滑，右关浮滑数，**此为气机动，伏热炽**，法以清疏。省头草 9g、枳壳 9g、川贝母 9g、桔梗 6g、黄芩 9g、冬瓜子 9g、杏仁 3g、鲜芦根 30g、连翘 12g、双花 9g、炒生薏仁各 15g、茯苓 9g、石菖蒲 9g、泽泻 9g、郁金 9g、桑叶 9g、猪苓 9g、紫豆蔻 3g、菊花 9g、。

三诊二剂后，左寸浮数，左关浮弦数，右寸沉数，右关浮弦数。上方去冬瓜子、石菖蒲、郁金、加滑石 9g。四剂后症状消失。

按语：此例胸闷、腹胀、四肢沉重，小便不多，其脉左寸沉，右寸脉浮沉不定，关浮滑，**此为湿热弥漫气机**。湿热之邪侵入人体，归于脾胃，热处于湿中，湿蕴生热，湿热交滞，邪居中焦阻遏气机，脾胃升降失常，故感腹胀不适，四肢沉重，小便不多。上逆于肺，肺失清肃则感胸闷，予以清热利湿、调理气机，症状见轻后，再诊脉数，此为伏热显现出，气机虽动，但两寸脉仍沉，继以重用川贝母、枳壳、桔梗、杏仁、紫豆蔻、石菖蒲、郁金以理气；黄芩、双花、连翘、芦根清热；薏仁、茯苓、泽泻、猪苓清热利湿，桑叶、菊花清热宣风；川贝母、桔梗、芦根、冬瓜子、薏仁肃肺清热祛热痰。湿热清，气机畅病瘳。

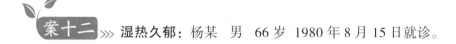

案十二 >>> **湿热久郁：**杨某　男　66 岁　1980 年 8 月 15 日就诊。

下肢麻木二年，加重伴有疼痛一周就诊，二年前出汗用凉水洗澡后，腹泻并感双下肢麻木无力，站立不稳，行走困难，并向上发展，曾在北京某医院检查肌电图为神经源性损伤，颈椎平扫提示颈髓内异常信号影（C1-4 椎体水平段），诊断为脊髓炎，反复住院多次，应用营养神经之类的药物，曾服用中药，以滋补肝肾及活血化瘀等药物，但症状改善不明显，目前自觉胸以下发胀发麻，下肢沉重感明显，查 T3 平面以下痛觉过敏，触觉减退，震动觉减退，肢体活动可，下肢肌肉未见萎缩，舌苔黄腻，脉弦滑数，两寸沉，**此为湿热久郁**，法以理气清利湿热。予以川贝母 15g、枳壳 10g、杏仁 10g、芦根 30g、滑石 12g、佩兰叶 12g、木通 3g、生炒薏仁各 15g、茯苓 10g、竹叶 10g、黄芩 10g、牛膝 10g、生桑枝 25g、丝瓜络 10g、秦艽 10g、防风 10g、石菖蒲 10g、泽泻 10g。嘱其禁忌酒、茶。

再诊服药五剂后，自觉口腔出热气，小便热灼感明显，脉同上，**此为热邪欲外散**，仍以前方继用七剂。

三诊自觉身体沉重感已减轻，舌苔白腻，脉数左寸浮，上方去石菖蒲，加茵陈 15g。

四诊七剂后，身体发胀感觉消失，仍感麻木。其脉寸脉已浮，气机已畅。仍用上药七剂。

五诊坚守清利湿热通络半年后症状明显改善。

按语：患者平素嗜好饮酒，饮茶，多年来一直天天不断，因爬山出汗多，用冷水洗浴后腹泻并感下肢麻木无力，其脉弦滑数为湿热盛，两寸沉为气机郁滞。饮酒，饮茶水多有湿盛，出汗后凉水洗浴后使热郁于内，湿气化热使湿热盛，湿热交织阻滞气机，湿热久郁于筋络故肢体麻木，又服用滋腻之品使气机更加壅塞，不通则痛。以川贝母、枳壳、杏仁、石菖蒲以理气解郁；滑石、薏仁、茯苓、茵陈、泽泻清热利湿；黄芩清热燥湿健脾；木通、丝瓜络、桑枝清热通络；防风散肝理脾祛风湿；秦艽祛风湿止痛，牛膝引药下行。热与湿得以分离，脉络通畅，症状得以改善。

胸痞

 肝旺心阳亢：傅太太　45岁　1952年4月28日就诊。

自觉胸部痞闷，发热痰多，腹部不适，不能食十余天，曾服用开胸顺气及消导药不效，舌苔白腻，脉左寸浮数，左关浮弦数，右寸沉滑数，右关沉数，**此为肺胃气滞火盛，肝旺心阳亢**，法以调气清热蠲痰。方以佩兰叶9g、枳壳6g、川贝母9g、杏仁9g、半夏6g、紫豆蔻6g、川连6g、陈皮9g、神曲9g、连翘12g、麦芽9g、煅石决明24g、茯苓9g、竹叶3g、梅花5g、双花9g、黄芩9g。

再诊二剂后，仍感胸闷痰多，失眠，腹部不适发热，左寸数，右寸浮滑数，右关沉数，尺数，**肝旺已平息，痰火盛胃气滞**，法以理气蠲痰。方以半夏6g、川连6g、桑叶9g、陈皮9g、鲜芦根24g、竹茹9g、黄芩9g、神曲9g、砂仁6g、紫豆蔻6g、麦芽9g、茯苓9g、竹叶6g、连翘12g、双花9g。三剂后胸腹舒寝安。

按语：《病因脉治·胸痛论》："若胸中满塞而不痛，又名胸痞"此例胸闷，发热痰多，腹部不适，脉左寸浮数，左关浮弦数，此为肝火旺，心阳亢，右寸沉滑数，右关沉数，为肺胃火盛气滞。肝主疏泄，肝火盛其疏泄失司，脾胃热则升降不利，故腹部不适，不能食。肺主气，肺热其清肃调达气机之能力失调，肝火盛其子心主火，心火亦亢盛，火邪搏津为痰，热痰阻滞气机，痰热结于胸中故胸部痞闷，发热痰多。以枳壳、川贝母、杏仁理气祛痰；半夏、黄连、黄芩苦寒泻心肝及中焦之热蠲痰饮；连翘清心热散结；双花清心肺之热；芦根、竹茹清肺胃之热；煅石决明以清肝潜阳；紫豆蔻、陈皮、陈曲理气宽胸消积；梅花味酸涩平入肝胃，疏肝解郁，开胃生津。再诊脉左寸数，肝旺已平，右寸浮滑数，右关沉数，**为痰火盛，胃气滞**，痰火扰神则失眠。法以清热理气蠲痰。以半夏、黄连、黄芩、陈皮清热蠲痰，紫豆蔻、陈皮、神曲和胃，砂仁辛温气香，破气开郁，除痰化食。热清气畅，胸腹舒畅。

案二 ≫ **胃肠火盛气分滞**：郝先生 50岁 1952年5月31日就诊。

自觉疲劳，发热头昏，胸痞恶心，食后不适半个月，脉左寸浮数，右关沉数，**此为疲劳生内热**，**胃肠火盛气分滞**，法以清调，主要休息。方以桑叶9g、半夏6g、川连6g、竹茹9g、陈皮9g、鲜芦根24g、竹叶3g、连翘9g、黄芩9g、双花9g、神曲9g、麦芽9g、菊花9g、砂仁6g。

再诊二剂后，胸痞愈，小腹痛，脉左关浮弦，右寸沉数，右关浮数，**此为肠气滞，胃火盛，肝旺**，法以理气清肝胃之热。方以桑叶9g、竹茹9g、鲜芦根24g、青皮6g、菊花9g、广木香6g、生栀子6g、白芍18g、双花9g、连翘12g、生香附9g。

三诊二剂后，感头昏恶心，小腹痛而鸣，右寸脉不沉，**气已畅，肠胃火盛肝旺**。方以桑叶9g、竹茹9g、鲜芦根24g、黄芩9g、川连6g、菊花9g、生白芍12g、青皮9g、双花18g、连翘12g、川楝子9g。

四诊三剂后，自觉症状明显减轻，又因家务事生气自觉小腹不适，脉左寸数，左关浮弦数，右寸沉数，右关浮弦数，**此为肝旺胃肠气滞火盛**，法以清热调气。广木香6g、枳壳6g、炒薏仁24g、茯苓9g、生栀子6g、鲜芦根24g、双花12g、生白芍9g、青皮6g、川楝子6g、生香附9g、竹茹9g、菊花9g、桑叶9g、黄芩6g。三剂症状全消失。

按语：疲劳生内热，心火盛则其左寸脉数，胃肠火盛胃气滞，则右关沉数。心火盛火邪上扰头窍则感发热头昏。火邪伤脾胃，其升降不利故感恶心，饭后不适。火邪燔津为痰，痰饮性黏腻，阻滞气机则气滞，故感胸痞。应以休息为重，配以药物调理，法以清调。以泻心汤加减：

半夏、黄连、黄芩苦寒泻火祛痰，止恶心；芦根、竹茹清胃热；竹叶、连翘、双花清心热；陈皮、陈曲、麦芽、砂仁调胃气消导化痰食。再诊胸痞已愈，小腹痛，脉左关浮弦为肝旺，右寸沉数为气滞，右关浮数为胃火盛。以广木香降诸气，泻肺气，疏肝气和脾胃；香附理气解郁；生栀子清心肺之热，使热邪下行从小便出；白芍泻肝火；青皮舒肝破气，消积化滞。

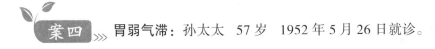 **案三** >>> **气滞痰火结胸：**李太太　56 岁　1952 年 8 月 23 日就诊。

自觉心胸闷，发烧，腹胀气短，卧位有时感呼吸困难三日，脉左寸沉，右寸浮滑数，右关沉，*此为心胃气滞，痰火结胸*，法以舒展气机，祛痰散结。方以栝楼 24g、半夏 6g、川连 6g、厚朴 6g、砂仁 6g、杏仁 9g、远志 6g、郁金 9g、石菖蒲 9g、陈皮 9g、枳实 6g、黄芩 9g。三剂。

再诊时有发烧，胸闷腹胀稍减，呼吸困难基本消失，可以吐少量痰涎，脉左寸浮起，去石菖蒲、郁金。

三诊三剂后胸腹舒，继续服用三剂后症状消失。

按语：结胸语出《伤寒论》，指邪气结于胸中。或因水饮、或因痰热结于胸中。此例脉左寸沉为心气郁，右寸浮滑数为热痰结于胸中，右关沉为胃气滞。以石菖蒲、郁金解心郁；小陷胸汤合泻心汤：栝楼、黄连、半夏、黄芩祛痰热，开胸去结；杏仁、川贝母舒展气机以祛痰；砂仁、厚朴、陈皮理气和胃；远志安神。首诊时病人无痰可吐，由于痰能阻气，肺气不能运痰，再诊可以吐少量痰涎，胸闷减，气机畅通，痰热清除，胸结消失。

案四 >>> **胃弱气滞：**孙太太　57 岁　1952 年 5 月 26 日就诊。

胸部痞闷，气短，不欲食二月余，其脉左关滑，右寸滑迟，右关沉迟，*此为胃阳弱，气滞*，法以调补脾气。方以法半夏 6g、陈皮 9g、党参 9g、於术 9g、甘草 3g、干姜 3g、附子 1.5g、肉桂 1.5g、砂仁 3g、茯苓 9g。

再诊一剂后，仍以健胃扶阳法：党参9g、於术9g、炙甘草3g、茯苓9g、肉桂3g、附子3g、法半夏9g、陈皮9g、茯神9g、干姜6g。

三诊一剂后，因生气疲劳，感胃不舒，脉右关偏沉。方以法半夏6g、党参9g、於术9g、陈皮9g、厚朴3g、茯苓9g、甘草3g、干姜3g、附子1.5g、肉桂1.5g、砂仁3g、。

四诊一剂后，温补胃气。炙黄芪9g、法半夏6g、陈皮6g、於术9g、茯苓9g、泽泻9g、炙甘草9g、干姜3g、附子1.5g、肉桂1.5g、党参9g、山药9g、芡实9g。

五诊二剂后有时心慌，以补胃强心。山药12g、芡实9g、扁豆6g、炙黄芪15g、法半夏6g、於术9g、茯苓9g、泽泻9g、炙甘草9g、干姜3g、附子1.5g、党参9g、肉桂1.5g、鸡内金12g、陈皮6g。胸痞闷及心慌消失。

六诊一剂后，感每半夜后心乱，坐卧不安，脉左寸弦奭，以温补胃心。方以茯神9g、党参9g、炙黄芪15g、於术9g、法半夏6g、炙甘草9g、陈皮6g、苏梗6g、茯苓9g、干姜3g、附子1.5g、肉桂1.5g、当归身6g。

七诊一剂后夜间甚安，继用温补法：归身6g、茯神9g、炙黄芪15g、党参9g、於术9g、茯苓9g、干姜3g、炙甘草9g、附子1.5g、肉桂1.5g。三剂症状消失。

按语：此例脉滑为痰湿，脉沉迟为脾胃阳气不足，气机郁滞。脾阳虚衰，运化失职，阳虚则寒从中生，寒凝气滞痰滞胸中故胸闷气短，脾阳不足失于运化故不欲食。以健脾胃扶阳法，以四君子汤：人参、茯苓、白术、甘草补气健脾，方中人参改用党参，比较经济、便宜，於术甘补脾温，和中补气，没有白术苦燥之气；陈皮、半夏去痰湿；砂仁化湿开胃，温脾；干姜辛温大热，除胃冷，附子补肾命火，逐风寒湿；肉桂补火助阳，引火归元。以健胃扶阳，调理气机病愈。

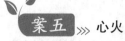 **案五** ▷▷ **心火胃热气滞：**康太太　35岁　1952年7月8日就诊。

胸闷心烦，食下恶心即吐，月经延期带多已一周，脉左寸浮数，右寸浮滑数，右关沉数，**此为心火胃热气滞**，法以清调。方以半夏6g、陈皮9g、

川连6g、炒栀子9g、黄芩9g、鲜芦根18g、砂仁9g、竹茹9g、生杷叶9g。

再诊一剂后未再吐，仍胸闷，脉两寸浮数，右关浮弦数，法以清之。方以生栀子9g、生白芍9g、川连6g、半夏9g、陈皮5g、鲜芦根30g、竹茹9g、生杷叶9g、黄芩9g。

三诊二剂后未吐，心下闷，头晕心烦，**此为胃热稍减挟感**。方以桑叶9g、生栀子9g、川连6g、芦根30g、半夏6g、黄芩9g、竹叶3g、陈皮5g、连翘12g、竹茹9g。

四诊二剂后，仍感胸闷，脉右寸洪滑数，方以半夏6g、川连6g、栝楼18g、桑叶9g、竹叶3g、竹茹9g、陈皮6g、鲜芦根24g、连翘12g、双花9g、黄芩9g。

五诊二剂后，脉左寸数，右寸浮数有力，**此为心肺火盛**。方以桑叶9g、竹叶9g、半夏6g、川连9g、鲜芦根30g、竹茹9g、黄芩9g、菊花9g、生栀子9g、连翘12g、双花18g、陈皮6g、青皮6g。

六诊二剂后，自觉身倦头痛，脉左浮数，右关沉数滑，**此为内热盛，胃气滞挟暑邪**。法以清调。益元散9g、川连6g、竹叶3g、连翘12g、陈皮9g、黄芩9g、砂仁3g、竹茹9g、厚朴3g、神曲6g、麦芽6g、生栀子9g、。三剂后胸闷头痛身倦皆消失。

按语：此例脉数为火，左寸浮数，为心火盛而感心烦，右寸浮滑为热痰，右关沉数为胃热气滞。热邪燔津为痰，痰结于胸中故胸闷，恶心。胃热气滞则食下即吐。以半夏、黄连、黄芩清心火祛痰，开胸止呕逆；陈皮、半夏祛痰和胃；芦根、竹茹清胃热降逆；栀子清心肺之热；砂仁破气开郁，消食化痰。心火消，胃热降，气机条达症状消失。

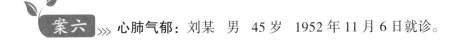 **案六** >>> **心肺气郁：**刘某　男　45岁　1952年11月6日就诊。

自觉胸闷气短，痰多，大便干五天，脉两寸沉，**此为心肺气郁**，法以舒心解郁。方以川贝母9g、枳壳6g、杏仁9g、石菖蒲9g、马兜铃6g、远志6g、桔梗6g、冬瓜子12g、紫苑9g。三剂后自觉胸间舒畅，痰明显减少，大便通畅。

按语：心肺气郁其脉两寸沉，肺主气，肺气不畅则胸闷气短，肺与大肠相表里，肺气郁滞，则大便不畅甚至干结。心气贵在流畅，心气郁滞使心脉不畅也可有胸闷气短症状，甚至可以出现情志的改变。以川贝母、枳壳、杏仁解气郁利肺，祛痰邪；马兜铃体轻而虚，入肺，寒能清肺热，苦辛能降肺气；石菖蒲、远志解心郁；桔梗、冬瓜子、杏仁、紫苑清肃肺气。心肺气畅通，胸闷气短消失，大便通畅。

案七 >>> **肝旺肺阴亏：**宋某 男 19岁 1952年9月26日就诊。

自觉胸部难受，腹部跳甚，心烦口渴一月，脉左寸浮数，左关浮弦数，右寸虚大，右关浮弦，**此为肝旺肺阴亏**，法以清肝养阴。方以沙参60g、生栀子6g、丹皮6g、生白芍9g、甘草3g、当归6g、麦冬15g、知母9g。

再诊一剂后，胸部难受已减，腹跳心烦，大便坚，法以育阴调血。沙参60g、麦冬15g、知母9g、甘草3g、当归6g、生地24g、生白芍18g、丹皮6g、生栀子6g。服用十五剂而瘥。

按语：胸部难受不适与胸部痞闷症状不尽相同，此例伴有腹部跳甚，心烦口渴，脉左寸浮数，左关浮弦数为肝热，右寸虚大为肺阴不足。肝热心宫亦热，故心烦。肝主风，肝热风动，则腹部跳甚，心火灼肺金，热邪消耗肺阴而致胸部难受，口渴。以大量沙参补肺清肝，益脾肾；麦冬清心润肺，清心除烦；知母清肺金而泻火，下润肾燥而滋阴；栀子清心肝热导热下行；丹皮清血中伏火；白芍泻肝火，收敛阴气；当归甘温和血；生地入心肾泻内热，清燥金。热清阴复病除。

案八 >>> **脾郁湿热：**张某 女 40岁 1967年11月9日就诊

口发麻，胸难及上腹部火辣感，说话更难受，吐涎沫，背脊疼，有时恶心，不欲饮水已一月余，曾到某医院检查治疗，但效果不明显，脉濡偏滑，右寸滑，右关沉，**此为脾郁湿热**，法以清导湿热解郁。予以炒枳壳6g、半夏6g、陈皮6g、苍术9g、炒陈曲9g、炒薏仁30g、滑石12g、通草6g、杏仁 9g。五剂后症状明显减轻。

再诊有时腹胀，原方加厚朴 6g，继服三剂症状消失。

按语： 此例症状也有胸难不适，并伴有上腹部火辣感，吐涎，恶心，不欲饮水，其脉濡滑，右关沉，**为脾郁湿热**。《温热经纬》："湿热证病属阳明太阴经者为多，中气实则病阳明，中气虚则病太阴。"太阴脾为后天之本，运化水谷及水湿的功能，脾郁湿热，其湿热阻滞气机，蒙蔽清阳则胸痞，热邪伤胃则上腹部火辣感；水湿凝聚为痰涎，故吐涎沫，湿饮内留，故不欲饮水。以枳壳、杏仁理气开胸痞；陈皮、半夏祛痰和胃；苍术祛郁燥湿；炒薏仁、滑石、通草清热利湿；厚朴燥湿除满。用法得当病愈。

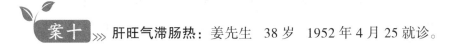 **案九** ⟫⟫ 肝热气滞：原某　男　48 岁　1952 年 5 月 19 日就诊。

自觉胸痞闷而痛一周，脉左关弦滑，右寸沉，右关浮洪滑，**此为肝热气分滞**，法以清调。方以川贝母 9g、桔梗 9g、枳壳 6g、竹茹 9g、吴茱萸水炒川连 6g、鲜芦根 24g、生香附 9g、生杷叶 9g、薄荷 3g。三剂后胸闷痛消失。

按语： 胸痞多有气机郁滞的情况，并伴有某脏器的盛衰，此例胸痞证其脉左关弦滑为肝热，右寸沉为气滞，右关浮洪滑为胃热。肝主疏泄，疏泄脾胃之升降，肝热使脾胃之升降失调，气机郁滞于胸中以致胸闷而痛。以吴茱萸水炒黄连清肝热，芦根、竹茹清胃热，川贝母、枳壳、桔梗、香附理气以开郁止痛，薄荷以搜肝，调达肝木。肝热清，气机畅胸痞消。

案十 ⟫⟫ 肝旺气滞肠热：姜先生　38 岁　1952 年 4 月 25 就诊。

自觉胸闷，脐周发烧不适已数周，脉左寸数，左关浮弦，右寸沉数，右关浮弦数，右尺数，**此为肝旺气滞肠热**，法以清热调气。广木香 5g、枳壳 6g、黄芩 6g、川连 3g、生栀子 6g、生白芍 15g、丹皮 6g、生香附 9g、槟榔 6g、青皮 5g、川楝子 6g、元胡 6g、生军 9g、双花 9g。三剂后各恙消失。

内科

案十一 >>> 肝胃火盛气滞：王太太 46岁 1951年6月12日就诊。

胸部痞闷伴小腹胀痛已一周，脉左寸浮数，左关浮弦数，右寸沉滑数，右关浮弦数滑，右尺滑，**此为肝胃火盛气滞**，法以清肝胃之热，调达气机。方以生栀子6g、白芍24g、青皮9g、楝实9g、广木香6g、茯苓9g、生香附9g、半夏6g、陈皮9g、川连6g、黄芩9g、炒薏仁24g、泽泻9g、於术9g、鲜芦根18g、竹茹9g。

再诊服二剂后，感饥不欲饮食，脉右关弦滑，**此为肝胃不调**，法以调理肝胃。方以生栀子6g、生白芍24g、青皮9g、广木香5g、砂仁5g、生香附9g、神曲9g、陈皮9g、麦芽9g、茯苓9g、泽泻9g、於术9g、炒薏仁24g。服三剂后饮食如常。

按语： 以上两例同是肝胃（肠）热气滞，表现为胸痞，伴有腹部不适，予以黄连、黄芩、栀子、丹皮清肝热，白芍泻肝热顾阴；金铃子散：川楝子、元胡舒肝清热，行气止痛；广木香、生香附理气，青皮舒肝破气消积化滞。

上例脐周发热，应有大便干结，或大便不畅（气秘）症状，肠热气滞加大黄以清肠热荡涤肠中之燥粪；槟榔破滞行气治气秘。而后者脉滑，为痰湿，予以二陈祛痰和胃；茯苓、於术行水利湿；泽泻、薏仁清热利湿；芦根、竹茹清胃热降逆。

 案十二 >>> 热邪久郁：袁太太 50岁 1952年6月10日就诊。

寒热、胸痞，恶心，呕吐白黏痰，睡眠差，经他医以痨瘵法治多日，舌前半赤，舌后部白苔，脉左寸浮数，左关浮弦数，右寸沉滑数，**此为热邪久郁**，法以疏气宣肝。方以佩兰叶9g、枳壳9g、川贝母12g、半夏6g、竹茹9g、生香附9g、川连3g、鲜芦根18g、陈皮9g、生栀子6g、紫豆蔻6g、竹叶3g、桑叶9g、菊花9g、连翘12g、厚朴6g、双花9g、黄芩6g。

再诊一剂后睡眠好，恶心，舌赤，中有裂纹，脉左部浮减，右寸浮滑数，右关沉数，**此为肝旺得以宣解**，胃气郁滞，痰火盛，法以疏豁。方以枳实6g、半夏6g、紫豆蔻6g、川连6g、陈皮9g、黄芩9g、竹茹9g、鲜芦根 18g、生栀子 6g、竹叶 3g、连翘 12g、双花 9g、桑叶 9g、菊花 9g、厚朴 6g、神曲 9g。

三诊二剂后，口渴欲饮，食欲差，脉右部数减，右关浮出。予以芦根 18g、竹茹 9g、知母 9g、花粉 12g、生杷叶 18g、双花 9g、荷梗 9g、麦稻 芽各 9g、石斛 9g。二剂后食欲正常。

按语： 此例寒热，胸部痞闷，其舌前半红，脉左寸浮数为心宫有热，左关浮弦数为肝热，右寸沉滑数为痰热气机滞，经他医按痨病补以气血，使热邪补锢，滞留经久不散故感寒热。气机壅滞而不畅，热滞痰生，痰热滞于胸中则胸痞、吐黏痰。痰邪扰心神故睡眠差。予以半夏、黄连、黄芩清心肝之热祛痰热；竹叶、生栀子、连翘清心热，以泻肝热；川贝母、枳壳理气祛痰，生香附、紫豆蔻、厚朴解郁利气除满；陈皮、半夏祛痰和胃；双花清热散结，桑叶、菊花清热宣风。久郁之热得以清解后，往往出现热伤清和之气，食欲差，予以自制清和汤：芦根 30g、生杷叶 30g、竹茹 9g、荷梗 3g、麦芽 6g、稻芽 6g。

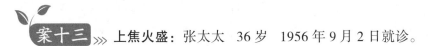

案十三 >>> **上焦火盛**：张太太　36 岁　1956 年 9 月 2 日就诊。

胸闷烦躁，恶心，头昏沉已一周，脉两寸洪大有力，*此为上焦火盛，法以清之*。桑叶 9g、生栀子 9g、竹叶 9g、生杷叶 9g、半夏 6g、川连 6g、黄芩 9g、薄荷 5g、连翘 12g、双花 9g、菊花 9g、陈皮 9g。

再诊一剂后，感胸下痞闷，呃逆，法以清豁降逆。以半夏 6g、旋复花 9g、川连 6g、黄芩 9g、竹茹 9g、生杷叶 25g、桔梗 6g、栝楼 15g、甘草 3g、代赭石 9g。三剂后而愈。

按语： 其脉两寸洪大有力，*为上焦火盛*。上焦为心肺所在，心肺热上扰头窍则烦躁神昏，热盛痰生，痰热滞胸则感胸闷不适。以凉膈散加减：连翘清心肺之热；黄芩清心胸郁热；生栀子泄三焦之火，引火下行；薄荷、竹叶外疏内清。再诊胸下痞闷，呃逆，*为痰热盛*，以小陷胸汤：半夏、黄连、栝楼清热涤痰、开结宽胸；旋覆代赭汤以旋覆花消痰结下气，赭石重降镇逆；芦根、竹茹、杷叶清胃热降气。热清痰降，胸痞呃逆消失。

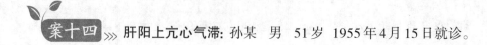

案十四 >>> 肝阳上亢心气滞: 孙某　男　51岁　1955年4月15日就诊。

胸闷身重，恶心，睡眠不沉已半月余，脉左寸沉弦，左关浮弦，右寸洪滑，**此为心气不畅，肝阳上亢扰神**，法以清调。方以半夏6g、川连6g、鲜芦根24g、黄芩9g、竹茹9g、竹叶9g、远志6g、炒枣仁12g、生栀子6g、丹皮6g、石菖蒲6g、龙齿9g、石决明30g、牡蛎9g、生白芍9g、天竺黄9g、茯苓9g、。

再诊三剂后，胸闷已减，睡眠稍改善。继服两剂，胸舒身轻，睡眠可。

按语:《素问》"心藏神……心者生之本，神之变的（处）也。""肝藏血…肝者将军之官，谋虑出焉。"此例脉左寸沉弦为心气不畅，左关浮弦为肝旺，肝阳上亢。肝阳上亢，木生火，相火盛，心火也盛，火盛生痰，痰热滞胸则胸闷。痰热内阻，阳气被遏故感身重。痰热扰心则睡眠不好，合心气不畅更使症状加重。以丹皮、栀子清心肝之热；半夏、黄连、黄芩清上焦之热祛痰，芦根、竹茹清心肺之热，降逆治恶心，石决明、龙骨、牡蛎平肝潜阳安神；石菖蒲、远志解心郁安神；天竺黄凉心经，利窍豁痰镇肝；白芍清肝热敛阴。心肝火降，阴平阳秘而愈。

案十五 >>> 胃肠胆热: 吕某　女　78岁　1955年5月14日就诊。

胸痞闷，恶心烦躁，大便干结已半月余，舌苔微黄，脉左寸关浮弦，右寸浮洪滑，右关浮弦滑，**此为胃肠胆热**，法以清导。方以竹叶3g、生栀子6g、生军15g、丹皮6g、川连6g、半夏6g、鲜芦根18g、黄芩9g、竹茹9g、生把叶9g、陈皮9g。水煎取汁分三次服。

再诊一剂后，恶心已减，痰涎多，继以蠲涎清调之剂。旋复花9g、半夏6g、栝楼24g、川连6g、生军12g、黄芩9g、竹茹9g、陈皮9g、鲜芦根30g、生栀子6g、丹皮6g、竹叶9g、生把叶9g。服法同上。

三诊一剂后仍以清调。鲜芦根18g、竹茹9g、半夏6g、川连6g、竹叶9g、生军12g、黄芩9g、生栀子6g、丹皮6g、陈皮9g、生把叶9g、蒲公英12g。服法同上。

四诊一剂后，胸闷已减，继以清肝胃。川连 6g、黄芩 9g、生军 12g、竹叶 9g、生栀子 6g、丹皮 6g。服法同上。

五诊一剂后，吐酸，继以清肝胃。吴茱萸水炒黄连 3g、竹茹 9g、蒲公英 9g、生栀子 3g、生军 9g、丹皮 3g、竹叶 9g、鲜芦根 18g、黄芩 6g、生杷叶 9g。

六诊一剂后，继以清肠胃。生军 9g、川连 3g、生杷叶 30g、竹茹 9g。一剂服后各恙皆消失。

按语：《张氏类经》"胆附于肝，相为表里，肝气虽强，非胆不断，肝胆互济，勇敢乃成。"胆火旺盛者，肝气偏盛，故出现烦躁不安，肝木生火，心火也盛，故其脉左寸关浮弦。胃主水谷之海，胃热气不降，致恶心不适。大肠传泄糟粕，职司大便，肠热结使大便干结。热邪使津液煎熬成痰，痰热滞胸中胸痞闷明显，故其脉为右寸浮洪滑。予以生栀子、丹皮清肝胆之热使热气下行；大黄苦寒荡涤肠胃下燥结，竹茹、生杷叶清胃热降气，半夏、黄芩、黄连、陈皮清心肝之热祛痰。竹叶、栀子、黄连清心肝之热邪。循以清肝胃（肠）之热各恙皆消失。

案十六 >>> **肝旺冲心肺内湿热**：韩某　女　32 岁　1979 年 7 月 12 日就诊。

胸闷胸痛，心慌，烦躁，出虚汗半年余，曾在某医院检查诊断为心肌炎，静脉点滴三磷酸腺苷、辅酶 A、ATP 等药稍好转。近一周胸部痞闷，两胁下及腹部发胀，全身无力，全身肌肉跳动，脉左寸洪数兼弦，左关浮弦，右寸濡，沉取滑，**此为肝旺冲心，肺内湿热**，法以抑肝清导湿热。予以杏仁 10g、冬瓜子 30g、生薏仁 30g、芦根 30g、栝楼 30g、半夏 10g、炒川楝子 10g、竹叶 10g、连翘 12g、双花 25g、山豆根 6g、煅石决明 30g、竹茹 10g、加羚羊角粉 3g 冲服。

再诊六剂后，肌肉跳动减，体力稍好，有时头痛，口渴欲饮，胸闷，舌苔黄，脉右寸关浮洪，**此为邪热上浮**。以生石膏 25g、黄芩 10g、桑叶 10g、菊花 10g、竹叶 10g、连翘 12g、双花 25g、杏仁 10g、冬瓜子 30g、山豆根 6g、芦根 30g、竹茹 10g、栀子 6g。

三诊六剂后，活动后气喘心悸，脉右寸虚大，左寸洪滑，**此为热伤肺气阴而气喘，热邪不净而心悸**。予以党参30g、五味子10g、麦冬10g、沙参30g、竹叶10g、连翘12g、双花20g、芦根30g、竹茹10g、茯苓10g。六剂后心电图已恢复正常，无不适。

按语：肝主疏泄，疏泄畅通则气血通畅，肝气郁结则胁肋胀痛，其疏泄过度则肝阳上亢，肝热风动，故全身肌肉跳动，肝阳盛，其子心火也盛，可出现心慌、烦躁。君相火盛，火克肺金，肺受热邪之煎熬使之湿痰充斥於肺中，出现胸闷胸痛。予以石决明、川楝子以镇肝清热引火下行；羚羊角苦咸微寒，清心肝之热，息风舒筋；芦根、杏仁、冬瓜子、生薏米清理肺中湿热；半夏、栝楼清热蠲痰；双花、竹叶、连翘清心之热；山豆根苦寒泻心火，以保金气，泻热解毒，临床观察尤其适用于中毒性的心肌炎效果明显。再诊肌肉跳动已减，口渴欲饮，胸闷，头痛，右寸关浮洪，**肝热已减，热邪上浮**，继以杏仁、芦根、冬瓜子以肃肺气，生石膏、芦根、竹茹清肺胃之热；黄芩清湿热；竹叶、连翘、栀子清心宫之热，桑叶、菊花清热宣风。三诊活动后气喘心悸，右寸虚大，左寸洪滑，**此为热性病经清热后，经常出现热耗津伤**，肺津不足故气喘心悸。予以生脉散：党参甘温，补气生津；麦冬甘寒，清热养阴；五味子酸敛，收敛耗散之气；沙参甘苦微寒，养阴清肺，益胃生津；竹叶、连翘、双花清余热；茯苓色白入肺，泻热下通膀胱。用药得法而病除。

🌱 **案十七** ≫ **心肺气虚：**王某　男　56岁　1954年6月2日就诊。

胸闷痰多一月余，曾服用半夏栝楼薤白汤等多种祛痰理气药物不效，脉两寸虚无力，右关虚，**此为心肺气虚**，法以益气健脾。予以党参15g、黄芪15g、茯苓9g、炒白术9g、陈皮9g、半夏9g。五剂而愈

按语：此例胸闷多痰，脉虚，为心肺气虚而致清阳之气不司旋运，失旋运之职，浊气为痰填塞胸中，气不得下降，故感胸闷痰多。以党参、黄芪、茯苓、白术甘温，为补气之药，使清阳之气自然恢复。茯苓降胸中痰浊逆气。前医用薤白，薤白辛通为胸痹通阳之药，此例胸痞是气虚，而不是胸阳不通，用薤白有弊无益。於补气药中加半夏、陈皮为适应证。

胸 痹

 案一 >>> **气郁火盛：**王某 男 45岁 1953年3月3日就诊。

胸痛二年，有时发烧，胸透无异常，脉浮沉不定，右寸浮滑，右关沉滑，**此为气郁火盛**，法以清疏。方以半夏6g、栝楼20g、川连5g、枳实10g、厚朴6g、生军9g、神曲9g、麦芽9g。

再诊脉右寸关偏沉，**痰火已减，气郁仍存**，方以桔梗9g、枳壳9g、生香附9g、甘草3g、杏仁9g、川贝母9g、生白芍9g、广木香6g、苏梗6g。

三诊胸痛发作的次数减少，右寸偏沉滑，法以解郁祛痰。法半夏9g、桔梗9g、枳壳9g、川贝母9g、炒薏仁30g、茯苓9g、莱菔子9g。三剂而愈。

按语 《金匮要略》指出"阳微阴弦，即胸痹而痛，所以然者，责其极虚也。今阳虚知在上焦，所以胸痹心痛者，以其阴弦故也。"胸痹临床表现轻重不一，虚实不同，须认真加以辨别。此例脉浮沉不定，右寸浮滑为痰热，右关沉滑宜有力，此为阳明腑实。肺热痰生，痰生使气机阻滞，故脉现浮沉不定，痰气滞络则胸痛时发热。肺与大肠相表里，肺热肠亦热，故右关脉沉滑有力。予以小承气汤合小陷胸汤加减，清热理气豁痰。小陷胸汤：半夏、栝楼、黄连清热，涤痰开结；小承气汤：大黄攻坚散热，枳实消痞理气，厚朴下气除满；陈曲、麦芽以消导。以理气解郁祛痰法而愈。

气郁痰火：郭某　男　26岁　1967年11月2日就诊。

左胸疼痛，时有左背疼，伴有心跳心烦，口黏而热，舌黄白腻苔，脉右寸沉洪滑，关浮弦，**此为气郁痰火**，法以清豁。予以半夏6g、栝楼30g、黄连6g、炒栀子6g、桔梗6g、薤白6g、枳壳6g。

再诊服一剂时仍感胸疼，服二剂疼加重，服三剂后，疼痛减轻，心不慌，不烦躁，舌黄白腻苔消失，脉右寸浮洪滑，**此为痰火未净**。以半夏9g、栝楼30g、黄连6g、炒栀子6g、桔梗6g。

三诊四剂后，休息时胸痛轻，活动或生气激动时痛疼加重，舌黄白腻苔，脉右寸浮洪滑数，右关沉，**此为湿热挟痰**，法以辛开苦降之法。半夏6g、黄连6g、炒栀子6g、陈皮6g、枳实6g、佩兰叶12g、芦根30g、滑石12g。

四诊三剂后，胸疼减轻，有时咳嗽，舌黄白腻苔已化，脉右寸浮洪滑数，右关浮弦洪滑。以半夏6g、黄连6g、炒栀子6g、陈皮6g、炒枳壳6g、佩兰叶12g、芦根30g、滑石12g、生薏仁30g、冬瓜子30g、杏仁9g。

五诊三剂后，胸疼较前减轻，欲饮水，小便黄，舌白苔，脉右寸浮濡，按之洪滑数，左寸浮洪偏滑，左关浮弦滑。以竹叶9g、连翘12g、半夏6g、黄连6g、炒栀子6g、陈皮6g、炒枳壳6g、佩兰叶12g、芦根30g、滑石12g、生薏仁30g、冬瓜子30g、杏仁9g、通草6g。

六诊三剂后，胸疼很轻，鼻塞流涕，咳嗽吐黄白痰，纳食不香，头疼恶寒，憋气，口干不欲饮，脉两寸浮濡，按之洪滑，关尺浮弦，**此为外感挟湿**。予以苏叶9g、薄荷9g、桔梗6g、冬瓜子30g、杏仁9g、芦根30g、竹茹9g、生薏仁15g、前胡6g、枳壳3g、竹叶9g、连翘12g、双花18g、滑石12g、桑叶9g、菊花9g。

七诊三剂后，咳嗽痰量少，胸气不畅，左胸微疼，脉左浮弦，右寸洪滑，**外感未净，气郁痰火**。桑叶9g、菊花9g、薄荷6g、竹叶9g、连翘12g、双花18g、桔梗6g、枳壳6g、杏仁9g、冬瓜子30g、前胡6g、芦根30g、生薏仁15g、半夏6g、栝楼30g、黄连6g、通草6g、滑石12g。

八诊三剂后，不咳嗽，不恶寒，昨日活动较劳累，感胸疼乏力，脉两寸浮虚，右大于左，关尺弦大，**此为气虚**。予以玉竹30g、大枣肉四枚、炒白术9g、甘草9g、沙参30g、党参24g。

九诊三剂后，疲乏减轻，有时左胸稍疼，鼻塞，脉浮洪，关尺浮弦，**此为气虚感冒**。以苏叶9g、薄荷9g、竹叶9g、芦根30g、甘草6g、玉竹24g、桔梗6g。

十诊三剂后，感全身疲乏无力，左胸疼，因激动连夜未眠，脉关尺浮弦，左寸浮弦洪滑，右寸滑偏沉，**此为肝旺痰气滞**。予以知母9g、栝楼30g、桔梗6g、炒枳壳6g、珍珠母30g、生牡蛎30g、炒枣仁12g、佛手花6g、柴胡6g、甘草3g、生白芍20g、炒白术9g、当归10g、菊花10g。

十一诊二剂后，胸疼经，左背肩肌肉跳动，嗳气欲出不能，睡眠好，梦多，有痰，脉右寸浮滑数，关尺浮弦，左大于右，**此为肝旺痰火风动**。予以半夏6g、栝楼30g、黄连6g、生牡蛎30g、生龙骨30g、元参18g、生白芍18g、佛手花6g、桑叶9g、芦根30g、竹茹9g。三剂后而痊。

按语：心主血脉，肺主治节，两者相互协调，气血得以正常运行，胸阳不振故胸痹，此例右寸沉洪滑，**为肺气郁滞，痰火盛**。气郁痰火阻碍胸阳，邪痹心胸，胸阳失扩，不通则痛。予以栝楼半夏薤白汤合小陷胸汤加减：栝楼半夏薤白汤通阳燥湿化痰；小陷胸汤清热涤痰散结；枳壳、桔梗宽胸理气，再诊三剂后，胸痛已减轻，右寸浮洪滑为**痰火未清**，继以清除痰火。三诊活动后胸痛，舌黄白腻苔，右寸浮洪滑数，右关沉，**为湿热挟痰，气滞**，予以半夏、枳实、陈皮以辛开，黄芩、栀子苦降，芦根、滑石清热利湿，佩兰清除污秽之气。四诊、五诊胸痛减，咳嗽，予以清热肃肺之剂，苇茎汤清肺中之湿热化痰。六诊、七诊感冒挟湿，以清宣肃肺法调理。八诊外感已愈，劳累后感胸痛无力，两寸脉浮虚，现出虚像，右大于左，**为气虚**，予以党参、白术、甘草补气，沙参补肺阴，玉竹平补中，益气，大枣甘温益气。辨证清晰，层次分明，用药恰当而病愈。

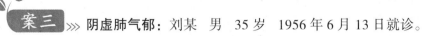
案三 >>> **阴虚肺气郁：**刘某　男　35岁　1956年6月13日就诊。

胸骨后闷痛，咽干，口臭，精神迟钝，夜间出汗发烧一月余，曾在某医院透视为左肺尖结核稳定期,脉左关浮弦奥,右寸沉,**此为阴虚肺气郁,**法以育阴理气。桔梗 6g、枳壳 6g、川贝母 9g、茯苓 9g、元参 18g、龟板 18g、鳖甲 9g、牡蛎 18g、知母 12g、天花粉 12g。

再诊二剂后,发热咽干已减,脉同前,上方加鲜石斛 9g、生地 18g。

三诊二剂后,无胸闷痛疼,精神稍好,继用上药加生白芍 18g。

四诊三剂后,无明显不适,只是感精力体力稍差,脉右寸奥。以沙参、麦冬、川贝母、元参、茯苓、知母、龟板、鳖甲、天花粉、生白芍、石斛、生地、桔梗滋润之剂加减达三十余剂痊愈。

按语:该例右寸沉为肺气滞,肺气郁滞使胸气不畅而致胸痹,左关浮弦奥为肝阴虚,虚火上炎热蒸则夜间出汗发热,咽干。以川贝母、枳壳、桔梗以理气解郁;元参壮水制火,清无根之火;龟板补心滋肾阴;鳖甲入肝治骨蒸、往来寒热;牡蛎咸以软坚,清热补水,治虚劳烦热;知母上清肺金而泻火,下润肾燥而滋阴;花粉降火润燥,滑痰解渴;生地甘苦大寒,入心肾泻内火;石斛平补五脏;生白芍酸敛滞胸气,无胸闷时,用生白芍以清肝热收敛阴气。

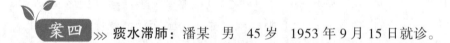 **案四** ≫ **痰水滞肺:**潘某 男 45 岁 1953 年 9 月 15 日就诊。

自觉胸部闷痛,身倦乏力十余天,脉缓滑,**此为痰水滞肺,**法以蠲除痰湿。方以半夏 9g、炒薏仁 30g、茯苓 12g、泽泻 9g、苍术 9g、石菖蒲 9g、陈皮 9g。三剂后症状消除。

按语:脉缓滑,缓为水湿,滑为痰,痰湿盛为脾运化水湿失司,痰湿滞于胸中,影响肺气之宣降而感胸闷痛,脾主四肢,脾湿盛故感身倦乏力。以半夏、陈皮、石菖蒲蠲痰宽胸;苍术甘温辛烈,燥胃强脾,解湿郁;炒薏仁甘淡微寒,淡渗健脾,益土补肺;茯苓淡渗除湿,泻热下通膀胱;泽泻入膀胱利小便,泻肾经之火,利湿行水。痰水去,胸闷痛消失。

案五 >>> **胸气滞胃火盛：**葛先生 46岁 1952年8月23日就诊。

自觉胸闷痛，有时感到里面发辣已一周，脉左关浮弦数，右寸沉数，右关浮弦数，**此为胸气滞，胃火盛**，法以清调。方以桔梗9g、生香附9g、枳壳9g、栝楼18g、川连6g、竹茹9g、佩兰9g、黄芩9g、桑叶9g、薄荷6g、菊花9g、广木香6g。五剂后感胸部舒适。

按语：此例胸闷痛，时有发辣感，其脉数为热，右寸沉为肺气郁滞，右关浮弦数为胃火盛，左关浮弦数为肝热。肺气郁滞使肺气宣降不畅出现胸闷痛，胃主受纳，腐熟水谷，胃为阳腑，恶燥，胃气以下降为顺，胃火盛使受纳之水谷为热蒸，腐熟水谷之功能失调，胃气上逆则可以出现局部发辣，或烧灼感。以枳壳、桔梗理气宽胸行滞；广木香、香附理气解郁；黄芩、黄连苦寒清热，燥湿，清心胃之火；竹茹清肺胃之热，化痰除烦；桑叶凉血燥湿，祛风明目，清肝润燥；菊花益金水二脏，以制火平肝；薄荷辛凉清热抑肝；栝楼清热降气，豁痰润燥。

案六 >>> **肺胃热心气郁：**黄某 男 43岁 1952年6月26日就诊。

多日感胸痛，背痛，时有发烧，微恶心，左寸沉，左关浮数滑，右寸滑数，右关数，**此为肺胃热，心气郁滞**，法以调达气机，清肺胃之热。方以石菖蒲9g、桔梗9g、半夏6g、川连6g、枳壳9g、芦根24g、竹叶9g、茯苓9g、双花18g、连翘12g、生炒薏仁各12g、郁金9g、黄芩9g。六剂后各恙消失。

按语：此例右寸滑数，右关数，为肺胃热，左寸沉为心气不畅。肺热失于肃降，胃热气逆，热邪搏津为痰，痰热郁滞于胸中故感胸闷痛。以半夏、川连、黄芩清肺胃之热痰；枳壳、桔梗、石菖蒲、郁金宽胸理气，解心郁；竹叶、连翘清心宫之热；双花清心肺之热；茯苓色白入肺泻热，下通膀胱；生薏仁淡渗健脾，益土补肺清热，炒薏米较生薏米作用缓和，同用功倍。

案七 >>> **胃气滞痰涎盛：**徐太太　53 岁　1956 年 10 月 26 日就诊。

左胸肋痛放射于背部，反复发作已一年余，既往患有冠心病，服用中西药效果不稳定，曾用中药多是活血化瘀类的药物，脉两寸浮滑，右关沉，**此为胃气滞，痰涎盛，宜先和胃豁痰法。**方以旋复花 9g、半夏 6g、陈皮 9g、栝楼 18g、茯苓 9g、枳实 9g、厚朴 6g、莱菔子 6g、神曲 9g、砂仁 6g、紫豆蔻 6g。

再诊心脉沉，加石菖蒲 9g、远志 6g。

三诊病虽见好，仍宜通络祛痰和胃。石菖蒲 9g、桔络 6g、半夏 6g、旋复花 9g、莱菔子 9g、陈皮 9g、栝楼 18g、厚朴 6g、紫豆蔻 6g、茯苓 9g、枳实 6g、麦稻芽各 9g、丝瓜络 6g、神曲 9g、砂仁 6g、远志 6g。

四诊自觉气串动左肋及腋背部，脉右寸滑，右关浮，**此为痰湿气郁于络。**方以石菖蒲 9g、半夏 6g、栝楼 18g、莱菔子 18g、旋复花 9g、陈皮 9g、茯苓 9g、广木香 6g、枳壳 6g、丝瓜络 6g、桔络 6g、神曲 9g、青皮 6g、桔叶 6g。

五诊仅感上腹部及左肋不适。加生香附 9g、砂仁 6g。

六诊有时感胸闷，宜理气通络。广木香 6g、枳壳、半夏各 6g、陈皮 9g、竹茹 9g、生香附 9g、茯苓 9g、栝楼 15g、旋复花 9g、砂仁 6g、紫豆蔻 6g、丝瓜络 6g、桔络 6g。三剂后而痊。

按语：此例两寸脉滑为痰涎盛，右关沉为胃气滞，患者平素恣食厚味，久而脾不健运，饮食不运化，痰涎内生上犯心胸，痰为阴邪，其性黏滞，使肺气不得宣降，痰湿闭阻于络，故胸肋痛疼。前医以瘀血阻脉，活血化瘀法自然无效。以陈皮升降气分，调中快膈；砂仁行气温中，紫豆蔻化湿消痞，行气温中，开胃消食；莱菔子化痰消食；陈皮、半夏、栝楼豁痰去痰涎；枳实破气，消积化痰；厚朴苦寒，能泻实满，辛温能散湿满，平胃调中，消痰化食；旋复花辛能下气，消痰结；丝瓜络除风化痰，通经络行血脉；桔络通络，理气化痰。以和胃豁痰通络法而愈。

案八 >>> **肝旺气血郁：** 仲某　男　50 岁　1952 年 11 月 3 日就诊。

头昏痛，心前区阵痛已半月，曾经到医院检查诊断为"心脏病"，服用西药症状不改善，舌尖有紫红点，薄白苔，脉左寸涩而有力，左关浮弦，右寸沉，右关浮弦，**此为肝旺，气血郁**，法以镇肝理气和血。方以竹叶 3g、生栀子 6g、广木香 6g、竹茹 9g、牡蛎 18g、生白芍 18g、茯苓 9g、生香附 9g、桔梗 6g、川贝母 9g、煅石决明 30g、炒薏仁 30g、天竺黄 9g、丹皮 9g、丹参 12g 三剂。

再诊头昏痛减轻，自觉烦躁不安，面色红，左关尺浮弦奭，**此为阴虚火浮**。上方加元参 30g 三剂。

三诊头昏痛已消失，胸痛减轻，感胸闷，右寸洪滑数，上方去广木香、生香附，石决明 15g、生牡蛎 12g，加陈皮 9g、半夏 9g、黄连 6g、黄芩 9g。

四诊烦躁面赤已减，心前区痛疼明显减轻，感乏力，脉右寸滑大，去川贝母、桔梗、半夏、黄连、黄芩、竹茹，上方加沙参 30g、麦冬 12g、知母 12g、花粉 12g。以镇肝育阴调和气血，症状消失。

按语： 此例头昏痛，心前区痛疼，脉左关浮弦为肝旺，右寸沉为气滞，左寸涩而有力，为血瘀。肝为阳脏，体阴用阳，肝旺其肝阳升发太过，血随气逆，故头昏痛。肝失疏泄，气滞血瘀心脉痹阻，不通则痛。予以煅石决明、生牡蛎平肝潜阳；生白芍清肝火敛阴；丹皮清心肾之热而和血；栀子、竹叶清心肺之热而抑肝阳；炒薏仁益土，补肺清热，扶土抑木；川贝母、桔梗泻热，祛痰，利胸膈；广木香、香附理气解郁；天竺黄利窍，豁痰镇肝；丹参祛瘀止痛，活血通经，清心除烦。再诊烦躁面赤，脉左关尺浮弦奭，**为阴虚火浮**，加元参壮水制火以镇阳光。三诊胸痛减，又感胸闷，脉右寸洪滑数，**为胸有痰热**，以半夏、黄连、黄芩、陈皮以清痰热，四诊症状明显减轻，感乏力，右寸滑大为**气阴虚**。加沙参、麦冬以滋育肺阴，坚以镇肝育阴，调和气血，症状消失。

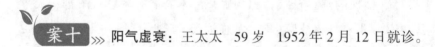

案九 >>> **气滞火盛挟感：**李某　男　35岁　1952年8月3日就诊。

自觉胸部气上逆顶痛，下午发热有汗已十余天，口干不欲饮水，舌苔黄稍腻，脉左寸浮数，右寸沉数，右关浮数，**此为气滞火盛，挟感纠结，法以先疏解。**方以佩兰叶9g、枳壳6g、黄芩9g、木通5g、槟榔6g、鲜芦根18g、川贝母9g、益元散9g、竹叶3g、连翘12g、桑叶9g、双花18g、菊花9g、桔梗6g、薄荷6g。

再诊一剂后，胸轻，脉左寸关数，右寸沉滑数，右关浮数，**此为胸有痰火。**予以枳壳6g、佩兰叶9g、桔梗6g、半夏6g、川连6g、黄芩9g、川贝母9g、生栀子9g、竹叶3g、连翘12g、双花18g、鲜菖蒲6g、菊花9g、薄荷6g、桑叶9g。

三诊上证已好，昨受热恶心，脉左寸浮数，**此为旧热未除与暑热吻合。**予以益元散9g、竹叶9g、连翘12g、菊花9g、桑叶9g、双花18g、竹茹9g、陈皮9g、鲜芦根24g、半夏6g、川连6g、黄芩9g。四剂后诸证已消退。

按语：此例脉左寸数为心火盛，右寸沉为气滞，患者心火盛其气上炎，邪气上逆，肺气宣降不利故胸部上逆顶痛。脉浮，下午发热有汗为有表征，口干不欲饮水，舌苔黄腻为感受暑热（湿）。以川贝母、枳壳、桔梗理气宽胸；槟榔泻中焦之高之气；竹叶、连翘、木通清心热，使热由小便排出；黄芩清心及中焦之热；益元散清理暑热利湿；双花、桑叶、菊花、薄荷辛凉清热。再诊右寸沉滑数，**此为痰火气滞，**上方中加半夏、黄连、黄芩以清痰热，生栀子清心肺及三焦郁热。火降气畅，痛止。

案十 >>> **阳气虚衰：**王太太　59岁　1952年2月12日就诊。

自觉心慌，气短胸闷痛，全身无力，活动后加重、面色苍白，有时肢体发冷，面部及下肢浮肿已三天，脉迟缓，左寸濡，右关濡，**此为心脾肾阳气虚衰，法以温阳健脾。**予以养心汤：人参9g、黄芪30g、炙甘草9g、大枣6枚，枸杞30g，加肉桂3g、附子1.5g、茯苓24g、白术24g。

再诊二剂后，感心慌及胸闷稍减，全身无力稍好，咽干不适，去附子、肉桂，加天冬 9g、沙参 30g。

三诊三剂后，失眠，右寸滑大，**为肺阴虚，阳气不降**，去人参、黄芪，加沙参 30g、竹叶 9g、知母 12g、茯苓 12g、炒枣仁 12g、花粉 18g、竹茹 9g。继以育阴健脾之剂，症状消失。

按语：本证气短，全身无力，面色苍白，肢冷，下肢浮肿，其脉迟缓，左寸、右关脉濡，**此为心脾肾阳皆虚**。患者已是老年人，思虑伤及心脾，脾运失司。气血生化乏源，真气不足，心阳不振，故见心慌；肾阳虚，气失摄纳，故气短胸闷；阳虚生寒，不能温养，故乏力，肢体发冷；脾阳虚水湿运化失调，肾阳不足，肾失蒸化，开和不利，故面部及下肢浮肿。以自制养心汤：人参甘温，大补肺中元气，益土生金；黄芪补中益元气，温三焦壮脾胃；炙甘草炙用其温，补三焦元气；枸杞润肺，清肝滋肾，益气生精补虚；大枣开胃养心，益脾补血；加肉桂纯阳药入肝肾血分，补命门相火之不足；附子行十二经，引补气药以复散失元阳，补肾命火；茯苓甘温补心脾行水；白术甘补脾，温和中，燥湿则能利小便。再诊咽喉发干，**此为阳药伤阴**，去附子、肉桂之阳药，加天冬滋育肺肾之阴，清金降火益水之上源；沙参育养肺之阴，益脾肾；三诊失眠，右寸滑大，**为肺阴虚，阳气不降**，去人参、黄芪补气之剂，加以育阴清热安神之药。

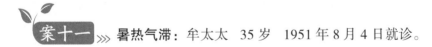 **案十一** >>> **暑热气滞：**牟太太　35 岁　1951 年 8 月 4 日就诊。

右胸痛串背部，呼气发出臭味，不欲食，身倦，口渴不欲饮水，咳嗽，有寒热往来感已两天，服用消炎药物，效果不著，脉左寸浮数，左关数滑，右寸沉数滑，右关浮数滑，**此为肺气滞，热甚湿留**，法以疏肺清热祛湿。方以佩兰叶 9g、枳壳 6g、桔梗 6g、黄芩 9g、川贝母 9g、生薏仁 30g、杏仁 9g、木通 6g、竹叶 9g、马兜铃 6g、鲜芦根 30g、连翘 12g、双花 12g、滑石 6g、冬瓜子 12g、炙紫苑 9g、桑叶 6g、菊花 6g。连续服用五剂痊愈。

按语：此例脉数为热盛，右寸沉滑数为肺热气滞，右关浮数滑，为胃火盛。此为适逢夏月感受暑热，热邪首犯肺脏故咳嗽，暑天蕴湿，故口干不欲饮，身倦。暑邪气郁欲作透达，不能外透而出现寒热往来，肺气郁滞使肺气宣降之功能失调，故胸痛。胃火盛，胃失和降，气滞热盛，故呼气出臭味，不欲食。以川贝母、枳壳、桔梗宣降肺气；马兜铃体轻而虚，入肺，寒能清肺热，苦辛能降肺气；杏仁、生薏米、芦根、炙紫苑清肃肺气；黄芩清胃热燥湿泻火；滑石清热利湿，合木通使热从小便下行；竹叶、连翘、双花、桑叶、菊花清宣。

案十二 >>> **阴虚火浮热入营分**：刘某　男　65 岁　1979 年 7 月 13 日就诊。

心前区痛疼半月，痛疼多以夜间明显，发作次数较多，口干眼红，大便不干，既往患脑血栓十年，冠心病三年。舌质绛，舌根部有白腻苔，舌尖有紫点，左寸涩而有力，左关尺浮弦，右寸沉洪滑，右关尺浮弦，**此为阴虚火浮，热入营分**，气血郁，法以清营和卫，理气和血。方以枳壳 6g、桔梗 10g、姜半夏 10g、芦根 30g、竹茹 10g、桑叶 10g、菊花 10g、丹皮 10g、赤芍 10g、元参 30g、花粉 12g、竹叶 10g、连翘 12g、煅石决明 30g、炒川楝子 10g、钩藤 10g、桑枝 15g、丹参 20g、双花 12g。

再诊三剂后，自觉心前区有时闷，不疼，口干眼红较减，大便稍干，小便失禁，舌同前，脉左寸涩而有力，左关尺浮弦大，右寸沉洪滑。予以白芍 30g、丹皮 10g、元参 20g、竹叶 10g、连翘 12g、生香附 10g、川贝母 10g、杏仁 10g、枳壳 6g、桔梗 6g、甘草 3g、花粉 20g、丹参 12g。

三诊五剂后，阵发胸疼，胸闷，烦躁，舌绛，脉左寸浮洪弦滑，右寸沉洪滑，右关浮。以竹叶 10g、丹皮 6g、栀子 6g、姜半夏 10g、栝楼 30g、薤白 6g、双花 25g、杏仁 10g、枳壳 6g、元参 10g、煅石决明 30g、炒川楝子 6g、茯苓 25g、连翘 12g、桑叶 10g、菊花 10g、丹参 12g。

四诊五剂后，胸闷烦躁稍减，无心前区痛疼，脉右寸沉洪滑，左浮弦，**此为肝旺气滞**。以桔梗 6g、枳壳 6g、杏仁 10g、陈皮 10g、茯苓 25g、煅石决明 30g、炒川楝子 10g、元参 10g、桑叶 10g、菊花 10g。继以清肝热豁痰理气之剂症状消失。

按语：此例夜间胸痛，舌质绛，眼红，关尺脉浮弦为阴虚火浮，热入营分。舌根有白腻苔，为气分热邪仍存。舌尖有紫点，左寸涩而有力为有瘀血。右寸沉洪滑为气滞挟痰。此为温热之邪内陷于营分则血液受劫，故舌绛。热耗阴分，阴虚阳火盛，阴虚火浮故出现眼红、口干。肝藏血，心主血，营分热，血液受劫，其心肝火亦盛，火燔津为痰，肺气滞挟痰邪，心肝火盛，火克肺金，肺气宣降不利，故心前区反复痛疼。首诊以丹皮、赤芍、丹参清营热以和血祛瘀，元参壮水制火，使虚火降，桑叶、菊花、双花、竹叶、连翘清气分之热；芦根、竹茹以清热生津，枳壳、桔梗理气宽胸，煅石决明、炒川楝子清肝热降逆，桑叶甘寒凉血、燥湿祛风；菊花益金水二脏，以制火而平木，木平则风息火降；钩藤甘微苦寒，除心热平肝风；半夏燥湿去痰，开郁下逆气；花粉清热，祛痰生津；生桑枝清肺热，养津液通络。再诊胸闷，小便失禁，右寸沉洪滑，为胸中痰热而胸闷，左关尺弦大，为肝肾阴虚。肺主通调水道，肺热使肺气肃降功能失调，肝主疏泄，肾主水，肝肾阴虚而不足，肝疏泄过度，肾开合作用失调以致小便失禁，原方加川贝母、杏仁理肺气祛痰；以大量白芍清肝热敛阴气；元参壮水制火补肾阴。三诊胸闷痛，烦躁，右寸沉洪滑，右关浮，为痰热痹阻胸阳，左寸浮洪弦滑，为心肝火旺。以半夏栝楼薤白汤以祛痰通胸阳，丹皮、栀子清心肝之热，石决明、川楝子以清肝镇肝。以清肝热理气豁痰之法用药合理。

案十三 >>> 痰湿盛：杜某　男　43 岁　1979 年 4 月 3 日就诊。

阵发性心前区绞痛已半年，疼痛发作时间约 1—2 分钟，有时可以自行缓解，伴有头晕，下肢沉重，口渴欲饮，舌胖嫩，有齿痕，薄白黄苔，脉左寸沉滑、左关尺弦细、左尺滑，右寸濡沉滑，右关尺濡，**此为痰湿盛，法以运脾祛痰。**予以陈皮 10g、姜半夏 10g、茯苓 25g、炒白术 10g、泽泻 12g、竹叶 10g、滑石 12g、佩兰叶 12g、杏仁 10g、生薏仁 30g、通草 6g、桑叶 10g、菊花 10g、秦艽 10g。

再诊五剂后，头晕，下肢沉重感减轻，心前区稍舒适，脉右寸虚大，以自制养心汤：党参 30g、黄芪 30g、枸杞 30g、炙甘草 6g、大枣二枚。

三诊五剂后，未再出现心前区不适，有时胸闷，口干欲饮，背痛，舌胖嫩，脉右寸濡滑，关尺沉滑，左寸滑，**此为湿郁**。予以陈皮10g、半夏10g、苍术10g、厚朴10g、砂仁10g、茯苓20g、广木香10g。服六剂后无不适。

按语： 患者心前区绞痛，伴头晕，下肢沉重，口渴欲饮，舌胖，脉尺滑，右寸濡沉滑，右关尺濡，**此为痰湿盛**，脉滑为痰，濡、细脉为湿。脾运化失司，水湿泛滥，湿聚为痰，痰湿痹阻心络，则心前区绞痛。湿邪蒙蔽头窍则感头晕。湿盛则肢体沉重。以陈皮、半夏去痰湿理气，茯苓甘温益脾，淡渗除湿；白术甘补脾，温和中，燥湿则能利小便；泽泻入膀胱利小便，泻肾经之火，专利湿行水；滑石、通草清热利湿，使热下行；杏仁利泻肺，行痰润燥；生薏仁甘益胃土，胜水淡渗健脾；秦艽祛风湿，清湿热。再诊湿去身轻，右寸虚大，**此为心气虚**，以自制养心汤：人参、黄芪益气，枸杞滋阴，炙甘草温补元气，大枣补土益气。三诊胸闷，口干欲饮，右寸濡滑，右关尺沉滑，**为湿郁**，以平胃散加减：苍术燥湿健脾，解湿郁；陈皮理气化痰；厚朴除满宽胸；茯苓淡渗除湿；砂仁健脾开郁，燥湿除痰；广木香升降诸气止痛。辨证清晰，用药合理病愈。

案十四 >>> **肝旺冲心痰热盛：** 武某　男　49岁　1979年7月12日就诊。

胸闷心前区疼痛已一年余，面部光亮，浮红，轻度肿胀，烦躁不安，心电图提示冠心病，心肌缺血，既往患有支气管扩张。脉两寸浮洪兼弦，左关浮弦，右关浮弦洪，**此为肝旺冲心**，肺内痰热，法以清热蠲痰。予以煅石决明30g、炒川楝子10g、竹叶10g、茯苓20g、连翘12g、姜半夏10g、陈皮10g、黄连10g、栝楼30g、芦根30g、竹茹10g、滑石12g、佩兰叶12g、蛤壳10g。

再诊五剂后，稍有胸闷，脉左寸浮洪滑，左关浮弦，右寸濡滑，**此为肝旺，湿热蕴于肺**。以杏仁10g、冬瓜子30g、生薏仁30g、芦根30g、竹茹10g、竹叶10g、茯苓20g、连翘12g、煅石决明30g、炒川楝子10g、滑石12g、佩兰叶12g、蛤壳10g、生把叶30g。

三诊五剂后，服药后病已好转，心电图心肌供血改善，仍稍有心悸胸闷，口苦，大便干，脉两寸洪滑，左关尺弦细，右关尺弦滑。以姜半夏10g、黄连10g、栝楼30g、竹叶10g、茯苓20g、煅石决明30g、炒川楝子10g、栀子10g。服药十余剂后，无不适，心电图心肌供血明显改善。

按语：此例其脉左关浮弦为肝火旺，两寸浮洪为心肺热，弦为肝脉，心肺为肝热所困，右关浮弦洪，脾胃因肝热亦热。肝为刚脏，体阴用阳，肝热阳盛时升发太过，血随气逆，故有面红光亮，肝为心之母，肝热，心亦热，心主神，心热故烦躁不安，心肝火盛，火克金，肺受热灼，灼津为痰故脉宜滑，心肺热致肺气肃降失调故心前区痛疼。以煅石决明、炒川楝子清肝热，镇肝使热下行；半夏、黄连、栝楼清热痰降逆；黄连苦寒清心肝之热；竹叶、连翘清心热；竹茹、芦根清肺胃之热；滑石清热利湿消肿，蛤壳咸以软坚，化痰止嗽，清热补水。再诊右寸濡滑为肺内湿热，左关仍弦为肝火旺。以上方加苇茎汤清热肃肺，滑石、生薏仁清湿热，使热邪下行，茯苓泄肺使热下行，淡渗利湿。

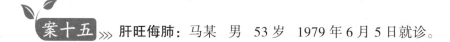 **案十五** >>> **肝旺侮肺：**马某　男　53岁　1979年6月5日就诊。

一月前患自发性气液胸经医院治疗，胸中液气体基本吸收，出院后自觉胸闷痛疼，以左侧明显，深呼吸疼重，脉左浮弦滑，右寸濡滑兼弦，**此为肝旺侮肺，水郁胸中**，法以抑肝肃肺。以煅石决明30g、炒川楝子10g、杏仁10g、冬瓜子30g、生薏仁30g、桑白皮6g、芦根30g、茯苓10g、蛤壳10g、川贝母10g。

再诊五剂后，胸闷痛稍减，脉浮弦数，**此为感受风热**。桑叶10g、菊花10g、牛子10g、薄荷10g、桔梗6g、川贝母10g、杏仁10g、冬瓜子30g、生薏仁30g、芦根30g、滑石12g、佩兰叶12g、竹叶10g、连翘12g、双花25g。

三诊三剂后，胸闷减轻，大便次数多，灼热感，胸膈中不适，脉左寸浮弦，右寸濡滑，右关尺浮弦。杏仁10g、生薏仁30g、冬瓜子30g、芦根30g、川贝母10g、厚朴10g、陈皮10g、建曲10g、广木香10g、香附10g。

四诊三剂后，自觉无明显不适。自动停药一月，又发生气胸，左肺压缩20%，经卡那霉素治疗一周基本吸收，（左肺压缩5%）脉右寸濡滑，右关浮弦滑，左浮弦滑。予以杏仁10g、冬瓜子30g、生薏仁30g、芦根30g、川贝母10g、生杷叶30g、蛤粉10g、炙紫苑10g、桔梗6g。

五诊五剂后，胸疼咳嗽，吐黄痰，嗓子痛，不发烧，口干不欲饮，脉左浮弦，右寸濡滑，右关浮弦，**此为感受暑湿**。薄荷10g、牛子10g、竹叶10g、连翘12g、芦根30g、滑石12g、冬瓜子30g、炙紫苑10g、桔梗10g、桑叶10g、菊花10g、双花25g、生薏仁30g。

六诊三剂后，咳嗽已减，脉平，去薄荷、牛子，继以肃肺之剂，二月后已无不适。随访未再复发。

按语：此例液气胸经治疗后，仍感胸闷痛，其脉左浮弦滑，浮弦为肝旺，滑为水湿，右寸脉濡滑为胸有水湿，肺脉兼弦，见肝脉此为肝旺侮肺。肝旺其疏泄脾胃失利，脾运化水湿不利水湿泛滥，脾土生金，肺金受侵，水湿滞胸而致胸闷痛。以石决明、川楝子以清肝热镇肝；川贝母、杏仁、冬瓜子、薏仁、芦根以肃肺；桑白皮以泻肺行水下气；茯苓淡渗祛湿；蛤壳清热，镇肝止咳。因自动停药病情反复又发生气胸，其脉同前，仍以上法抑肝肃肺清热止嗽之法，病情稳定。

案十六 >>> 气血两虚：李某 男 53岁 1975年11月5日就诊

胸闷痛，心慌气短，全身乏力一年余，某医院检查诊断为冠心病住院治疗，服用多种药物，时好时坏，面色苍白，舌淡红，脉左寸涩弱无力，右寸虚大，**此为气血两虚**，法以补养气血。方以养心汤：人参10g、黄芪30g、炙甘草10g、大枣4枚、枸杞30g，加当归20g、丹参12g、柏子仁10g、茯苓10g。服用六剂后，自觉症状改善，因为家在外地带药回去服用，一月后来信病情稳定，未有不适。

按语：《素问》："心者生之本，……其华在面，其充在血脉"，"气为血帅，气行则血行"。左寸涩弱无力为血虚，右寸虚大为气虚，气血两虚，气血不能正常运行，使心阳不畅达故胸闷痛。心及血脉虚弱，则面色苍白，心慌。人参甘温大补肺中元气，益土生金；也可用党参替代人参，党参价格比较便宜，其平补气之力逊于人参，用量宜20-30g。黄芪补中益元气，温三焦壮脾胃气；炙甘草补脾益气，大枣益气养血，枸杞益气生津补虚；当归甘温和血；少量丹参养血，通利血脉；柏子仁气清香，能透心肾而悦脾，益血止汗；茯苓甘温，补心脾行水，甘温益脾助阳。

案十七 >>> **气阴两虚：** 王某　女　49岁　1979年9月5日就诊。

心慌气短，胸闷痛，全身无力，活动后加重，口渴心烦，便干半年余，曾在某医院检查诊断为冠心病心绞痛，服用长效硝酸甘油等扩血管的药物，可以缓解症状。近一周心前区痛疼明显，胸闷，面色苍白，舌薄白苔，舌尖有紫红点，脉右寸虚大，左寸滑大虚数，**此为气阴两虚**，法以益气养阴。以参杞麦门冬汤：人参10g、麦冬10g、五味子10g、炙甘草10g、大枣4枚、竹叶10g、枸杞30g、丹参12g。

再诊三剂后，烦躁面赤，咽干汗出，心烦不宁，小便赤灼，脉左寸浮洪滑数，左关尺细，**此为阴虚火浮，心阴虚火盛**，元参30g、沙参30g、麦冬10g、五味子10g、炙甘草10g、大枣4枚、竹叶10g、枸杞子30g、生地20g、黄连3g、酸枣仁12g、柏子仁12g、浮小麦30g、当归身6g、朱砂1.5g入药汁。

三诊二剂后烦躁减，仍感喘促咽干，上方加天冬10g。继以益心育阴之剂而瘥。

按语： 此症气阴两虚，其脉右寸虚大，为气虚，左寸滑大虚数为心阴虚。心属火，肝属木，母子之脏，心气本已不足，肝阴早已亏虚，母病传子而心阴亦亏，心阴不足，血脉失于温煦，心气虚鼓动无力则心血瘀，气虚血瘀痹阻不通故出现胸痛心慌气短及全身无力。阴液亏虚则口渴心烦，便干。治疗法以益气养阴，以参杞麦门冬汤：人参补肺中元气；麦冬滋阴润肺；五味子敛肺气而滋肾水，益气生津；枸杞子润肺清肝滋肾，益气生精补虚；竹叶凉心缓脾；丹参入心及包络，破瘀血生新血，清心除烦。再诊其脉左寸浮洪滑数，为心阴虚火盛，左关尺细为阴虚。心阴虚火盛出现心烦不宁，小便赤灼，阴虚火浮则出现烦躁面赤，咽干汗出。以大剂量元参壮水制火，以生脉散中人参改为沙参以补气阴，加生地入心肾，泻内火，黄连泻心火除烦，酸枣仁补肝胆，炒熟酸温而香，亦能醒脾，助阴气；柏子仁透心肾，悦脾，益血敛汗；浮小麦咸凉止虚汗；朱砂色赤属火，泻心经邪热，镇心清肝明目；当归甘温和血。三诊喘促咽干，**为肺肾阴虚**，原方加天冬甘寒入肺肾，清金降火，益水之上源。法理清楚，用药恰当。

脱 证

心肌梗死并心源性休克二例

 案一 >>> **心肾亏**：李某　男　50岁　1974年11月3日会诊。

　　突然全身出冷汗，四肢发冷，心前区不适急诊入院，既往患有高血压病、冠心病，某医院诊断为冠心病心肌梗死请求会诊。患者面部油光，神清，四肢凉有汗，右寸浮洪似滑大，右关尺弦，左脉摸不清无力，**此为阳脱、阴竭、心肾亏**，予以回阳救逆，养心肾法。高丽参15g、附子9g、麦冬9g、五味子9g、生牡蛎30g、龟板24g、鳖甲12g、竹叶6g、炙甘草9g、大枣肉四枚、枸杞15g、黄芪24g、肉桂3g。

　　再诊一剂后，病人服药后嗳气半小时，晨间又嗳气半小时，自述要苹果吃，口干欲饮水，面部油光已消失，四肢身体已变温，足背及颈部血管搏动明显，舌苔白厚似黄，脉左稍有力，右脉同前，**阳气已回**，去附子、肉桂。原方加沙参30g、知母12g、花粉12g、石斛12g。

　　三诊服药三剂后，四天未大便，腹不胀，烦躁，舌苔黄厚，右关滑有力。予以调胃承气汤：大黄12g、芒硝9g、甘草6g。

　　四诊一剂后，患者已大便，口渴重，欲饮水。予以生石膏30g、知母12g、沙参30g、麦冬12g、龟板12g、鳖甲12g、石斛12g、枸杞15g、花粉12g。

五诊三剂后，喝水不多，口干减轻，舌苔白厚已退，仅舌根有少许，舌尖红，左寸弦洪滑，关尺无力，右寸洪滑，右关洪大，**此为心胃有热，肝肾仍虚，阳气已回，**津液逐渐新生。去高丽参、黄芪。予以麦冬、知母、沙参、生石膏、石斛、元参、生地、枸杞、龟板、鳖甲、生牡蛎、竹叶、花粉。以清热养津法以使水到渠成。

按语：《临证指南医案》："脱之名，惟阳气骤起，阴阳相离，汗出如油，六脉垂危，一时急迫之证，方名为脱。"此例患有多年的高血压病、冠心病，久病阴阳亏虚，这次发病急，突然全身出冷汗，四肢发冷，脉右寸浮洪似滑大，左脉摸不清无力，**此为阳气暴脱，真阴耗竭，心肾亏，根底欲拔。**心肾阳气衰微不能温熙机体，故四肢发冷。阳气衰微失于固摄则见冷汗。真阴衰竭虚阳上浮则面部油光，口干欲饮。急予回阳救逆，益气固脱。予以高丽参、附子、肉桂补心肾之阳，生脉散：高丽参、五味子、麦冬以补气生津，收敛耗散之气；合炙甘草、大枣益气养心；生牡蛎、龟板、鳖甲敛阴镇摄。患者出现嗳气，也可有出现打嗝，此为胃津不足，消化不好，如果长时间嗳气或打嗝，应考虑胃气欲绝，预后不好。再诊服药一剂后，四肢温，面部油光已消失，脉左部稍有力，**提示阳气已回，**应去附子、肉桂，以免热药耗阴，改用沙参、知母、花粉、石斛以育阴生津。三诊服药后四天未大便，虽然腹部不胀，但出现烦躁症状，舌苔黄厚，脉右关滑而有力，**此为阳明经腑实，**应急下以存阴。大便后，口渴明显，**此为阳明经胃热，**予以生石膏、知母清热加以育阴之剂。舌尖赤为心宫有热，以竹叶清心，元参、生地、沙参、麦冬以育心阴。此例恪守清热生津以使水到渠成。

 案二 ≫ **心阴心阳俱虚：**侯某 男 56岁 1968年4月12日会诊。

因突然心前区疼痛，胸闷，在某医院诊断为冠心病急性心梗，在医院住院已一周，医院给予抗凝、扩冠、营养心肌、止痛、升压等抢救治疗，病情不稳定，要求中医会诊。患者神清，心前区仍疼痛，胸闷，面色苍白，全身无力，神昏，四肢厥冷，自汗，血压低，需用升压药维持，停用升压药血压 70～50/40～30mmHg，寸脉虚大迟缓，关尺似弦细，**此为脱证，心阳心阴俱虚**，急予回阳救逆，益气固脱。方以自制养心汤加减：高丽参9g、黄芪30g、炙甘草9g、大枣四枚、枸杞30g、五味子9g、麦冬12g、附子3g、肉桂3g、酸枣仁15g、柏子仁15g、浮小麦30g、生牡蛎30g。

再诊一剂后，病人自觉神情，自汗少，四肢不凉，胸痛稍减，继服二剂。

三诊无汗，四肢暖，血压稍稳定，脉平。以人参9g、黄芪30g、炙甘草9g、大枣四枚、枸杞30g、五味子9g、麦冬12g、柏子仁9g、酸枣仁9g。

四诊三剂后，咳嗽吐白痰，左胸闷胀，有时绞痛，烦躁，口渴欲饮，大便干，脉左寸虚，右寸浮虚，沉取滑大，关尺弦大，**此为心肺阴虚挟痰热**。予以炙甘草9g、大枣四枚、玉竹30g、沙参30g、桔梗6g、麦冬12g、天冬12g、元参12g、知母9g、花粉18g、生杷叶12g、竹茹9g、生地12g。

五诊三剂后，烦躁面赤，脉左关尺弦大，**此为阴虚火浮**。上方加元参30g。

六诊三剂后，情绪激动后，胸痛不适，脉左浮弦，右寸滑大，**此为肝旺冲心**。煅石决明30g、炒川楝子9g、茯苓9g、白芍12g、当归9g、元参9g、柏子仁9g、菊花9g、沙参24g、麦冬12g、知母12g、花粉12g。

七诊三剂后，心烦不宁，小便赤灼，脉左寸浮洪滑数，**此为心阴虚火盛**。予以沙参30g、生地20g、麦冬12g、黄连3g、元参20g、当归6g、枸杞30g、朱砂0.9g冲服。

八诊三剂后，又感胸闷痛，呈阵发状，脉右寸滑大，沉取滑，**此为肺阴虚挟痰**。沙参24g、陈皮6g、半夏6g、茯苓30g、甘草3g、花粉12g、知母12g。六剂后病情稳定，无明显不适，建议适当疗养，避免房事。

疗养半年病情稳定，回家过节，突然大汗淋漓，心前区疼痛不止，不治而殂。

按语：《灵枢》对各种因素引起脱证的记载："精脱者，耳聋；气脱者，目不明；津脱者，腠理开，汗大泄；液脱者，骨属屈伸不利，色夭，脑髓消，胫酸，耳数鸣；血脱者，色白，夭然不泽，其脉空虚，此其候也。"

内科

此例胸闷痛，面色苍白，全身无力，神昏，四肢厥冷，自汗，血压低，寸脉虚大迟缓属于脱证。寸脉虚大迟缓为心阳虚，心阴也虚。阳气虚弱则身体厥冷，面色苍白，乏力神疲。阳虚固摄无权，故腠理开而汗出。阳虚无力推动气血，故脉微，血压不升。阴液耗竭，心脉不足濡养心脏，故心前区痛疼，肺阴不足其肃降无力则感胸闷。予自制养心汤加减：高丽参甘微苦平，归脾肺心经，大补元气，复脉固脱，补脾益肺，安神生津；黄芪、五味子益气敛汗；麦冬甘寒滋阴生津；枸杞甘平，润肺清肝滋肾，益气生精补虚；炙甘草益气养心；合附子辛甘温，纯阳，行十二经引补气药，以复散失元阳；肉桂纯阳，入肝肾血分，补命门相火之不足；酸枣仁甘酸而润，除烦止渴，敛汗，宁心；柏子仁辛甘而润，气清香，能透心肾，益智宁神，益血止汗；浮小麦咸凉止虚汗，盗汗；生牡蛎咸以软坚，清热补水，治虚劳烦热；三诊四肢暖，血压稳定，**阳气已复**，去附子、肉桂，以防过量使用消耗阴分。四诊停用附子、肉桂后，依然出现口渴欲饮，便干，吐白痰，胸闷胀，脉左寸虚，右寸浮虚，沉取滑大，**已现心肺阴虚挟热痰之象**。予以沙参、麦冬、天冬、生地滋养心肺之阴，元参清无根之火，知母清肺金，滋肾阴；花粉祛痰生津。六诊病人出现情绪激动，胸部不适，脉左浮弦，为肝旺冲心，右寸滑大为肺阴仍存。以煅石决明、炒川楝子以镇肝清热，当归、白芍以养肝和血，菊花益金水二脏以制火而平木，木平则风息火降。七诊出现心烦不宁，小便赤灼，脉左寸浮洪滑数，**为心阴虚火盛**。以沙参、麦冬养心肺之阴；元参壮水清火；黄连苦寒，清心泻火；当归甘温和血，为血中之气药；生地入心肾，泻内火；朱砂味甘而凉，色赤属火，泻心经邪热。病情稳定后特嘱其避免房事，避免再次消耗精气。

胁 痛

 >>> 肝气滞：任某　男　43 岁　1955 年 5 月 26 日就诊。

左胁痛疼时发已二月余，服用逍遥丸没有明显改善，脉左寸弦，左关偏沉，右寸关沉，**此为肝气滞**，法以调气和肝。方以广木香 6g、甘草 3g、生香附 9g、柴胡 3g、生白芍 12g、生栀子 3g、川楝子 9g、丹皮 3g、炒元胡 3g、青皮 9g。三剂症状消失。

按语：《寿世保元·胁痛》"夫胁痛者，……亦当视内外所感之邪而治之。因暴怒伤触，悲哀气急，饮食过度，冷热失调，颠仆伤形，或痰积流注于胁，与血相搏，皆能为痛，此内因也；耳聋胁痛，风寒所袭而为胁痛者，此为外因也。……"此例胁痛已二月余，服用疏肝和营的逍遥散不效，其脉左寸弦，左关偏沉，右寸关沉为**肝脾胃气机皆滞**。肝主疏泄，喜条达而恶郁滞，起病之初肝气不得舒畅而郁滞，久之化热，病由气分及血，肝其经络于胸胁，肝气郁滞其疏泄不利，气阻痹络则胁痛。以广木香为三焦气分之药，能升能降诸气；生香附性平，气香，辛能散，甘能和，为血中气药，通行十二经八脉气分，治诸痛；金铃子散：川楝子苦寒入肝，舒肝行气止痛，导小肠膀胱之热，引心包相火下行；元胡辛苦而温，入肺脾肝心包经，能行血中气滞，通小便，治气凝血结，上下内外诸痛；合青皮舒肝破气，消积化滞；柴胡疏肝解郁，升举阳气；生白芍入肝脾血分，泻肝火，和血脉，收阴气敛逆气；丹皮归心肾经，泻血中伏火，和血凉血而生血；少量生栀子泻三焦郁热止痛，心肺之热，

内科

使之下行由小便出。

 案二 >>> **肝气郁滞**：王某　男　39岁　1956年9月9日就诊。

右胁时疼半月，脉右关沉，**左弦弱，此为肝气郁滞**，法以疏肝理气。方以柴胡3g、桂枝9g、生白芍9g、甘草3g、炒香附9g、广木香9g、生姜两片、大枣二枚去核。四剂而痊。

按语：《灵枢》："邪在肝则两胁中痛。"此例左弦弱，为肝阳弱，右关沉为胃气滞。肝阳弱其疏泄脾胃无力，气机郁滞则感胁痛。以桂枝辛甘温，温经通脉；柴胡疏肝解郁；生白芍入肝脾血分，泻肝火，收敛阴气；炒香附、广木香解气郁止痛，甘草缓中，生姜解郁调中，大枣补土益气利肝。肝气调达病愈。

 案三 >>> **肝热气滞**：张某　男　46岁　1952年10月22日就诊。

右胁痛疼及右腹硬作痛已十余天，脉左寸弦数，左关沉，**此为肝热气滞**，法以清热疏导。方以生栀子9g、丹皮9g、生白芍18g、青皮9g、枳壳9g、桔叶9g、广木香6g、川楝子9g、生香附9g、香橼皮6g。四剂后症状除。

按语：此例与上例同为肝气滞，前者为肝阳弱，而后者肝热较重，以丹皮栀子加量，加大泻火之力，生栀子清心肺之热，使热下行小便出，正如"实（肝）则泻其子（心）"。理气之药用桔叶疏肝理气，化痰散结；香橼皮理气降逆，宽胸化痰；枳壳泻破气行痰，理气宽胸，行滞消积。虽为同病，用药不尽相同，根据病情恰如其分用药，使病情迅速痊愈。

 案四 >>> **肝旺气郁**：王某　女　50岁　1968年1月5日就诊。

右胁疼引及右腰疼已十余天，头疼恶心，有时发烧，口干不欲饮，口发板，舌白黄苔，脉右寸沉滑，左关浮弦，**此为气郁肝旺中焦滞**，仿四逆温胆法。炒枳实6g、半夏6g、陈皮6g、竹茹9g、柴胡6g、生白芍12g、广木香 6g、香附 9g、芦根 30g、佩兰叶 12g、黄芩 6g。

再诊三剂后，不恶心，头疼减，有时仍有寒热，昨天晨起右胁胆区疼，口黏减少，舌白苔，脉右寸沉，关浮弦。予以柴胡 6g、半夏 6g、陈皮 6g、竹茹 9g、炒枳实 6g、生白芍 18g、广木香 6g、香附 9g、芦根 30g、佩兰叶 12g、薄荷 9g、桑叶 9g、菊花 9g。

三诊四剂后，寒热减，疼痛消。继服清疏之剂，十天后痊愈。

按语：此例右胁痛牵引右腰疼，头痛恶心时有发烧，其脉右寸沉滑为气滞痰邪，左关浮弦为肝旺。肝旺气滞皆可使肝失调达，疏泄不利，气阻络痹而致胁痛及腰痛。肝与胆相表里，肝郁胆亦郁，气郁生痰热，痰浊内扰，以致胆胃不和，痰热扰胃故恶心，口干不欲饮，痰热上扰头窍则头痛。以四逆散：柴胡疏肝升清；枳实消滞降浊，泻热于里；白芍敛阴；温胆汤：二陈治湿痰和胃气；茯苓健脾利水；竹茹合芦根清肺胃之热化痰，除烦止呕；黄芩泻中焦实火，合二陈除痰热；广木香、香附理气解气郁。

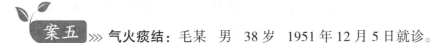 **案五** >> **气火痰结：**毛某　男　38 岁　1951 年 12 月 5 日就诊。

左胁下及上腹部痛，发烧而痞闷二月余，脉左关浮弦，右寸沉滑数，右关浮弦数，**此为气火痰结**，法以清火祛痰。方以半夏 6g、枳实 9g、川连 6g、黄芩 9g、生白芍 12g、甘草 3g、竹茹 9g、广木香 6g。

再诊胁痛明显减轻，继服生香附 9g、枳实 6g、半夏 6g、茯苓 9g、生白芍 12g、陈皮 6g、黄芩 9g、川连 6g、竹茹 9g、广木香 6g、甘草 3g。三剂后痞闷疼已消失。

三诊感左胸发热，脉两寸洪滑，予半夏 6g、陈皮 9g、竹茹 9g、枳实 6g、川连 6g、黄芩 9g、鲜芦根 18g、生白芍 9g、茯苓 9g。

四诊左胁及腹部发热，呃逆，脉右寸沉滑，右关浮弦，**此为胃热气滞**，予清胃热降逆调气滞。广木香 6g、枳实 6g、川连 6g、法半夏 6g、陈皮 9g、生香附 9g、茯苓 9g、竹茹 9g、生白芍 9g、黄芩 9g、生杷叶 9g。五剂后各恙消失。

按语：此例脉右寸沉滑数，为痰火气结，右关浮弦数，为胃热，左浮弦为肝旺。患者平素过食肥甘厚味醇酒，积湿生热，热搏津生痰，痰阻气滞，痰热气火乘胁肋故感胁痛及腹痛。热痰滞胸中则胸闷发烧。予以黄连、黄芩、半夏清热祛痰火；枳实破气消积，化痰去痞；广木香为三焦气分之药，能升能降诸气，治一切气痛；生白芍泻肝火敛阴，竹茹清胃热，甘草以缓中。坚守清热豁痰理气法而愈。

案六 >>> **气郁痰滞**：崔夫人　45 岁　1953 年 9 月 16 日就诊。

胸胁背部痛疼已数日，脉右寸关沉滑，**此为气郁痰滞**，法以疏豁。方以生香附 9g、枳壳、枳实各 6g、旋复花 9g、石菖蒲 9g、栝楼 24g、桔梗 6g、陈皮 9g、香橼皮 6g、茯苓 9g、广木香 6g。二剂而愈。

按语：此例与上例同为气郁痰滞，但上例痰火盛明显，用黄连、黄芩苦寒清火之剂，此例右寸关沉滑，为肺胃之气郁滞明显，以枳壳、桔梗理气宽胸行滞；生香附解气郁，枳实破气消积化痰去痞；广木香降气，治气痛；香橼皮理气宽胸降逆，石菖蒲利九窍去湿，消痰开胃宽中；栝楼清热祛痰，宽胸散结；旋复花辛能下气，通血脉，消痰结。

案七 >>> **肋膜气滞**：陈某　男　42 岁　1952 年 6 月 19 日就诊。

左胁肋痛疼，呼吸时痛疼明显已三周，某医院诊断为肋膜炎，用消炎药物治疗，痛疼不减，脉右寸沉，**此为肋膜气滞**，法以理气解郁。方以桔梗 9g、川贝母 9g、茯苓 9g、冬瓜子 12g、枳壳 9g、佩兰 9g、鲜芦根 24g、生炒薏仁各 15g、生香附 9g、生杷叶 9g。七剂后痛疼消失。

按语：此例胁肋痛疼，呼吸时痛疼明显，右寸脉沉，为肺气滞。肺的外围为肋膜，肺气郁滞，肋膜亦有感应。气为血之帅，肺气机郁滞导致肋膜之处脉络不畅，不通则痛，故胁肋痛，呼吸时较明显。川贝母、枳壳、桔梗开肺郁宽胸；生香附解气郁；芦根、冬瓜子、生薏仁、炒薏仁清肃肺气；生杷叶清肺和胃降气。

案八 >>> **外感胃气滞**：郭某 女 35岁 1956年1月17日就诊。

屡感伴右胁痛，身痛，痰涎多已半月，左寸浮弦，右寸浮弦，右关沉，**此为外感胃气滞**，法以疏解。方以苏叶9g、苏梗6g、生栀子6g、竹叶9g、连翘9g、双花9g、旋复花9g、炒莱菔子9g、枳实6g、半夏6g、陈皮9g、厚朴6g、广木香6g、砂仁6g、香豆豉9g、薄荷9g。

再诊一剂后，右胁痛已减，身仍痛，呃逆，法以宣散降逆和胃。旋复花9g、半夏6g、陈皮9g、炒栀子6g、生杷叶9g、香豆豉9g、苏叶9g、神曲6g、生赭石9g、薄荷9g、炒莱菔子6g、枳实3g、麦芽6g、竹茹9g。五剂后而愈。

按语：患者患感伴右胁痛，身痛，痰涎多，其脉两寸浮弦，为外感风邪，右关沉为胃气滞。外感风邪故有身痛。胃与脾为表里，胃气滞其脾土运化不健，水湿聚为痰则痰涎多。脾胃与肝胆都在中焦，胃气郁滞使肝胆失于疏达故胁痛。以薄荷、苏叶以宣散外邪；苏叶、苏梗开胃益脾下气；竹叶消痰止渴，除上焦风邪；连翘、双花、栀子清热散结；陈皮、半夏祛湿化痰，调和胃气；枳实破气消积化痰；厚朴辛温能散湿满，平胃调中；广木香降诸气，疏肝气和脾气，治一切气痛；砂仁暖胃健脾，破气开郁，燥湿除痰化食；香豆豉疏散解表，合栀子清久郁之热；炒莱菔子辛入肺甘走脾，利气，熟能降，宽胸膈，定痰喘咳嗽，化痰消食。再诊身仍痛，呃逆，**为外感未净，胃气上逆**。仍以薄荷、苏叶宣散；旋复花下气消痰结；生赭石重降镇逆；生杷叶、竹茹清胃气降逆气；陈曲、麦芽以消导。

案九 >>> **湿热盛**：刘某 男 18岁 1955年5月15日就诊。

多年两胁痛疼，时有腹满痛，痛则大便，大便有白沫，舌苔白腻，脉左浮弦，右寸沉数，右关浮数，**此为胃肠湿热盛**，法以清调。方以广木香6g、槟榔6g、川连6g、双花24g、生白芍9g、六一散9g、黄芩9g、枳壳9g、连翘12g、生栀子9g、丹皮9g、竹叶9g、柴胡0.9g。五剂后痛疼明显减轻，继以清调法加减一月后症状消失。

按语：患者多年两胁痛，时有腹满痛，痛时大便，大便有白沫，舌苔白腻，右寸关脉数为肺胃热，右寸沉为气滞，左浮弦为肝热。**此为胃肠湿热盛，气滞。**肺与大肠相表里，肺热下行于大肠，胃肠热与湿邪交蒸，阻滞气机，故腹满痛，痛则大便。湿热之邪使肝失于调达，其疏泄失司，致使胸胁痛疼。用黄芩汤之黄芩清肠中之热，白芍抑肝舒挛止痛；黄连苦寒入心，清心火利肝，清热燥湿；丹皮、栀子清心肝之热；双花、连翘清热散结；六一散清热利湿；枳壳辛苦酸入肺肝胃大肠，泻破气行痰，理气宽胸，行滞消积；广木香疏肝理气止痛；槟榔泻中焦至高之气，使之下行，治大便气秘；少量柴胡以引药归经。气机畅通，热与湿分离，痛疼止。

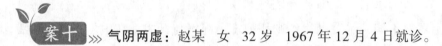

案十 >>> **气阴两虚：**赵某 女 32岁 1967年12月4日就诊。

右胁疼半月，时轻时重，腰疼轻，腿有时疼痛抖动，头疼做恶梦，其脉右寸虚，右关无力，左关尺虚，**此为气阴两虚**，法以益气养阴。予以玉竹30g、大枣肉四枚、炒白术9g、甘草3g、陈皮6g、当归9g、炒白芍9g、女贞子24g、旱莲草24g、生牡蛎30g、生龙骨30g、枸杞9g、熟地9g。

再诊三剂后，右胁及头疼逐渐减轻，看书时头疼，梦多，脉较前有力，仍以上方三剂。

三诊右胁有时稍微疼痛，腰疼，感头皮疼，脉虚，沉取较前有力，右寸滑大。玉竹30g、大枣肉4枚、炒白术9g、甘草3g、桑叶9g、菊花9g、陈皮6g、当归9g、炒白芍9g、女贞子30g、旱莲草30g、熟地9g。十剂后无不适。

按语：患者右胁痛，腰疼，头疼，脉右寸虚，右关无力为气虚，左关尺虚为肝肾阴虚。脾气虚中焦运化水谷乏力，气虚使气血生化乏源。肝肾阴虚，虚阳扰神，故头痛梦多。肝阴不足疏泄不利而致胁痛。精血不足，腰腿筋膜失养，故腰腿痛。以玉竹甘平，补中益气，润心肺，代替参芪不寒不燥；白术甘补脾温和中，在血补血，在气补气；甘草补脾益气；陈皮辛能散苦能燥，能理气健脾；大枣补脾益气，滋脾土，润心肺；枸杞润肺清肝滋肾，益气生精补虚，强筋骨；四物汤中熟地滋阴补血，当归养血和血，芍药和营活血；二至：女贞子、旱莲草补虚损，滋养肝肾，滋阴止血；龙骨甘涩微寒，入心肾，收敛浮游之正气，益肾，安魂镇惊；牡蛎为肝肾之血药，平肝潜阳，重镇安神。

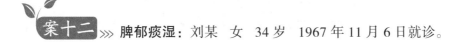

案十一 >>> **气郁少阳证：**张某　男　29岁　1967年11月21日就诊。

右胁下缘疼痛，左胁中部亦疼，呈隐痛状，以右侧疼较重，伴有恶心，寒热往来，腹中感热，吸凉气感舒适，纳食较差，口黏不欲饮水，易怒，曾在某医院检查诊断为慢性胆系感染，脉沉似滑，**气郁少阳证**，以四逆散合温胆汤加减：炒枳实6g、柴胡6g、生白芍18g、甘草3g、陈皮6g、半夏6g、竹茹9g、黄芩6g、广木香9g、香附9g、芦根30g、滑石9g、佩兰叶12g。服用十余剂后症状消失。

按语：胁痛，寒热往来，恶心为少阳证，曾诊断为胆系感染。其脉沉似滑，为气郁挟痰。气郁少阳证，郁而化热，热则痰生，经脉阻滞而致胁痛，肝与胆为表里，肝胆与脾胃同为中焦，肝胆热郁，危及脾胃，脾胃热盛故感腹部热，纳食差。以四逆散：柴胡疏肝升清，合枳实消滞降浊，疏理肝胆郁滞之气；白芍合甘草柔肝缓急止痛；温胆汤：陈皮、半夏祛湿化痰，调和胃气，竹茹清胃热合枳实降逆；合芦根清胃热止恶心，黄芩清中焦之热治寒热往来；广木香、香附解郁理气止痛；滑石清热利湿；佩兰去除污秽之气。

案十二 >>> **脾郁痰湿：**刘某　女　34岁　1967年11月6日就诊。

头晕恶心，右胸胁疼，进食时感食道疼，口干不欲饮水，身沉重，欲睡但睡不着，脉偏缓，右寸浮滑，右关沉，**此为脾郁痰湿**，法以疏郁豁痰。予以半夏6g、陈皮6g、苍术9g、炒陈曲9g、藿香6g、广木香6g、炒枳实6g、炒白术9g、泽泻9g。三剂即愈。

内科

按语：此例脾郁痰湿，其脉缓为湿，右寸滑为痰，右关沉为脾郁。痰浊遏伤脾阳，脾失健运，水湿过盛则感身体沉重。肝胆与脾胃毗邻，痰浊阻于中焦，肝疏泄失司，通降不能而致胁痛。痰浊上蒙头窍则感头晕，睡眠不好。以二陈祛湿化痰；苍术燥胃健脾，解湿郁；白术燥湿，甘补脾温和中；泽泻专利湿行水；广木香能升能降诸气，泻肺气疏肝气，和脾气治一切气痛；枳实味苦辛酸，破气消积，化痰去痞；藿香快气和中，开胃止呕，去恶气。

案十三 ≫ **痰火滞胸**：张某　男　28岁　1967年12月1日就诊。

胸胁背疼痛，疼不定处，大便干，口渴不欲饮水，一年前作两次手术，胆结石取出术及胆囊摘出术，舌白湿苔，中部有裂纹，尖赤有小红点，左侧有豆粒大青紫块，脉左寸洪滑，右寸浮洪滑数，**此为痰火壅滞于胸中**，法以清豁。予以半夏6g、橘红6g、黄芩6g、黄连6g、栝楼30g、炒栀子6g、竹叶9g、连翘12g、芦根30g、佩兰叶12g、炒枳壳6g。

再诊三剂后，胸胁背疼，饭后腹胀，大便干若羊屎，有寒热往来，头发胀，口干不欲饮水，舌白黄腻苔，仍有裂纹，尖赤，脉右寸沉滑数，关浮弦滑。予以桔梗6g、枳壳6g、半夏6g、橘红6g、黄芩6g、炒栀子6g、香豆豉9g、杏仁9g、竹叶9g、连翘12g、银花18g、芦根30g、竹茹9g、佩兰叶12g、桑叶9g、菊花9g、栝楼18g。

三诊三剂后寒热已退，胸胁痛疼已除，头部舒适，舌尖赤，舌白苔稍腻，右寸滑，关弦滑。予以橘红、半夏、栝楼、芦根、竹茹、双花、连翘、炒栀子、佩兰叶、竹叶、香豆豉、生杷叶加减以清热祛痰之剂而愈。

按语：此例脉象两寸洪滑，右寸数为**心肺热盛**，**胸中有痰火**。心肺热使肝胆亦热，肝热其疏泄过度而致胸胁痛。足少阳胆经受邪，外出入于阳则发热，内入于阴而恶寒，故寒热往来。痰饮内留故口干不欲饮。予以清热祛痰理气。以姜半夏、黄芩、黄连、栝楼清心肺之热豁痰开胸；陈皮、半夏祛痰理气；栀子、连翘、竹叶清心宫之热，以清肝胆之热；芦根清心肺之热；枳壳理气；佩兰清除污浊之气。

案十四 >>> **阴虚脏燥：**杨某　女　47岁　1967年12月2日就诊。

一年前患胃肠炎后，不能纳食，检查肝功正常，但感两胁疼、胸闷、腹胀、善哭，右侧头及耳后疼，有时头部串痛，腰疼，口干渴，面赤而热，月经提前，经水量多，经前乳房疼发胀，目胀如鼓出状，手足发胀，脉左寸虚，右寸沉取滑大，左关浮弦无力，**此为阴虚脏燥**，法以益气育阴安神。予以小麦30g、甘草6g、大枣肉三枚、知母9g、百合12g、沙参18g、炒白术9g、陈皮6g、生牡蛎30g、当归9g、炒白芍9g、元参12g。

再诊三剂后，胁及乳房不疼，精神好，腹胀减轻，恶心头晕，睡不沉，脉较有力，右关沉。予以小麦30g、甘草3g、大枣肉三枚、知母9g、百合12g、沙参18g、炒白术9g、陈皮6g、生牡蛎30g、当归9g、炒白芍9g、元参18g、竹茹9g、炒枣仁12g。

三诊三剂后，无明显不适，继服三剂后停药。

按语：此例患胃肠炎后不能纳食，其脾运化水谷、精微化气血，津液充养机体的功能降低，以致脾气虚。其脉左寸虚，为心血不足，左关浮弦无力为肝阴不足，右寸沉取滑大为肺阴不足。心藏神，肝藏魂，心血不足，心神失养，肝血不足，肝气失和，其疏泄失常则善哭，不能自主等脏燥症状。肝血不足其疏泄不利故胁痛、腹胀、月经失调，乳房胀痛。肺主气，它将吸入的清气与饮食所产生的谷气相结合成为宗气，通过百脉运送全身以营养各脏器，保证其正常的代谢，谷气减少，肺自身营养不足，现出肺阴虚故胸闷。肝肾阴虚，精血之不足，阴虚阳浮而现面赤而热。以甘麦大枣汤治脏燥：甘草生津缓急；小麦养心气；大枣补虚润燥，合百合宁心益气调中，止涕泪治脏燥。沙参补肺气，清肝益脾肾，以解胸闷；知母上清肺金，下润肾燥而滋阴，合元参壮水制火，散无根浮游之火；当归甘温和血，合白芍和血脉，收阴气以和血养血；牡蛎清热补水，治虚劳烦热，使虚阳潜降；白术甘补脾，温和中，在血补血，在气补气以养脾胃纳食。

脘 痛

 痰热气滞： 刘太太　45 岁　1955 年 5 月 30 日就诊。

寒热不定时十余天，经宣散清调，寒热已除，感胸满，上腹部胀痛，四肢沉重，脉右寸洪弦滑，右关沉弦滑，**此为痰热气滞**，法以分消。半夏6g、厚朴6g、陈皮9g、川连6g、白豆蔻6g、黄芩9g、莱菔子6g、枳实9g、神曲9g、茯苓9g、泽泻9g、砂仁6g、麦芽9g、猪苓9g、槟榔9g。嘱其忌豆类。

再诊二剂后，腹痛胀减，恶心胸闷，宜调气清和胃肠。广木香6g、槟榔6g、半夏6g、川连6g、竹茹9g、炒香附9g、黄芩9g、陈皮9g、茯苓9g、神曲9g、香橼皮6g、泽泻9g、青皮6g、厚朴6g、枳实6g、鲜芦根12g。

三诊三剂后，有时烦躁，恶心，腹痛，身沉，脉左寸弦滑，左关弦滑，右寸洪滑，宜蠲痰清热和肝胃去滞水。以半夏6g、陈皮9g、川连6g、黄芩9g、茯苓9g、泽泻9g、砂仁6g、竹叶9g、生栀子6g、丹皮6g、川楝子9g、元胡9g、青皮9g。

四诊二剂后，继用调气清热利水。枳壳、广木香各6g、黄芩9g、川连6g、茯苓9g、茯神12g、竹叶9g、连翘12g、泽泻9g、青皮6g、炒元胡6g、炒香附9g。诸证皆消。

五诊停药一周，易惊，胃不适，以安神调气蠲痰。半夏9g、陈皮9g、茯苓12g、竹叶9g、茯神12g。

六诊二剂后，以蠲痰安神法。半夏 6g、杏仁 9g、苍术 9g、陈皮 9g、茯苓 12g、泽泻 12g、神曲 9g、茯神 12g、草果 9g。三剂后各恙皆除。

按语：此例为温热病经过宣散清调后，寒热已除，感胸闷，腹胀痛，四肢沉重，其脉右寸洪滑，为热邪燔津为痰，右关沉弦滑，为气滞。痰邪阻滞气机而感胸闷，气机郁滞故感腹部胀痛，痰湿盛而现四肢沉重。以分消法使痰与热分离，气机畅通，病自然而愈。以半夏、黄连、黄芩、陈皮清理痰热除湿；枳实、槟榔、厚朴、木香行气破滞，消食化痰；砂仁破气开郁，燥湿除痰化食；白豆蔻散滞气，除湿化食；茯苓、猪苓淡渗除湿；泽泻利湿行水；陈曲、麦芽以消导和胃。以蠲痰清热抑肝和胃之法而痊。

 案二 ≫ **气滞挟风湿：**曲某　女　31 岁　1955 年 2 月 18 日就诊。

反复"心口痛"二年，伴有恶心，食欲差，腰痛白带多，皮肤瘙痒，脉偏缓，左浮弦，右关沉弦滑，**此为胃气滞挟风湿，法以和胃宣风湿。**方以防风 9g、半夏 6g、苍术 9g、厚朴 6g、藿香 6g、砂仁 6g、神曲 9g、大豆卷 12g、桑寄生 9g、羌活 9g、独活 9g、茯苓 9g、泽泻 9g、陈皮 9g、浮萍 9g。

再诊三剂后胃部舒适，不恶心，皮肤瘙痒已减。继以此方服用三剂诸恙皆安。

按语：反复心口痛多年，伴有恶心，食欲差，其脉右关沉弦滑为胃气滞。病程日久，胃气滞脾气亦滞，脾运化水谷之功能失常而致脾虚湿盛，故其脉缓，左浮弦为感受风邪，风与湿邪相搏故腰痛及皮肤瘙痒。以平胃散燥湿健脾：苍术燥湿健脾祛湿郁，厚朴除满宽胸，陈皮合半夏理气化痰和胃；砂仁化湿开胃；藿香快气和中，开胃止呕；茯苓、泽泻淡渗利湿，大豆卷除湿利气，治湿痹；桑寄生散风湿；羌活泻肝气搜风，治风湿；独活入肾经，祛风除湿。浮萍辛散轻浮入肺，达皮肤能发扬邪汗，止瘙痒。

案三 >>> **胃热气滞挟感：** 关某　女　28岁　1952年6月23日就诊。

两天前感恶心，上腹部不适，寒热往来，头痛，夜间咳嗽，脉左浮弦，右寸沉，右关浮弦，**此为胃热气滞挟感，法以清宣。** 方以佩兰叶9g、枳壳9g、川贝母9g、半夏6g、竹茹9g、桑叶9g、竹叶3g、菊花9g、川连6g、黄芩9g、鲜芦根24g、连翘12g、双花9g、薄荷9g、滑石9g。

再诊寒热往来已去，以清胃热理气。枳实9g、半夏6g、川连6g、黄芩9g、紫豆蔻6g、神曲9g、麦芽9g、陈皮9g、茯苓9g、竹茹9g。

三诊有时腹痛，左寸数，右寸沉，右关浮弦，**此为气滞胃不适。** 予以广木香6g、枳实6g、生栀子9g、甘草3g、生白芍18g、竹茹9g、茯苓9g、生香附9g、香橼皮6g、生杷叶9g。腹痛已消失。

按语： 其脉右关浮弦为胃热，右寸沉为气滞，脉左浮弦为挟外感，胃热其脾升降失利故感恶心，腹部不适。兼感受外邪，风热之邪首先犯肺，故寒热往来，头痛，咳嗽。以黄连、黄芩、半夏清胃热，止恶心；芦根、竹茹以清胃热生津；川贝母理气止咳祛痰；枳壳理气宽胸；木香、香附、豆蔻理气；薄荷辛凉解表；桑叶、菊花、竹叶、连翘、双花轻清；滑石甘益气，寒泻热，使热下行。

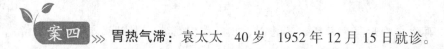 **案四** >>> **胃热气滞：** 袁太太　40岁　1952年12月15日就诊。

素有胃病，发作时脘痛，吐涎与苦水，不能食，不能动，伴有胸闷发烧，脉左关弦数，右寸沉数，右关浮数，**此为胃热气分滞，法以理气清胃热。** 广木香6g、枳实6g、槟榔9g、半夏6g、竹茹9g、鲜芦根24g、陈皮9g、川连6g、生香附9g、黄芩9g、生杷叶9g、茯苓9g、佩兰9g、川贝母9g。

再诊二剂后，自觉消化不良，上逆作痛，予以清热和胃。半夏6g、枳实6g、陈皮9g、鲜芦根24g、川连6g、黄芩9g、神曲9g、茯苓9g、竹茹9g、紫豆蔻6g、麦稻芽各9g、厚朴6g、广木香6g、砂仁6g、生栀子9g。

三诊二剂后，以清热理气。广木香9g、枳实9g、生香附9g、川连6g、竹茹9g、鲜芦根24g、黄芩9g、紫豆蔻6g、神曲9g、茯苓9g、麦稻芽各9g、砂仁6g、竹叶3g、生栀子6g、丹皮6g。继用清热调气之剂而愈。

　　按语：以上两例同为胃热气滞，但也有不同之处，此例素有胃病，病程较长，胃气滞明显，故用广木香、槟榔、生香附、枳实以理气解郁止痛；以川贝母理气解郁；病久热伤胃清和之气，须加用自制清和汤以和胃气。

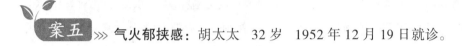

案五 >>> **气火郁挟感**：胡太太　32岁　1952年12月19日就诊。

　　心口痛上逆于胸，心烦而乱，恶心，头热而昏痛，脉左寸数，右寸浮滑数，右关沉数，**此为气火郁胃病挟感，法以清疏**。方以半夏6g、生栀子9g、川连6g、香豆豉9g、黄芩9g、陈皮9g、枳实6g、厚朴3g、竹茹9g、鲜芦根12g、砂仁6g、桑叶9g、竹叶3g、连翘12g。四剂而瘳。

　　按语：此例气火郁胃病挟感，脉数为热，左寸数为心火，右寸浮滑数为外感热邪，右关沉数为胃热气滞。心主神，心火盛时故心烦而乱，肺胃皆热，肺胃之气以降为顺，肺胃热致气逆而上冲故心口痛并恶心，火郁不解故头热昏痛。治以生栀子、黄连、黄芩、连翘、竹叶清心火，芦根、竹茹清胃火生津；生栀子合香豆豉清久郁之热；枳实、厚朴理气除满止痛；砂仁破气开郁；陈皮、半夏理气和胃祛痰；桑叶以清宣。

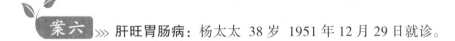

案六 >>> **肝旺胃肠病**：杨太太　38岁　1951年12月29日就诊。

　　胃口痛上逆，胸肋闷，吐清水，大便数日一次，脉左关浮弦，右寸沉，右关浮弦，**此为肝旺胃肠病，法以疏肝理气和胃**。方以广木香6g、枳实6g、杏仁9g、苍术9g、甘草3g、茯苓9g、生白芍18g、香橼皮9g、法半夏9g、青皮9g。

　　再诊二剂后，吐清水减，予以调胃肠和肝气。生香附9g、杏仁9g、广木香6g、神曲9g、苍术9g、甘草3g、生白芍18g、麦芽6g、茯苓9g、法半夏6g、陈皮6g、香橼皮6g、枳壳9g、青皮6g。

　　三诊二剂后不吐水，右胁痛，法以和肝。广木香6g、桔叶9g、生香附

9g、青皮 9g、香橼皮 9g、甘草 3g、苍术 9g、楝实 9g、生白芍 24g、茯苓 9g、法半夏 6g、陈皮 9g。继以疏肝理气蠲痰湿痛止。

按语：其脉左关浮弦为肝旺，右关浮弦为肝木克土，右寸沉为气滞。肝主疏泄，条达脾胃气机升降，肝旺气滞其疏泄脾胃功能失常，脾主升，胃主降，脾胃升降失利，胃气逆升，出现胃口痛上逆、胸肋闷。气机不畅肠的传化不畅故大便数日一次。脾运化水湿不利，水湿泛滥故吐清水。应疏肝理气，降逆调脾胃。以生白芍泻肝火，敛肝阴；合甘草缓急以和中；青皮舒肝破气，消积化滞；广木香、枳实泻肺气，疏肝气和脾；杏仁泻肺降气润便；香橼皮理气降逆，宽胸化痰；苍术健脾利湿祛湿郁；半夏燥湿去痰，开郁下逆气，止烦呕。肝火降，胃肠舒病愈。

案七 >>> 气郁肝旺：赵某 男 55岁 1967年12月16日就诊。

上腹部胀闷，饭后如堵状，左下腹疼，饭减半，大便干，口渴欲饮，有时恶心头晕，病已二月余，脉右寸沉洪滑，右关弦滑，左关尺浮弦，**此为气郁肝旺胃不调**，法以疏肝理气。予以广木香 9g、炒枳实 6g、香附 9g、炒陈曲 9g、陈皮 6g、炒麦芽 9g、炒槟榔 6g、焦山楂 9g、香橼皮 6g、佛手花 6g、炒青皮 6g、乌药 6g、百合 24g。

再诊三剂后自觉腹部舒适，停药半月，自觉上腹闷胀疼，恶心吐酸，有时吐苦水，饭后腹胀疼明显，大便干，脉右寸沉洪滑偏数，关尺浮弦洪。**此为气郁肝旺胃热**。炒枳实 6g、半夏 6g、黄芩 6g、炒栀子 6g、陈皮 6g、竹茹 9g、芦根 30g、生牡蛎 30g、煅瓦楞子 12g、麦芽 9g、生杷叶 30g、广木香 9g、香附 9g、陈曲 9g、佩兰叶 12g。

三诊三剂后，上腹部疼减轻，不恶心，稍泛酸，小腹稍疼，大便不干，饭后腹疼不明显。脉平，右寸沉洪滑，关尺浮弦，原方加炒青皮 6g。

四诊三剂后，腹疼明显减轻，晨恶心，能食肉，服药以后仅一次泛酸，脉右寸洪，右关浮洪，**此为胃热**，胃失清和。炒栀子 6g、芦根 30g、竹茹 9g、生杷叶 30g、陈皮 6g、生牡蛎 30g、佩兰叶 12g、煅瓦楞子 12g、蒲公英 24g。三剂后无不适。

按语： 此例与上例同为肝旺气郁，但症状不尽相同，上例胃口痛上逆，胸肋闷，吐清水，而此例以上腹胀闷，下腹部痛疼，饭量减少，脉左关尺浮弦为肝旺，右寸沉为气郁，**此为肝旺气郁，胃不调。** 用药也稍有出入。此例以广木香、枳实、香附、槟榔理气和胃止痛；香橼皮、乌药理气和胃；佛手花、青皮疏肝理气止痛；陈曲、麦芽、焦山楂消导和胃；百合润肺补胃，合乌药治邪入腹作痛效果更佳。再诊脉偏数**显出肝旺胃热之像，** 以清热理气抑肝之剂而愈。

案八 >> **肝热腑实：** 朱太太　38岁　1951年7月27日就诊。

心口痛向两肋串痛，痛则小便，数日未大便，舌苔黄，尖赤，脉左寸关浮数，右脉强实，**此为热甚作痛，以肠胃肝胆皆热盛，** 法以清热调气。予以川连9g、黄芩9g、生栀子9g、双花24g、蒲公英24g、生军9g、栝楼24g、枳实6g、厚朴6g。

再诊一剂后，腹痛减，次日大便二次，恶心，脉同前。以半夏6g、川连9g、黄芩9g、生军15g、双花24g、枳实6g、生栀子9g、厚朴6g、竹茹9g、蒲公英24g、紫花地丁18g。

三诊一剂后，按之则痛，晨起大便一次，脉数已减。以生军15g、半夏6g、陈皮6g、川连6g、蒲公英24g、黄芩9g、生栀子9g、双花24g、地丁24g、竹茹9g。

四诊一周后，诸证皆无，自觉身热而倦，口渴喜凉，恶心，舌后白苔，舌尖赤，脉左寸数。**此为中暑。** 予以香豆豉9g、薄荷9g、桑叶9g、牛子9g、知母12g、生石膏30g、麦冬15g、沙参15g、竹茹9g、竹叶9g、寒水石30g、连翘12g、双花18g、天花粉24g、鲜芦根30g、菊花9g。二剂后症消失。

按语： 此例左寸关浮数，右脉强实，**为肝热腑实，故名肝胆胃肠皆热，热甚作痛。** 肝胆热，脾胃亦热，胃气上逆故心口痛两肋串痛，肝热心宫也热，故小便热痛，舌尖赤。胃肠热阳明腑实故大便数日未解。以黄连、黄芩、栀子清心肝之热；生军、枳实、厚朴为小承气汤以轻下热结去腑实；

蒲公英清脾胃之热；双花清热散结；栝楼清热祛痰，宽胸散结，润燥滑肠。大便畅通后热减，腑实已消失，四诊出现口渴喜凉，身热而倦，**为中暑**。清理暑热的同时，加沙参、麦冬育阴之药，以补充热邪消耗的阴津。

案九 ≫ 中寒脾虚：史某 女 39岁 1968年1月11日就诊。

饭后一二小时上腹疼，饥饿时亦疼，疼重时恶心呕吐，遇凉时亦疼，曾在医院检查诊断为胃溃疡，脉右部缓，右寸滑，右关弦无力，**此为中寒脾虚**，法以暖胃健脾。予以半夏曲6g、陈皮6g、炒白术9g、炙甘草6g、炮姜6g、良姜3g、大枣肉12g、玉竹12g。十剂后腹痛已消。

按语： 该例诊断为胃溃疡，饭后上腹痛，饥饿时疼，怕凉，脉右缓，右关弦无力，**此为中寒脾虚**。脾为阴土，胃为阳土，阴阳相济，乃得脾胃气机和谐而不发病，脾气虚，寒邪内生，或感受寒凉使络脉拘急故腹痛。以炒白术健脾燥湿；炙甘草补脾胃；和中止痛；大枣肉补土益气，滋脾土；炮姜、良姜散寒，行气止痛；玉竹甘温，补中益气；陈皮理气健脾快膈；半夏曲降逆止呕。以暖胃健脾之法而愈。

案十 ≫ 脾虚气郁：韩某 男 33岁 1967年12月17日就诊。

二月前因十二指肠溃疡做胃大部切除术，术后仍感腹疼，曾呕吐一次，食欲不振，并感咽有痰，吐白色黏痰，大便干，脉右寸沉，关浮弦无力，**此为脾虚气郁**，法以调脾解郁养血。予以玉竹18g、炒白术9g、甘草3g、陈皮6g、半夏6g、广木香6g、香附9g、当归12g、炒白芍12g、炒枳壳6g。五剂腹痛减轻，痰少。继以健脾养血法症状皆无。

按语： 以上两例皆为脾虚，上例是以中寒为主，予以散寒温胃健脾即可，后者为脾虚痰湿血不足明显。此因脾虚其运化水谷之功能受限，转化气血之不足，因而痰湿重，血不足。痰湿阻滞气机畅通而致腹痛、呕吐。以二陈祛痰和胃；玉竹、白术、甘草益补脾气；当归、白芍养血和血；广木香、香附、枳壳理气解郁止痛。

案十一 >>> **肝脾不和**：谭某 男 39岁 1967年11月22日就诊。

饭后一小时腹胀疼痛，烧心泛酸，小腹下坠，失眠梦多，易怒，医院确诊为十二指肠溃疡病，脉关尺浮弦，寸虚大，**此为肝脾不和**，法以疏肝和胃。予以柴胡6g、炒白芍18g、当归9g、乌贼骨12g、甘草6g、炒白术9g、玉竹18g、大枣肉三枚、生牡蛎30g。

再诊五剂后感症状明显减轻，仍以调和肝脾法症状消失，未再犯病。

按语：肝失疏泄使脾胃之气升降失调，胃失和降，故泛酸烧心，肝经循下腹部，故小腹痛，肝藏魂，其失条达则心神不宁，易怒，失眠梦多。以逍遥散加减以疏肝和营：当归、白芍补肝养心血，甘草、炒白术健脾和中，柴胡疏肝解郁；玉竹补中益气；大枣肉健脾养血，乌贼骨温和入肝肾，通血脉；生牡蛎肝肾血分药，敛阴潜阳，安神。

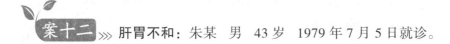**案十二** >>> **肝胃不和**：朱某 男 43岁 1979年7月5日就诊。

十余年前因上腹胀闷吐酸水，曾做过两次钡餐透视诊为十二指肠溃疡病，以进食半小时后腹部胀满，睡觉后好转，大便数日不行，喜冷饮，口干不欲饮，脉缓，左浮弦，右寸无力，右关濡沉弦，**此为肝胃不和**，法以疏肝和胃。以柴胡5g、当归6g、白芍12g、茯苓10g、白术9g、甘草3g、生牡蛎30g、火麻仁30g、蒲公英炭15g、乌贼骨30g。

再诊六剂后，上方缺公英炭，自觉午后夜间下腹胀闷疼，大便干，三四天一次，脉左浮弦奥，左尺弦，右寸弦奥，右关濡弦大，**此为肝旺气郁**。以柴胡5g、当归6g、白芍12g、茯苓9g、白术9g、甘草3g、广木香6g、香附9g、青皮6g、炒川楝子9g、炒元胡9g、火麻仁60g、栝楼30g、乌贼骨30g、生牡蛎30g、蒲公英15g。继以疏肝理气之剂，未再发作。

按语：以上两例皆为肝脾（胃）不和，前者以脾气不足，用药以疏肝加用健脾益气之剂，而后者喜冷饮，口干不欲饮，此为胃热，其脉缓，右关濡沉弦此为胃气滞，气滞使大便不行。以逍遥散疏肝；蒲公英清胃热；生牡蛎潜阳补阴；乌贼骨入肝肾之血药以疏肝；火麻仁润肠通便；以木香、香附理气止痛；金铃子散合青皮疏肝理气。

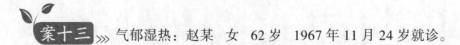

案十三 >>> 气郁湿热：赵某　女　62岁　1967年11月24岁就诊。

　　上腹部疼痛，以左上腹明显，左腹部不疼时左胸或左胁疼，饭前后皆疼，便后疼较重，不疼则烧心，不烧心则疼，病已五十余天。腹部糟杂重则稍泛酸水，口干欲饮水，但不敢饮水，饮水后腹胀，有时不欲饮水，大便不干，但不畅快，舌苔白厚腻，脉濡，右寸濡滑，右关沉滑，**此为胃气郁湿热**，法以理气清利湿热。予以佩兰叶12g、杏仁9g、通草6g、滑石12g、广木香9g、半夏6g、陈皮6g、炒薏仁30g、芦根30g、槟榔9g、炒枳壳6g、陈曲9g、麦芽9g、煅瓦楞子12g。

　　再诊三剂后，腹疼减轻，左胸胁疼亦减，但左胸下尚疼，烧心不吐酸水，饭后腹胀减轻，心烦，舌白腻苔，脉濡，两寸洪滑，右关沉弦滑。上方加黄芩6g、炒栀子6g。

　　三诊三剂后，失眠头疼，目发胀，食欲不振，感胸中有气向上顶，有时手足发紫，发紫则胸闷气少，有时鼻稍衄血，脉右部沉，左关尺浮弦硬，**此为气郁，肝旺阴虚火盛**。予以炒枳壳6g、佩兰叶12g、陈皮6g、陈曲6g、麦芽9g、芦根30g、竹茹9g、生香附9g、生白芍9g、桑叶9g、女贞子18g、旱莲草18g、元参9g、生牡蛎18g、广木香6g。

　　四诊二剂后，头疼减轻，精神好，易怒，胸有气上顶减轻，无胸闷，鼻咽干，不衄血，脉右寸沉，关尺浮弦，**此为肝脾不舒，阴虚气郁**。以炒枳壳6g、广木香9g、香附9g、炒白术9g、甘草3g、生白芍18g、当归9g、柴胡6g、旱莲草18g、女贞子18g、元参12g、竹茹9g。继以舒肝益脾法而愈。

　　按语：此例上腹痛，饮水腹胀，舌苔白厚腻，其脉濡，右寸濡滑为湿热，右关沉滑为胃气郁。脾为湿脏，喜燥恶湿，胃为燥腑，喜湿恶燥，湿热致病其因素为热邪和湿邪，热耗气伤阴，燔津为痰，痰湿邪黏腻秽污，阻滞气机使脾胃升降失衡，胃热内炽，胃络脉气血壅滞，气火上逆故腹部烧心明显，泛酸水，口干欲饮。湿盛气郁时感腹痛，腹胀不敢饮水，大便不畅，热邪与湿邪轻重之交替，使病情缠绵变化反复。以滑石、薏仁、芦根、通草清热去湿；杏仁、枳壳理气解气郁；广木香、槟榔理气止痛治气秘；陈皮、半夏祛痰和胃理气；瓦楞子制酸。三诊感头疼，胸中气向上顶，手足发紫，时有鼻衄，其脉右寸沉为气郁，左关尺浮弦硬**为肝旺阴虚火盛**。热邪耗肝阴，肝热火盛，热犯肺络而鼻衄，肺热气则逆行故感胸中之气向上顶。以白芍泻肝热，女贞子、旱莲草育阴清热凉血；元参育阴制火；牡蛎清肝热镇肝；枳壳、木香、香附理气止痛；桑叶甘寒凉血明目；以理气疏肝育阴而愈。

案十四 >>> **湿热气郁：** 孙某 女 32岁 1967年11月28日就诊。

右上腹部疼痛一年余，疼如挖状，反射右后背作疼，右半身无力，寒热往来，恶心吐酸，腹胀厌肉类，口干不欲饮水，口黏热，查血常规白细胞达1万以上，舌白厚腻粗苔，脉右寸沉洪滑数，右关沉，**此为湿热气郁，仿温胆法。** 炒枳实6g、半夏9g、陈皮9g、竹茹9g、佩兰叶12g、滑石12g、芦根30g、黄芩6g、炒栀子6g、陈曲9g、麦芽9g、煅瓦楞子12g。

再诊五剂后，右上腹疼痛时间较前短，无寒热恶心，饭后泛酸，腹稍胀，仍厌肉类，咽干而疼，欲饮水，舌白黄腻苔，脉濡，右寸洪滑，右关沉，上方加山豆根6g。

三诊五剂后，上症基本消失。继服三剂，停药观察未再发作。

按语： 患者腹痛，寒热往来，腹胀，恶心吐酸，口干不欲饮，口黏热，舌白厚腻苔，脉沉为气滞，右寸洪滑数为痰热，**此为湿热气滞。** 湿热积滞内结，气机壅阻不通，腑气不畅故腹胀痛。热郁痰生郁阻三焦，则寒热往来，恶心，厌肉类。仿温胆汤：陈皮、半夏、竹茹、枳实以清热蠲痰理气；黄芩、滑石清热利湿；栀子解三焦之郁热；芦根、竹茹清肺胃之热，化痰止恶心；瓦楞子止酸软坚；陈曲、麦芽消导；佩兰叶芳香化浊。

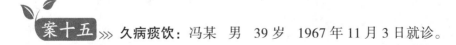

案十五 >>> **久病痰饮：** 冯某 男 39岁 1967年11月3日就诊。

胃大部切除后一月，又患胆道感染，右上腹疼，有时发热，恶心呕吐，吐黄绿水，睡眠少，梦多，头昏，目感疲劳，耳鸣，口干不欲饮，舌白薄苔，脉右寸沉滑，关浮弦，**此为久病痰饮**，仿温胆兼以安神。炒枳实 6g、半夏 6g、陈皮 6g、竹茹 9g、炒枣仁 12g、生牡蛎 30g、生龙骨 30g。

再诊三剂后，耳鸣不明显，睡三四小时即寤，右腹疼减轻，仅夜间有隐疼，不恶心呕吐，仍感头昏口苦心烦，脉右寸浮滑洪数，关浮弦，上方加黄芩 6g、炒栀子 6g。五剂后腹疼基本消失，睡眠好。

按语： 此例右上腹痛，发热，恶心呕吐，睡眠差，口干不欲饮，舌白薄苔，脉右寸沉滑为痰饮气郁，关浮弦为肝旺。此例痰湿重，热不重。肝与胆相表里，其经脉属胆络肝，肝旺肝失条达，以致出现胆实之症：腹痛，发热，恶心吐黄绿水，睡眠差，眩晕。痰湿重阻滞气机故出现腹痛头昏，恶心，睡眠少。仿温胆汤以清热祛痰理气；加牡蛎、龙骨镇肝利胆；酸枣仁以安神。再诊其脉右寸浮滑洪数，**显出热像**，加黄芩、栀子清热。热清痰出，气机畅达而愈。

案十六 >>> **气虚肝旺：** 杨某　男　59 岁　1979 年 2 月 19 日就诊。

患胃窦炎已五年余，今感上腹部疼痛已半月，既往患冠心病已三年，脉两寸虚大无力，左关浮弦，**此为气虚肝旺**，予以益气镇肝。以黄芪 20g、党参 20g、茯苓 10g、炒白术 10g、甘草 3g、陈皮 6g、砂仁 6g、广木香 6g、香附 6g、煅石决明 25g、炒川楝子 10g、柴胡 6g、当归 6g、白芍 12g、半夏 6g。

再诊六剂后，胃不适，有时胀气，右寸濡滑，左关浮弦，**此为肝旺湿热**。以生白芍 12g、甘草 3g、茯苓 10g、炒白术 10g、芦根 30g、竹茹 10g、滑石 12g、佩兰叶 12g、建曲 6g、麦芽 10g。

三诊六剂后，胃部不痛，有时嗳气，左寸虚，关尺弦爽无力，右寸虚大，右关浮弦，沉取弦滑，右尺无力，**此为气阴皆虚**。生白芍 12g、甘草 3g、枸杞 20g、元参 20g、女贞子 30g、党参 10g、麦冬 12g、五味子 10g、芦根 30g、竹茹 10g、生杷叶 30g、滑石 12g、佩兰叶 12g、建曲 6g、麦芽 10g。

四诊六剂后，空腹时舒适，大便日两次，不干，脉左寸虚，左关浮弦，左尺无力，右寸虚大稍敛，右关沉弦滑，右尺无力。党参20g、五味子6g、麦冬12g、女贞子30g、黄芪20g、建曲6g、麦芽10g、陈皮6g、生白芍12g、枸杞12g、茯苓10g、竹叶10g。十余剂后，腹部舒适，无不适。

按语： 此例上腹痛，其脉两寸虚大无力此为心肺气虚，左关浮弦为肝旺。肝木性喜条达，疏胃土以助消化，脾主运化，与胃相为表里，肝旺其条达失调，脾胃升降机能不利，气机不畅以致出现胃痛，气虚使水谷之气运行失调，故病人可以出现乏力。以石决明、川楝子清热镇肝；柴胡、当归、白芍以疏肝；黄芪加四君子汤：党参、茯苓、白术、甘草以补气；广木香、香附、砂仁理气止痛；其脉象宜滑，可加二陈。再诊胃不适，时有腹胀，右寸濡滑，左关浮弦，**此为湿热肝旺**。方剂中减黄芪、党参，仍用茯苓、白术以健脾，加用生白芍清肝敛阴；芦根、滑石清湿热；建曲、麦芽消食去满。三诊胃不痛，有时嗳气，脉两寸虚，左尺无力，此为气阴两虚，右关浮弦为胃热气不降。以党参、麦冬、五味子以补气生津；白芍、枸杞、元参、女贞子以顾阴；以芦根、竹茹、杷叶、滑石、佩兰清胃热降逆。其病情根据脉象的变化，药物也随之调整，疾病得以痊愈。

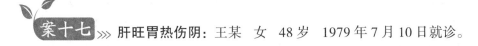 **案十七** >> **肝旺胃热伤阴：** 王某　女　48岁　1979年7月10日就诊。

三年前劳累后感上腹部疼痛，喜暖，泛酸，上腹部烧灼感，钡餐透视诊断为慢性胃炎。现食欲不振，言语无力，饭后上腹胀，大便干燥成球状，小便黄，有时背部亦感疼痛，舌白厚苔而干，脉右寸滑大，右关浮弦，左寸浮弦大，左关浮弦，**此为肝旺胃热伤阴**，法以镇肝清胃热。沙参30g、佩兰叶12g、生杷叶30g、郁李仁6g、生牡蛎25g、芦根30g、竹茹10g、麦芽10g。

再诊三剂后，上腹部略胀，食欲增加，大便干，舌白厚苔而干，扪之湿，脉左浮弦，右寸滑，右关浮弦滑。以芦根30g、竹茹10g、生杷叶30g、滑石12g、佩兰叶12g、麦芽10g、桑叶10g、菊花10g。

三诊六剂后，上腹部胀闷，偶有微痛，未有烧灼感，不吐酸，口干欲饮，舌黄而厚腻苔，脉两寸浮洪，左关浮弦，**此为肝旺心肺热**。以半夏10g、黄连6g、黄芩10g、煅石决明30g、炒川楝子10g、芦根30g、竹茹10g、佩兰叶12g、滑石12g、竹叶10g、连翘12g。

四诊四剂后，上腹部饱胀感，全身无力，食欲差，大便稀，脉右寸浮弦虚大，右关浮弦滑，左寸濡弦。以党参12g、五味子6g、麦冬10g、山楂6g、麦芽10g、建曲6g、槟榔6g、桑叶10g、菊花10g、陈皮6g、竹叶10g。

五诊四剂后，腹胀闷轻，头胀闷不适，右胁疼，大便稍干不畅，左寸浮弦，左关尺弦大，右寸滑，右关偏沉。予以桑叶10g、女贞子30g、菊花10g、建曲6g、麦芽10g、芦根30g、竹茹10g、广木香6g、陈皮10g、姜半夏6g、炒槟榔6g、炒莱菔子10g。

六诊六剂后，又感头痛，脉左浮弦，右寸弦滑。以桑叶10g、菊花10g、薄荷6g、竹叶10g、连翘12g、双花12g、桔梗6g、牛子6g。二剂后无不适。

按语： 此例肝旺胃热其脉为左浮弦，右关浮弦。肝木火旺，肝木克土，脾胃也热，肝旺失于条达，脾胃受困失于升降，以致腹痛，腹胀。热邪耗津使阴分不足，则食欲差，大便干燥，故脉象现右寸滑大。以芦根、竹茹、生杷叶清胃热降逆；生牡蛎镇肝清热；沙参育阴，郁李仁润燥下气，通大便；麦芽健胃消食。三诊上腹部胀闷，微痛，舌黄腻厚苔。两寸浮洪为心肺热，左关浮弦为肝旺，以半夏、黄连、黄芩清心肺之热，竹叶、连翘清心热；石决明、川楝子清肝热镇肝；芦根、竹茹清胃；滑石清热利湿，使热下行；佩兰芳香去污秽之浊。四诊全身乏力，大便稀，脉右寸浮弦虚大，**此为气阴虚**，以生脉散以补气生津，右关弦滑为消化不良，以建曲、麦芽、山楂、槟榔、陈皮消食和胃；桑叶、菊花清肝宣风。五诊腹胀轻，右胁痛，大便不畅，左寸浮弦，左关尺弦大此为肝旺，肝肾阴不足；右寸滑为痰饮，右关偏沉为气滞。方剂中加二陈祛痰饮；木香、槟榔以理气止痛；女贞子补肝肾阴而不滋湿。

案十八 >>> **误用温补：** 黄某　男　43岁　1954年6月12日就诊。

上腹痛疼一年余，医以虚寒予以温补多剂，病情加剧，逐渐出现消瘦，浮肿，胁背痛，气逆不眠，心辣难受，善怒畏热，大便时泄，食后即吐，其脉左弦奚，右弦数，**此为误用温补**，法以清热降逆。以竹茹 9g、黄连 6g、生杷叶 30g、知母 9g、生栀子 9g、川楝子 9g、旋复花 9g、代赭石 9g。

再诊二剂后吐止，可进食，但仍感不适。以沙参 24g、生地 24g、龟板 12g、鳖甲 12g、女贞子 30g、旱莲草 30g、桑叶 9g、丹皮 9g、双花 18g、茅根 30g、竹茹 9g、川贝母 9g、知母 9g、黄柏 6g、枇杷叶 30g、菊花 9g。服用十余剂后，皮肤瘙痒，肿见消，右耳出脓水，泄止。嘱其久服此药达三十余剂而愈。

按语： 此例脘痛误用温补，其脉弦属肝，数为肝火，弦奚为火邪耗阴，阴分虚，脉右弦数是肝阳侮胃，误於温补，益使肝阳得热横肆，肝阳火盛疏泄过度，故胁背刺痛，肝胃火盛，则使心辣难受，肝火旺必善嗔怒，一团火气自然畏热，金水失养，水道不行，所谓火盛则肿，阳升多而降少，阳不入阴，阴不为阳守，阴不和则不眠，肠火热而作泄，脾胃火热，火烁肌肉自然消瘦，胃被火邪弥漫，失其清降之职，故饮食下咽即吐，肺胃失於清降，则使气逆，肝火上冲益助虐气逆。

治疗先以清降胃火，使吐止，饮食进，脘不痛，以黄连、生栀子苦寒清火为主，生枇杷、竹茹清和胃气，并藉旋复花、代赭石以同降肝胃之气逆，川楝子解肝郁泄热，使肝火下行，以缓和侮胃之势，知母清火退热，滋肾水以缓和被火灼的阴分，又为治火盛而肿的主药。继以理气育阴清热之品而痊。

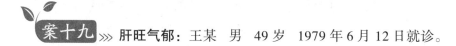

案十九 >>> **肝旺气郁：** 王某　男　49 岁　1979 年 6 月 12 日就诊。

上腹部不适已二十余年，曾在某医院做胃镜诊断为胃窦炎，自觉上腹部烧灼感，嗳气，不吐酸水，无明显腹胀，脉两寸沉，关尺浮弦，**此为肝旺气郁**，法以抑肝解郁。以白芍 12g、炒川楝子 10g、元胡 10g、石菖蒲 10g、远志 10g、芦根 30g、竹茹 10g、生杷叶 30g、佩兰叶 12g、滑石 12g、广木香 10g、香附 10g。

再诊三剂后，饭前上腹部烧灼感，有时嗳气，脉右寸偏沉滑大，右关浮弦洪大，左寸偏沉，左关弦。以芦根30g、枳壳10g、广木香10g、麦芽10g、生杷叶30g、竹茹10g、白芍20g、石菖蒲10g。

三诊六剂后，仍有烧灼感，肝区胀痛，脉左浮弦，右寸沉，右关浮弦滑。以柴胡6g、黄芩10g、白芍20g、芦根30g、竹茹10g、生杷叶30.g、麦芽10g、广木香6g、香附6g。

四诊六剂后，腹痛腹胀已减，有时腹泻，消化不好，食欲可，脉左寸浮洪，左关浮弦，右寸沉弦滑，右关浮弦洪。以广木香6g、香附10g、芦根30g、枳壳6g、滑石12g、生杷叶30g、竹茹10g、麦芽10g、柴胡6g、黄芩10g、白芍30g、佩兰叶12g。六剂后，腹部无不适。

按语：此例脉两寸沉为气滞，左关尺浮弦为肝旺，**此为肝旺气滞。**肝旺使其疏泄机能失利，气机郁滞，心气亦不畅。肝阳乘脾胃，胃也热，胃热其气不降，因而出现上腹部烧灼感，嗳气。以白芍泻肝热；金铃子散清热疏肝止痛；石菖蒲、远志解心气郁滞安神；芦根、竹茹、生杷叶清胃热降逆；滑石清热使热下行；广木香、香附行气止痛。

案二十 》》 **内热久郁：**马某　男　50岁　1980年12月3日就诊。

患有慢性胃窦炎十余年上腹部隐痛，服用中药半年余，以益气和血之类的药物症状不改善，又感全身发凉以两脚明显，厌冷食，喜暖，一医以中寒予以全鹿丸、附子理中丸等温热药服用十余天，自觉全身发冷更重，胸闷，体重下降，时有早搏，舌尖红，脉右寸沉洪滑，右关弦滑有力，左寸沉洪，左关尺浮弦劲，**此为内热久郁，**法以解郁清热。以川贝母15g、枳壳10g、桔梗10g、姜半夏10g、栝楼20g、生薏米30g、石决明30g、川楝子10g、黄连6g、制龟板12g、石菖蒲10g、远志10g、郁金10g、女贞子30g、珍珠母30g、生白芍15g。三剂

再诊腋下怕冷，全身冷怕风，易饥，小腹痛，脉右寸沉弦洪滑，右关浮弦滑，左寸沉弦洪，左关尺浮弦劲，以川贝母15g、枳壳10g、桔梗10g、姜半夏10g、栝楼25g、黄连6g、珍珠母30g、石菖蒲10g、生白芍25g、川楝子10g、青皮10g、制龟板12g、远志10g、甘草3g、丹皮10g、

栀子10g、竹茹10g、芦根30g。五剂

三诊服药后大便畅，色正，腋下冒热气，上腹部嘈杂，易饥饿，反胃，烧灼痛感，以中午明显，时有盗汗失眠，脉右寸沉洪滑弦，右关浮弦劲，左关尺浮弦劲，以川贝母15g、姜半夏10g、黄连6g、栝楼15g、石斛15g、芦根30g、竹茹10g、生杷叶30g、蒲公英10g、木香10g、香附10g、丹皮10g、栀子10g、石决明30g、生白芍15g、生牡蛎25g、制龟板12g、麦冬12g、知母12g、女贞子30g。五剂

四诊自觉躁热汗出，以上半身明显，上腹部症状减轻，大便干不畅，腰酸痛，舌薄白腻苔，脉右寸沉洪滑，右关浮弦，左寸沉洪，左关尺浮弦劲，以川贝母15g、姜半夏10g、栝楼25g、黄连6g、黄芩10g、麦冬12g、芦根30g、竹茹10g、生杷叶30g、石斛15g、生白芍15g、制龟板12g、地骨皮20g、知母10g、生牡蛎30g、制鳖甲12g。五剂

五诊全身发冷改善明显，仅在天冷阴天时稍有感觉，口腔溃疡，牙痛，口干眼球痛，头皮痛，自汗，上腹部痛嘈杂，反酸，饥饿感明显，舌尖红，脉右寸沉洪滑，右关浮弦劲，左寸洪，左关浮弦，以川贝母10g、生石膏2og、知母12g、花粉20g、夏枯草10g、姜半夏10g、黄连6g、生牡蛎30g、枳壳10g、木香10g、香附10g、芦根30g、石斛15g、制龟板12g、制鳖甲12g、地骨皮12g、桑叶10g、菊花10g、薤白6g。五剂

六诊反酸，上腹部烧灼感隐痛，口臭，潮热，饭后明显，伴有自汗，时有胁痛，脉偏数，右寸偏沉弦洪，右关浮弦洪，左寸偏沉洪弦，左关浮弦奠，以川贝母9g、枳壳10g、芦根30g、竹茹10g、生杷叶30g、石斛15g、陈曲10g、炒麦芽10g、煅瓦楞子15g、蒲公英12g、木香10g、香附10g、地骨皮10g、制鳖甲12g、佛手10g、滑石12g、佩兰叶12g、生白芍15g。

七诊反酸，上腹部隐痛均减，眩晕自汗，头面部热，两胁时有痛疼，右寸浮弦滑大，右关弦劲，左关尺浮弦劲，*此为气机已畅，肝胃热，阴虚火浮*。法以清热抑肝育阴。以沙参25g、天冬12g、石斛15g、芦根30g、竹茹10g、生杷叶30g、煅石决明30g、生牡蛎30g、制龟板12g、制鳖甲12g、生白芍15g、地骨皮20g、川楝子10g、当归10g、天竺黄12g、生桑枝15g、丝瓜络10g、元参25g。五剂

八诊症状明显减轻，继以育阴清热镇肝之剂一月后症状消失。

按语： 此例上腹痛多年，本为肝旺气滞，以疏肝理气之法即可治愈，前医以滋腻之品阻塞气机，清阳不司旋运，辛热之品伤阴热益盛，药入口胃首当其中，胃火盛助起心君之火，肝阳不驯乘机与心胃之火燔津为痰，盘踞胸中，升降之机亦室，气机不能流行故全身发冷，热邪越盛，气机愈滞，故其脉沉洪滑。以川贝母、枳壳、桔梗、菖蒲、郁金、远志以理气解郁；小陷胸汤：半夏、黄连、栝楼清热蠲痰；芦根、竹茹、生杷叶清心胃之热；珍珠母、石决明以清热镇肝；白芍敛阴平肝；龟板、鳖甲补心肝，滋阴潜阳；三诊腋下冒热气，大便通畅，上腹部嘈杂烧灼感，*此为气机稍有通畅，热像渐显现出，胃热明显*，以理气清热祛痰之剂中加蒲公英、丹皮、栀子清肝胃之热，石斛、麦冬以育阴，木香、香附理气止痛。七诊脉象已经浮出，上腹部痛疼已减，出现眩晕自汗，头面部热，为阴虚火浮，两胁时有痛疼，左关尺浮弦劲为肝热阴不足，右寸滑大为肺阴不足，右关弦劲为胃热胃阴不足，以清肝胃之热，镇肝育阴之药病愈。

食道裂孔疝二例

 案一 >>> **肝胃热：**舒某　男　21岁　1973年4月17日就诊。

胸骨后及上腹部烧灼感已半年余，曾到某医院检查诊断为食道裂孔疝，建议用中药治疗，脉左关浮弦，右关浮弦滑，**此为肝胃热气不降**，予以清热降逆。煅石决明24g、炒川楝子9g、栀子6g、芦根30g、竹茹9g、生杷叶30g、陈皮9g、黄连6g、吴茱萸3g、蒲公英30g。

再诊六剂后，烧灼感减，脉同前。予以芦根30g、竹茹9g、生杷叶30g、陈皮9g、川楝子6g、栀子6g、黄连6g、蒲公英18g。继用清热降气之剂连续服用十余剂，未有不适。

按语：此例其脉左关浮弦，右关浮弦滑，**此为肝胃皆热**，肝疏泄失司，胃热其气不降，故胸部及上腹部烧灼感明显。以石决明、川楝子清肝热镇肝阳；栀子清心肝之热；左金丸：吴茱萸、黄连清肝热；芦根、竹茹、生杷叶清胃热降逆；蒲公英甘平入胃，清胃热。肝胃热清，气降通畅，症状消失。

 案二 >>> **气郁胃热：**徐某　男　28岁　1967年12月1日就诊。

食道裂孔疝术后一年，术后感呃气较少，半年前因感冒食欲不振，刀口疼，经常感左上腹疼，口出凉气，口干，脉右寸偏沉，右关浮弦洪，**此为气郁胃热**，法以清调。炒枳壳9g、生杷叶30g、芦根30g、竹茹9g、荷梗 6g、麦芽 6g、佩兰叶 12g。

再诊二剂后，一剂服后感胸腹舒，上腹部仍疼，口出凉气，脉右寸滑，沉浮不定，关浮弦滑。佩兰叶 12g、炒枳壳 6g、半夏 6g、橘红 6g、竹茹 9g、生杷叶 30g、芦根 9g、荷梗 6g、麦芽 6g、生牡蛎 24g。

三诊三剂后，昨夜突然腹中难受，吐出很多黏痰，左胁疼，呃气很轻，腹不疼，仍出凉气，脉右寸沉滑，关弦，**此为气郁痰滞**。炒枳实 6g、半夏 9g、橘红 9g、广木香 6g、生香附 9g、代代花 6g、佛手花 6g、天花粉 18g、知母 9g。

四诊三剂后，服药后腹舒排气，黏痰减少，左胁疼憋气，仍出凉气，饭后腹似疼，小腹稍疼，脉右寸浮沉不定，左关尺弦。上方加炒青皮 6g、竹茹 9g。

五诊三剂后，左胁疼大减，饭后腹胀，不吐黏痰，仍憋气，出凉气减轻，舌白厚苔见化，脉右寸沉滑。炒枳实 6g、半夏 9g、橘红 9g、广木香 6g、生香附 18g、代代花 6g、佛手花 6g、花粉 18g、竹茹 9g、陈曲 9g、麦芽 9g、炒莱菔子 6g、杏仁 9g。三剂后无明显不适。

按语：此例其脉为右寸偏沉，右关浮弦洪**此为气郁胃热**，气郁使热邪壅滞，故口出凉气，胃热其升降失利，故感上腹部痛疼。以枳壳理气；生杷叶、竹茹、芦根清胃热降逆；荷梗宽中理气；再诊右寸滑，沉浮不定，**此为痰邪阻扰气机**；加二陈以祛痰饮；关浮弦滑为肝旺，加牡蛎以清肝镇肝。以清肝理气蠲痰之法而痊。

腹 痛

 案一 >>> **久病胃气郁：** 李某　男　29 岁　1953 年 1 月 10 日就诊。

腹痛不欲饮食，伴有胸闷不适，大便坚已一月余，脉缓，右寸沉，右关浮弦，**此为久病胃气郁滞**，法以调气祛湿。方以广木香 6g、槟榔 9g、杏仁 9g、枳实 9g、苍术 9g、神曲 9g、吴茱萸 1.5g、黄连 1.5g、生香附 9g。

再诊二剂后，大便行，胸腹舒，继以理气和肝胃。广木香 6g、枳实 9g、陈皮 9g、苍术 9g、生香附 9g、神曲 9g、香橼皮 6g、槟榔 9g。

按语：《症因脉治》："痛在胃之下，脐之四旁，毛际之上名曰腹痛；若痛在胁肋，曰胁痛；痛在脐上，则曰胃痛。"《临证指南医案》指出腹痛有关脏腑，"大都在脏者，以肝脾肾为主；在腑者，以肠胃为先。"此例脉缓，为湿，右关浮弦此为肝阳扰胃。肝阳扰胃，肝疏泄脾胃过盛，脾与胃相表里，脾其运化水湿无力，水湿盛。此病久湿，胃郁气机，腑气通降不利故胸闷，腹痛，便坚。以苍术燥湿解郁；杏仁宽胸利肺；木香、香附、枳实、槟榔行气止痛解气郁；神曲开胃化水谷解食郁；左金丸：吴茱萸、黄连以疏肝和胃。湿郁除，气机畅通，痛疼止。

 案二 >>> **肝旺胃肠热：** 宿某　男　31 岁　1953 年 9 月 15 日就诊。

腹部烧灼感，不欲饮食，睡眠差已十余天，脉左关尺浮弦，右关浮弦，**此为肝旺胃肠热**，法以清调。芦根 30g、香橼皮 5g、竹茹 9g、生杷叶 9g、荷梗 6g、生白芍 9g、法半夏 3g、青皮 3g、蒲公英 12g。二剂而愈。

按语：此例脉为左关尺浮弦为肝旺，右关浮弦为胃肠热，肝旺肝木乘脾土，脾胃热盛，胃与大肠相通，胃热肠亦热。肝旺其疏泄升发太过，而致腹部不适，胃肠热故腹部烧灼感，不欲饮食，胃不和则卧不安，故睡眠差。以白芍泻肝；香橼、青皮疏肝理气；芦根、竹茹、杷叶、蒲公英清胃肠之热降逆；荷梗理气行津；少量半夏解郁降逆气。

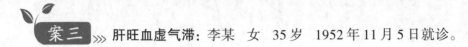

案三 >>> **肝旺血虚气滞：**李某　女　35岁　1952年11月5日就诊。

胸痞发烧，回盲部作痛两天，既往患慢性阑尾炎三年，脉左寸关浮弦奥，右寸沉弦，**此为气滞肝旺血虚**，法以调气养血清肠热。方以广木香 5g、枳壳 6g、生香附 9g、桃仁 6g、丹皮 6g、川楝子 6g、当归 5g、冬瓜子 9g、青皮 5g、生军 6g、生白芍 9g、双花 9g。

再诊一剂后，服药后大便二次，屎黑，左关浮弦滑，右寸沉，**此为气郁湿盛**。广木香、枳壳各 6g、生香附 9g、茯苓 9g、生白芍 18g、青皮 9g、炒薏仁 24g、泽泻 9g、香橼皮 5g、川楝子 5g。

三诊二剂后，腹痛大减，脉左寸数，左关浮弦数，右寸浮数，右关沉。以和胃疏肠抑肝。方以半夏 3g、川连 3g、陈皮 9g、黄芩 9g、广木香 6g、砂仁 6g、神曲 9g、生栀子 3g、丹皮 3g、生白芍 24g、青皮 9g、麦稻芽各 9g、茯苓 9g、泽泻 9g、炒薏仁 24g、香橼皮 6g、生香附 9g。

四诊一剂后，脉不数，予以通肠理气。生香附 9g、枳壳 9g、广木香 6g、茯苓 9g、青皮 9g、生白芍 18g、泽泻 9g、香橼皮 6g、川楝子 9g、炒薏仁 30g。

五诊一剂后，痛减，心烦，上方加生栀子 6g、丹皮 6g、神曲 9g、麦芽 9g。

六诊三剂后，感腰痛，白带多，以抑肝和胃理气通肠。广木香 6g、枳壳 9g、生香附 9g、陈皮 9g、神曲 9g、苍术 6g、砂仁 6g、生白芍 18g、麦芽 9g、茯苓 9g、香橼皮 6g、青皮 9g、川楝子 9g、生栀子 6g、丹皮 9g、炒薏仁 30g、泽泻 9g、炒褐色黄柏 6g。

七诊左腹痛，带如同前，以理气抑肝清热和胃肠。炒褐色黄柏 6g、茯苓 9g、泽泻 9g、炒薏仁 30g、陈皮 9g、神曲 9g、青皮 9g、枳壳 9g、川楝子 9g、砂仁 6g、生栀子 6g、丹皮 6g、广木香 6g、生香附 9g、生白芍 9g、香橼皮 6g。三剂诸证皆消。

按语： 胸痞发烧，下腹部痛疼，脉左寸关浮弦奭，为肝旺血虚，右寸沉弦，为气滞，其右关脉宜弦实，此为肠热。肝旺其疏泄失常，肝气郁结，气郁则热，胃肠热，则腑气不通，故腹部作痛。肝络于胸外，经络不通故胸痞。肝藏血，肝旺其调节血量的平衡失调而现血虚发热。以广木香、枳壳、香附以调气止痛；杏仁宽胸通肠；白芍泻肝热，川楝子疏肝清热；青皮疏肝行气，治下腹痛；当归、白芍养血；用大黄牡丹汤：桃仁、丹皮、冬瓜子、大黄以泻热破瘀，散结消肿；双花清热散结。再诊服药后大便二次，其脉左关浮弦滑，右寸沉，**此为气郁湿盛，大便通泄**，宜解气郁，原方加用薏仁、泽泻、茯苓以淡渗祛湿。继用通肠理气抑肝之剂而愈。

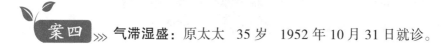

案四 >>> **气滞湿盛：** 原太太　35 岁　1952 年 10 月 31 日就诊。

腹痛，心跳，身上发木，痛疼已三天，脉两寸沉，**此为气滞湿盛**，法以祛湿理气。方以石菖蒲 9g、茯苓 9g、泽泻 9g、枳壳 9g、广木香 6g、生香附 9g、土炒白芍 15g、甘草 3g、炒薏仁 24g。三剂诸恙皆消失。

按语： 此例其脉两寸沉为心肺气滞，心肝为子母脏，心气郁滞，肝气亦不畅，肝条达气机不畅，故腹痛。心肝气郁，心脉不畅则感心跳不适。其脉宜滑细，此为湿盛，湿盛气滞阻滞经络及肌肤，脉络不畅故身上发木、痛疼。以石菖蒲、枳壳、广木香、香附理气解郁止痛；茯苓、泽泻、薏仁淡渗祛湿；白芍、甘草缓中止痛。

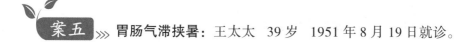

案五 >>> **胃肠气滞挟暑：** 王太太　39 岁　1951 年 8 月 19 日就诊。

气短，腹不舒，头昏时感寒热，食后不安，脉左寸浮大，右寸沉，**此为胃肠气滞挟暑**，法以调气清暑热。方以佩兰叶 9g、枳壳 6g、陈皮 6g、川贝母 6g、益元散 9g、神曲 9g、麦芽 6g、桑叶 9g。二剂而愈。

按语：此例脉右寸沉为胃气滞，左寸浮大，此为感受暑热，胃与大肠相通，胃气滞，肠气亦滞，故腹部不适，食后不安。适逢暑天感受热邪，暑热首先犯肺，故感气短，寒热。热邪上扰头窍故感头昏。暑天多湿，暑湿相搏，则应有舌苔厚腻，口干不欲饮等症状。以川贝母、枳壳解郁理气；益元散清热利湿，治暑热；陈皮理气和胃；陈曲、麦芽消导和胃；桑叶甘寒入胃肠，清热祛风。

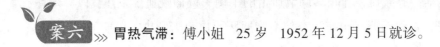

案六 >>> **胃热气滞：**傅小姐　25 岁　1952 年 12 月 5 日就诊。

腹闷胀发烧，进食明显加重两天，脉右寸沉，右关浮弦数，**此为胃热气滞**，法以理气清胃热。方以黄芩 9g、砂仁 9g、广木香 6g、苏梗 6g、厚朴 3g、竹茹 9g、陈皮 9g、生杷叶 9g。二剂病愈。

按语：此例右寸沉为气滞，右关浮弦数为胃热。胃热气滞，热邪结于胃中，以致升降失常故腹闷胀而发热。气机郁滞，腑气不行，因此进食时症状明显加重。以黄芩清中焦胃之热；竹茹、杷叶清热降逆，清和胃气；木香、厚朴、砂仁理气除满止痛；苏梗下气开胃。

案七 >>> **肝火气滞：**唐某　男　45 岁　1951 年 12 月 17 日就诊。

右腹部痛疼，或串痛于胁、胸、小腹部，心烦一周，脉左寸浮数，左关浮弦数，右寸沉数滑，右关浮弦数，**此为肝火气滞**，法以抑肝理气。方以广木香 6g、枳壳 9g、桔梗 9g、生香附 9g、栝楼 30g、生白芍 24g、生栀子 6g、丹皮 6g、楝实 9g、香橼皮 9g、甘草 3g、青皮 9g、竹茹 9g、桔叶 9g。

再诊二剂后，惟胁痛，脉左关尺浮弦数，右寸滑，右关浮弦。方以旋复花 9g、半夏 6g、栝楼 15g、新绛 1.5g、归须 3g、丹皮 9g、生栀子 9g、生白芍 18g、青皮 9g、桔叶 9g、楝实 9g、甘草 3g、广木香 6g、生香附 9g。

三诊三剂后胁痛已减轻，食欲差，脉左浮弦，右寸偏滑，右关浮弦奥，**此为肝火已减，热伤胃之清和之气**。以白芍12g、甘草3g、丹皮6g、栀子6g、半夏6g、栝楼12g、芦根15g、竹茹9g、生杷叶15g、荷梗9g、麦芽9g、香附9g、川楝子9g。五剂后症状消失。

按语： 此例腹痛并串痛，心烦，其脉左寸浮数，左关浮弦数，此为心肝火旺，右寸沉滑数，右关浮弦数，此为肺胃热气滞痰生。肝火旺其疏泄过度，而致循经之处：胁肋、胸、小腹部串痛，肝木生心火，心火盛故心烦。心肝火盛，火克金，木克土，以致肺胃皆热。热火生痰，痰滞气机，腑气不畅则腹痛。以丹皮、栀子清心肝之热；白芍合甘草抑肝和土；川楝子、青皮清热疏肝；木香、枳壳、香附、香橼皮理气止痛；竹茹清胃热；桔叶疏肝行气，化痰散结；栝楼清热祛痰柔肝。再诊惟胁痛，脉左关尺浮弦数，右寸滑，右关浮弦，**此为肝着**。《金匮要略》："肝着其人常欲蹈其胸上，先未苦时，但欲饮热，旋复花汤主之。"肝着为肝气血郁滞，气注于肺中，肝气横厥，其病在肺。以上方甘润柔肝、辛散疏气之法加旋复花、新绛降逆活血通络；半夏、栝楼祛痰宽胸；新绛即为茜草根，味苦寒，归心肝经，行血止血，通经活络，止咳祛痰。

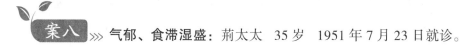 **案八** >>> **气郁、食滞湿盛：** 荆太太　35岁　1951年7月23日就诊。

腹痛脐冷，恶食，气短胸闷，大便日数行，量少而不畅，小便量少已两天，脉左关弦细，右寸关沉，**此为气郁食滞湿盛**，主以疏导。广木香6g、砂仁6g、神曲9g、槟榔6g、紫豆蔻6g、苍术9g、陈皮9g、茯苓9g、麦芽9g、厚朴6g、泽泻9g、香橼皮6g。二剂症减。

按语： 此例大便日数行，其脉细为湿盛，右寸关沉为气郁、食滞。湿盛为脾运化水谷失调，水湿滞留，阻滞胸中之气，故感胸闷气短。阻滞腑气则感腹痛脐冷。肺主治节，肺气郁滞使大便不畅，小便量少。食滞于胃中则感恶食。以木香、槟榔、紫豆蔻、香橼皮解气郁；平胃散：苍术燥湿健脾，陈皮健脾燥湿化痰，厚朴解湿郁除满；茯苓、泽泻淡渗祛湿；陈曲、麦芽消导化食。

案九 >>> **胃郁痰热**：王某　女　54岁　1967年12月2日就诊。

　　腹胀痛，胸闷，头晕，口有臭味，吐酸水，口干不欲饮水三天，脉右寸浮洪滑偏数，右关弦滑偏沉，左关浮弦，**此为胃郁痰热，法以清调**。佩兰叶12g、芦根30g、橘红6g、半夏6g、炒枳实6g、竹茹9g、黄芩6g、黄连6g、炒栀子6g、栝楼30g、煅瓦楞子12g、生牡蛎24g。三剂后无不适。

　　按语：此例其脉右寸浮洪滑数为内有痰热，右关弦滑偏沉为胃气郁，左关浮弦为肝旺。痰火盛阻滞气机，胸气不畅而胸闷。腑气不畅而腹胀。热邪扰胃以致口臭吐酸。痰饮内留故口渴不欲饮。以半夏、黄芩、黄连、栝楼清热豁痰宽胸；栀子清心肝之热；枳实行气止痛；芦根、竹茹清热祛痰；橘红、半夏祛痰和胃；生牡蛎镇肝清热；煅瓦楞子制酸止痛。

 案十 >>> **气滞痰火**：于某　女　23岁　1979年10月12日就诊。

　　上腹部胀痛放射于背部，嗳气已二年余，颈部发热，头发胀，恶心，食欲尚可，烦躁，口中无味，胸闷，手足无力，脉左寸洪滑，左关沉弦，右寸沉洪滑，右关浮弦，**此为气滞痰火为病**，以清热祛痰。半夏10g、黄连10g、黄芩10g、枳壳10g、桔梗10g、竹茹10g、生杷叶30g、陈皮10g、旋复花10g、麦芽10g、神曲10g。

　　再诊自觉上腹痛减，仍感头项部痛疼，脉右寸沉洪滑，右关沉弦滑，左寸沉滑，左关尺浮弦。以杏仁10g、枳壳10g、广木香10g、香附10g、芦根30g、竹茹10g、生杷叶30g、竹叶10g、连翘12g、双花20g、葛根3g。

　　三诊三剂后，右季肋疼痛，经常嗳气，有时头项痛，食欲可，脉右寸滑，右关尺沉，左寸弦滑，左关尺沉弦。以姜半夏10g、陈皮10g、旋复花10g、广木香10g、香附10g、茯苓10g、红花6g、香橼皮10g。

　　四诊六剂后，嗳气减轻，右季肋部及少腹隐痛，大便尚可，口苦，口干不欲饮，背部酸痛，心烦，食欲可，脉右寸滑，右关沉，左寸弦滑，左关尺弦。以炒川楝子10g、元胡10g、柴胡6g、半夏10g、黄芩10g、竹叶10g、茯苓30g、栀子10g、芦根30g、竹茹10g、旋复花10g、红花6g、广木香 10g、香附 12g。六剂后，嗳气消失，不感腹痛。

按语：上腹胀痛放射背部，嗳气伴有发热，头胀，恶心，烦躁，胸闷，乏力，其脉两寸洪为心肺热，滑为痰，右寸沉为气滞。心肺感受热邪，故感发热，烦躁，热邪燔津为痰，痰火盛阻滞气机，上逆于头脑致头胀，阻滞于肺气感胸闷，心肺热盛脾胃受尅，脾胃热使其升降失常而致腹痛、恶心。以半夏、黄连、黄芩清热祛痰；枳壳、桔梗宽胸解郁；竹茹、杷叶清胃热降逆除痰；旋复花消痰降逆，陈皮理气和胃；陈曲、麦芽和胃消导。继以清热理气蠲痰之剂而愈。

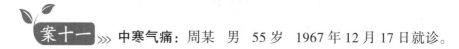 **中寒气痛：**周某　男　55岁　1967年12月17日就诊。

小腹疼，以绕脐周围疼痛，疼重时感有气向上冲至两胁作疼，有时自上腹部向下疼，呃气，病已二十余年，近三月加重，畏冷食，纳食少，脉迟，右关弦紧似刃，右寸沉滑，**此为中寒气痛，**法以理气温中散寒。予以炒白术 9g、干姜 6g、炙甘草 3g、附子 6g、良姜 6g、广木香 9g、炒青皮 6g、炒元胡 6g、香附 9g、半夏 6g、陈皮 6g。带药回即墨服用十二剂后来信，腹疼已消失。

按语：此例其脉迟，右关弦紧似刃为中寒，右寸沉滑为气郁痰湿。中寒脾阳不振，脾运化水谷失司，化气血之功能不利，气血不能熙养脏腑，腹部经脉失于温养，络脉不和，不荣而痛故腹痛。中寒则畏冷食，纳食少。正邪交争，正盛时痛止，邪盛时痛作。以附子、干姜、良姜以温养脾阳；白术、甘草健脾和中；广木香、香附理气止痛；元胡、青皮疏肝行气止痛；二陈祛痰饮。

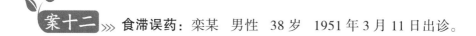 **食滞误药：**栾某　男性　38岁　1951年3月11日出诊。

五天前食驴肉饮大量烧酒，又饱啖牛肉饺子，由此腹痛，某医诊为下寒，予附子理中汤二剂，腹痛未减，又以为下焦寒甚，非用大热药不足以暖寒，加附子 24g、肉桂 12g服二剂后，腹胀痛欲裂，目视灯光向下，邀我诊之，

内
科

患者恶食，五日未大便，舌苔干黄，腹部胀硬拒按，脉弦实滑数，**此为饱食积滞，热药火结**，服药需要泻下，而疾可愈，嘱其便泄后，口唇宜如火灼表现勿惊。方以大黄18g、枳实6g、厚朴9g、神曲9g、麦芽9g、山楂9g、芒硝12g冲入药汁。

再诊服一剂后，大便黑屎三次，再服一剂大便黑黄黏粪六次，腹胀痛大减，按之腹部较奭，唇周围起豆大红点，舌苔润仍黄，脉弦数，**其积滞之热未净**，以大黄9g、芒硝6g、栀子9g、黄芩9g。

三诊服三剂后，腹胀痛消失，欲纳食，但唇周围溃疡，舌苔白微黄，脉两寸浮洪，方以竹叶9g、连翘12g、黄芩6g、栀子6g、甘草6g、桔梗6g、薄荷1.5g、银花30g服三剂，唇部溃疡逐渐消失。

按语： 此例因为饮食不当而致食滞腹痛，其脉右关宜沉滑，前医误以下寒而用热药并加量，出现腹胀欲裂，恶食，五日大便未下，舌苔干黄，腹硬拒按，其脉弦实滑数，**此为痞满燥实，热药结于肠间**，以大承气汤以泻下，神曲、麦芽、山楂以消食滞。再诊大便数次，口唇周围有大红点，此为附子、肉桂、干姜之热毒向外宣泄，继以清余热。三诊口唇周围出现溃疡，脉两寸浮洪，**此为余热冲炎于上**，以凉膈散加减清上焦之热而愈。

鼓　胀

 >>> 气郁痰火：王某　女　53岁　1967年11月11日就诊。

腹部胀大，饭后腹胀加重，劳动则咳嗽吐痰，气短，有时目眩半小时，恶心，夜间口苦干，大便正常，小便量较少，腹中感有气串疼，不欲饮水，不欲纳食，时有心烦如火燎状，舌白挟黄薄苔，前部有小红点，脉左寸浮洪滑数，右寸沉洪滑数，右关沉弦数，**此为鼓胀，气郁痰火所致**，法以理气清热蠲痰。予以炒栀子6g、竹叶9g、连翘12g、黄芩6g、半夏6g、陈皮6g、黄连6g、枳实壳各6g、广木香9g、香附9g、陈曲9g、麦芽9g、炒莱菔子9g、竹茹9g。

再诊二剂后，腹胀减轻，口干咳嗽已减，痰量少，腹中有饥饿感，不烦躁，舌黄苔已化，小红点消失，脉右寸浮洪滑偏数。上方加芦根30g、生杷叶9g。

三诊三剂后，腹胀已消，但有阻塞感，有时口苦，口干欲饮，脉左寸洪，左关浮弦，右寸沉洪，右关浮弦滑。以广木香9g、香附9g、枳壳6g、芦根30g、竹茹9g、生杷叶30g、麦芽9g、佩兰叶12g、炒槟榔6g、神曲6g、焦山楂6g、煅石决明30g。十余剂后，腹胀已消失。

按语：《伤寒杂症》："诸书所谓鼓胀、水胀、气胀、血胀之病名虽不同，其实则一也。"此例腹胀，咳痰，小便量少，腹部串痛，心烦，舌白挟黄薄苔，前部有小红点，其脉左寸浮洪滑数为心火盛，右寸沉洪滑数，右关沉弦数，此为肺胃热而气郁。心主神明，心火盛，心宫热故心烦如火燎状，火（热）邪燔津为痰。心火克肺金，心火盛肺受累，肺热出现咳嗽吐痰，肺通调水道之失调，故小便少，痰火阻滞气机使脾胃升降

内科

之机能失常，而致腹胀、腹中气串疼。以半夏、黄连、黄芩泻心火蠲痰饮；竹叶、连翘清心热；栀子清心肺之热，使热邪下行；木香、枳实、香附理气止痛除满；枳壳理气宽胸；二陈除痰理气；莱菔子祛痰利气止咳；竹茹清胃热；陈曲、麦芽消导健脾胃。以理气清热之剂腹胀消失。

案二 ≫ **气郁湿热：**毛某　女　45岁　1967年11月12日就诊。

腹部胀大如鼓，饭后腹胀加重，呼吸不利，脊背亦胀，两肩发沉发胀，左上肢麻木，两胁疼，右胁疼重，小便频数，量少，口干不欲饮，全身沉重病发一年，加重三月，脉濡，右寸滑，右关沉，**此为鼓胀，气郁湿热**，法以理气清利湿热。予以广木香9g、炒枳实6g、半夏6g、陈皮6g、芦根30g、杏仁9g、通草6g、竹叶9g、连翘12g、滑石12g、炒薏仁30g、槟榔9g、炒莱菔子9g、陈曲9g、麦芽9g。

再诊三剂后，小便较多，饭后憋气减轻，肩部不沉不胀，心烦胸闷，过去大便日五六次，服药后大便三四次，经常失眠，脉两寸浮洪滑数，右关沉。予以上方去杏仁，加黄芩6g、黄连6g、炒栀子6g。

三诊四剂后，上肢发麻减，服后腹胀减轻，不欲活动，大便日二三次，纳食尚差，胸不闷，口发热，不欲饮水，脉右寸浮洪滑数，右关沉。以半夏6g、黄芩6g、炒栀子6g、广木香9g、枳实9g、陈皮9g、芦根30g、杏仁9g、通草6g、竹叶9g、连翘12g、滑石12g、炒薏仁30g、槟榔9g、陈曲9g、麦芽9g、炒莱菔子9g。

四诊三剂后，下午腹胀，右胁疼及左上肢发麻较前减轻，不知饥饿，口不发热，脉右寸浮洪滑，右关弦滑。法以调气和胃。炒枳实壳各6g、广木香9g、炒莱菔子9g、半夏6g、陈皮6g、陈曲9g、麦芽9g、槟榔9g、香附9g、杏仁9g、通草6g、滑石12g、芦根30g、佩兰叶12g。

五诊三剂后，腹胀减，午饭后有腹胀感，夜间左上肢发麻，头疼在额项后，口不发热而发干，不欲饮水，仍不知饥饿，睡眠少，小便后欲便，尿赤黄色，脉右寸浮洪滑，右关沉弦滑。予以半夏6g、黄芩6g、炒栀子6g、竹叶9g、连翘12g、陈皮6g、枳实6g、通草6g、滑石12g、芦根

30g、广木香 9g、炒莱菔子 9g、香附 9g、杏仁 9g、厚朴 9g。

六诊三剂后，腹胀大减，左上肢麻木减轻，睡眠三四小时，心烦，脉右寸洪滑减，右关沉。继服上方五剂后症状基本消失。

按语： 患者腹胀，呼吸不利，肩沉发胀，肢体麻木，小便频数而量少，口干不欲饮，全身沉重感，其脉濡，右关沉，**此为脾胃气滞，湿热**。脾气郁滞，其转输之官失职，胃虽受谷，不能运化，清浊相混，隧道壅塞郁而为热，热留与湿，湿热相生遂成胀满即鼓胀。湿邪遏伏气机故感痞闷，胁痛，呼吸不利，倦怠，肢体沉重，麻木。以木香、枳实、槟榔理气解郁止痛；芦根、滑石、薏仁、通草清热利湿，使热邪下行；杏仁宽胸理气；二陈祛痰饮。再诊小便量较多。大便次数多，心烦胸闷，常失眠，脉两寸浮洪滑数，**此为心肺火盛，痰生**。上方加黄芩、黄连合半夏泻心蠲痰，继以清热蠲痰理气之剂而愈。

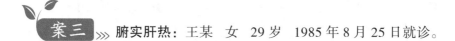

案三 >>> **腑实肝热：** 王某　女　29岁　1985年8月25日就诊。

胸闷腹胀至极，烦躁不安，大便不通，不排气，小便不利已三天，曾服用利尿理气助消化之药品，症状加重。全腹部膨隆，按之难忍，叩鼓。舌棕黄色厚苔，脉数，右寸偏沉濡滑，右关沉洪有力，左脉浮弦。**此为腑实肝热，宜急下之**。以厚朴 10g、枳实 10g、大黄 12g、芒硝 10g 冲服、丹皮 10g、栀子 10g、芦根 30g、竹茹 10g、黄芩 10g、木香 10g、柴胡 6g、当归 12g、白芍 12g、滑石 12g、佩兰 12g、枳壳 10g、桔梗 10g。

再诊服一剂后，感到腹部凉凉的很舒服，次日排便二次，肚子变软，二剂后腹胀胸闷基本消失。口渴欲饮，烦躁，舌痛，小便少，下肢沉重，凹陷水肿明显。舌呈黄白厚苔，脉数，右寸濡滑，左脉浮弦爽。以生石膏 25g、知母 12g、滑石 12g、佩兰 12g、花粉 20g、枳壳 10g、黄连 6g、莲子心 10g、泽泻 10g、茯苓 10g、猪苓 10g、薏米 30g、栀子 10g、竹叶 10g、芦根 10g、柴胡 3g、当归 12g、白芍 12g。

三诊三剂后小便次数多，下肢浮肿已消失，自觉下腹鼓胀不适，大便两天一次，稍干，小便量少而热，脉数，右寸滑大，右关浮弦，左寸洪弦，左关浮弦细。以生石膏15g、知母12g、沙参30g、麦冬12g、百合12g、木通3g、竹叶10g、丹皮10g、栀子10g、当归12g、白芍12g、生地12g、芦根30g、竹茹10g、炒川楝子10g、青皮10g、元胡10g、木香10g。

四诊二剂后头痛睡眠梦多，半夜易醒，不安，心慌眼干，分泌物多，视物不清，腹胀，晨起恶心，口苦，大便两天一次，成型，今晨便稀，气秘，小便黄不热，全身出汗多，舌黄白薄苔，脉左寸沉奥，左关尺弦奥，右寸沉弦奥，右关浮弦奥。以木香10g、槟榔10g、陈皮10g、滑石12g、麦冬12g、芦根30g、竹茹10g、生杷叶30g、黄芩10g、佩兰12g、炒麦芽10g、荷梗10g、陈曲10g、生牡蛎30g、生龙骨30g、当归12g、白芍12g、竹叶10g、茯苓10g、炒川楝子10g、浮小麦30g。

五诊三剂后头不痛，睡眠稍好，但感胸闷，心慌，上腹胀重，嗳气排气，晨起恶心，进食腹胀明显，大便干，费力，气秘，稍热，小便黄，畅但量不多，喜冷辣味，舌红，薄白苔，脉数，左寸弦奥，左关浮弦细，右寸沉弦，右关洪实有力。以黄芩10g、枳实10g、厚朴10g、大黄10g、炒莱菔子10g、竹茹10g、知母12g、花粉20g、生石膏10g、丹皮10g、生栀子10g、煅石决明30g、生白芍12g、陈曲10g、炒麦芽10g。

六诊三剂后腹胀消失，大便通畅，仅感食欲差，以清和汤：芦根30g、竹茹10g、生杷叶30g、荷梗10g、炒麦芽10g、炒谷芽10g三剂而瘥。

按语：患者胸满腹胀，烦躁不安，大小便不通，脉数，右关沉洪有力，此为痞满燥实，阳明腑实。左脉浮弦，为肝热。右寸偏沉濡滑为湿热气机不畅。痞满燥实应急下之，宜大承气汤：大黄、枳实、厚朴、芒硝；肝热宜加味逍遥散以清热舒肝；以黄芩清中焦之实火；以木香、枳壳、桔梗以理气；芦根、竹茹清胃热；滑石以清湿热合佩兰化污浊之气。再诊腹胀胸闷已消失，出现口渴欲饮，舌痛，小便少，下肢沉重有凹陷水肿，脉右寸濡滑，左浮弦奥，**此为阳明腑实已除，显示阳明经热挟湿，心肝热，**以白虎汤加滑石、泽泻、茯苓、猪苓、薏米以清热利湿，以黄连、莲子心、竹叶、栀子清心肝之热，以柴胡、当归、白芍以疏肝，使湿热分离鼓胀消失。三诊右寸滑大，左关弦细，**提示热耗阴肺及肝肾阴分不足，**清热药物加用沙参、麦冬、百合、当归、白芍、生地。五诊腹胀，右关洪实有力，仍现腑实，以小承气汤加减轻下腹胀消失。

吐 血

 案一 >>> **阴虚火炎**：王某　男　20 岁　1952 年 3 月 4 日就诊。

反复吐血二月余，屡服药无效，面有红光，呈娇嫩容颜，手足心发热，脉形豁大，右寸虚散，**此为阴虚火炎**，取金木同医法。以六味地黄汤去泽泻，加生地、元参各 30g 并复入生脉散党参 12g、沙参 12g、麦冬 9g、五味子 9g。服四剂，脉敛有力，吐血痊愈。

按语：有关血证，先师张景岳曰："动者多由于火，火盛则迫血妄行，损者多由于气，气伤则血无以存。"此例反复吐血已两月余，面有红光，手足热，脉形豁大，右寸虚散，**此为阴虚火炎，肺气阴不足**。阴分稍有恢复血止，阴分不足虚火盛则血行而吐血，因此反复发作。取金木同医法，用六味地黄丸去泽泻之渗湿，以滋补肝肾阴；加生地、元参补阴凉血；沙参、麦冬滋补心肺阴，五味子收敛耗散之气，党参以补肺气。

 案二 >>> **气分阴亏**：陈某　男　25 岁　1953 年 5 月 2 日就诊。

反复吐血已年余，消瘦乏力，口渴频饮，肌肤枯涩，右寸脉虚大，**此为气分阴亏**，法以益气育阴。方用沙参 18g、黄芪 18g、麦冬 12g、天冬 12g、知母 9g、花粉 18g、百合 12g、玉竹 18g、石斛 12g、桑叶 9g、炒侧柏叶 12g、竹茹 9g、生枇杷叶 30g。

再诊服三贴，吐血止，仍乏力口渴，前方去侧柏叶、桑叶，加党参

内科

18g、五味子9g服六贴脉见敛，又服十余剂，口和力复，饮食调理二月余，皮肤润健康复。

按语：此例反复吐血，消瘦乏力，口渴欲饮，右寸虚大，**此为气分阴亏**。"血属阴，得热则动，气为血之帅，血随气行。"气分阴亏其血无以统摄而妄行，气血伤而现消瘦乏力，肌肤枯涩，阴津伤必口渴频饮。以沙参、麦冬滋育肺阴；黄芪补益元气；玉竹润补中气，益心肺；天冬、知母清肺滋肾，以金生水之意；石斛补五脏之阴；花粉生津止渴；竹茹、杷叶轻清肺胃；侧柏叶清肺育阴止血；桑叶甘寒凉血；百合甘平润肺。再诊血止后，脉宜虚大无力，加党参，五味子以收敛耗散之气，气阴恢复疾病除。

便 血

案一 >>> **阴虚肠热胃不调**：迟某 男 52岁 1967年11月3日就诊。

左腿肌肉萎缩麻木，走路须拖行，大便先干后稀，便中带鲜血，咽干，饭后腹胀已一月余，脉右寸洪滑偏数，右关沉弦，左关尺弦大，**此为阴虚肠热胃不调**，法以清热育阴理气。予以黄芩炭各6g、陈皮6g、陈曲9g、麦芽9g、炒枳壳6g、炒地榆12g、当归12g、炒白芍12g、女贞子30g、旱莲草30g、石斛12g。

再诊服药一剂后，大便无血，第二剂便血，上腹部不胀，感舒适，左腿无变化，脉右寸沉洪滑，左部浮弦。上方加甘草3g。

三诊三剂后，上腹部不胀，昨日吃大蒜又便血，右肩跳疼如生疮状，脉右寸洪滑，右关沉弦滑，左关尺弦大。予以黄芩9g、黄芩炭9g、当归12g、陈皮6g、红曲9g、生白芍30g、炒枳壳3g、女贞子30g、旱莲草30g、石斛12g、甘草3g、广木香3g。三剂。

四诊未再便血，肩疼已减，脉右寸洪滑已减，右关弦滑，左关尺弦细。予以当归6g、炒白芍24g、女贞子30g、旱莲草30g、黄芩6g、石斛12g、甘草3g、玉竹30g。

五诊四剂后，疼痛已减，脉左关尺弦细。去黄芩，嘱其多服此药，三月后，病人未再便血，自觉左腿麻木不明显，走路较轻松。

按语：此例便中带鲜血，伴有左腿肌肉萎缩麻木，咽干，饭后腹胀，其脉右寸洪滑偏数为肺热，右关沉弦为胃气滞，左关尺弦大为阴虚。肺与大肠相表里，肺热大肠亦热，热邪迫血妄行而致便血。胃气滞使其气逆不降，而致饭后腹胀明显。肝肾阴虚上不能育养咽喉而致咽干，精血不足滋养腰膝，而致肌肉萎缩无力。以黄芩及炭清肺与肠热并止血；枳壳、陈皮理气解郁；女贞子、旱莲草育阴凉血止血；石斛益精强阴；当归、白芍以养血和血；地榆性涩止血。三诊吃大蒜又便血，右肩疼痛。脉右寸洪滑，右关沉弦滑，左关尺仍为弦大。大蒜味辛温，热盛阴虚之质，吃此物后，症状必然加重，仍以清热理气育阴之品调理而痊。

泄 泻

 >>> 胃肠热气滞：杨某　男　45岁　1952年7月6日就诊。

一天前生气吃凉茶，夜泄数次，寒热往来，身汗而热，胸闷恶心，腹部脐周围作痛，既往患有高血压，右面部有时抽动，脉左浮弦数，右关沉数，**此为胃肠热气滞挟感，法以清热理气宣风。**予以桑叶9g、菊花9g、竹茹19g、鲜芦根24g、滑石9g、黄芩9g、枳壳9g、连翘12g、双花12g、炒薏仁18g、川贝母9g、生白芍9g、石菖蒲9g、广木香6g、川楝子6g、香豆豉9g。

再诊寒热除，仅感腹痛恶心，脉左寸浮数，右关沉数，病大好，**胃肠仍热，气滞挟风。**以桑叶9g、菊花9g、半夏6g、川连6g、陈皮9g、黄芩6g、竹茹9g、鲜芦根18g、紫豆蔻6g、益元散9g。

三诊感上中腹胀，脉右寸沉，**此为胃肠气郁滞。**以槟榔9g、陈皮9g、广木香6g、杏仁9g、神曲9g、紫豆蔻6g、厚朴3g。二剂后腹部胀痛已消失。

按语：此例其脉数，此为外感受热邪，故寒热往来，身汗而热。左浮弦为素有肝旺风动，以致血压高，面部有时抽动。名医叶天士曰："风木一动，必乘脾胃"。肝旺其热盛，其脾胃也受热，胃与大肠相表里，胃热肠亦热，热邪使传化失常，则出现腹泻，右关沉为气滞，故腹泻腹痛明显。以黄芩汤：白芍舒挛止痛，黄芩清肠中之热；川贝母、枳壳、石菖蒲理气解郁；川楝子疏肝理气止痛；广木香理气止痛；芦根、竹茹清胃热；桑叶、菊花、双花、连翘、香豆豉清热散结宣风；薏仁、滑石清热利湿，使热邪下行。热邪清，气机畅，泄止。

 案一 >>> **胃弱湿盛**：梁先生 36岁 1950年12月1日就诊。

泄泻半载，饱则更泄，脉两浮弦，**此为胃弱湿盛，所谓肝木侮胃之象**，法以抑肝健脾祛湿。多服以下方剂可自愈。於术9g、茯苓9g、扁豆6g、党参9g、炒山药12g、泽泻6g、炒白芍9g、炙鸡内金9g、甘草3g。

再诊服十余剂后腹泻已止，身热而倦，脉两寸沉，两关浮数，**此为冬温气滞**。方以佩兰叶9g、枳壳6g、川贝母9g、鲜芦根18g、竹茹9g、滑石6g、炒薏仁24g、桑叶9g、香豆豉9g、菊花9g、连翘12g、双花18g、鲜菖蒲9g。

三诊三剂后身轻，脉左关浮数，右寸浮滑，**此为气机已畅，痰邪未尽**。桑叶9g、半夏6g、陈皮6g、鲜芦根18g、滑石6g、炒薏仁30g、扁豆6g、香豆豉9g、薄荷9g、竹叶9g、连翘12g、双花18g、菊花9g。

四诊又腹痛作泄，觉肛门处热，脉左关浮弦数，右寸沉数，右关浮弦数滑，**此为肠气滞，肝胃火盛**。以枳壳9g、广木香6g、黄芩9g、六一散9g、川连6g、生白芍9g、槟榔6g。三剂后症状消失。

按语：此例泄泻半载，其脉为两浮弦，**此为肝木乘土之势**。名医叶天士曰，"肝性刚暴而易亢，脾性柔缓而易衰"。肝木乘土，脾受肝制，脾之运化水湿失司，肠道传化失司故泄泻。脾胃受伤故饱则更泄。以白芍抑肝；四君子汤：党参、茯苓、甘草、於术补气健脾胃；山药、扁豆补脾养胃生津；泽泻利湿行水；鸡内金消水谷健脾。再诊身热而倦，脉数，两寸沉，**此为感受热邪气滞**。以桑叶、菊花、双花、连翘、豆豉清宣；芦根、竹茹、滑石、薏仁清热利湿；川贝母、枳壳、石菖蒲调气解郁。以清热理气利湿而愈。

 案三 >>> **气郁肝旺湿热**：王某 男 53岁 1967年11月27日就诊。

腹胀排气，大便日五六次，便稀粗糙挟泡沫，腹疼即大便，食欲不振，饭后腹胀便泄，有后重感，心烦，口鼻发干，渴欲饮水，时有眩晕，口苦，素有面风，脉右寸沉，关尺浮弦滑偏数，**此为气郁肝旺湿热盛**，法以抑肝理气清利湿热。予以黄芩9g、炒白芍9g、甘草3g、炒防风3g、炒白术9g、陈皮6g、枳壳6g、广木香9g、陈曲9g、麦芽9g、桑叶9g、菊花12g、生牡蛎30g、车前子6g。

再诊一般情况好，纳食可，脉同前。继服上药三剂症状消失。

按语：此例脉右寸沉为气郁；关尺浮弦滑偏数为肝旺湿热盛。肝旺肝阳盛，上扰头窍故眩晕。肝木生火，肝热则心烦。肝旺侮脾，脾运化水湿不调，水湿与热邪胶结，故腹泻。肝木过旺下乘故出现肠风之症：腹胀排气，腹痛即大便，大便稀有泡沫。湿热阻滞气机，腑气不畅，故出现后重感。以黄芩汤清肠热止痛泻；痛泻药方：白芍、防风、白术、陈皮补脾泻肝，缓痛止泻治肠风；枳壳、广木香理气止痛；车前子清肝热，渗湿热；生牡蛎镇肝，合白芍清肝热；桑叶、菊花清热平肝宣风。

案四 ≫ **肝旺脾虚：**潘某　女　38岁　1978年6月19日就诊。

近一年经常感上腹痛，大便稀日二次，伴有腹痛，食欲差，在某医院诊断为萎缩性胃炎，慢性肠炎，两寸沉弦，左关浮弦，右关沉弦奭，**此为肝旺气郁脾虚**，法以健脾舒肝。予以防风6g、白芍12g、车前子6g、白术10g、茯苓30g、木香10g、香附10g。坚以健脾舒肝法而愈。

按语：此例腹痛腹泻，其脉寸沉，左弦，右关沉弦奭，**此为肝旺气郁脾虚**，与上例同时肝旺气郁，前者而湿热盛，后者为脾湿盛。此例用药以茯苓、白术健脾；白芍泻肝；车前子清肝利湿；木香、香附理气止痛，防风辛能散肝，香能舒脾，风能渗湿，为理气引经要药；以坚守舒肝健脾法治疗病愈。

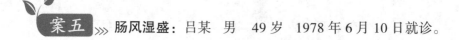

案五 ≫ **肠风湿盛：**吕某　男　49岁　1978年6月10日就诊。

反复泄泻已七年余，每当饮食不当即腹泻，近三月腹泻腹胀，腹痛后即腹泻，呈水样深褐色便，日三四次无后重感，既往患有冠心病、神经衰弱。其脉左寸濡，左关浮弦，右寸濡滑，右关沉弦滑，**此为肠风，脾湿盛气滞**，法以痛泻要方与平胃散加减。予以苍术10g、陈皮10g、厚朴6g、防风6g、白芍12g、车前子6g、建曲10g。嘱其忌用豆制品、茶水、水果、及辛辣之品。

再诊三剂后，不腹泻，大便稀，有气泡，色黄，昨喝冷开水，又感不适，消化差，舌白湿腻，脉右寸沉，右关沉弦滑，左关浮弦，左尺滑，**此为湿郁**，以平胃散加减。方以苍术10g、厚朴6g、陈皮10g、炒槟榔10g、陈曲10g、麦芽10g、焦山楂10g。三剂后腹泻止。

按语：《内经》："久风入中，则为肠风飧泄。"风从经脉而入里，侵入肠胃，或肝风木之邪，内入肠胃所致肠鸣明显，气体较多的泄泻，也有便时见血。此例反复腹泻已达七年，腹痛即泻，必有肠鸣，而且气体多，左寸脉濡，左关浮弦为肝旺下乘，右寸濡滑，右关沉脾湿盛，为脾湿盛气滞。肝木乘脾土，脾湿盛气滞，其运化失常，故腹痛腹泻。以痛泻要方以去肠风，平胃散祛湿郁气滞。建曲健脾和胃化食。

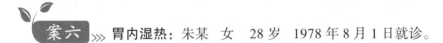 **案六** >>> **胃内湿热**：朱某　女　28岁　1978年8月1日就诊。

九月前产后失眠，服用中药稍好，最近食欲不振，厌食，有时腹泻，大便稀，日二三次，前医予以附子理中丸、参苓白术丸、逐瘀汤等症状加重，脉左浮弦滑，右寸濡滑，右关浮弦，**此为胃内湿热**，法以清湿热和胃肠。以芦根30g、竹茹10g、生杷叶30g、滑石15g、佩兰叶20g、麦芽10g、陈皮10g。

再诊三剂后，无明显改变，进食后恶心，食欲差，嗓子有痰，脉右寸滑，右关弦滑，左寸弦滑，左关浮弦。姜半夏10g、芦根30g、竹茹10g、杏仁10g、滑石12g、佩兰叶12g、麦芽10g、生杷叶30g、白芍12g、川楝子10g、天竺黄12g、旋复花10g。

三诊三剂后，服药后饭量稍加，饭后恶心，大便稀，口发酸，舌白薄苔偏滑，脉右寸沉，关濡，沉取弦大，左关弦。陈皮10g、广木香10g、芦根 30g、竹茹 10g、麦芽 10g、生杷叶 30g、白芍 12g。

四诊三剂后，服药后每天饭量达半斤，大便仍稀，似不消化，口发酸，睡眠较好，不再烦躁，右寸濡洪滑，右关弦，左寸滑，关尺弦细。以姜半夏 10g、陈皮 10g、芦根 30g、竹茹 10g、麦芽 10g、生杷叶 30g、竹叶 10g、茯苓 10g、白芍 12g、黄连 3g。

五诊三剂后，服药后，较前好转，口不酸，不恶心，大便尚可，脉右寸沉滑，关沉弦，左寸虚大，左关尺沉弦。以柴胡 6g、白芍 12g、木香 10g、香附 10g、芦根 30g、竹茹 10g、生杷叶 30g、陈皮 6g、建曲 10g。三剂后无不适。

按语： 产后腹泻，大便稀，本例为食滞、湿盛而泄，适当用健脾消食之剂即可治愈，前医却用刚烈热药、祛瘀之剂使病情加重。刚烈热药与湿交织，湿热之邪黏腻故气机易郁滞。湿热伤及胃之清和之气，故食欲不振，厌食。湿热伤及脾胃使其传化失司而致腹痛腹泻，湿热互结在肠中，使泄泻不爽。以芦根、滑石清湿热，竹茹、杷叶清热蠲痰，清和胃气；陈皮理气和胃，麦芽以健运补脾化食。再诊进食恶心，嗓子有痰，脉滑，为痰，左关弦为肝旺。方剂中加半夏、天竺黄、旋复花蠲痰清热降逆；白芍、川楝子抑肝。沿用清热抑肝蠲痰之剂而痊。

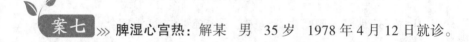

案七 >>> **脾湿心宫热：** 解某　男　35 岁　1978 年 4 月 12 日就诊。

大便次数多，便稀，腹部不适已半月，舌溃疡面多，舌中裂纹深而痛，脉左寸洪弦滑，左关弦大，尺弦滑无力，右寸洪滑，关濡弦滑，**此为脾湿，心宫热**，法以清心运脾和胃肠。予以竹叶 10g、茯苓 10g、生石膏 12g、连翘 12g、苍术 6g、陈皮 10g、厚朴 6g、建曲 10g。

再诊三剂后，大便次数少，日一至二次，稍稀，脉缓滑。以苍术 6g、茯苓 10g、陈皮 10g、建曲 10g、麦芽 10g、厚朴 6g。二剂后腹泻止。

按语： 此例左寸洪为心宫热，滑为水气凌心。右寸洪滑，为肺热，关濡弦滑为脾湿。脾湿其运化水谷失常，故出现大便次数多，腹部不适。水气上逆，水气凌心可有心悸心慌不适。舌为心之苗，心宫热灼伤舌质，故舌部有溃疡，舌中有裂纹深而痛。心火克金，心宫热，肺胃也受影响，肺胃热可有口渴欲饮之症。以平胃散：苍术、陈皮、厚朴燥湿健脾；生石膏清肺胃之热，竹叶、茯苓清心渗湿治疗水气凌心效果好。

案八 ⟫⟫ 湿热误补：王某　男　52岁　1950年10月17日就诊。

半月前患白痢，日便数十次，所下白痢似不黏，医者以为气虚下痢，用补中益气汤三剂后，痢下五色，肢冷自汗，胸闷腹胀，口渴不欲饮，小便赤少，下痢坚涩而量少，绕脐部疼痛，欲大便不能，困窘已甚，患者神倦无力，自述平素痰多，自服药后，病势虽然加重，但不吐痰，药对治痰是有效的，舌尖赤，白黄厚腻苔，脉右寸关浮取大似无力，按之良久则右寸滑数，右关弦数，以舌尖赤，白黄厚腻苔，小便赤少，**此属湿热**，法以行气蠲痰清热。予以黄连6g、黄芩9g、半夏9g、栝楼30g、陈橘皮6g、枳壳9g、苦桔梗12g、砂仁6g、神曲9g、焦山楂9g、广木香9g、滑石12g、佩兰叶12g、芦根30g。以莱菔120g煎汤代水煎药。

再诊服三剂后，肢温汗少，吐痰甚多，二便较通畅，下痢次数减少，脉右寸浮洪滑数，右关沉弦，方中加厚朴6g服三剂病痊愈。

按语： 患白痢半月，医者以气虚用温补之剂，以致痢下五色，症状加重，患者舌尖赤，白黄腻苔，小便赤少，**此属湿热实证**。五色痢多是热邪误补而造成的，或热邪伤於气血较重，血热滞留于肠间，辗转日久则五色痢。其脉浮大无力，是温补之剂使热邪被锢，外呈假虚之象，沉取滑数，弦数，是实邪征象。湿热被锢，腑气不畅，故肢冷自汗，腹胀腹痛，下痢艰涩量少。素为痰湿被补锢，肺气不畅，痰邪不易吐出，故胸闷。内留湿滞则口渴不欲饮。湿热熏蒸，使心宫热盛，故舌尖赤。以枳壳、桔梗行气宽胸；广木香、砂仁理气止痛；半夏、黄连、黄芩清心蠲痰饮；半夏、黄连、栝楼蠲痰清热解胸结；二陈祛痰和胃；芦根、滑石清湿热，使热邪下行；山楂、神曲消导和胃健脾；佩兰叶芳香化浊祛污秽；莱菔理气和胃祛痰，以解人参药性。

案九 ≫ **伏热挟滞：**李某　男　25岁　1951年6月3日就诊。

两天前忽腹痛，大便稀泄四五次，逐渐粪便量少，里急后重，五六次后便赤痢，脐部硬痛，每次腹部剧痛一阵则下痢，日便二十余次，四肢发凉，腹部扪之很热，小便赤涩而尿量少，口干不欲饮水，面色赤，舌前部深红，中后部黄厚苔，脉右寸关沉弦滑数，左关尺弦数，**此为伏热挟滞赤痢**，法以清热理气凉血。方以黄连9g、黄芩9g、赤芍18g、丹皮9g、银花30g、川楝子9g、元胡9g、滑石12g、枳壳9g、广木香6g、砂仁6g、焦山楂12g、红曲9g。

再诊服一剂后，四肢温暖，遍身出现散在粟大红脓疱疹，胸背部较多，脉右寸浮数，左寸较前有力，**此为热邪向外透散**，前方银花60g，加广犀角9g先煎、鲜白菊连根代叶一株切。

三诊服六剂，腹痛大减，舌黄苔减，质赤，口渴欲饮，脓疱见消，赤痢减少，夹杂白痢，右关浮，胃滞除，去砂仁山楂川楝子元胡。

四诊服二剂赤痢消失，转为白痢，便泄次数减少，稍有后重感，小便量较多，赤痢除，不需清营，去赤芍、丹皮、红曲。

五诊服二剂后重减轻，去木香，枳壳用量减半。

六诊服三帖，夜间忽口渴，两腿沉重抽筋，疱疹尚有斑痕，脉两寸数，右关浮弦大，沉取弦滑。去枳壳、木香、犀角、鲜菊，加生苡仁60g、石斛18g。

七诊二剂腿舒，大便正常，纳食少，行走感腓肠肌紧缩不适，脉右寸滑大，右关弦大，方以沙参12g、麦冬12g、玉竹12g、石斛12g、白芍18g、花粉18g、水炒枇杷叶12g、生苡仁30g、桑叶9g服四帖腿瘳。

按语：《诸病源候论》："赤白痢侯：然其痢而赤白者，是热乘于血，血渗肠内则赤也，冷气入肠，搏肠间，津液滞凝则白也。冷热相交，故赤白相杂。"此例腹痛腹泻两天，即出现赤痢伴有里急后重，腹部热，小便赤涩量少，面赤，舌前深红，脉沉数，此为伏热，左关尺弦数，为肝热血热。右寸关沉弦滑为气、食滞。伏热伤血分出现赤痢，热盛而肢冷，此为"热愈深，厥益深"。以大量银花清热散结养血；丹皮、赤芍清血热；

黄连、黄芩清心肝热而凉血；川楝子、元胡清肝热疏肝止痛；枳壳、木香、砂仁理气祛滞止痛；红曲、山楂化瘀，健脾消食。再诊四肢暖，遍身出现红脓疱疹，脉弦浮而有力，**此为热邪向外透达**，双花加量达60g，广犀角，鲜白菊花清热解毒；随之清热调气腹泻症状基本消失。六诊感口渴，两腿沉重抽筋，脉寸数，右关浮弦大沉取滑，**此为脾胃热所伤，其阴不足，湿热下趋**，去枳壳、木香、犀角、鲜菊，加石斛育五脏之阴；薏仁清湿热。七诊腿舒，行走时感腓肠肌紧缩不适。其脉右寸滑大，右关弦大，**此为脾胃阴津被热灼伤**，腓肠肌为阳明所主，津液失润以致腓肠肌紧缩，以沙参、麦冬、石斛育阴津，玉竹养阴润燥；白芍清肝舒筋；花粉生津止渴；桑叶清肝润燥。热清津复病痊。

案十 >>> **胃肠火盛**：李太太　34岁　1952年8月29日就诊。

身瘦无力，昨患感胸中发热，平素日大便五六次已半年，脉数，左关浮弦，右寸关浮洪有力，**此为胃肠火盛**，法以清胃肠。以生栀子9g、双花18g、生白芍9g、甘草3g、川连6g、竹茹9g、鲜芦根24g、黄芩9g、炒薏仁24g、生杷叶18g。

再诊二剂后，再以清胃肠。生白芍9g、川连9g、黄芩9g、甘草3g、双花6g、菊花9g。

三诊二剂后，大便频，粪干，脉左寸浮数，**此为胃肠仍热**，以石斛6g、川连6g、甘草3g、黄芩9g、生白芍18g、双花12g、竹茹9g。

四诊二剂后，素有胃气痛，脉右寸沉，以理气清热。生白芍18g、枳壳8g、广木香6g、川连6g、生香附8g、双花18g、甘草3g、黄芩9g、。

五诊三剂后，脊骨痛，仍泄，以清热养阴。石斛6g、茯苓9g、泽泻9g、生白芍18g、川连6g、双花18g、龟板18g、黄芩9g、炒薏仁30g、甘草3g、炒黄柏6g。

按语：胸中发热，大便次数多，脉数，左关弦为肝热，右寸关浮洪有力为胃肠火盛。肝热其疏泄脾土机能失司，而致脾胃运化功能不调，脾胃热使胃肠火盛，肠道传化失常故大便次数多，肝木生火，肝热心宫亦热，故感胸中发热。以黄芩汤清肠热止泻；栀子、黄连清心肝之热；芦根、竹茹、杷叶清胃热降逆；薏仁清热扶土抑肝；双花清心肺之热。四诊素有胃气痛，方剂中加用理气之品。五诊脊骨痛，仍泄，脉宜左关尺弦奭，沉取滑，右寸关浮洪，**为胃肠热，肝肾不足挟湿热**。以龟板、白芍、石斛育阴，茯苓、泽泻、黄柏、黄芩、薏仁清热利湿。

便 秘

 案一 >> **肝旺气滞：** 王某　男　39岁　1979年9月4日就诊。

结肠癌手术二年，经常感大便秘结不畅，头晕耳鸣，注意力不集中，血压160/100毫米汞柱，脉左寸洪弦，左关弦洪大，右寸濡洪滑，右关沉弦滑，**此为肝旺气滞热盛**，法以清疏。以双花120g、地丁120g、槐花10g、栝楼30g、火麻仁30g、冬瓜子30g、炒川楝子10g、炒元胡10g、枳壳6g。

再诊三剂后，大便尚顺畅，头晕耳鸣，鼻塞，下腹部稍疼，面部肌肉跳动，脉左尺弦滑，右寸濡弦滑，右尺滑，**此为肝旺风动，痰湿盛**。以陈皮10g、半夏10g、茯苓25g、泽泻12g、白术10g、煅石决明30g、炒川楝子10g、桑叶10g、菊花10g、钩藤10g。

三诊六剂后，下腹部疼痛已消，头晕轻，面部肌肉跳动稍减，脉左浮弦奭，右寸濡滑，右尺滑。以煅石决明30g、炒川楝子10g、桑叶10g、菊花10g、陈皮10g、半夏10g、茯苓25g、泽泻10g、白术10g、钩藤10g、何首乌12g、天麻10g、龟板12g、知母12g。服用十二剂后，头晕耳鸣已消失，面部肌肉未再跳动。

按语： 结肠癌术后二年，经常大便干结不畅，头晕耳鸣，其脉左寸洪弦，左关弦洪大，此为肝旺，右寸濡洪滑为热盛痰生，右关沉弦滑为气滞。肝主疏泄，肝热气滞则腑气不通，气滞不行，故大便失运。热邪盛，胃肠热耗伤阴津使大便秘结不畅。以大量双花、地丁清热邪；川楝子、元胡清肝热疏肝；槐花清肝肠之热；栝楼清热蠲痰，柔肝润燥；冬瓜子清肺通肠；火麻仁润便通肠；枳壳理气解郁。热清气畅，大便得以通畅。三诊头晕轻，面部肌肉跳动减，其脉左浮弦奘为肝旺阴不足，右寸濡滑，右尺滑，为痰湿盛，予以二陈、茯苓、白术、泽泻以祛痰湿，石决明平肝潜阳，龟板、何首乌、知母育阴，桑叶、菊花、钩藤清肝息风、天麻平肝熄风。

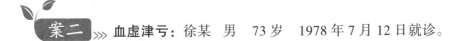

案二 >>> **血虚津亏：** 徐某　男　73岁　1978年7月12日就诊。

大便秘结已一年余，起始大便困难，需用开塞露可便出，逐渐用此药不效，几天不得大便，腹胀，不敢饮食，进食即感腹胀不适，每四五天只能靠灌肠才能排出大便，便后感舒畅。近一个月感明显消瘦，曾在某医院住院进行多种检查，排除器质性病变，脉左弦奘，右寸滑大无力，**此为血虚津亏**，法以养血生津润肠。以当归12g、白芍12g、生地24g、熟地24g、桃仁9g、沙参12g、麦冬12g、杏仁9g、柏子仁9g、瓜蒌仁24g、肉苁蓉12g、郁李仁9g、陈皮9g、阿胶9g烊化。以养血生津润肠之品连续服药月余而愈。

按语： 此例便秘已一年余，其脉左弦奘为血虚，右寸滑大无力为肺阴津不足。长年思虑过度，耗阴血津液。《血证论》："肺移热于大肠，则便结，肺津不润则便结，肺气不降则便结。"阴血不足以润燥，导致大肠传导无力故大便秘结。以当归、白芍、生地、熟地、阿胶养血润燥；沙参、麦冬育肺阴以润肠；桃仁活血润肠通便；杏仁利肺通肠；郁李仁润燥通肠下气；肉苁蓉滋润五脏；栝蒌仁清热生津润肠。

案三 >>> **气虚：**黎某　男　68岁　1979年4月15日就诊。

便秘十余年，大便秘结不畅，四五天一次，临厕费力，自觉乏力，面色㿠白，舌白薄苔，脉右弱，*此为气虚，法以益气润肠。*以黄芪24g、陈皮6g、麻仁30g、党参24g、杏仁9g、栝楼仁30g、枳壳6g、玉竹12g。嘱其坚持服用一月而愈。

按语：《医经精义》："大肠之所以传导者，以其为肺之腑也，肺气下达，故能传导。"此例为气虚，肺主气，气虚时其条达机能失司，导致大肠之传化能力失调，故大便秘结。以黄芪、党参、玉竹补中益元气；少量陈皮、枳壳以助行气，麻仁、杏仁、栝楼润肠通便。

肝 病

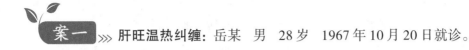 **肝旺温热纠缠：** 岳某　男　28岁　1967年10月20日就诊。

半年前感食欲不振，疲乏无力，鼻衄口干，大便有时干，腹胀目黄，厌肉类，在医院确诊为肝炎活动期，脉浮弦洪滑，**此为肝旺温热纠缠，先治温热以清肝**。予以菊花9g、香豆豉9g、炒栀子9g、竹叶9g、桑叶9g、薄荷9g、益元散12g、黄芩12g、芦根30g、竹茹9g、连翘12g、双花24g、生石膏18g、绿豆皮24g、陈曲9g、麦芽9g、茅根30g。

再诊腹胀减轻，大便不干，鼻不衄血，口干不欲饮水，目微黄，脉浮弦洪。以菊花9g、桑叶9g、薄荷6g、竹叶9g、益元散12g、连翘12g、双花24g、黄芩6g、生栀子9g、生石膏18g、茅根30g、芦根30g、竹茹9g、麦芽9g、绿豆皮24g。

三诊腹痛，食欲不振，口干不欲饮水，舌黄白腻苔，前部有小红点，脉浮弦洪滑数。以竹叶9g、连翘12g、生炒栀子各6g、黄芩9g、桑叶9g、菊花9g、芦根30g、竹茹9g、陈皮6g、茵陈9g、麦芽9g、生白芍9g、佛手花6g、佩兰叶12g。

四诊腹胀恶心，痰多，头发胀，口干不欲饮水，心烦，大便干，舌中有两条似黄腻苔，脉左浮弦滑数，右寸浮洪滑，右关沉。予以半夏6g、陈皮6g、枳壳6g、竹茹9g、陈曲9g、广木香6g、麦芽9g、黄芩9g、炒栀子6g、桑叶9g、菊花9g、竹叶9g、连翘12g、佩兰叶12g、芦根30g、莱菔子6g。

五诊服药后腹不胀，痰多，头不胀，口干不欲饮，鼻干心烦，大便畅快，两天一次，较干，舌前部白黄滑腻苔，有小红点，尖赤，脉左浮弦洪，右脉偏数，右寸浮洪滑。以半夏 6g、黄芩 6g、炒栀子 6g、枳壳 6g、陈皮 6g、佩兰叶 12g、竹茹 9g、陈曲 9g、麦芽 9g、竹叶 9g、连翘 12g、滑石 12g、芦根 30g、桑叶 9g、菊花 9g。

六诊昨日感鼻塞流涕，身疼咳嗽，口干不欲饮，脉左寸浮洪大，右寸沉，关尺浮弦，**此为感冒气郁挟湿**。以苏叶 9g、薄荷 9g、桔梗 6g、杏仁 9g、竹叶 9g、连翘 12g、双花 12g、益元散 12g、橘红 6g、前胡 6g、枳壳 6g、芦根 30g、竹茹 9g、桑叶 9g、菊花 9g。

七诊痰多，有黄痰，咳不爽快，食欲不振，鼻干，心烦减轻，胸闷头痛，大便日两次，复查肝功，肝功接近正常，脉左浮弦，右寸沉洪滑，右关浮弦，舌白腻苔，前部有小红点。继用桔梗 6g、炒枳壳 6g、栝楼 30g、黄芩 6g、半夏 6g、陈皮 6g、竹茹 9g、芦根 30g、滑石 12g、佩兰叶 12g、荷梗 6g、生杷叶 30g、麦芽 9g、桑叶 9g、菊花 9g、竹叶 9g、连翘 12g。继以清湿热祛痰热而愈。

按语：名医吴鞠通："温者火之气，风者火之母"。温邪首先犯肺，火必先克金。肺气热则口渴，鼻衄。肺与大肠相表里，肺气热，肠亦热，故便干。《素问》："五脏所恶，肝恶风，…." "肝为风脏而即恶风，血得和气则沉畅，血得邪气则灼凝"。左脉浮弦，为肝得风邪而肝旺，肝旺其疏泄脾土之能力失调，故腹胀，食欲差，厌肉类。以先治温热以清肝。以桑叶、菊花、竹叶、连翘、双花以清宣；栀子清心肝之热；合香豆豉以清久郁之热；益元散、生石膏清温邪；芦根、竹茹清胃热；茅根清肺热止血；绿豆皮清风热；黄芩清心及中焦之热，薄荷辛散解表，搜肝气。三诊口干不欲饮水，舌黄白腻苔，前部有小红点，脉浮弦洪滑数，**此为肝旺湿热相火盛**。以黄芩、茵陈清湿热；竹叶、连翘、栀子清君相之火；白芍泻肝火；佛手花疏肝理气。四诊出现腹胀恶心，痰多，头胀，心烦，口干不欲饮水，舌中有两条似黄腻苔，脉左浮弦滑数，右寸浮洪滑，右关沉，**此为肝旺胃郁湿热挟痰**，以二陈祛痰和胃；枳壳、木香理气解郁；加以清热利湿之品。六、七诊病人感受风热咳嗽，以清宣之品而解除外感，继以清湿热祛痰热病情稳定而愈。

案二 >>> **肝热腹水：** 于某　男　48岁　1967年12月11日内科会诊。

腹胀呃气，两胁胀疼不欲纳食，口干不敢喝水，痰多，恶心，腿沉重，心烦，大便干若羊矢，在某医院检查诊断为肝硬化并腹水（＋）住院治疗，经西医治疗效果不理想，要求中医会诊治疗，舌赤，舌中有多裂纹，脉左部弦数，尺滑，**此为肝热腹水，**宜用丹栀逍遥散加味，柴胡6g、当归9g、白芍18g、竹叶9g、丹皮9g、栀子9g、炒白术9g、茯苓30g、泽泻18g、猪苓9g、甘草3g、射干9g、芦根30g、竹茹9g、郁李仁9g。

再诊五剂后，恶心减，仍腹胀，右寸脉沉，上方加用广木香9g、香附9g、枳壳9g、杏仁9g、紫菀9g。

三诊七剂后，胁痛消，脉弦奥，**此为肝脾虚，阴不足。**予以当归9g、炒白芍9g、玉竹9g、炒白术9g、甘草3g、陈皮6g、竹茹9g、元参18g、女贞子18g、旱莲草18g、石斛9g、麦芽9g。

四诊七剂后，小便量稍多，腹胀稍减，两胁胀痛已轻，脉数，左部浮弦，右寸沉弦滑，**此为湿热，**法以辛开苦降分消法。黄连9g、半夏9g、黄芩9g、射干9g、陈皮9g、厚朴9g、茯苓30g、猪苓9g、泽泻18g、栀子9g、茵陈18g、木通6g、滑石18g、佩兰18g。

五诊七剂后，腹胀基本消失，小便量多，腿轻，腹水征（－）。继服用二十余剂病情稳定出院。

六诊一月后，自觉食欲差。脉右寸关浮弦奥，**热邪伤胃清和之气，**服用自制清和汤：芦根30g鲜者更佳，水炒枇杷叶30g、竹茹9g、荷梗3g、麦芽6g、或用稻芽6g。六剂后食欲好。

七诊半年后，因生气感上腹部不适，恶心，烦躁不安，鼻衄，大便色黑，潜血（＋），脉左寸洪数，左关弦数，予以局方犀角地黄汤加减。广犀角10g、生地20g、白芍20g、丹皮9g、炒栀子9g、芦根30g、竹茹9g、茅根60g、藕节9g、侧柏叶12g、竹叶9g、连翘12g、莲子心9g，小蓟240g煎汤代水煎药。

八诊服药七剂后，自觉全身舒适，无鼻衄便血，稍有烦躁，食欲差，脉左弦，右浮弦奥，仍以清和汤加川楝子6g治疗。六剂后无不适。

按语：此例腹胀呃气，两胁痛，脉左弦数，为肝热。肝木生火，心火亦盛故心烦，舌赤，肝之脉络由胁肋抵少腹，故肝病时感两胁痛。肝主疏泄，肝热其脾土运化失衡，则水湿停着，腹胀腹水，故尺脉表现滑像。以丹栀逍遥散：以清肝热疏肝，养血健脾；射干泻实火，火降则血散肿消，而痰结自解；合五苓散去桂枝之热：泽泻走水府而泄热邪；茯苓、猪苓淡渗通水道泄水热；合白术以健运脾土以输水；郁李仁入脾经气分，下气行水，润燥治水肿。再诊仍腹胀，右寸脉沉，此为气郁，加用广木香、香附、枳壳理气解郁；杏仁、紫苑利肺气开气机，以通调水道下输膀胱。三诊脉弦爽**为肝脾虚，阴分不足。**以当归、白芍养血；玉竹、白术、甘草以补中气健脾土；元参、女贞子、旱莲草、石斛育阴。四诊小便量稍多，两胁痛、腹胀已轻，脉数，左浮弦，右寸沉弦滑**为湿热气滞。**以辛开苦降分消法：陈皮、厚朴、半夏辛通以开气泄浊；黄连、黄芩、栀子、茵陈苦寒清热除湿；射干苦寒，泄实火；木通上通心包降心火，清热化津液，导诸热由小便出；茯苓、泽泻、猪苓、滑石清热利湿，使热与湿得以分消。五诊腹胀消失，腹水证阴性。七诊生气后出现鼻衄，大便潜血，烦躁，上腹部不适，脉左寸洪数，左关弦数，**此为肝热盛，迫血妄行。**以犀角地黄汤清血分之热，加栀子、莲子心、竹叶、连翘清心热，此为实则泻其子，茅根清伏热消瘀血；藕节消瘀血止衄；侧柏叶清血分止血；小蓟凉血止血。热清血止，继续以清和养胃病情稳定。

案三 >>> 肝郁君相火盛：夏某　女　26岁　1967年11月6日就诊。

八年前患过黄疸型肝炎，已治愈，去年8月又发生黄疸型肝炎，住院三月见好，今年3月医院诊为无黄疸型肝炎，住院7个月，出院20天复查肝功异常，转氨酶260Ｕ，自觉疲劳无力，腹胀，手心发热，食欲差，厌肉腻，两胁交替作痛，睡眠少，小便浑黄，大便干燥，有时恶心呕吐，肌肉不定处跳动，心烦急躁，脉左寸浮洪滑数，左关尺沉，右寸濡洪滑，右关沉，**此为肝郁君相火盛，法以清疏。**予以竹叶9g、炒栀子6g、黄芩6g、连翘12g、炒枳壳6g、半夏6g、陈皮6g、竹茹9g、芦根30g、茵陈12g、陈曲

9g、麦芽 9g、杏仁 9g、香附 9g、广木香 6g。

再诊服药六剂后，腹胀减轻，手心有时发热，恶心减，厌肉食亦见好，小便浑黄减少，两胁仍疼，腹部难受，大便不干，脉偏数。上方加滑石 12g、佩兰叶 12g。

三诊六剂后，复查转氨酶已恢复正常，腹胀不明显，纳食较好，不厌肉类，小便不混，仅晨起色黄，两胁交替作疼，有时手心发热，脉濡，右寸浮洪滑，右关沉。仍以上方。

四诊六剂后，食欲好，胁疼减，肌肉不抖动，腹不胀，睡眠少，易寤，小便深黄，夜间肠鸣，左手心发热，脉濡，右寸洪滑，右关浮弦奕。以温胆汤加减：炒枳实 3g、半夏 6g、陈皮 6g、竹茹 9g、黄芩 6g、炒栀子 6g、芦根 30g、陈曲 9g、麦芽 9g、佩兰叶 12g、滑石 12g、竹叶 9g。

五诊六剂后，复查肝功正常，右胁疼，夜间肠鸣不适，左手心热，纳食好，食粗糙的食物感向上顶，易怒激动，舌白苔，质胖，脉关尺浮濡弦奕。以柴胡 6g、炒白芍 18g、当归 9g、半夏 6g、茯苓 9g、炒白术 9g、甘草 3g、炒薏仁 15g、陈皮 6g、竹茹 9g、滑石 12g、陈曲 9g、麦芽 9g、炒枳壳 6g。

六诊六剂后，手心热减轻，两胁阵疼，纳食好，有时气向上顶，心烦，脉右寸沉，关尺浮弦，左寸浮洪滑。去炒薏仁、竹茹、滑石、陈皮、半夏。继服六剂，无明显不适，建议劳逸结合，定期复查肝功。

按语：名医朱丹溪曰"肝肾二脏皆有相火，而其系上属于心，心，君火也，为物所感则易动，心动则相火易动。……"患者反复出现肝功异常，两胁痛，腹胀，疲劳无力，其脉左寸浮洪滑数为心火盛，左关尺沉为肝气郁。心火盛，其相火亦盛，相火盛故感两胁痛、心烦急躁。二火盛，燔津为痰，痰热风动，故肌肉不定时跳动。君相火盛，脾胃肠皆受累，亦热，脾主四肢，故手心热，脾胃主升降，故感腹胀，食欲差，恶心呕吐，厌肉腻。肠热其传送失司则大便干燥。以竹叶、栀子、连翘、黄芩清君相之火；茵陈苦燥湿，寒清脾胃之热；枳壳、木香、香附、杏仁理气解郁；二陈祛痰和胃；芦根、竹茹清胃热；陈曲、麦芽健脾化食。再诊脉偏数**为湿热盛**，加用滑石、佩兰清热利湿使热下行。四诊症状明显改善，但睡眠少，小便深黄，脉濡，右寸洪滑，右关浮弦奕，**为湿热，心肺热**。

以温胆汤燥湿化痰，安神易眠；芦根、滑石清湿热；黄芩、栀子清心肺之热。五诊复查肝功正常，但右胁痛，易怒，脉关尺浮濡弦奥，**此为脾湿肝旺**。以逍遥散疏肝和营健脾；滑石、薏仁清热祛湿；二陈祛痰饮；枳壳理气行痰。以疏肝调脾胃之剂病情稳定，未再复发。

案四 >>> **肝脾不舒湿热盛**：徐某　男　38岁　1967年11月3日就诊。

患者于五年前患黄疸型肝炎，现在肝功正常，查肝脾未扪及，肝区超声为密集回声，自觉两胁处胀疼，腹胀，饮食不香，小便发黄，有时心跳不适，舌黄白腻苔，前部有小红点，脉左浮弦滑数，右部濡滑，**此为肝脾不舒，湿热盛**，法以疏肝清湿热。以柴胡6g、生白芍18g、当归9g、车前子9g、杏仁9g、通草6g、竹叶9g、炒栀子6g、连翘12g、滑石12g、半夏6g、陈皮6g、炒薏仁15g、陈曲9g、麦芽9g、佩兰叶12g、茵陈12g、黄芩6g。

再诊三剂后，腹胀减，纳食较好，小便黄色减少，心跳不明显，心烦，舌同前，舌尖赤，脉右寸沉洪滑，关浮弦。上方加香附9g、广木香6g、炒青皮6g。

三诊三剂后，服药后，排气多，腹舒，胸不闷，睡眠好，夜间发冷，额部两侧胀疼，视物不清，舌后部白厚似腻苔，脉浮弦，右寸洪滑偏数。去青皮、香附、广木香，加薄荷9g、桑叶9g、菊花9g。

四诊三剂后，额部舒，视物清楚，有时右胁隐胀，小腹稍胀，舌薄白苔，根部白挟黄厚苔，脉左关尺浮弦，右濡沉取弦滑。去薄荷、桑叶、菊花，加炒枳壳6g、泽泻9g。

五诊三剂后，腹舒，腿轻快，腹部稍胀，舌后部白厚苔已化，脉平，左关尺浮弦滑，右寸沉取滑，关尺濡，继以和肝脾。柴胡6g、炒白芍18g、当归9g、车前子9g、半夏6g、炒枳壳6g、陈皮6g、炒白术9g、甘草3g、茵陈12g、炒薏仁15g、陈曲9g、麦芽9g。病情稳定可以带药回青海服用。

按语：此例患过黄疸型肝炎，虽然肝功恢复正常，仍感两胁痛，腹胀，饮食差，体现肝脾不舒之症状。其脉左浮弦滑数为心肝热，右部濡滑为脾胃湿热。肝热其疏泄能力失常故两胁痛；心热而致心跳不适，舌尖可有小红点；脾胃湿热，使其升降机能失调，故腹胀，饮食不香，小便发黄，舌有黄白腻苔。以柴胡、当归、白芍疏肝；栀子、竹叶、连翘、黄芩清心肝之热，茵陈、滑石、薏仁清利湿热；车前子清肝利湿热；二陈祛痰饮；佩兰芳香化污浊；杏仁理肺气行痰饮；通草利湿行水。再诊右寸脉沉洪滑，关浮弦，**此为气滞，肝旺**。加用香附、木香，青皮疏肝理气。继以疏肝清利湿热之法而病愈。

案五 >>> **肝脾郁湿热盛**：刘某　男　36岁　1967年10月29日就诊。

一年前患黄疸型肝炎，肝脾大，近一周感胁疼，以左侧重，腰疼，四肢关节疼痛，腹胀，口干欲饮，大便时干时稀，日三四次，小便色黄，失眠，合目即梦，头发胀，舌前白薄苔，有小红点，中后部黄白厚腻苔，脉濡，右寸沉取洪滑，右关弦滑，左脉偏关，中取关沉细滑，**此为肝脾郁湿热盛**，法以调气清湿热。以石菖蒲9g、炒枳壳6g、黄芩6g、木通6g、佩兰叶12g、茵陈12g、炒栀子6g、竹叶9g、连翘12g、滑石12g、半夏6g、陈皮6g、芦根30g、炒薏仁30g、陈曲9g、麦芽9g。

再诊二剂后，睡眠好，舌黄白腻苔已化，右胁下坠疼，脉右寸沉滑。炒枳壳6g、半夏6g、陈皮6g、陈曲6g、炒麦芽9g、佩兰叶12g、竹叶9g、连翘12g、广木香6g、香附9g、茵陈12g、芦根30g。

三诊三剂后，胁疼减轻，上腹闷胀，胸感胀闷，下肢痒，右脉濡，寸洪滑。以佩兰叶12g、芦根30g、竹茹9g、陈皮6g、炒陈曲9g、炒莱菔子6g、炒麦芽9g、半夏6g、炒枳壳6g、竹叶9g、连翘12g、茵陈12g、生栀子6g、黄芩6g、广木香9g、香附9g。

四诊三剂后，两胁疼明显减轻，饭后上腹部胀，胸尚闷，下肢稍痒，脉右部沉滑，**此为气郁湿热**。继服上药三剂。

五诊三剂后，腹胀，两胁疼，全身痒皆减轻，脐部左右有时疼，大便日三次，不成形，小便晨起色黄，口干，头昏疼，舌白苔，脉濡，左关浮弦奥，右寸沉，右关弦奕，沉取弦滑，**此为肝旺脾郁湿盛**。柴胡6g、炒白芍12g、当归9g、车前子6g、炒白术9g、甘草3g、茯苓12g、陈皮6g、炒枳壳6g、陈曲9g、麦芽9g、广木香6g、炒青皮6g、滑石12g、炒薏仁15g。

六诊三剂后，大便日二次，胁疼及脐部疼不明显。脉濡，左关尺沉弦滑，右寸沉滑，右关沉取弦滑。去青皮、薏仁、滑石、茯苓，加茯苓皮12g。

七诊三剂后，无明显不适，脉平，停药观察。

按语：此例脉濡，舌黄白腻苔，胁痛，腹胀，大便时稀时干，小便黄，此为湿热与上例相同，但不同的是其右寸脉沉取洪滑，左脉偏关，中取关沉细滑，此为气郁。主要表现为肝脾气郁。气郁湿热使肝疏泄及脾胃升降机能失常，故胁痛，腹胀。以石菖蒲开心孔，利九窍祛湿；枳壳理气宽胸，行痰解郁；茵陈、滑石、黄芩、薏仁清利湿热；竹叶、连翘清心；栀子泻心肺之热；木通清心热利小便，合栀子使热邪下行。继以清利湿热理气机而愈。

案六 >>> **肝脾两虚：**王某　男　20岁　1967年11月20日就诊。

在某医院检查诊断为慢性肝炎肝功不良三天，自觉胁痛，心烦，全身无力，夜间汗出，食欲差，脉左寸浮虚，左关弦奕，右寸虚大，右关弦无力，**此为肝脾两虚相火盛**，法以养血健脾清心。予以玉竹30g、大枣四枚、炒白术9g、甘草3g、当归9g、炒白芍9g、童参9g、竹叶9g、陈皮6g、连翘12g、炒栀子6g。

再诊服药十二剂后，心烦轻，体力稍好，脉左弦细无力，右寸滑大，**此为肝旺乘肾**，治以滋阴养液，宜用一贯煎加减：麦冬12g、沙参12g、石斛12g、生地24g、枸杞12g、元参24g、知母12g、花粉18g、天冬12g、竹茹9g、生杷叶30g、玉竹12g、当归9g。

三诊服药二十余剂后，自觉体力恢复，肝功正常。

按语：此例慢性肝炎，肝功不良，胁痛，心烦，其脉左寸浮虚，左关弦奕，为肝血虚而相火盛，右寸虚大，右关弦而无力，为脾气虚。肝藏血，血虚使肝体失于滋养，肝络不荣则痛，表现两胁痛。血虚使相火偏盛故心烦。脾气虚其运化功能不利则食欲差，乏力。用大量玉竹不寒不燥补中益气，润心肺；童参补肺健脾；白术健脾燥湿；甘草和中；陈皮理气；当归、白芍养血和血；竹叶、连翘、栀子清心火，以清相火。再诊其脉左弦细无力，为肝旺乘肾，右寸滑大为肺阴虚，肝旺耗阴，肝肾同源，肾阴亦不足。以一贯煎中沙参、麦冬滋养心肺以金生水，当归、生地、枸杞合元参滋养肝肾；天冬、知母清金滋肾；竹茹、杷叶清胃热；花粉清热生津、玉竹益气润肺。

案七 >>> **气郁肝旺：** 李某　男　42岁　1979年6月19日就诊。

三年前因发烧在济南某医院诊断为肝脓疡，予以肝脓疡引流术，术后二周体温下降为正常，此后感上腹部顶胀痛疼，不敢下蹲，不敢按压局部，食欲差，时有寒热，全身无力，小便赤黄，大便有时秘结，有时稀，但不畅快，尤其便泄时有泡沫时明显，脉左寸浮洪，左关浮弦滑，右寸沉弦滑，右关浮弦滑，**此为气郁肝旺**，疏肝理气。予以柴胡6g、当归10g、白芍10g、茯苓10g、炒白术10g、甘草3g、丹皮10g、栀子10g、炒川楝子6g、炒元胡6g、广木香10g、香附10g、竹叶10g、双花20g、槟榔10g。带药回济南服用。禁忌辛辣之品。

再诊一月后，服药二十余剂，腹部痛疼已消，仅感食欲稍差，予以自制清和汤：芦根30g、生杷叶30g、竹茹10g、荷梗10g、麦芽10g、稻芽10g。四剂后食欲可。

按语： 肝脓疡引流术后已三年，仍感上腹部顶胀痛，食欲差，时有寒热，小便黄，大便不畅，便泄时有泡沫，脉左寸浮洪，左关浮弦滑，为心肝火旺，右寸沉弦滑为气郁。肝旺其疏泄脾土机能失司，故上腹部顶胀痛疼，气滞可使大便不畅，痛疼加重。以丹栀逍遥散：丹皮、栀子、柴胡、白芍、当归、茯苓、白术、甘草清热疏肝；金铃子散：川楝子、元胡疏肝清热止痛；木香、槟榔理气止痛，治气秘；竹叶、栀子清心热；双花清热。热清气调，腹痛已消，仅食欲稍差，此为热邪伤胃清和之气，加用自制清和汤，食欲恢复正常。

疟

 暑热： 曲某 女 58岁 1956年8月16日就诊。

寒热二十余天，服用温散之药不效，感口渴汗出，心慌不安，脉数，左寸浮洪，左关浮弦，右寸浮洪大，**此为内有暑热，新感，法以清宣**。方以牛子9g、薄荷9g、桔梗6g、生石膏30g、竹叶9g、益元散12g、连翘12g、双花24g、鲜芦根30g、竹茹9g、广犀角6g、桑叶9g、菊花9g、知母9g。

再诊二剂后，热已郁成瘀，宜先刮之。以广犀角5g先煎，竹叶9g、连翘12g、益元散12g、鲜芦根30g、双花24g、薄荷9g、生石膏30g、香豆豉9g、生栀子6g、桔梗6g、牛蒡子9g、桑叶9g、菊花9g、知母9g、竹茹9g、杏仁6g。

三剂后仍以清解。生石膏30g、桑叶9g、竹茹9g、鲜芦根30g、益元散12g、竹叶9g、连翘12g、双花24g、广犀角3g、生杷叶18g、菊花9g。

四诊诸证皆平，颈部有结核，法以清散。川浙贝母各9g、桔梗6g、元参24g、甘草3g、连翘12g、双花12g、鲜芦根18g、竹茹9g、桑叶9g、菊花9g、竹叶9g。五剂后，结核消退。

按语： 经曰："疟皆生于风"，又曰："夏伤于暑，秋必疟。"疟必有寒热症，其原因早在《素问》已有提及："阴阳上下交争，虚实更作，阴阳相移也。阳并于阴，则阴实而阳虚，阳明虚则寒栗鼓颔也，……阳盛则外热，阴虚则内热，则喘而渴，故欲冷饮也。"以下介绍的病例不为正疟，而是类疟。

此例因寒热服用温散之剂不效，其脉数为热，两部皆浮出，此为新感受风热邪，左寸浮洪，左关浮弦，右寸浮洪大。**此为内有暑热，又感受风热**。该例本应清宣之法，但服用温散之品，使热邪愈盛，又感受风热其热邪越发鸱张，故感口渴汗出，寒热，心慌。以生石膏、知母、益元散清除暑热，竹叶、连翘、双花、桑叶、菊花以清宣；广犀角凉心泻肝，清胃中大热，牛子、薄荷辛凉解表；芦根、竹茹清胃热。再诊热邪郁久成痧证，先于以刮痧，使热邪外散，上方加栀子、香豆豉以清除久郁之热，杏仁泻肺解肌。坚守清解之法而愈。

 案二 >>> **阳明暑热误治**：王某　男　20岁　1951年10月13日出诊。

一月前患往来寒热，热多寒少，朝暮发作，医者以小柴胡汤加味服之四剂，大渴饮水，仍用前方加知母花粉一帖，渴未减而耳聋，又服一剂，身热汗出，昏厥妄语，邀我诊视，患者面赤，身热汗出，唇干遗溺，苔白无津，右寸脉浮数洪大，沉取洪实有力，**此为阳明暑热误治**，法以清热滋育。以生石膏60g、知母12g、麦冬24g、沙参30g、竹叶9g、甘草3g。

再诊服一剂热退汗减，精神似清，妄语耳聋亦减，脉洪大见敛，於原方中改生石膏45g。我因出诊他处四日归来，患者家人因患者求治心切，又请他医诊治，服药二剂病势有变，既观其处方案语，同意阳明暑热为疟，并加入通草、滑石等品，生石膏改用18g，服药后患者两颧深红，精神呈迟钝状，口渴不喜多饮，二便不行，舌前部绛干，扪之似润，脉寸浮洪，两尺弦硬有力，**此为阴液被热耗已甚**，处方应以滋育肺肾二脏之品，麦冬24g、天冬24g、知母12g、生地30g、元参30g、石斛12g。

三诊服四剂后二便行，面红退，精神爽，尺脉现柔和之象，又服四剂，听力见复，脉均缓和，但身体软弱，停药休息月余始复健康。

按语：此例寒热往来，以热多寒少，日发，服用小柴胡汤加味后，出现大渴，身热汗出，昏厥妄语面赤，耳聋，唇干遗尿，苔白无津，其脉右寸浮数洪大，沉取洪实有力，**此为阳明暑热**，阳明暑热用柴胡升发

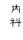

阳气，愈使津液损耗，热愈盛。热邪上扰神明故昏厥妄语。心主火，热邪扰心，故面赤汗出。肺主通调，肺热通调水道不利故遗尿。《温热经纬》"耳为肾之外候，肺经之结穴在耳中，专主乎听，金受火烁则耳聋。……妄用柴胡以煽起焰…..古云耳病治肺"。以白虎汤清肺胃之热，沙参、麦冬滋育心肺之阴以生津，知母上清肺金而泻火，下润肾燥而滋阴。再诊热减，因用他医方剂，生石膏减量，合用通草、滑石，病情出现恶化，其脉浮洪，两尺弦硬有力，**此为阴液被热耗已甚**。热炽津伤切忌利湿耗津，虽用清淡渗利之品，其势也不能支持，以麦冬滋养肺阴，天冬、知母清金滋肾；生地、元参、石斛滋养肾阴。继以育养肺肾之阴而愈。

案三 》》 肝胃病挟感：岳某　女　30 岁　1952 年 5 月 16 就诊。

先寒后热伴关节痛，恶心气短，曾在某医院检查血液无疟原虫，而按疟治，病已三月余，脉左寸浮，右寸浮滑数，右关沉数，**此为肝胃病挟感**，法以疏解。方以桑叶 9g、半夏 6g、川连 3g、陈皮 6g、紫豆蔻 6g、竹茹 6g、鲜芦根 9g、黄芩 6g、滑石 6g、菊花 9g、神曲 6g、竹叶 9g、连翘 9g、双花 9g。

再诊服三剂后，四日未发作寒热，稍有关节痛，脉缓，左关滑，右寸浮滑，右关沉，宜理气和中。半夏 6g、陈皮 9g、神曲 9g、紫豆蔻 6g、茯苓 9g、滑石 9g、桑叶 9g、莱菔子 6g、菊花 9g、苍术 9g、炒薏仁 30g。

三诊停药十天，又感关节痛，脉数，左脉浮弦，右寸浮弦滑，**此为风湿热**。宜防风 6g、半夏 6g、黄芩 9g、陈皮 9g、桑枝 9g、神曲 9g、黄连 6g、竹叶 9g、连翘 12g、秦艽 9g、忍冬藤 9g、双花 9g、防己 9g、滑石 9g、蚕沙 12g、大豆卷 9g、木通 3g。服用十余剂后，脉平，无寒热，关节不痛。

按语：寒热伴关节痛，病已三个月，按正疟治不效，脉两寸浮为外感风邪，右寸滑数为痰热，右关沉数胃热气滞，**此为素有肝胃病挟感，风湿合邪**。平素脾土湿盛，肝木侮土，正逢感受风邪，风煽湿土，湿而化热凝聚为痰，故右寸滑数，痰热阻滞气机故感出现寒热，气短。热伤脾胃则恶心。脾主四肢，风与湿热相搏则关节痛疼。以半夏、黄芩、黄连清热豁痰，解胸结；桑叶、菊花宣风清热；合竹叶、连翘、双花清宣；陈皮合半夏祛痰饮；滑石清热祛湿，使热气下行；紫豆蔻化湿消痞，开胃消食；芦根、竹茹清胃热。再诊寒热除，关节痛，脉缓滑，右关沉缓，**此为湿郁挟风**，加苍术燥湿解郁；薏仁清热祛湿；莱菔子化痰利膈。三诊脉数，浮弦滑，**此为风湿挟热**。以半夏、黄芩、黄连清热祛痰；防风、秦艽祛风止痛；防己、大豆卷祛湿；蚕沙祛风胜湿；竹叶、连翘、双花清热散结；木通清心肺使热气下行；忍冬藤、桑枝清热通络，痛止。

案四 》》》 **胃热气滞挟感：** 王某 男 34岁 1950年12月22日就诊。

寒热往来，恶心出涎，胸胁皆闷，身重倦一周，脉数，左寸沉，两关浮，右寸沉滑，**此为胃热气滞挟感**，法以清调。方以半夏6g、枳壳9g、佩兰叶9g、川连6g、黄芩9g、鲜芦根24g、竹茹9g、桑叶9g、薄荷9g、连翘12g、双花15g、香豆豉9g、鲜菖蒲9g、郁金9g、滑石6g、川贝母9g。

再诊一剂后，身热作泄，**此为挟湿**。六一散9g、枳壳9g、黄芩9g、佩兰叶9g、川连6g、半夏6g、生白芍9g、鲜芦根24g、连翘12g、双花15g、炒薏仁24g、薄荷9g、香豆豉9g、桑叶9g、木香6g。

三诊二剂后，**外感已除**，**仍有肠热气滞，肝胃火盛**。予以枳壳9g、黄芩9g、广木香6g、川连9g、甘草3g、生白芍9g、双花9g。三剂后，大便数次，热灼感，全身舒适，无不适。

按语： 此例素有胃热，又感受风热，其脉数，两寸沉，两关浮。胃热其气不降，故恶心吐涎；胃热与风热，二热燔津为痰，使痰热盛，痰热阻滞气机则感胸胁闷，寒热往来。以半夏、黄连、黄芩清心热祛痰火，解胸闷止恶心；枳壳、川贝母理气解郁宽胸；芦根、竹茹合黄芩清胃热；石菖蒲、郁金解心气郁滞，祛痰；薄荷辛凉解表。再诊身热泄泻，其右脉宜濡，**此为挟湿**，方剂中加黄芩汤清肠热祛湿；白芍甘草汤滋阴敛肝和中；薏仁清热利湿。三诊外感已除，已无寒热感，但仍有泄泻，其脉宜左关弦，右脉沉洪，以枳壳、木香理气止痛；黄芩、黄连、双花清热；

白芍泻肝火，热邪从大便泻下，故热灼感，热除气畅病愈。

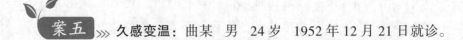 **案五** >>> **久感变温：**曲某　男　24岁　1952年12月21日就诊。

　　"感冒"日久，动则身痛，咳嗽无痰，寒热往来已一月余，脉左寸沉弦数，右寸沉数，**此为久感变温，**气郁邪热，法以清宣，清郁热。方以佩兰叶9g、枳壳6g、川贝母9g、黄芩6g、杏仁9g、鲜芦根24g、竹叶3g、生薏仁24g、郁金9g、石菖蒲9g、桑叶9g、连翘12g、菊花9g、薄荷9g、双花9g、牛子9g、香豆豉9g、生栀子6g、滑石6g。

　　再诊一剂后，热减，双花改18g。

　　三剂后身痛减，仍咳嗽，**邪热未净**。继用桔梗6g、黄芩6g、木通5g、佩兰9g、川贝母9g、枳壳6g、杏仁9g、竹茹9g、鲜芦根24g、竹叶3g、连翘9g、双花9g、滑石6g、生薏仁24g、桑叶9g、菊花9g。五剂后各症已消失。

　　按语：久感身痛，咳嗽无痰，寒热往来达一个月，脉数为热，两寸沉为气郁，左寸弦为感受风热，**此为久感热邪成温病**，气郁邪热。久感热邪，其热邪挟风，热邪欲外透达，出现寒热往来。气郁邪热，肺气不畅，故咳嗽无痰。以川贝母、枳壳、杏仁理肺气解气郁；石菖蒲、远志解心郁；芦根、杏仁、薏仁肃肺气止咳；栀子、香豆豉清久郁之热邪；薄荷、牛子辛凉解表，桑叶、菊花、竹叶、连翘、双花清宣；滑石清热使热下行。以清宣，郁热清除而痊。

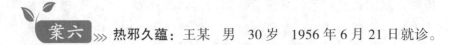 **案六** >>> **热邪久蕴：**王某　男　30岁　1956年6月21日就诊。

　　寒热二月余，胸闷，口渴欲饮，头昏，全身乏力，脉左寸沉数，左关浮弦数，右寸沉数洪大，右关浮弦数，**此为热邪久蕴成瘀**，需先刮之，再以清疏之剂治之。方以香豆豉9g、生栀子9g、石菖蒲9g、郁金9g、双花18g、佩兰9g、枳壳6g、生石膏30g、桑叶9g、知母9g、鲜芦根30g、滑石9g、川贝母9g、竹茹9g、连翘12g、菊花9g、黄芩9g、木通6g。

再诊两剂后病已减轻，再以清散。香豆豉9g、生栀子9g、牛子9g、薄荷9g、桔梗6g、鲜芦根30g、黄芩6g、知母9g、滑石9g、竹叶9g、生石膏24g、连翘12g、双花12g、桑叶9g、菊花9g、竹茹9g。四剂后症状全无。

按语：清人郭有陶著《痧胀玉衡》："寒气郁伏于肌肤血肉之间，至春而发变为瘟症，是名瘟痧。又感暑热伤感，凝滞于肌肤血肉之中，至秋而发亦名瘟痧。……。"此例寒热二月余，脉数为感受热邪，两寸沉为气滞。**此为感受热邪久郁成痧。**痧毒蒸熏于肺胃则出现胸闷，口渴欲饮。应先刮痧，再以香豆豉、栀子清久郁之热；石菖蒲、远志解心郁；枳壳、川贝母解气郁宽胸；生石膏、滑石、知母清热邪；连翘、黄芩清心热；木通清心热，使热邪下行；桑叶、菊花、双花清宣。以刮痧使热外散，内服清热理气疏解之剂而愈。

心 悸

 案一 ≫ **心肺热挟湿**：王太太　48 岁　1952 年 6 月 25 日就诊。

心悸易出汗，胸闷不欲食，身倦咽干，不渴已半月余，脉两寸浮数滑，右关沉，**此为心肺热挟湿**，**胃气滞**，法以清热祛湿调气。方以竹叶 9g、连翘 12g、生栀子 9g、黄芩 9g、桔梗 6g、桑叶 9g、半夏 6g、黄连 6g、陈皮 9g、菊花 9g、益元散 9g、砂仁 6g、神曲 6g、双花 9g。

再诊热减，不欲食，恶心，宜和胃法。半夏 3g、藿香 3g、茯神 9g、苍术 6g、陈皮 6g、神曲 6g、麦芽 6g、厚朴 3g、砂仁 3g。三剂诸证皆无。

按语：此例其脉数，左寸浮滑为心宫有热，右寸滑数为肺热，右关沉为胃气滞。心热使心宫不宁而感心悸。汗为心之苗，心热迫汗而出，故心悸易汗出。火克金，心热肺金受灼，肺热其肃降失司则感胸闷。热邪燔津为痰，痰热生，痰热阻滞气机，脾胃主升降，气机不畅，脾胃运化机能失调，以致不欲食，身倦，不渴。以半夏、黄连、黄芩清心肺之热，蠲痰解胸；竹叶、连翘、栀子清心热；陈皮合半夏祛痰和胃；益元散清热祛湿；砂仁化湿和胃理气；双花清心肺之热；神曲健脾和胃化食。再诊热退，不欲食恶心，其脉宜缓滑偏沉。以平胃散以祛湿郁理气；藿香开胃止呕；厚朴理气除满；二陈祛湿痰和胃；陈曲、麦芽健脾和胃而愈。

 案二 ≫ **屡感邪热久蕴**：张某　女　21 岁　1956 年 1 月 21 日就诊。

时发心跳，四肢麻木，胸闷气短，稍用脑力则额部胀痛已一月余，脉两寸沉数，**此为屡感邪热久蕴，法以疏解**，病需休息。方以佩兰叶 9g、枳壳 6g、川贝母 9g、竹茹 9g、桑叶 9g、鲜芦根 30g、石菖蒲 9g、郁金 9g、连翘 12g、双花 9g、菊花 9g、炒薏仁 30g。

再诊二剂后，下半夜舒适已睡，病未发，再以疏解宣散之剂治之。香豆豉 9g、生栀子 6g、益元散 9g、竹叶 9g、双花 9g、佩兰叶 9g、连翘 12g、川贝母 9g、枳壳 6g、竹茹 10g、鲜芦根 30g、桑叶 9g、炒薏仁 30g、菊花 9g。

三诊二剂后，给予宣散风温安神。石菖蒲 9g、连翘 12g、双花 9g、菊花 9g、防风 6g、牛子 9g、生栀子 6g、香豆豉 9g、桑叶枝各 9g、秦艽 9g、大豆卷 30g、竹茹 9g、鲜芦根 30g、炒薏仁 30g、地肤子 30g、薄荷 9g。三剂各恙皆安。

按语：病发已月余，感心跳，胸闷气短，头胀，其脉两寸沉数，**此为屡感邪热，气分郁遏**。心宫热久故心悸。心宫热肺也热，热邪填塞于肺则热痰生，气滞不畅故胸闷气短，热邪上逆于头窍，则额部头痛。此热必挟湿，以致四肢麻木。以川贝母、枳壳理气宽胸；石菖蒲、郁金解心郁；连翘清心热；双花清心肺热；芦根、竹茹清胃热；炒薏仁利湿清热；桑叶、菊花清热宣风。

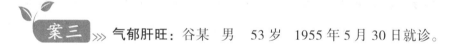 **气郁肝旺**：谷某　男　53 岁　1955 年 5 月 30 日就诊。

头昏耳鸣，黎明时心慌已两个月，因生气感心悸、胸部串疼闷一个月余，既往患有高血压心脏病，不适时服用舒肝丸、清心丸有效。脉左寸关浮弦，右寸沉，**此为气郁肝旺，法以疏调**。方以川贝母 9g、桔梗 6g、生香附 9g、枳壳 6g、竹茹 9g、茯神 12g、生栀子 6g、连翘 12g、丹皮 6g、竹叶 9g、鲜芦根 30g、桑叶 9g、石决明 30g、菊花 9g。

再诊三剂后心感安，疼亦减，宜疏解。佩兰叶 9g、枳壳 6g、川贝母 9g、桔梗 6g、竹茹 9g、鲜芦根 30g、桑叶 9g、香豆豉 9g、生栀子 6g、竹叶 3g、生香附 9g、丹皮 6g、石决明 30g、菊花 9g、连翘 12g、双花 9g、茯神 9g。

三诊有时心悸，上腹部热灼感，脉偏数，两关浮弦，**此为肝胃热，法以清肝胃火邪**。方以竹叶 3g、生栀子 9g、丹皮 6g、石决明 60g、佩兰

内
科

9g、吴茱萸水炒黄连 6g、枳壳 6g、鲜芦根 30g、竹茹 9g、川贝母 9g、滑石 9g、生白芍 9g、桑叶 9g、菊花 9g、茯神 12g。

四诊心悸及热灼感减，有时胸闷，身沉，舌苔黄腻，脉两寸偏沉，关弦滑，**此为气郁湿热，宜疏清法**。佩兰叶 9g、枳壳 6g、川贝母 9g、黄芩 6g、滑石 9g、鲜芦根 30g、木通 6g、石菖蒲 6g、连翘 12g、茯苓 9g、郁金 6g、双花 9g、桑叶 9g、菊花 9g、泽泻 9g、石决明 30g、竹茹 9g。

五诊仍有时感胸闷不适，脉左寸沉，左关弦，右寸洪滑，法以豁胸清导湿热。方以半夏 6g、川连 6g、茯苓 9g、鲜芦根 30g、黄芩 9g、泽泻 9g、桑叶 9g、滑石 9g、石菖蒲 6g、郁金 6g、竹叶 3g、连翘 12g、双花 9g、石决明 30g、菊花 9g、竹茹 9g。

六诊继以和肝清导湿热法。佩兰叶 9g、枳壳 6g、川贝母 9g、黄芩 9g、滑石 9g、鲜芦根 30g、生白芍 9g、竹叶 3g、生栀子 6g、生香附 9g、丹皮 6g、青皮 9g、桔叶 9g、桑叶 9g、菊花 9g、木通 6g、茯苓 9g。

七诊胸部发热不适，以豁胸清导湿热。以益元散 9g、竹叶 3g、连翘 12g、菊花 9g、半夏 6g、鲜芦根 30g、川连 6g、竹茹 9g、双花 9g、黄芩 9g、茯神 9g、桑叶 9g、生栀子 9g、香豆豉 9g。

八诊因怒感胸闷不适，以疏滞法以疏解清导。方以佩兰叶 9g、桔梗 6g、枳壳 6g、川贝母 9g、黄芩 6g、生香附 9g、木通 6g、滑石 6g、鲜芦根 24g、茯苓 9g、石菖蒲 6g、连翘 12g、郁金 6g、桑叶 9g、菊花 9g、双花泽泻各 9g。

九诊五剂后，继以豁胸抑肝，清利湿热法。生白芍 9g、生栀子 6g、丹皮 6g、竹叶 3g、茯神 12g、石决明 30g、牡蛎 9g、半夏 6g、竹茹 9g、天竺黄 9g、鲜芦根 30g、川连 6g、黄芩 9g、桑叶 9g、菊花 9g、龙骨 9g、茯苓 9g、泽泻 9g。六剂诸证皆安。

按语：该患者患有高血压心脏病，素有肝旺，肝火盛肝阳上扰而致头晕耳鸣，肝火盛心火也盛故心慌、心悸。又因生气使气机郁滞，肝旺气滞使其疏泄机能失调，则感胸部串痛。以石决明清肝热镇肝；丹皮、栀子、竹叶、连翘清心肝之热，茯神以安神；川贝母、枳壳、桔梗、香附理气宽胸止痛；桑叶、菊花清热宣风。三诊有时心悸，上腹部热灼感，脉偏数，两关浮弦，**此为肝胃热**，以清心肝热理气之剂，加以吴茱萸水炒黄连以清肝热；芦根、竹茹清胃热；生白芍泻肝敛阴；滑石清热使热邪下行；佩兰芳香祛浊。四诊又感胸闷，身沉，舌苔黄腻，两寸偏沉，关弦滑，**此为气郁湿热**。以理气之剂，加滑石、茯苓、泽泻清利湿热；木通清心热使热邪下行；石菖蒲、郁金解心郁。坚守清热利湿，疏肝理气病愈。

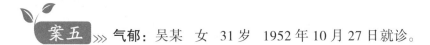

案四 >>> 肝旺痰气滞：孙太太　47岁　1952年5月13日就诊。

心慌不安，有时咳嗽无痰已月余，脉两寸沉滑，两关浮弦滑，**此为肝旺痰气滞**，法以抑肝肃肺。方以石菖蒲9g、远志6g、川贝母9g、枳壳6g、杏仁9g、天竺黄9g、竹茹9g、生枇叶9g、菊花9g、桑叶9g、石决明24g、梅花5g、冬瓜子18g、炙紫菀9g、鲜芦根24g。六剂后痊愈。

按语：该例心慌，咳嗽，脉滑为痰饮，两寸沉为心肺气滞，左关浮弦为肝旺。与上例同为肝旺气郁滞，但后者痰饮明显。用药以川贝母、杏仁、冬瓜子、紫菀、芦根肃降肺气，止咳祛痰；石菖蒲、远志开心孔，消痰行气；石决明清肝镇肝；梅花疏肝解郁开胃；桑叶、菊花清肝宣风。

案五 >>> 气郁：吴某　女　31岁　1952年10月27日就诊。

胸闷气短，动则心悸，有时吐酸已半年，既往患有心脏病，脉两寸沉数，右关浮弦数，**此为气郁**，宜先理气。石菖蒲6g、竹叶3g、川贝母6g、枳壳6g、天竺黄6g、竹茹6g、生香附6g、杏仁6g、茯苓6g、甘草1.5g、吴茱萸水炒黄连2.4g。

再诊五剂后咽干，心跳重，胸闷，全身乏力，脉右寸浮虚数，**此为阴亏**，以养阴生津。方以桑叶9g、麦冬9g、沙参12g、玉竹9g、甘草3g、元参12g、生地9g、鲜石斛6g、天花粉9g、竹茹5g。

三诊咽不干，小腹感闷，脉右寸虚，关尺浮弦。去石斛、竹茹、花粉，加白芍12g、党参12g。五剂后症状基本消失。

按语：患者以胸闷气短，心悸，吐酸已半年，其脉两寸皆沉数，此为心肺热气滞，关浮数为肝胃热。其患有心脏病，常因家务之事心情郁闷，情志的变化使气机不畅，气郁久之化火生痰，痰热滞胸故胸闷，心悸。肝热乘土而吐酸。以石菖蒲解心郁；川贝母、枳壳、杏仁、香附理气解郁，合天竺黄清心祛痰；吴茱萸水炒黄连清肝热制酸；竹茹清胃热；茯苓淡渗使热邪下行；甘草和中。再诊其脉右寸浮虚数，**此为阴亏**。以沙参、麦冬育养心肺阴分，玉竹平补肺气，润心肺；元参、生地、石斛滋补肾阴，天花粉清热生津；三诊右寸脉虚，关尺浮弦，**此为气虚，肝旺**。原方去石斛、花粉、竹茹，加党参以补气，白芍清肝。

案六 >> **心虚挟湿**：常某　女　24岁　1967年11月7日就诊。

患风湿性心脏病多年，今感左胸胀痛，心悸头晕，浮肿已三天，脉濡无力，**此为心虚挟湿**，法以益气养心。予以玉竹18g、党参12g、炒白术3g、炒薏仁30g、当归身9g、甘草6g、炒防风3g、柏子仁9g。

再诊三剂后，服药甚安，有时胸中疼，心跳重，头晕，小便频数而量少，口干不欲饮，舌薄白腻苔，尖赤，脉濡沉取滑，**此为湿热侵心**。以炒薏仁30g、半夏6g、陈皮6g、杏仁9g、通草3g、佩兰叶12g、滑石12g、芦根30g、竹叶3g、连翘12g、桑枝30g、防己9g、蚕沙12g、炒枳壳6g。

三诊三剂后，胸不疼，小便仍频而量少，有时晕倒，脉濡，右寸滑，尺滑。以炒薏仁30g、半夏6g、陈皮6g、杏仁9g、通草6g、滑石12g、炒白术9g、泽泻12g、芦根30g、佩兰叶12g、竹叶9g、连翘12g、桑枝30g、防己9g、蚕沙12g、炒枳壳3g。四剂后症状明显好转，病人可以做一些家务活，要求停药观察。

四诊停药二月后，因劳累感心跳失眠，浮肿，服用药物肿已消，四肢发热，仍感心悸发惊，不能向左侧卧，口干，脉虚，**此为心气虚**。予以党参18g、炒白术9g、炙甘草9g、当归身9g、炒枣仁12g、柏子仁9g、大枣四枚、沙参18g。

五诊三剂后仍感心跳，全身无力，咳嗽吐白痰，口渴欲饮，大便稀，舌白苔，脉左寸浮虚大，右寸浮濡洪滑，关浮弦，**此为上焦湿热**。予以益元散 12g、竹叶 9g、连翘 12g、桑叶 9g、生薏仁 30g、芦根 30g、冬瓜子 30g、桔梗 9g、杏仁 9g、生杷叶 30g、生桑枝 18g。继以清利湿热之剂症状消失。

按语： 此例患风湿性心脏病多年，感胸闷痛，心悸，头晕，浮肿，其脉濡为湿，脉无力应表现在心脉无力，为心气虚。气行则血行，心气虚使心血运行不足，心失所养而致心悸，胸闷痛。湿邪为脾运化水谷失利，故出现头晕，浮肿。以党参、玉竹、甘草补中益气；白术、薏仁健脾利湿；当归养血；柏子仁悦脾益智安神；防风辛温升浮散头目滞气，经络留湿。再诊胸中疼，心跳重，小便频数而量少，口干不欲饮，舌白腻苔，尖赤，脉濡滑，*此为湿热侵心*。以三仁汤去厚朴、白蔻仁清热利湿；二陈祛痰饮；竹叶、连翘清心；枳壳理气宽胸行痰；使用防己、蚕沙、桑枝必有肢体沉重痛疼感。四诊劳累后感心跳失眠，四肢发热，心脉宜虚。以四君子汤去茯苓补心气，沙参补心肺之阴；当归、大枣补心血；柏子仁、枣仁养心安神。五诊感心跳，全身无力，咳嗽吐白痰，口渴欲饮，大便稀，其脉左寸浮虚大，右寸浮濡洪滑，*此为湿热侵心肺，热盛于湿*。以千金苇茎汤清肺湿热；益元散清热利湿使热下行；竹叶、连翘清心；杏仁、桔梗、生桑枝清肺止咳。

案七 >> 心肾阴虚肝旺冲心：荣某 女 50岁 1967年12月15日就诊。

头晕心悸，晚八时至黎明左腿不停抖动，不眠，仅寐一至二小时，左手颤动，心烦，大便干，病已一年余，心电图示频发室性过早搏动，脉左寸浮弦滑大，左关浮弦，左尺无力，右寸滑大，*此为心肾阴虚，肝旺冲心*，法以抑肝滋阴。予以知母 12g、沙参 18g、生牡蛎 60g、元参 30g、女贞子 30g、天冬 9g、生地 12g、珍珠母 30g、竹叶 9g、炒枣仁 12g。

再诊三剂后，头晕心悸减轻，夜卧左腿仍抖动，半夜睡后安静，左手颤动已减，心不烦，脉右滑大缓和，左部脉结，左关浮弦，左尺无力。以知母 12g、沙参 18g、生牡蛎 60g、元参 30g、女贞子 30g、天冬 9g、生地 12g、珍珠母 30g、竹叶 9g、炒枣仁 12g、生白芍 24g、甘草 9g。

三诊二剂后，昨夜左腿抖动较重，面色枯黄，脉左脉不结，左关浮弦，左尺无力，右寸滑大缓和。以当归9g、生白芍24g、熟地9g、生地9g、知母12g、沙参18g、生牡蛎60g、元参30g、女贞子60g、天冬9g、竹叶3g、炒枣仁12g、甘草9g、大枣四枚、阿胶9g。

四诊二剂后，夜间腿仍抖动，大便两天一次，较干，脉左关浮弦已缓和。当归9g、炒白芍24g、熟地9g、知母9g、天冬9g、沙参18g、生地9g、生牡蛎60g、元参30g、女贞子60g、炒枣仁12g、甘草9g、大枣肉四枚，清阿胶9g、龟板9g。

五诊四剂后，左腿抖动已减轻，心跳已减，面部发紧，大便不干，脉较有力。仍以当归12g、炒白芍24g、熟地12g、知母9g、天冬9g、沙参18g、生地12g、生地炭9g、生牡蛎60g、元参30g、女贞子60g、旱莲草30g、炒枣仁12g、甘草9g、大枣肉四枚、龟板9g、清阿胶9g。继以镇肝养阴之剂二月后症状基本消失。

按语：头晕、心悸已一年余，其脉左寸浮弦滑大，浮弦为肝旺冲心，滑大为心阴不足，左尺无力为肾阴虚。心肾阴不足，心脉失于濡养故心悸。肾阴不足，肾水不能涵肝木，肝阴不足而肝旺，肝热风动则肢体抖动。肝热上逆致头晕心悸，烦躁不眠。阴液不足以润滑肠道，则大便干结。以生地、元参、女贞子滋补肾阴；天冬、知母清金滋肾；沙参滋育心肺之阴；牡蛎、珍珠母平肝潜阳安神，竹叶清心；枣仁宁心除烦安神。三诊肢体抖动较重，面色枯黄。左关浮弦，左尺无力，右寸滑大缓和，**为肝旺血虚，肾阴虚**。上方加当归、白芍、熟地、阿胶、大枣以养血；熟地合生地、元参、女贞子、知母、天冬、沙参滋阴；生牡蛎清肝。方以镇肝滋阴而愈。

 案八 ≫ **肾阴虚肝阳上亢：**郭某 女 40岁 1979年9月16日就诊。

近二年感心悸胸闷，头晕，睡眠时好时差，劳累感眼眶胀痛，十余年前发现血压高，曾用降压药但不及时，脉两寸虚大，左关尺弦大，**此为肾阴虚，肝阳上亢**，法以滋阴潜阳。以煅石决明30g、元参30g、旱莲草30g、女贞子30g、沙参12g、麦冬10g、五味子10g、生牡蛎30g、龟板

12g、鳖甲 12g、白芍 20g、炒川楝子 10g。

再诊六剂后，感疲劳头晕，无心悸胸闷，脉右寸滑大，左关尺弦细。以生地 20g、元参 20g、煅石决明 30g、沙参 20g、麦冬 10g、旱莲草 30g、女贞子 30g、川楝子 6g、枸杞 12g、白芍 10g。连续服用二十余剂后，无不适。

按语：此例与上例同为肾阴虚，但两寸脉虚大，为心肺气阴虚，左关尺弦大为肝肾阴不足，肝阳上亢。以沙参、麦冬、五味子以补心肺阴，收敛耗散之气；元参、白芍、女贞子、旱莲草、枸杞补肝肾阴；牡蛎、龟板、鳖甲补肾镇肝潜阳；川楝子清肝热疏肝。坚守此法而愈。

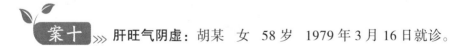

案九 >>> **肝旺冲心：**王某　女　37 岁　1979 年 5 月 6 日就诊。

自去年感心悸，在医院检查心电图提示为频繁室性早搏，注射 ATP 等药品效果好，近因劳累又出现早搏，心悸乏力，心前区不适，既往患有慢性咽炎，脉左寸洪大兼弦，左关尺弦大，右寸濡洪滑，**此为肝旺冲心，**抑肝清热肃肺。予以煅石决明 30g、竹叶 10g、炒川楝子 10g、连翘 12g、杏仁 10g、冬瓜子 30g、生薏仁 30g、芦根 30g、元参 10g、山豆根 6g、双花 20g。服用十余剂，心悸消失。

按语：此例感心悸一年余，其脉左寸洪大兼弦，为肝旺冲心，心宫热，右寸濡洪滑为肺热挟湿。肝旺冲心使心宫热，心宫热故感心悸，心律失常。劳则生火，心宫热盛，心火克金，肺亦热，心肺热盛加重心悸和乏力。以石决明、川楝子清肝热镇肝；竹叶、连翘、双花清心热；元参壮水制火；杏仁、芦根、冬瓜子、薏仁清肺内湿热，热清心宁。

案十 >>> **肝旺气阴虚：**胡某　女　58 岁　1979 年 3 月 16 日就诊。

患冠心病六年，自觉心悸，气短无力，走路活动加重，不能坚持工作及家务劳动，脉左寸虚，左关尺浮弦奥，右寸虚大，**此为肝旺气阴虚，**法以抑肝益气育阴。予以黄芪 30g、党参 30g、麦冬 12g、煅石决明 30g、炒川楝子 6g、沙参 10g、当归 6g、竹叶 10g、茯苓 10g、生地 20g、元参

20g、枸杞20g、女贞子30g。

再诊自觉仍心悸无力，右寸虚大无力。上方加五味子10g、茯苓12g、炒白术10g、甘草3g、熟地20g。

三诊六剂后，心悸减，牙痛，左脉浮弦奭，右脉寸已敛，无力。沙参25g、麦冬10g、生石膏25g、生地20g、熟地20g、牛膝10g、炒川楝子10g、元参20g。

四诊四剂后，自觉稍有力气，右上牙痛，左浮弦，左尺弦奭无力，右寸敛，浮弦。以生石膏25g、麦冬10g、牛膝10g、生地熟地各20g、煅石决明30g、炒川楝子10g、元参25g、沙参20g。

五诊，仍感疲劳，精神差。以百合12g、炒枣仁12g、元参20g、竹叶10g、茯苓10g、女贞子30g、枸杞25g、炒川楝子10g、沙参12g、熟地20g、玉竹12g。

六诊六剂后，脉左浮弦，右寸虚大。**此为肺气不足，肝旺冲心。**予以煅石决明30g、炒川楝子10g、竹叶10g、茯苓20g、党参30g、麦冬10g、五味子10g、黄芪30g、枸杞30g、炙甘草3g、大枣四枚、白芍12g、当归10g。

七诊六剂后，胃部不适，左浮弦，右寸虚大偏沉。煅石决明30g、炒川楝子10g、竹叶10g、茯苓20g、党参20g、麦冬10g、五味子10g、黄芪20g、炙甘草3g、白芍12g、当归10g、广木香3g、陈皮6g、炒白术10g。

八诊头晕，胸闷轻，全身无力，嗜睡，脉左寸虚大，左关弦奭，左尺濡滑，右寸虚大无力。予以党参30g、黄芪30g、枸杞子30g、甘草3g、大枣三枚、白术10g、泽泻10g、五味子10g、麦冬10g。

九诊四剂后，头晕，小便不畅，脉左寸虚大，右寸虚大沉滑大，右关尺弦细。**此为阴虚肝旺。**以一贯煎合生脉散加减，白芍12g、白薇10g、沙参20g、麦冬12g、生地20g、当归6g、甘草3g、炒川楝子10g、五味子10g、芦根30g。

十诊五剂后头晕减轻，体力稍好，但易疲劳，睡眠不好，脉两寸虚大，予以养心汤加减：党参25g、麦冬10g、五味子10g、黄芪25g、炒枣仁12g、炙甘草10g、枸杞子30g、生地12g、元参12g、女贞子30g、当归10g、白芍10g、白薇10g、大枣三枚。带药回济南服用，坚持益气养阴之剂，半年余体力明显恢复，走路气短不明显，可以干一些家务劳动。

　　按语： 冠心病六年，心悸，气短无力，其脉两寸虚为气虚，左关尺浮弦疢为阴虚肝旺。肺主气，肺气虚则气短乏力，气虚行血无力，心主血，血脉流通不利则心悸。阴虚阴液不足故肝旺使症状加重。以黄芪、党参补气；沙参、麦冬补心肺之阴；当归养血；枸杞、元参、生地、女贞子育阴；石决明、川楝子清肝镇肝；茯苓淡渗安神；竹叶清心。再诊右寸脉虚大无力，原方加五味子以收敛耗散之气；茯苓、白术、甘草合党参为四君子汤以补气养心，益脾胃；熟地以补血滋阴。三、四诊牙痛，其脉右寸已收敛，左关尺浮弦疢，**此为肺胃热，肝旺阴虚**，以清肝滋阴，加生石膏清热。五诊感疲劳，精神差，其脉宜右寸疢为肺气虚，左关尺弦疢此为肝旺阴虚，以百合润肺宁心，益气调中；沙参补心肺；玉竹补中气养阴；川楝子清肝热；枣仁宁心安神益肝，加以滋肾之剂。六诊右寸虚大为肺气虚，左浮弦，为肝旺冲心，以黄芪加生脉散、大枣补气，当归、白芍养血；枸杞滋补肝肾；石决明、川楝子清肝。继以益气养血，镇肝宁心之剂而痊。

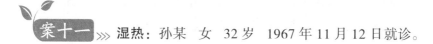

案十一 》》 **湿热：** 孙某　女　32 岁　1967 年 11 月 12 日就诊。

　　浮肿心悸多年，时有上腹部疼，眩晕腰疼，全身疼痛怕风，口干不欲饮水，恶心，食欲不振，目不欲睁，嗜睡，曾在某医院检查诊断为风湿性心脏病二尖瓣狭窄，慢性肾盂肾炎，舌白腻苔，脉濡，右寸滑，右关沉，**此为湿热侵及心肾，脾郁挟痰**，法以理气清热利湿。予以苍术 9g、炒枳实 6g、陈皮 6g、半夏 6g、白术 9g、杏仁 9g、通草 6g、滑石 12g、炒薏仁 30g、陈曲 9g、麦芽 9g、广木香 6g。服用十剂后诸症基本消失。

　　按语： 此例浮肿心悸多年，其脉濡为湿，右寸滑为痰饮，右关沉脾郁。脾郁其运化水谷之机能失司，痰湿生，出现眩晕，恶心，口干不欲饮，嗜睡。湿郁化热，湿热之邪内舍于心，使心动不宁故心悸。湿热侵肾以致眩晕腰痛，以苍术、白术燥湿健脾；滑石、薏仁清热利湿；枳实、广木香行气解郁止痛；二陈祛痰饮和胃；通草利湿行水；杏仁行痰润燥；

陈曲、麦芽健脾和胃化食。湿热清除，气机畅通，痰饮消解而痊。

案十二 ≫ 风湿挟热：于某　女　31岁　1967年11月11日就诊。

产后七月余经常心跳气短，产前腿疼见风则疼，疼重时拘紧，产后腿不疼，两肩沉重发凉发板，二十天前洗衣出屋晒衣手指关节疼，怕风，口干不欲饮，四肢怕风发凉，关节疼不能活动，心慌面热，呼吸不利，脉寸浮洪滑数，关尺浮弦滑，**此为风湿挟热侵心**，法以清热祛风湿。予以防风6g、秦艽6g、炒桑枝30g、木通5g、竹叶9g、连翘12g、益元散12g、双花12g、蚕沙12g、防己9g、炒薏仁30g、芦根30g、大豆卷30g、豨莶草12g。

再诊二剂后，心跳减，感平静，呼吸舒适，面热红减轻，脉数似减。继用上方豨莶草18g。

三诊四剂后，面绯红已消失，左胸感跳，发慌减轻，睡眠好，脉右寸浮洪滑，右关浮弦，左寸滑，左关尺沉。予以上方木通3g，加半夏6g、陈皮6g。

四诊三剂后，心跳减轻，膝胯关节疼，身无力，脉濡，右寸滑，左寸洪较无力。以玉竹30g、大枣肉四枚、炒白术9g、甘草6g、炒薏仁30g、炒桑枝30g、防风3g、秦艽6g、防己9g、蚕沙12g、豨莶草18g。

五诊四剂后，心不慌，恶寒身疼，咳嗽胸闷，口咽发热，脉寸浮洪滑数，右大于左，**此为感冒**。苏叶9g、薄荷9g、竹叶9g、连翘12g、益元散12g、双花18g、桔梗6g、杏仁9g、前胡6g、芦根30g、竹茹9g、冬瓜子30g、生薏仁30g、橘红6g。

六诊二剂后，不恶寒，身不疼，胸闷，夜间咳嗽无痰，脊背发凉，脉寸洪滑，右关弦，**此为邪热未净，阴分虚**。以甘草9g、桔梗6g、竹叶9g、杏仁9g、芦根30g、生薏仁30g、橘红6g、冬瓜子30g、知母9g、沙参12g、百合12g、元参9g。六剂后无不适。

按语： 产后心跳气短，其脉寸数为心热，寸关浮滑为风湿。风湿化热，风湿挟热侵心则感心跳气短面赤。风湿热合邪痹络关节故局部痛疼，产前见风则疼以风邪为主，产后肩部沉重以湿为重，近几天又感受风邪，风湿合邪使痛疼加重。以木通、竹叶、连翘清心热；益元散、薏仁清热利湿，使热下行；双花清心肺之热；防风祛上焦风邪；秦艽祛风湿，清湿热；防己泻下焦血分湿热；蚕沙祛风胜湿；豨莶草祛风湿止痛；大豆卷祛湿；桑枝通络。四诊身无力，膝胯关节疼。脉左寸洪较无力，**此为心气虚**，祛风湿之剂加玉竹以补心气；白术补脾燥湿；大枣补土益气。五诊感受风热，脉浮洪滑数，以清宣肃肺之法病减，六诊继以肃肺清热育阴之品病痊。

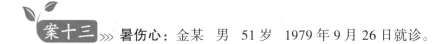

案十三 >> **暑伤心**：金某　男　51 岁　1979 年 9 月 26 日就诊。

因暑期疲劳，感心悸，有早搏，全身无力，出汗多已一月余，脉左寸虚大，左关尺弦细，右寸虚而散大，右关浮弦，**此为暑伤心，热伤清和之气**，法以清热育阴和胃。滑石 12g、竹叶 10g、连翘 12g、双花 20g、桑叶10g、菊花 10g、沙参 20g、麦冬 10g、五味子 10g、朱砂 1.5g、甘草 3g、芦根 30g、竹茹 10g、生杷叶 30g、麦芽 10g。六剂后未再有早搏。

按语：暑期感受热邪，其脉左寸虚大，右寸虚大而散为暑热，左关尺弦细为暑热伤阴，右关浮弦为暑热伤清和之气。热邪伤心故心悸，热迫汗而出故感乏力。暑邪耗阴，伤胃之清和之气，有食欲差症状。以滑石、甘草清暑热；竹叶、连翘、双花、桑叶、菊花清宣；沙参、麦冬、五味子育养气阴，收敛耗散之气；芦根、竹茹、杷叶、麦芽、甘草以恢复清和之气；朱砂清心安神。

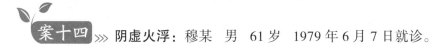

案十四 >> **阴虚火浮**：穆某　男　61 岁　1979 年 6 月 7 日就诊。

患阵发性心动过速已二十余年，每年犯病三至四次，近三年每月发作一至二次，每次持续二至四小时，用西地兰治疗可缓解，发作时心电图示室上性心动过速。既往冠心病三年。血压不高，平时心跳 53～54 次 / 分，自觉全身无力，心悸、心烦、大便干结，面赤光亮，脉右寸浮弦虚大，躁动感，左寸浮弦虚大，左关尺弦细，**此为阴虚火浮，心气虚，肝旺，**

法以清肝益气育阴。予以煅石决明 30g、炒川楝子 10g、女贞子 30g、枸杞 25g、柏子仁 12g、当归 10g、白芍 10g、生地 12g、党参 25g、五味子 10g、麦冬 10g、沙参 25g、元参 30g、竹叶 10g。

再诊六剂后，服药后较前舒适，脉右寸浮弦洪滑，左寸浮弦而滑，左关尺弦细，**此为肝旺痰火盛**。以煅石决明 30g、炒川楝子 10g、女贞子 30g、枸杞 25g、沙参 25g、竹叶 10g、栝楼 30g、黄连 10g、半夏 10g。

三诊六剂后，早搏减少，睡眠好，不烦躁，上周出现一次短暂阵发性心动过速，用屏气方法约半小时缓解，大便稍干，腰酸无力，脉右寸虚大，右关浮弦，右尺弦大，左寸虚大无力，**此为气阴两虚，肝肾阴虚，肝旺**。以沙参 30g、麦冬 10g、五味子 10g、生地 20g、元参 30g、白芍 6g、枸杞 30g、熟地 20g、炒川楝子 10g、女贞子 30g。

四诊连续服用十二剂，未再发作，大便稍干，脉左寸弦大，左关尺弦大，右寸虚大，右关尺弦大。**此为阴虚火浮，心气虚**。以党参 30g、五味子 10g、麦冬 10g、沙参 30g、生地 20g、元参 60g、枸杞 30g、竹叶 10g、炒酸枣仁 12g、黄芪 30g。带药回北京治疗，半年后，来信病情稳定，未再发作。

按语：患者其脉右寸浮弦虚大，躁动感为肺阴虚，左寸浮弦虚大为心气虚。左关尺弦细，**此为肝肾阴虚火浮，肝旺**。肝肾阴虚，脏器失于滋养，虚热内生，阴虚火浮，显出面赤光亮，心烦。心宫失于滋养而感心悸不安，心烦，热耗气故心气虚。以元参、生地、女贞子、枸杞、沙参、麦冬育阴；当归、白芍养血顾阴；党参、五味子、麦冬补气，收敛耗散之气；石决明、川楝子清肝镇肝；竹叶清心，柏子仁宁心安神。再诊右寸浮弦为肝旺，洪滑为痰热，方剂中加小陷胸汤蠲痰宽胸。三诊大便干，腰酸无力，脉两寸虚大为气虚，关弦大为肝旺阴虚，以沙参、麦冬、五味子育养肺气阴，生地、元参、枸杞、熟地、滋补肝肾阴；白芍、川楝子清肝热敛阴。四诊右寸虚大为气虚，左寸弦大，关尺弦大为阴虚火浮。以生脉散加黄芪以补气；生地、元参、枸杞、沙参育阴；竹叶清心；酸枣仁补肝胆，助阴，安神。

案十五 >>> **肝旺气滞痰火盛:** 周某　男　55岁　1979年3月31日就诊。

经常感心悸，胸闷气短已五年，五年前突感心悸胸闷，在医院检查心电图示房颤，经过治疗后稍好，但经常发作，需要地高辛控制。既往患高血压病五年，冠心病二年，脑血栓一年，现已恢复，肢体活动无障碍。现感心悸胸闷，气短急躁，睡眠不好，痰多，脉右寸沉洪滑，右关浮弦，左寸浮弦滑，**此为肝旺气滞痰火盛**，法以清热蠲痰理气。以姜半夏10g、黄连10g、栝楼30g、枳壳10g、竹茹10g、陈皮10g、竹叶10g、炒枣仁12g、茯苓30g、炒川楝子10g、煅石决明30g。

再诊六剂后，睡眠差，全身无力，脉右寸虚大，左寸无力，关尺浮弦。**此为心气虚**，**肝肾阴虚**，**肝旺**。党参30g、麦冬12g、五味子10g、黄芪30g、竹叶10g、炒枣仁12g、炙甘草3g、枸杞30g、砂仁6g、炒熟地30g、炒川楝子10g、煅石决明30g、元参30g、大枣四枚、女贞子30g。

三诊六剂后，自觉有力，血压稳定，地高辛开始减量，脉两寸虚大无力，左关尺浮弦细，予以煅石决明30g、炒川楝子10g、黄芪30g、党参30g、五味子10g、麦冬12g、甘草3g、大枣二枚、元参12g、竹叶10g、茯苓20g、白芍10g、当归6g、炒枣仁12g、柏子仁10g、枸杞30g。

四诊六剂后，自觉心跳与脉搏接近，心率87次/分，脉搏差2-7次/分，服用地高辛减量每周1-2次，脉右寸濡，左寸浮弦。以煅石决明30g、炒川楝子10g、生杷叶30g、竹叶10g、连翘12g、茯苓20g、杏仁10g、生薏仁30g、芦根30g、冬瓜子30g。

五诊六剂后，心跳与脉搏接近，有时相符，停用地高辛已九天，偶有胸前吞咽不适，隐痛。脉右寸濡洪滑，左寸虚沉取洪滑，**此为肺有痰火**，**肝旺冲心**。上方加姜半夏10g、黄连10g、栝楼30g。

六诊四剂后，心率稍快，90次/分，曾服用两次地高辛，天阴时偶有胸闷，血压160/100毫米汞柱。脉左寸浮濡无力兼弦，左关尺浮弦细，右寸濡洪滑弦。以姜半夏10g、黄连6g、栝楼30g、杏仁10g、陈皮10g、茯苓20g、竹叶10g、煅石决明30g、川楝子10g。

七诊四剂后，胸闷不明显，脉左寸滑大，左关尺弦细，右寸濡滑大，

内科

右关尺弦大，以沙参30g、麦冬10g、五味子10g、芦根30g、竹茹10g、生地20g、元参20g、枸杞20g、川楝子10g、白芍12g、女贞子30g。

八诊六剂后，近十余天未服地高辛，仅感四肢沉重，脉右寸濡滑，右关偏沉弦滑，左寸濡弦滑，左关浮弦，**此为湿热气滞**。予以半夏10g、杏仁10g、薏仁30g、通草6g、芦根30g、滑石12g、竹叶10g、茯苓24g、白豆蔻6g、厚朴6g。六剂后无不适。

按语：患心脑血管病多年，心悸胸闷，痰多，急躁，其脉右寸沉洪滑，右关浮弦为痰火气滞，左寸浮弦滑为肝旺。痰火阻滞气机而感胸闷气短，扰动心神则心悸。肝旺其心火亦盛，两火盛，痰易生，故症状加重。以枳壳开气机宽胸；小陷胸汤蠲除痰火除痞闷；二陈祛痰饮；石决明、川楝子清肝；竹茹清胃热；枣仁宁心安神。再诊右寸虚大，左寸无力为心肺气虚，关尺浮弦为肝旺冲心，肝肾阴虚。以黄芪加生脉散补气；砂仁温脾开郁；石决明、川楝子抑肝；枸杞、熟地、女贞子、元参育阴。四诊其脉右寸濡，左寸浮弦，**此为湿热肝旺**。以千金苇茎汤清气分湿热；茯苓淡渗清热，竹叶、连翘清心热；石决明、川楝子清肝。继以蠲除热痰，清利湿热，镇肝理气而痊。

案十六 ⟫⟫ 痰热滞胸：余某　女　44岁　1979年4月12日就诊。

经常感心悸，脉搏有早搏，伴有胸闷，烦躁已有三月余，脉右寸沉，右关浮滑，左寸浮滑，左关弦，**此为痰热阻滞胸阳，肝旺胃热**，法以清热蠲痰。以姜半夏10g、黄连10g、栝楼30g、薤白10g、生枇叶30g、芦根30g、陈皮10g、茯苓10g、煅石决明30g、炒川楝子10g、竹叶10g。

再诊三剂后，全身起荨麻疹，痒，心悸减，无早搏，脉右寸浮，**此为湿热外散**，故全身红痒。予以荆芥6g、芦根30g、滑石12g、竹叶10g、连翘12g、双花20g、蝉蜕6g。

三诊二剂后，早搏明显减轻，荨麻疹减，仅以头面部多，脉右寸浮弦，左寸浮。原方加桔梗6g。

四诊二剂后，皮疹消失，但畏风，脉右寸浮。以薄荷6g、牛子6g、蝉蜕3g轻清皮表之邪，加芦根30g、竹茹10g、竹叶10g、连翘12g。二剂。

五诊喝酒后又出皮疹，现已消失，心烦，胸部难受，右寸滑大，左寸洪，左关尺弦耎，**此为肺肾阴虚，心火旺**。予以竹叶10g、连翘12g、麦冬10g、沙参12g、生地12g、元参20g、茯苓10g。

六诊六剂后，早搏偶有一二次，仍感烦躁，无胸闷，睡眠可，口不干，脉右寸濡滑大，右关弦细，左寸浮弦，左关尺弦细而耎，**此为气阴两虚**。以党参20g、麦冬10g、五味子10g、当归6g、白芍10g、枸杞20g、沙参20g、生地20g、元参20g、炒川楝子10g、女贞子30g、黄芪10g。

七诊六剂后去北京一月余，又有早搏，胸闷，易激动，脉两寸洪滑，左关浮弦，以煅石决明30g、炒川楝子10g、竹叶10g、茯苓30g、陈皮10g、姜半夏10g、竹茹10g、杏仁10g、冬瓜子30g、生薏仁30g、芦根30g。

八诊四剂后，早搏明显减少，走路胸闷轻，大便带血，肛门处无痛感，大便不干，脉左寸洪滑兼弦，右寸沉洪滑，右关浮弦。**此为肝旺痰热气滞**。以姜半夏10g、薤白10g、栝楼30g、杏仁10g、陈皮10g、茯苓20g、煅石决明30g、炒川楝子10g、竹叶10g、连翘12g。

九诊服药三剂半月后，偶有早搏，脉左浮洪，左关浮弦，右寸洪滑，右关沉弦滑。以陈皮10g、姜半夏10g、枳壳10g、厚朴6g、建曲6g、麦芽6g、槟榔6g、广木香10g、香附10g、茯苓25g、竹叶10g、竹茹10g、煅石决明30g、炒川楝子10g、焦山楂6g。五剂后病情稳定。

按语： 此例与上例皆为痰热肝旺所致，该例右寸沉，关浮为痰热阻滞胸阳，右关浮滑为胃热，左寸浮滑，关浮弦为肝旺。治疗上都用清热蠲痰，抑肝之剂，此例以半夏栝楼薤白汤、小陷胸汤清热蠲痰，通胸阳；芦根、竹茹、生杷叶清胃热。再诊全身起荨麻疹，痒，心悸减，脉右寸浮，**此为痰湿内阻，湿热遏于内，现痰热去后，湿热外散**，故全身红痒，以荆芥、蝉蜕表散风热；芦根、滑石清热利湿，竹叶、连翘、双花清热散结。三四诊皆以辛凉解表，内以清热为主治疗。五诊胸中难受，脉右寸滑大，左关尺弦耎为肺肾阴虚，左寸洪为心火旺。以竹叶、连翘清心火；麦冬、沙参、生地、元参、滋补阴分。六诊烦躁，其脉右寸濡滑大，关尺弦细耎**为气阴虚**，以黄芪加生脉散补气，当归、白芍养血和血；生地、元参、女贞子、枸杞顾阴，川楝子清肝。以抑肝清热蠲痰理气之剂而愈。

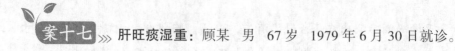

案十七 >> 肝旺痰湿重：顾某　男　67岁　1979年6月30日就诊。

四年来经常心悸，胸闷，在某医院检查诊断为冠心病、心律失常，有时头痛头晕，身重，心烦。一年前患脑血栓，现已基本恢复，四肢活动可。脉左寸濡滑，左关尺浮弦，右寸濡滑，右关濡沉弦，**此为肝旺痰湿重**，法以抑肝祛痰湿。予以桑叶10g、菊花10g、白术10g、泽泻12g、竹叶10g、茯苓25g、陈皮10g、姜半夏10g、煅石决明30g、炒川楝子10g。

再诊三剂后，胸闷已减，偶有头晕，仍有早搏。脉左寸濡滑沉取无力，左关尺弦大，右寸濡滑大，右关浮弦。**此为肝旺**，**气阴虚**。以煅石决明30g、炒川楝子10g、麦冬10g、沙参12g、党参20g、女贞子30g、枸杞12g、当归6g、白芍10g、生地20g、元参20g。

三诊六剂后，胸闷减，活动后感轻松，服药三剂后早搏基本消失，精神好，头痛头晕不明显，血压稳定，舌中有薄黄腻苔，脉左寸洪滑，左关尺弦奥，右寸濡滑，右关尺浮弦滑，**此为湿热**。予以芦根30g、竹茹10g、生杷叶30g、麦芽10g、滑石12g、佩兰叶12g、竹叶10g、茯苓25g。

四诊六剂后，早搏已消失，仅感轻微头晕，脉右寸濡，右关濡滑，**此为痰湿盛**。苍术10g、白术10g、陈皮10g、姜半夏10g、泽泻12g、茯苓25g。

五诊四剂后，偶有早搏，脉左寸洪滑，左关尺弦滑，左尺滑，右寸洪滑，右关濡洪滑，右尺滑。于上方加煅石决明30g、薏仁30g、炒川楝子6g。

六诊五剂后，近几天天气潮湿，自觉胸闷，有早搏，腹部不适，大便稀，脉左寸濡洪滑，左关尺浮弦细，右寸沉弦滑，右关弦滑，**此为湿郁**。予以陈皮10g、建曲10g、草豆蔻6g、厚朴10g、姜半夏10g、白术10g、苍术10g、竹叶10g、茯苓25g、麦芽10g、炒槟榔10g。

七诊五剂后，偶有早搏，全身有力，血压稳定，大便稍稀，脉左寸濡滑，右寸弦滑。以苍术10g、白术10g、茯苓25g、泽泻20g、杏仁10g、陈皮10g、姜半夏10g。

八诊六剂后，大便稍干，睡眠差，喜睁眼不愿闭眼，可以早起跑步活动，脉左寸洪数，左关浮弦，右关濡滑。上方加郁李仁6g。六剂后，无不适。

按语： 此例与上例同为肝旺，但此例脉为濡滑，痰湿重，因此用药以蠲痰利湿为要，以茯苓、白术健脾利湿；泽泻淡渗利湿；二陈蠲痰饮；桑叶、菊花宣风清热。三诊舌苔薄黄腻苔，脉左寸洪滑，右寸濡滑，**此为湿热**，予以清利湿热早搏消失。六诊有感胸闷，早搏，腹部不适，大便稀，左寸濡洪滑，右寸沉弦滑，**此为湿郁中焦**。以平胃散祛湿解郁；白术、茯苓健脾利湿；二陈祛痰；草豆蔻、槟榔理气解郁。郁李仁入胆治悸，目张不眠，用于偏湿盛润便效果好。

案十八 >>> 痰湿盛：张某　女　38岁　1979年7月2日就诊。

半月前头晕全身酸痛，汗多低烧，恶心胸闷，服用他医三仁汤加减，低烧已消失，但双下肢水肿明显，心悸，舌尖有一溃疡，痛重，脉左寸滑，左关尺弦滑，右寸濡滑，**此为痰湿盛**，法以健脾利湿清心。以白术12g、泽泻12g、陈皮10g、姜半夏10g、茯苓12g、生牡蛎15g、竹叶10g、栀子10g、连翘12g、丝瓜络6g。

再诊五剂后，浮肿已减，心悸不明显，脉两寸濡洪滑，偏数，右关沉弦滑，**此为上焦热盛**，**胃气滞**。以竹叶10g、栀子10g、连翘12g、桔梗6g、薄荷3g、黄芩10g、双花20g、陈皮10g、麦芽10g、建曲6g、槟榔6g、山楂6g、甘草6g。

三诊三剂后，腹部稍胀，身沉重，脉濡，左寸洪。以竹叶10g、连翘12g、双花15g加三仁汤，六剂后无明显不适。

按语：此例因头晕、胸闷，汗出低热服用三仁汤，热退，感双下肢水肿、心悸，舌尖一溃疡，其脉寸滑，左关尺弦滑，此患者为湿热证，肝旺，前医用三仁汤使热邪得以清解，痰湿未去，余热依存。痰湿盛，其脾运化水谷之机能失调，脾主四肢，故四肢水肿。热邪未净，心宫之热仍在，合水气凌心使心动不宁而现心悸。以白术、泽泻、陈皮、姜半夏、茯苓去痰湿；竹叶、连翘、栀子清心肝之热；丝瓜络通络；泽泻、生牡蛎对下肢浮肿效果较好。再诊浮肿已消，脉偏数，两寸濡洪滑为上焦热盛，右关沉弦滑为胃气滞。以凉膈散清上焦之热邪，双花清心肺之热；焦三仙健脾消食；槟榔行气消食。

惊

 肝旺胃郁： 赵某　女　22岁　1955年3月16日就诊。

一周前患感，曾服用清解之剂稍好，又觉胸闷易惊，不眠，易忘，不欲饮食，脉偏数，寸脉沉滑，左关浮弦，**此为长时间受刺激，肝旺胃气郁滞，法以调气，清肝胃，需要安静的环境，多安慰她。** 方以生香附9g、枳实6g、半夏6g、竹茹9g、鲜芦根18g、蒲公英6g、川连3g、陈皮9g、生栀子6g、石决明30g、石菖蒲6g、远志3g、丹皮6g、竹叶3g、炒枣仁12g、天竺黄9g、茯神9g、龙齿9g、牡蛎9g。

再诊二剂后，不惊稍食，胸闷心烦，头痛，法以调气解郁。生香附9g、陈皮9g、神曲9g、茯苓9g、炒栀子6g、炒枣仁12g、泽泻9g、川芎3g、枳实6g、紫豆蔻6g、苍术9g。三剂后自觉无明显不适。

按语：《素问》："东方青色，入通于肝，开窍于目，藏精于肝，其病发惊骇。"可见惊与肝脏有密切的关系。此例其脉偏数为热，右寸脉沉滑为胃热气郁，左寸沉滑为心气郁滞，左关浮弦为肝旺。患者长时间心情不好，心气郁滞使肝旺气滞，"肝藏魂"、"肝藏血，血舍魂。"肝旺其魂不能舍而易惊，不眠易忘。肝旺影响脾胃，胃受热，故不欲饮食，脾胃热痰生，痰热阻滞气机而致胸闷不适。痰热扰神，亦易惊。以石决明、龙齿、牡蛎清肝热，镇肝安神；丹皮、栀子、竹叶清心肝之热；陈皮、半夏、黄连、天竺黄蠲除痰热以宽胸解闷；枳实、香附理气解郁；远志、菖蒲解郁安神；芦根、竹茹、蒲公英清胃热；茯神安神；酸枣仁宁心安神养肝。再诊以越鞠丸加减以调气解郁法而瘥。

案二 >>> **心肺阴虚：**王某　女　56岁　1957年5月19日就诊。

三年前惊吓后，经常感到心悸发惊，健忘，烦躁不安，服用诸多药物症状不减，脉左寸关浮弦奭，右寸奭，**此为心肺阴虚，阴不足，以养心安神法。**干生地24g、黄连12g、当归身18g、甘草6g、生白芍24g、茯神24g、麦冬30g、朱砂1g，研细末蜜为小丸，每服6g开水服。月余后症状消失。

按语：《素问》："惊则气乱，……惊者心无所依，神无所归，虑无所定，故气乱矣。"此例受惊吓后，感心悸发惊，烦躁，其脉左寸关浮弦奭为心阴虚，此谓阴不足即阴血不足，右寸奭为肺阴虚。"心藏神"，心阴不足则虚热内扰，故烦躁不安。阴血不足心失所养则心悸易惊。以生地、白芍、当归身养心血；麦冬以育养心肺阴；黄连清心；朱砂清心镇惊安神；茯神安神；甘草以和中。

 案三 >>> **心阳亢肾阴虚：**李某　男　30岁　1951年3月4日就诊。

只能向右侧卧，合目欲眠即惊醒一周余，面泛赤热，胸中难受，口渴心烦，舌白苔而润，尖部赤，脉左寸浮洪，按之滑动，左关浮弦，左尺弦奭，右寸滑大，**此为心阳亢，肾阴虚，心肾不交，肝阳上潜，法以清心育阴抑肝。**方用沙参30g、天冬24g、生地24g、龟板30g、生龙骨30g、远志6g、石菖蒲3g、元参30g、竹叶9g、淡盐水炒黄连3g、花粉12g、肉桂1g、茯苓12g服三剂心烦胸难减轻，可仰卧合目十余分钟，再服八剂诸疾消失。

按语：医圣孙思邈《千金方》："心者，火也，肾者，水也，水火相济。"此例其脉左寸浮洪，按之滑动，此为心阳亢，火盛，左关浮弦为肝阳上僭，左尺弦奭为肾阴虚。心阳亢，心火盛，耗伤阴津，消灼肾阴，肾阴不足，肾阳蒸腾乏源，无水以升，不能制约心阳及肝阳，以致肝阳上僭。心火盛故心烦失眠，易惊，肝阳上僭故面泛赤热，心火盛耗肺阴，故肺阴不足则胸中难受。以黄连、竹叶清心热；沙参、生地、天冬、元参育阴；枕中丹：龟板、龙骨、远志、石菖蒲补肾阴，潜肝阳安神。少许肉桂鼓动肾阳使肾水升提与心火相交，使水火相济而病除。

>>> 气阴虚心肾不交：李某　男　20岁　1957年3日就诊。

一月来不能仰卧睡，只能侧卧睡一小时即惊起，再不能眠，频犯遗精，脉左寸沉洪滑，左关浮弦，左尺弦大而奭，右寸虚按之滑大，**此为气阴虚，心气不畅，心肾不交**，宜用三才枕中丹交泰丸复方治之，党参18g、天冬12g、生地18g、石菖蒲3g、远志6g、龟板18g、生龙骨30g、盐水炒黄连1.5g、肉桂0.6g。

再诊服五剂后，可仰卧睡三小时，寤则稍感惊慌，但遗精频犯，前方龙骨煅用，莲须9g合三才封髓丹，服十余剂诸疾皆除。

按语：此例只能侧卧睡易惊起，频犯遗精，其脉左寸沉洪滑，左关浮弦，左尺弦大而奭，此为心（相）火盛，心气不畅，肾水不足，心肾不交，右寸虚按之滑大为气虚。气虚其升降无力，心火盛，肾阴虚，心肾不交，水火不相济故睡中惊起，不得眠。"心火动则相火亦动，动则精自走"，因此频犯遗精。以三才：党参、天冬、生地以补气阴；枕中丹：石菖蒲、远志、龟板、龙骨补心肾；交泰丸：黄连清心、肉桂鼓动肾阳使肾水与心火相交。再诊前方以莲须清心益肾涩精；三才封髓丹：人参、天冬、熟地、黄柏、砂仁、甘草以泻火坚阴，固精封髓，火去精固诸证皆除。

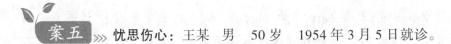 **>>> 忧思伤心**：王某　男　50岁　1954年3月5日就诊。

平素曲运心机，操劳过度，不能卧，卧则心跳发惊，大便较干已三月余，脉左寸浮洪而奭，左关浮弦，左尺弦细，右寸无力按之滑大，**此为忧愁思虑则伤心**，宜养心滋阴，交通心肾之气。方用党参18g、天冬12g、生地9g、龟板9g、生龙骨30g、石菖蒲3g、远志6g、当归身6g、炒酸枣仁12g、柏子仁9g、茯神9g、盐水炒黄连1.5g、肉桂1g服二十余剂而愈。

按语：思虑过度出现卧则心跳发惊，其脉左寸浮洪而奭，左关浮弦，左尺弦细，此为君相火偏盛，肾阴虚，右寸无力为气虚，该病例病机与上例雷同，在用药上也用三才、枕中丹、交泰丸，又加当归以养心阴和血；枣仁、柏子仁、茯神以安神。

咳　嗽

案一 >>> **内有痰火新感：**曹某　男性　42岁　1950年9月13日就诊。

初患微发热，似外感状，稍咳嗽，三日后，热退咳嗽加剧，每晨起咳痰，感觉自右胸咳出，再由左胸咳出痰涎，咳嗽必须用力方能咳出，黄白黏痰很多，日夜频咳嗽，如晨起不能由左右胸咳出痰浊，终日胸闷难当，口渴欲饮，但吐出之痰很凉，便溏溺频，诸医皆以气虚及脾湿痰盛治疗，愈治咳痰愈难咳出，胸中愈闷。邀我诊，患者面色赤，小便频而量少，色赤黄，便后有热灼感，舌黄腻，脉右寸沉而弦滑，初按似奕无力，久则有力，右关浮不显有力，**此为平素痰火盛，加以新受外感，**法以清肺豁痰，通达气机。方以芦根60g、生苡仁30g、杏仁9g、川贝母24g、桔梗9g、冬瓜子30g、生石膏18g、知母9g、炙紫菀9g、竹茹9g、生枇杷叶12g、花粉12g、地栗十枚切四开，海蜇30g洗净，青菜菔半斤切片煎汤代水煎药，服九剂痊愈。

按语：清代名医叶天士《临证指南医案·咳嗽》"若因风者，辛平解之，因于寒者，辛温散之，因于火者，以甘寒为主。至于内因为病，有刚亢之感，木叩而金鸣者，当清金制木，佐以柔肝和络；若土虚而不生金，真气无所禀摄者，有甘凉、甘温二法。又因水虚痰泛元海竭而诸气上冲者，则有金水双收，阴阳并补之治，或大剂滋填镇摄，保固先天一气元精。"此例平素痰火盛，又因新受外感。邪热首犯肺部，与素有痰火合并，肺失清肃，痰热壅滞肺络，气不流畅，故胸闷痰凉，右寸沉而弦滑，初按无力，久按则有力。肺气清调水道失司则小便频而量少。诸医以气虚脾湿盛治疗故不效，病愈发加重。以千金苇茎汤清肃肺气；川贝母、桔梗、紫苑清肺豁痰，调达气机；生石膏、知母清气分之热；芦根、竹茹清肺胃之热；海蜇、地栗、莱菔清热祛痰降气；花粉清热祛痰生津。

案二 ≫ **气阴两虚**：赵某　女　49岁　1952年6月23日就诊。

身热咳嗽半年余，曾用过中西药效果不著，汗多乏力，咳嗽吐黏痰，夜间发热明显，双手热重，脉数，右寸浮，左关浮弦细，**此为气阴两虚，法以养阴荣肺**。予麦冬12g、天冬12g、桔梗6g、甘草3g、冬瓜子15g、生地18g、知母9g、丹皮9g、龟板18g、天花粉12g、生杷叶9g、沙参18g、生白芍9g、元参18g。连服三十剂，体力恢复，症状消失。

按语：此例咳嗽，夜间发热，双手热重，脉数为热，右寸浮宜奥为肺气阴虚，左关浮弦细此为肝旺阴虚。阴分亏虚，虚热内灼燔津为痰，虚火盛而致夜间发热，手心热。肺气阴虚失于润降，肝旺克金，金受火克则咳嗽不止。以沙参、麦冬育养肺阴，天冬、知母清金滋阴；龟板滋阴潜阳益肾；生地、元参滋阴；丹皮、白芍、甘草清肝火以保金；冬瓜子、桔梗肃肺止咳。

案三 ≫ **肺阴亏**：任太太　51岁　1952年5月21日就诊。

感冒服药出汗多，咳嗽头晕，胸难发热，食欲不振，脉右寸浮大，右关沉，**此为汗后肺阴亏，胃滞消化不良**，法以育阴和胃。宜用桑叶9g、麦冬15g、沙参24g、杏仁5g、神曲6g、麦芽6g、陈皮5g、玉竹9g、甘草3g、砂仁5g。

再诊二剂后身倦，胸难减，能食，以桑叶9g、玉竹9g、麦冬9g、沙参18g、陈皮6g、香豆豉9g、神曲9g、杏仁6g、桑枝9g。

三诊洗澡后又感身热，恶寒，咳嗽加重，恶心，脉浮数。予以牛子 9g、薄荷 9g、桔梗 6g、浙贝母 9g、杏仁 9g、前胡 6g、竹叶 3g、连翘 12g、桑叶 9g、双花 9g、鲜芦根 12g、竹茹 5g、桑枝 9g。六剂而瘥。

按语：此例外感服药后汗出多，咳嗽，胸难发热，食欲不振，其脉右寸浮大宜力不足，为肺阴虚，右关沉为胃气滞。汗出过多使津液耗损，肺首当其冲，肺阴消耗已现亏虚，肺阴亏虚，虚热灼津以致胸难咳嗽、发热。胃气滞消化不良而感食欲不振。以沙参、麦冬润养肺阴消胸难；玉竹补中气润肺；杏仁润肺止咳；陈皮升降气分化痰；桑叶甘寒润燥；砂仁理气消食；陈曲、麦芽健脾消食。

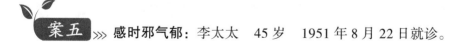 **案四** >>> **肺胃热**：李某　女　34 岁　1956 年 10 月 28 日就诊。

患慢性喘息性支气管炎已五年，每发作时咳喘，胃热气痛，脉左寸浮弦，右寸沉，右关浮弦偏数，**此为肺胃皆热，气滞，宜肃肺清胃**。川贝母 9g、桑叶 9g、杏仁 9g、桔梗 6g、前胡 6g、冬瓜子 24g、竹茹 9g、菊花 9g、鲜芦根 30g、炙紫苑 9g、蒲公英 24g、生杷叶 24g、香橼皮 6g。

再诊二剂后，胃热痛已减，仍咳嗽。上方蒲公英改 12g。

继服三剂，胃部舒适，继用肃肺之药而愈。

按语：咳喘，胃热痛多年，其脉左寸浮弦为风，右寸沉宜数或有力为肺热气滞，右关浮弦偏数此为胃热。肺热气滞，肺气宣降失司，故气逆而咳喘，胃热使升降机能失调，胃气上逆而感胃热气痛。以芦根、杏仁、桔梗、紫苑、前胡肃肺止咳；川贝母理气宽胸，止咳祛痰；芦根、杷叶、竹茹、蒲公英清胃热降逆；香橼皮理气和胃止痛；桑叶、菊花宣风清热。

案五 >>> **感时邪气郁**：李太太　45 岁　1951 年 8 月 22 日就诊。

咳嗽伴有寒热，身痛胸闷，口干不欲饮三天，舌苔黄白腻，脉左寸沉数滑，右寸沉数，右关浮数。右尺数，**此为感时邪气机郁遏**，法以调气清解。方以川贝母 9g、枳壳 9g、黄芩 9g、木通 6g、杏仁 9g、鲜芦根 18g、竹茹 9g、炒薏仁 18g、竹叶 3g、连翘 12g、桑叶 9g、双花 12g、菊花 9g、六一散 12g、佩兰 9g。

再诊一剂后，自觉腹痛，脉数，两寸沉。宜川贝母 9g、枳壳 6g、黄芩 9g、木通 6g、广木香 5g、鲜芦根 18g、竹茹 9g、炒薏仁 18g、郁金 9g、连翘 12g、桑叶 9g、双花 12g、菊花 9g、滑石 12g、鲜菖蒲 9g、佩兰 9g、砂仁 6g、陈皮 9g。

三诊一剂后，不感腹痛，脉平，继用肃肺之剂五剂后而痊。

按语：此例咳嗽寒热，身痛胸闷，口渴不欲饮，舌黄白腻苔，其脉数为感受时邪暑热，寸沉为气郁。青岛八月间气温很热如同秋老虎，此时很易感受时邪，其热邪不得透解故寒热身痛，热邪犯肺使其肃降失司故咳嗽，热邪燔津为痰，痰邪阻滞气机故胸闷，痰热相蒸则苔黄，热盛液不升则口渴，痰饮内留而不欲饮。以六一散、薏仁清热利湿；黄芩清热燥湿；川贝母、枳壳调达气机，宽胸解郁；贝母、杏仁、薏仁、芦根肃肺止咳蠲痰；木通清心肺之热下行；竹叶、连翘、双花、桑叶、菊花清宣；佩兰芳香祛浊。再诊感腹痛，脉数，两寸沉。**此为湿热气滞**。以黄芩、滑石、木通、薏仁清热利湿，使热邪下行；川贝母、枳壳、石菖蒲、郁金解郁；广木香、砂仁理气和胃止痛。继以肃肺之剂病愈。

案六 ≫ **风热挟痰：**包某 男 26岁 1951年9月21日就诊。

恶寒，咳嗽，喉头有曳锯声两天，脉左寸浮数，右寸浮滑数，右关浮数，**此为心肺受风热挟痰**，法以祛痰轻宣之。牛子 9g、竹叶 3g、桑叶 9g、浙贝母 9g、杏仁 9g、僵蚕 6g、桔梗 6g、生栀子 9g、鲜芦根 12g、黄芩 9g、连翘 12g、薄荷 9g、双花 18g、甘草 3g、半夏 6g、陈皮 9g、竹茹 9g、莱菔子 9g。四剂症状消失。

按语：此例恶寒咳嗽，其脉两寸浮数为心肺感受风热，右寸滑为痰，右关浮数为胃热，风热邪入心肺，热蒸液聚，风燥灼津皆可生痰，痰与热邪相合壅滞肺气，故出现寒热咳嗽。心肺热，胃亦热。以薄荷、牛子辛凉解表祛风；桑叶、菊花、双花、桑叶清宣；黄芩、连翘、竹叶、栀子清心肺；浙贝母、杏仁、桔梗肃肺止咳；陈皮、半夏祛痰饮和胃；僵蚕祛风化痰散结；芦根、竹茹清胃热；莱菔子止咳化痰。

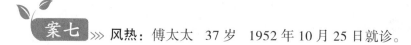

案七 >>> **风热**：傅太太　37 岁　1952 年 10 月 25 日就诊。

发热咳嗽三天，脉浮弦数，**此为感受风热**。法以清宣。方以香豆豉 9g、薄荷 9g、桔梗 6g、牛子 9g、桑叶 9g、鲜芦根 24g、竹茹 9g、前胡 6g、黄芩 6g、菊花 9g、浙贝母 9g、杏仁 9g、木通 6g、陈皮 5g、竹叶 3g、连翘 12g、双花 9g。

再诊二剂后，右颊赤，腹部时热，脉左寸沉数，左关浮弦，右寸浮滑数，右关浮数。予以桑叶 9g、半夏 6g、黄芩 9g、鲜芦根 24g、石菖蒲 9g、连翘 12g、菊花 9g、竹茹 9g、双花 9g、石决明 18g、梅花 3g、郁金 9g。

三诊一剂后，腹部热，惟胸闷，痰难咳出，上方加栝楼 12g、旋复花 6g、天竺黄 6g、石菖蒲、郁金各 5g。

四诊洗澡受凉后感发热，颧赤胸痞，腹部不适，吐酸，以牛子 9g、香豆豉 9g、薄荷 9g、半夏 6g、川连 6g、黄芩 9g、鲜芦根 18g、竹茹 9g、陈皮 9g、神曲 9g、麦芽 9g、竹叶 3g、菊花 9g、桑叶 9g、连翘 12g、双花 9g、紫豆蔻 5g。

五诊热退，胸痞减，消化不良，以桑叶 9g、竹叶 3g、连翘 12g、半夏 6g、鲜芦根 18g、川连 6g、炒栀子 9g、黄芩 9g、陈皮 9g、紫豆蔻 6g、神曲 9g、麦芽 9g、竹茹 9g、双花 9g。三剂后症状消失。

按语：此例与上例同为感受风热，首诊用药基本相同，再诊出现右颊赤，腹部热，左寸沉数为感受热邪气郁，左关浮弦为肝旺，右寸浮滑数为痰热，右关浮数为胃热，**此为感受惊热，胃肠热盛**，以菖蒲、郁金解心郁，石决明清肝热镇肝；桑叶、菊花清热宣风；梅花疏肝解郁生津化痰；连翘清心；半夏、黄芩清热痰；黄芩、芦根、竹茹清胃肠之热。三诊胸闷，痰难咳出，原方加栝楼、旋复花、天竺黄清热豁痰。四诊洗澡受凉后发热，胸痞，腹部不适，吐酸，其脉宜浮数，左寸浮弦，右寸浮洪滑，右关沉弦，**此为内热挟感，胃气滞**，以辛凉解表及清宣之剂，加以半夏、黄连、黄芩清热祛痰宽胸；紫豆蔻行气消痞化食；香豆豉疏散解表，芦根、竹茹清胃热，陈曲、麦芽消导化食。

 >>> **肺燥**：郝某　男　30 岁　1952 年 10 月 29 日就诊。

干咳痰少，口渴已一月余，脉右寸浮，躁动不安，**此为肺燥**，予以清燥救肺汤主之。桑叶 9g、杏仁 9g、麦冬 18g、生石膏 18g、甘草 3g、沙参 12g、天花粉 12g、生杷叶 9g、鲜石斛 9g。五剂后咳停。

按语：《金匮翼》："肺燥者，肺虚液少，而燥气乘之也。其状咳甚而少涎沫，咽喉干，气更不利。"此例干咳痰少，口渴，右寸脉浮而躁动不安，此为肺燥。以润肺清燥之剂，予以清燥救肺汤以桑叶轻宣肌表；石膏清肺金之燥热，二者合之治其致病之源；沙参替代人参合麦冬润肺滋液；杷叶、杏仁润肺降逆；花粉清热祛痰；生津解渴；石斛滋育五脏之阴，甘草清热和中。

 >>> **阴虚肺燥**：许某　男　56 岁　1955 年 2 月 3 日就诊。

二月前患感，曾服用辛温药解表，服药后，不发热，但咳嗽无痰至今不解，脉左弦细，右寸躁动不安，**此为阴虚体质误用辛温，肺燥热**，法以滋育。方以川贝母 6g、知母 6g、杏仁 9g、冬瓜子 6g、麦冬 9g、石斛 6g、天冬 9g、沙参 15g、生杷叶 9g、二地各 9g、甘草 3g、元参 30g、龟板 18g、鳖甲 9g、桔梗 6g。

再诊三剂后，咳嗽有痰，再以滋育法，川贝母 9g、知母 9g、杏仁 9g、炙紫菀 9g、麦冬 9g、冬瓜子 9g、天冬 9g、沙参 15g、生杷叶 9g、二地各 9g、石斛 6g、元参 15g、龟板 24g、鳖甲 9g、甘草 3g。九剂后咳停。

按语：此例脉左弦细为阴虚，右寸躁动不安为肺燥热。此为阴虚体质患感误用辛温解表之剂，辛温伤上焦气分之阴，肺金喜清润，润则生水以滋脏腑，肺金受温药之热灼，则气乱而咳嗽。以清燥救肺汤加减：沙参取代人参、麦冬、杏仁、甘草、生杷叶清肺润燥；川贝母润肺止咳，清热散结；杏仁、川贝、桔梗肃肺止咳；天冬、知母清金滋水；生地、熟地、元参、龟板、鳖甲滋补肾阴。阴分得以滋润，燥热得以清除而病痊。

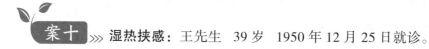

案十 >>> **湿热挟感**：王先生 39岁 1950年12月25日就诊。

寒热往来，咳嗽胸闷，舌苔黄腻已三天，脉两寸沉数，左关浮数，左尺数，右关尺数，**此为素有湿热伤肺胃而生咳嗽，今感时邪挟秽浊之气，法以芳香散邪，清解邪热**。方以香豆豉9g、桔梗9g、川贝母9g、杏仁9g、黄芩9g、木通6g、鲜芦根24g、竹茹9g、滑石6g、生薏仁12g、佩兰叶9g、连翘12g、双花9g、鲜菖蒲9g、菊花9g、桑叶9g、薄荷9g。

再诊二剂后，舌苔黄腻已除，**秽浊之气已去，邪热未透解**，脉左寸浮数，右寸沉数，右关浮数，予以清解。佩兰叶9g、枳壳6g、川贝母9g、桔梗6g、黄芩9g、板蓝根9g、香豆豉9g、竹叶3g、益元散9g、连翘12g、双花9g、桑叶9g、菊花9g、鲜芦根18g、竹茹6g、薄荷9g。三剂后症状消失。

按语：此例寒热，咳嗽，舌苔黄腻，脉寸沉数，此为素有湿热侵肺并阻碍气机，左关浮数为感受风热，右关尺数为胃热。湿热交蒸伤肺胃，使气机壅塞，肺气不畅故咳嗽胸闷，湿热郁遏又外受时邪，其热邪不易向外透达，则现寒热往来。以川贝母、枳壳、石菖蒲调达气机而解郁；滑石、薏仁、黄芩清湿热；木通使心肺之热下行；芦根、杏仁、薏仁、桔梗、川贝母肃肺止咳；豆豉、薄荷清热解表；桑叶、菊花、竹叶、连翘、双花清热宣散；芦根、竹茹清心胃热；佩兰芳香去秽浊之气。

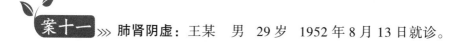

案十一 >>> **肺肾阴虚**：王某 男 29岁 1952年8月13日就诊。

夜间咳嗽重，有时咯血，乏力身倦，在某医院检查诊断为肺结核，已休息半年，脉左弦细，右浮弦，**此为肺肾阴虚，予以滋育**。麦冬12g、沙参15g、竹茹9g、天花粉12g、天冬12g、生杷叶9g、知母9g、生地18g、桔梗6g、甘草3g、龟板9g、鳖甲9g、鲜石斛9g、元参18g。

再诊五剂后，咳嗽白痰，脉左浮数，**此为外感风热**。方以桑叶9g、菊花9g、竹叶3g、连翘12g、桔梗6g、冬瓜子9g、浙贝母9g、鲜芦根24g、甘草 3g、杏仁 9g、双花 18g。

三诊脉平，继以滋育法加减，半年后复查，症状已消失，体力恢复。

按语：此例诊断为肺结核，其脉左弦细为肾阴虚，右浮弦宜大为肺阴不足。肺为娇脏，稍受外邪之侵袭则咳喘，肺阴不足，肺脏失于滋养而干咳。肺阴虚，虚火灼伤肺络则咳血。肺金生肾水，肺阴虚，肾阴也不足，肾阴虚，其虚火上炎，灼津为痰，热耗体力故乏力身倦。以沙参、麦冬滋育肺阴，以金生水；天冬、知母清肺滋肾；生地、元参清热滋水；龟板、鳖甲补肾，使热邪潜降；石斛滋育五脏；天花粉清热生津祛痰；桔梗、甘草利咽，芦根、竹茹清胃热。阴分恢复，咳嗽自然停止。

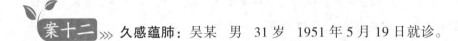

案十二 ≫≫ **久感蕴肺：**吴某　男　31 岁　1951 年 5 月 19 日就诊。

反复感冒半年，咳嗽痰量多，色黄白已一周，脉两寸沉数，两关浮数，**此为久感蕴肺气机滞，**法以调气清肺。方以石菖蒲 9g、竹叶 3g、远志 6g、连翘 12g、菊花 9g、川贝母 12g、双花 15g、杏仁 9g、枳壳 6g、冬瓜子 9g、炙紫苑 9g、竹茹 9g、鲜芦根 24g、生薏仁 24g、桑叶 9g、马兜铃 9g。

再诊三剂后，脉左寸浮，两关浮数，**此为心气畅，**邪热仍弥漫，法以清肃。川贝母 12g、杏仁 9g、冬瓜子 12g、竹叶 3g、连翘 12g、炙紫苑 9g、双花 18g、鲜芦根 30g、菊花 9g、生薏仁 24g、桑叶 9g、枳壳 5g、竹茹 9g。

三诊三剂后，干呛咳，脉左寸数，**此为阴亏。**以二冬各 12g、砂仁 12g、知母 9g、天花粉 9g、元参 24g、甘草 3g、龟板 18g、石斛 6g、杏仁 9g、桔梗 6g、生地 12g、茯苓 9g。

四诊二剂后，干呛咳稍好，腿痛，脉两寸数，两尺滑数，**内有湿热。**以炒薏仁 30g、芦根 30g、茯苓 9g、黄柏 5g、泽泻 9g、龟板 18g。

五诊四剂后，腿部筋痛，咳轻。以桑叶 9g、香豆豉 9g、川贝母 9g、杏仁 9g、炙紫苑 9g、冬瓜子 9g、鲜芦根 24g、竹茹 9g、生薏仁 18g、竹叶 3g、连翘 9g、双花 9g、生白芍 9g、菊花 9g、青皮 5g、楝实 9g、石斛 9g。

四剂后痊愈。

按语： 反复外感，咳嗽痰量多，其脉数为感受热邪，两寸沉数，为热邪郁滞于心肺。反复感冒，热邪伤肺故咳嗽，热邪燔津为痰，阻碍气机，则寸脉现沉。以川贝母、枳壳理气宽胸；马兜铃清肺热，降肺气；川贝母合杏仁、冬瓜子、薏仁、芦根、紫苑清肺热止咳祛痰；石菖蒲、远志解心郁；竹叶、连翘、双花、桑叶、菊花清宣。三诊干呛咳，脉左寸数，关尺脉宜弦奘，**此为阴亏**。以二冬、元参、生地、龟板、石斛、知母滋阴清热；桔梗合杏仁肃肺；合甘草利咽喉；天花粉清热蠲痰生津；砂仁与滋育之品合用引药归肾，也防止滋腻碍胃之弊病。四诊腿痛，尺脉滑数，**此为下焦湿热**。以黄柏、薏仁、泽泻、茯苓清湿热，龟板补肾。五诊腿部筋痛，咳嗽较轻，**此肺热不净，肝阴不足**。以千金苇茎汤加川贝母、紫苑肃肺；双花、竹叶、连翘、桑叶、菊花清热宣散余邪；生白芍清肝敛阴；青皮、川楝子清肝疏肝；石斛育阴。

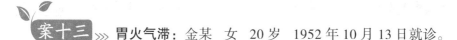

案十三 ≫ **胃火气滞：** 金某 女 20 岁 1952 年 10 月 13 日就诊。

咳嗽气短，上中腹部如阻已三天，脉右寸沉，右关浮数，**此为胃火气分滞**，予以疏解。以川贝母 9g、枳壳 9g、佩兰叶 9g、杏仁 9g、马兜铃 6g、竹茹 9g、鲜芦根 24g、桑叶 9g、生薏仁 24g、生杷叶 9g、菊花 9g。

再诊一剂后，夜间未咳嗽，去杷叶，加竹叶 3g、连翘 12g、郁金 9g、石菖蒲 9g、双花 9g。

三诊予以疏解畅郁二剂后，夜不适，身热恶寒，咳嗽胸闷，脉浮数无力。以桔梗 3g、桑叶 9g、桃仁 5g、冬瓜子 12g、鲜芦根 24g、菊花 9g、竹叶 3g、连翘 9g、生薏仁 24g、甘草 1.5g、竹茹 6g、杏仁 6g。

四诊一剂后，咳嗽胸闷已减，晨起咯血三口，以轻清肺。桑叶 9g、菊花 9g、桔梗 3g、竹叶 3g、连翘 9g、冬瓜子 12g、桃仁 3g、甘草 3g、竹茹 9g、杏仁 6g、生薏仁 24g、鲜茅根 15g、鲜芦根 24g、生杷叶 9g。

五诊一剂后，微咳易饥，**此为邪热不净**，主以轻清。桑叶 9g、竹叶 3g、连翘 9g、杏仁 6g、冬瓜子 9g、桔梗 3g、桃仁 3g、鲜芦根 24g、竹茹

9g、生薏仁 24g、生杷叶 9g、菊花 9g、鲜茅根 12g。

六诊二剂后，洗澡受凉，身热无汗，不欲食，脉数，**此为又重感**。以牛子 9g、薄荷 9g、桑叶 9g、桔梗 3g、鲜芦根 18g、竹茹 9g、菊花 9g、竹叶 3g、杏仁 6g、连翘 9g、双花 9g、香豆豉 9g。二剂后症消。

按语：此例咳嗽，腹部如阻，脉右寸沉为肺气滞；右关浮数为胃火气逆。肺气滞使肺失宣肃故咳嗽而气短。胃气以降为顺，胃火盛气逆而致上中腹部如阻。以川贝母、枳壳、马兜铃解气郁合杏仁、薏仁肃肺；芦根、竹茹、生杷叶清胃热降逆；桑叶、菊花清宣。三诊夜不适，身热恶寒，咳嗽胸闷，脉浮数无力，**此为肺素弱而风热邪盛**，宜轻宣之，以千金苇茎汤清肺热；竹叶、双花、桑叶、菊花、连翘清热宣风；四诊咳嗽胸闷已减，咯血几口。**此为肺热伤肺络**，继续清肺，加茅根除肺热化瘀。坚守轻清肺胃之热而愈。

案十四 ≫ 痰火盛胃热：姜太太　32 岁　1952 年 12 月 24 日就诊。

咳嗽不欲食，食之上逆不适已五天，脉右寸滑数，右关浮数，**此为痰火盛胃热**，予以清热祛痰。方以桑叶 9g、半夏 6g、川连 6g、杏仁 9g、黄芩 9g、桔梗 6g、陈皮 9g、鲜芦根 24g、竹茹 9g、竹叶 3g、连翘 9g、栝楼 18g、菊花 9g、生杷叶 9g。六剂而愈。

按语：此例咳嗽，食之上逆，其脉右寸滑数为痰火，右关浮数为胃热。痰火盛使肺之气机不畅，肺失宣肃而咳嗽，胃热气逆则食之上逆，不欲食。以半夏、黄连、黄芩、栝楼、陈皮清热蠲痰；芦根、竹茹、生杷叶清胃热降逆气；竹叶、连翘清心热；桑叶、菊花清热宣风。

案十五 ≫ 阴虚咳嗽：朱某　女　30 岁　1967 年 12 月 13 日就诊。

干咳，咽干胸闷，目干发痒，口渴欲饮，面赤热已半月，脉数，寸滑大，关尺沉无力，**此为阴虚咳嗽**，法以滋育。予以知母 12g、二冬各 12g、元参 30g、生地 12g、花粉 12g、石斛 9g、沙参 12g、杏仁 9g、百合 12g。

再诊三剂后，面赤红减，干咳，咽干，腹中有气上顶，大便干四天一次，脉右寸浮无力，沉取洪滑，左关尺浮弦大，**此为阴虚肝旺**，法以养阴润肺。知母9g、花粉12g、石斛9g、元参24g、杏仁9g、生地12g、甘草3g、冬瓜子15g、沙参24g、桔梗6g、黛蛤散12g、二冬各12g、百合12g。五剂后，未再咳嗽。

按语：此例干咳，咽干，口渴欲饮，面赤热，其脉寸滑大，关尺沉无力为肺肾阴分皆虚。肺阴不足失于滋润而干咳，肾经达于咽喉，故肾阴虚时咽干，阴虚火浮则面赤。以大剂元参壮水制火；知母、天冬清金滋水；生地、石斛、沙参、麦冬滋阴；花粉清热生津；杏仁肃肺止咳；百合清热止嗽，滋阴润肺。再诊左关尺浮弦大为阴虚，阴液不足肺失于滋润故干咳、咽干、大便干。弦脉为肝旺，肝旺其疏泄失司而致腹中气上顶。仍以滋阴之品加黛蛤散清肝热镇肝。阴复热清而痊。

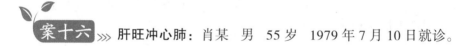
案十六 >>> **肝旺冲心肺**：肖某　男　55岁　1979年7月10日就诊。

七年来经常感冒咳嗽，喘息，吐白痰，曾在北京某医院做过痰培养血培养皆未发现病菌。曾用卡那霉素、红霉素、青链霉素等抗菌素不效。四月前因连用链霉素头晕走路不稳，停用链霉素，医院怀疑为脑血管病，用扩张脑血管药物，请神经科会诊，考虑为前庭神经受损。现自觉胸闷心慌，咳喘轻，但痰不易吐出，脉左浮弦，左尺滑，右寸濡滑，沉取洪滑，右关浮弦滑，**此为肝旺冲心，肝旺冲肺，肺内痰火**，法以镇肝清痰火。煅石决明30g、炒川楝子10g、桑叶10g、菊花10g、秦艽10g、双花20g、半夏10g、黄连10g、栝楼30g、杏仁10g、冬瓜子30g、生薏仁30g、蛤壳10g、芦根30g、竹茹10g、桔梗6g。

再诊咳喘头晕已减。脉同前，继用上方三剂。

三诊咳喘明显好转，头晕轻，昨日感冒自觉流鼻涕，咳嗽发烧，咳出黄痰，不易吐出，胸闷睡眠不好，口干欲饮，脉左寸虚大沉弦洪，右寸濡洪滑。以杏仁10g、生薏仁30g、芦根30g、滑石12g、生石膏25g、前胡10g、薄荷10g、桑叶10g、菊叶10g、竹叶10g、连翘12g、冬瓜子30g、双花 20g、桔梗 6g。

四诊三剂后，不咳嗽，稍有气喘，脉两寸濡洪滑，右关浮弦滑，法以肃肺。杏仁 10g、冬瓜子 30g、生薏仁 30g、芦根 30g、竹叶 10g、连翘 12g、竹茹 10g、双花 25g、桑叶 10g、桔梗 6g。禁忌辛辣之品。回京后服用十余剂后，症状消失。

按语：经常感冒咳喘七年，胸闷心慌，脉左浮弦为肝旺，右寸濡滑，沉取洪滑，右关浮弦滑，**此为肝旺冲心肺，肺内痰火**。肝旺，肝火盛，肝木生火，心火也盛故心慌。君相火旺克肺金，火灼津为痰，肺中痰火生而致咳嗽，胸闷。以石决明、川楝子、蛤壳清热镇肝；小陷胸汤：半夏、黄连、栝楼清热蠲痰开胸；千金苇茎汤加桔梗肃肺止咳；桑叶、菊花、双花、秦艽清热宣风。三诊咳喘减，又感发烧咳嗽，流鼻涕吐黄痰，口渴欲饮，左寸虚大沉弦洪，**为感受暑热**，予清热肃肺方剂中加清暑热之品生石膏、滑石。四诊脉两寸濡洪滑，**此为肺内湿热**，以千金苇茎汤为主加清热宣散之剂而愈。

案十七 >> 阴虚水泛：陈某　男　50岁　1951年6月5日就诊。

患痰嗽甚剧，卧不能片刻，医用金沸草清痰降逆之剂，三剂无效，又以为脾湿生痰，用白术茯苓杏仁等药，一剂后痰嗽较前加重，杂药乱投，病因半月余，邀我诊，患者精神疲愈，面微泛红，懊恼不安，吐痰咸味，脉尺细微，右寸浮滑大，按之较奕，**此为阴虚水泛痰嗽**，方宜滋补肾阴。以熟地 30g、山萸肉 12g、山药 12g、龟板 12g、元参 12g、冬虫草 9g、麦冬 9g、天冬 9g、沙参 12g、石斛 12g 多水浓煎，四剂而安。

按语：此例咳嗽甚剧，医用祛痰饮，健脾利湿之品病情加重，其脉尺细微为肾阴虚，右寸浮滑大为肺阴虚，**此为阴虚水泛痰嗽**。阴虚则阳无以化生，阴阳互根，无阳阴无以生，无阴则阳无以化，阴精亏虚，阳气不化，水液不行，泛滥妄行为害，阴虚不能制阳，可致阴虚火旺，水不克火，虚火内盛，不能蒸津化液，反而消烁阴津，以致水湿内泛，或津聚成痰。前医用金佛草清痰降逆，又以健脾祛痰，实是隔靴搔痒，予以沙参、麦冬育养肺以金生水；元参、熟地、山萸肉、龟板、天冬、石斛滋养肾阴；山药、冬虫草益气补肾。

案十八 》》 肺热肾阴虚：李某　男　41 岁　1950 年 11 月 3 日就诊。

患痰嗽气逆，口渴便秘，感热不饥，病已一月，屡治无效，邀我诊，面赤恶热，咳嗽吐白黏痰如胶状，舌白苔，脉右寸浮洪滑数，右关浮弦，左关尺细弱无力，**此属肺热於上，阴虚於下**，仿清上滋下法，浊药轻投。以生石膏 24g、知母 12g、杏仁 9g、栝楼 30g、旋复花 9g、川贝母 9g、花粉 24g、石斛 9g、生枇杷叶 30g、竹茹 9g、生薏仁 30g、冬瓜子 30g、芦根 30g，熟地 30g 开水泡半小时取汤去渣，入煎药中，服六剂而愈。

按语：痰咳病已一月，其脉右寸浮洪滑数为肺热，左关尺细弱无力为肝肾阴虚。肺热气火上逆而致咳嗽气逆，面赤恶热。肺金为火灼，金生水之势减弱，肾水不足，热耗津则口渴不饥。以生石膏、知母清肺热；川贝母、杏仁、冬瓜子、生薏仁、芦根、栝楼清热止咳祛痰；旋复花祛痰降逆；芦根、竹茹、生杷叶清胃热降逆气；以熟地泡水煎药，浊药轻投滋补肝肾；石斛滋补五脏。

案十九 》》 湿热困肺：陈某　男　30 岁　1950 年 4 月 2 日就诊。

於春季患感后，咳嗽气逆，痰中带血，腹满恶食，口干不欲饮水，病已二十余日，中西医药治疗不减，我诊之，舌薄白苔，似黄而腻，脉右寸濡，沉取洪滑，右关沉弦滑，左关尺细弱，**肺气为湿热所困，胃中滞食，阴虚於下**，暂以清肃肺气，调胃消导。以杏仁 9g、芦根 30g、生薏仁 30g、冬瓜子 30g、炙紫菀 9g、炙款冬花 9g、黄芩 6g、藕节 9g、佩兰叶 12g、滑石 12g、橘皮 6g、神曲 9g、麦芽 9g、炒侧柏叶 12g、通草 6g。

再诊服三剂，咳逆减轻，痰血消失，腹舒不恶食，但不饥，舌苔黄腻消失，脉右寸浮洪滑，右关浮弦，左关尺仍细，前方去侧柏叶、黄芩、藕节、神曲、麦芽、佩兰叶、橘皮、滑石，加生枇杷叶 30g、竹茹 9g 以复胃清和之气。

三诊服四帖，知饥能食，渴欲饮水，仍咳嗽吐黏痰，左关尺仍细奭可知湿邪已退，以仿清上滋下法浊药轻投，前方去通草、款冬花，加知母 9g、花粉 18g，熟地 30g 开水泡半小时取汤去渣入煎药服六剂，其疾痊愈。

按语：此例咳嗽气逆，舌薄白苔，似黄腻，脉右寸濡，沉取洪滑为肺为湿热所困，右关沉弦滑为胃气滞，左关尺细奭为肝肾阴虚。肺为湿热所困，故咳嗽气逆，热邪熏蒸伤肺络则痰中有血，胃滞故腹胀恶食。暂以清肃肺气，调胃清导。以千金苇茎汤、紫菀、款冬清肺热止咳；黄芩、滑石清热利湿；通草利湿行水；佩兰芳香去污浊；陈皮、陈曲、麦芽健脾胃消导；藕节、侧柏叶清热止血。三诊渴欲饮水，湿邪已退，左关尺细奭，仍以清上滋下，浊药轻投法病愈。

喘

 案一 >>> **风邪束肺：**丁太太　29岁　1955年3月5日就诊。

恶寒而喘三天，某医予以麻杏石甘汤不效，脉左寸浮弦数，右寸沉弦，**此为风邪束肺，法以宣散**。方以苏叶9g、杏仁9g、桔梗6g、浙贝母6g、川贝母6g、前胡6g、薄荷9g、竹叶3g、连翘9g、牛子9g、双花9g、桑叶9g、菊花9g、甘草3g、鲜芦根18g、竹茹9g、生薏仁18g。三剂喘止。

按语：《医学心悟》："外感之喘，多出于肺，内伤之喘，未有不由于肾者。"《临证指南》："若有外邪壅遏而致者，邪散则喘止，后不复发，此为喘证之实者也，……"。此例恶寒而喘，脉左寸浮弦数为感受风热，右寸沉弦为肺气滞。风热外袭，内犯于肺，肺气壅实，清肃失司以致寒热而喘。医用麻杏石甘汤不效，是因为其肺热不甚。以薄荷、牛子、苏叶辛凉解表清风热，桑叶、菊花、双花、竹叶、连翘予以轻清宣风；川贝母、浙贝母、桔梗、杏仁、薏仁、前胡宽胸肃肺；芦根、竹茹轻清心肺之热，外邪得以宣散，肺气得以畅通，寒热退而喘止。

 案二 >>> **肺热气滞：**唐太太　36岁　1952年6月2日就诊。

哮喘反复发作一年余，遇冷后症状加重一周，脉左浮，右寸沉数，右关浮，**此为肺热气滞挟感，法以疏肺清热宣散**。方以川贝母9g、桔梗6g、杏仁9g、枳壳9g、马兜铃6g、桑叶9g、前胡6g、桑皮6g、竹茹9g、鲜芦根 24g、炙紫菀 9g、竹叶 3g、连翘 12g、菊花 9g、冬瓜子 12g、甘草 3g、生薏仁 24g、双花 12。

再诊二剂后，喘减，腹胀不适，脉右寸关沉，**此为肺胃气分滞**。上方加厚朴 9g、枳实 6g、陈皮 6g。

三诊二剂后喘止。继以肃肺之药半月后无不适。

按语：此例哮喘反复发作一年余，遇冷后症状加重，其脉右寸沉数为肺热气滞，肺热使肺失于宣降，肺气壅滞其气机不畅则哮喘。左脉浮为感受外邪，邪气加重肺肃降失调，以致症状加重。以川贝母、枳壳、桔梗理气宽胸解郁；马兜铃清肺热，降肺气止喘；桑皮泻肺止喘；杏仁、桔梗、前胡、芦根、薏仁、冬瓜子、紫菀肃肺止咳喘；竹叶、连翘、双花、菊花清宣。再诊喘减，腹胀，右寸关脉沉，**为肺胃气滞**，上方加厚朴、枳实、陈皮以理气除满和胃而瘥。

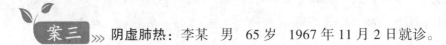

案三 >> **阴虚肺热：**李某 男 65岁 1967年11月2日就诊。

反复咳喘十余年，吐白黏痰带血，口渴欲饮，舌赤有裂纹，脉右寸滑大，关尺弦大，**此为阴虚肺热**，法以育阴清热。予以桔梗 6g、杏仁 9g、天冬 12g、甘草 3g、川贝母 9g、石斛 9g、知母 9g、花粉 18g、炙桑皮 6g、百合 12g、元参 24g、藕节 9g、炒侧柏叶 12g。

再诊三剂后，咳喘减轻，痰易咳出，不带血，口渴欲饮，脉右寸滑大减。以桔梗 6g、杏仁 9g、天冬 18g、甘草 3g、栝楼 15g、石斛 9g、知母 9g、花粉 18g、炙桑皮 6g、百合 12g、元参 24g、川贝母 6g、藕节 9g、炒侧柏叶 12g、生地 12g。

三诊三剂后，咳喘基本消失，去藕节、侧柏叶，继用上药为蜜丸，一日二丸，每丸 9g。坚持服用一月余避免发作。

按语：《临证指南》："若因根本有亏，肾虚气逆，浊阴上冲而喘者，此不过一、二日之间，势必危焉，用药疑难凑效，此喘证之属虚者也。"此例其脉右寸滑大，为肺热肺阴不足，关尺脉弦大为阴虚。多年咳喘，肺热耗阴，以致口渴欲饮，舌赤有裂纹。肺热伤及血脉，燔津为痰而吐黏痰带血。以育阴清热法，元参育阴清热；天冬、知母清肺金而滋水；石斛滋五脏之阴；川贝母、杏仁、桔梗、桑白皮肃肺止咳喘；花粉清热祛痰生津；藕节、侧柏叶清热化瘀止血。喘咳减，继以育阴肃肺之剂长时间服用使其不再发作。

 案四 〉〉〉 **心胃火盛：**刘太太　37岁　1952年7月9日就诊。

素有喘息病，上腹部胀闷，气上逆，心烦四日，脉左寸数，右寸沉滑数，**此为心胃火盛气滞**，法以清热理气。予以广木香6g、半夏6g、川连6g、陈皮9g、黄芩9g、生香附9g、杏仁9g、紫豆蔻6g、竹茹9g、生栀子9g、茯苓9g。三剂后症消。

按语：此例素有喘息病，又感上腹部闷胀，气逆，心烦，其脉左寸数为心火，右寸沉滑数，为胃火气滞。心火盛则心烦。火邪燔津为痰，痰液阻滞气机而不畅，故感腹闷胀。火盛伤胃则胃气失降，则气逆痰喘。以黄连、栀子、黄芩清心火使热下行；黄芩去中焦之热清胃火；广木香、香附、紫豆蔻理气除满；陈皮、半夏、茯苓除痰饮和胃降逆；竹茹清胃热。火去，气调而病除。

案五 〉〉〉 **内热挟感：**潘某　男　49岁　1952年4月29日就诊。

痰喘伴有寒热，身热，腰痛尿赤已三天，脉两寸沉数，两关浮数，**此为内热挟外感**，法以疏解。方以川贝母9g、枳壳6g、杏仁9g、黄芩9g、滑石9g、佩兰叶9g、桑叶9g、竹茹9g、鲜芦根30g、菊花9g、石菖蒲9g、远志9g、冬瓜子12g、连翘12g、双花12g、竹叶3g、木通6g、生栀子9g、香豆豉9g。

再诊一剂后，喘减，腰痛轻，脉左寸浮数，右寸沉数，右关浮数，病虽轻，仍主疏解。川贝母9g、杏仁9g、枳壳6g、滑石9g、黄芩9g、佩兰叶9g、木通6g、竹茹9g、桑叶9g、炙紫苑9g、冬瓜子12g、竹叶3g、生栀子9g、香豆豉9g、连翘12g、菊花9g、双花12g、鲜芦根24g、马兜铃

5g。继以疏解法而愈。

按语：患者痰喘伴有寒热，身热，腰痛尿赤，其脉数为热，左寸沉数为心热气滞；左关浮数为外感受热邪，右寸沉数为肺热气滞，右关浮数为胃热，**此为内热挟外感**。心热火克金，肺亦热，肺热使之肃降失利则痰喘，热灼液成痰，痰阻气机，使之痰喘加重。外感邪热正邪相搏故寒热、身热腰痛。以竹叶、栀子、连翘清心火；木通清心引热下行；黄芩苦入心，泄实火；心火降肺热轻。以川贝母、枳壳利肺宽胸；石菖蒲、远志开心窍解心郁；栀子、香豆豉清郁热；杏仁、冬瓜子、紫苑、芦根清热肃肺；滑石降心火清肺，通调水道使热邪下行；竹叶、连翘、双花、桑叶、菊花以宣散外邪。继以疏解之剂，使心火降，肺热减，外邪清，病情自然可愈。

案六 >>> **肺内湿热：**李某　男　70岁　1979年7月4日就诊。

咳喘病已五年，每次发作喘憋，胸闷，咳嗽痰出，喘症即减，不发烧，口干不欲饮，舌苔白腻，既往患有颈椎增生，颈部疼痛转头时明显，脉右寸濡滑，左寸滑，左关尺浮弦奭，**此为肺内湿热，肝肾不足**。法以肃肺育阴祛风。予以杏仁10g、冬瓜子30g、生薏仁30g、芦根30g、桑叶10g、菊花15g、女贞子20g、秦艽10g、威灵仙10g、羌活3g、白芍10g、茯苓25g、竹叶10g。

再诊服用二十剂后，咳喘明显好转，颈椎痛已减轻，活动疼痛较轻，脉右寸濡滑，右关尺沉弦，左寸沉弦滑，左关尺浮弦而奭。予以上方加葛根6g。

三诊六剂后，咳嗽吐黏痰，易吐，颈部疼轻。继以清肺祛风之剂症状基本消失。

按语：此例咳喘发作时感喘憋胸闷，咳嗽痰出喘症减，口干不欲饮，舌苔白腻，脉象右寸濡滑此为肺内湿热。左关尺浮弦奭，弦奭为肝肾阴不足，浮为风。湿热侵肺使肺气不畅，肃降失利故咳喘。肝主风，主筋，肝阴不足，筋脉不和而风生，肾阴不足以滋养肝木，故颈部痛疼。以杏仁、冬瓜子、薏仁、芦根肃肺清湿热；茯苓淡渗清热祛湿；桑叶、菊花清热宣风；白芍、女贞子补肝肾；秦艽祛风养血荣筋；羌活泻肝搜风；威灵仙宣疏五脏，行十二经络，祛风湿。湿热除，肝肾得以濡养，咳喘颈痛得以缓解。

案七 >>> **肺气郁肝旺阴亏**：郭太太　45岁　1952年5月26日就诊。

喘咳半月余，伴有心跳，头晕，有时头肿，服用白术等剂，感小便不利，心惊，消化不良，脉两寸沉，左关浮，右关滑，**此为肺气郁，肝旺阴亏**，法以肃肺抑肝益肾。予以石菖蒲9g、远志6g、龟板15g、牡蛎12g、石决明18g、茯苓9g、川贝母6g、杏仁6g、冬瓜子6g、炒薏仁18g、炙紫苑6g、茯神9g。

再诊一剂后，上方川贝母9g、杏仁9g、冬瓜子9g、炙紫苑9g、加泽泻9g、桑叶9g、生白芍9g。

三诊二剂后，咳喘已减，脉两寸浮，上方石菖蒲6g、远志3g。三剂后而痊。

按语：此例喘咳伴有心跳，头晕，头肿，其两寸沉为气郁，左关浮宜弦奥，为肝旺阴不足，**此例为肺气郁，肝旺阴亏**。肺气郁滞失其肃降，肺气上逆故咳喘。肝主疏泄，肝旺其疏泄机能不利，故小便不利。肝旺阴亏使心动不宁故心跳不适。虽然患者有时头肿，用白术燥湿利小便，但其阴分亏虚，用白术更加重亏虚，因此症状明显。以川贝母、杏仁、冬瓜子、炒薏仁、炙紫苑肃肺，解肺郁；龟板、白芍、牡蛎补肝肾；龟板合牡蛎、石决明镇肝益肾；石菖蒲、远志解郁安神；茯神安神。

案八 >>> **肺热肝旺**：刘某　男　48岁　1979年6月12日就诊。

咳喘已三十年，胸闷气短，痰少，呈泡沫状，多由感冒引起，脉左寸弦数，左关尺浮弦，右寸濡滑，右关浮弦，**此为肺热肝旺**，法以清热肃肺。以杏仁10g、冬瓜子30g、生薏仁30g、芦根30g、生杷叶30g、竹叶10g、连翘12g、双花20g、蛤粉12g、青黛0.6g。

再诊五剂后，脉左寸濡洪滑，左关浮弦，右寸偏沉洪滑，右关浮弦，**此为气分滞痰火盛**。枳壳 10g、桔梗 10g、杏仁 10g、冬瓜子 30g、生薏仁 30g、芦根 30g、竹茹 10g、生杷叶 30g、姜半夏 10g、黄芩 10g、黄连 6g、蛤壳 10g、苏梗 10g。

三诊三剂后，胸闷气短，脉左寸浮弦，右寸濡滑。以苏子 10g、前胡 10g、半夏 10g、杏仁 10g、厚朴 10g。

四诊三剂后，气喘减，仍感胸闷，脉左寸滑，右寸滑，关沉。予以苏子 10g、厚朴 10g、陈皮 10g、半夏 10g、前胡 10g、桔梗 6g、杏仁 10g。六剂后气喘胸闷消失。

按语： 此例咳喘已三十余年，感胸闷气短，多由感冒引起。此脉左寸弦数，左关尺浮弦此为肝旺，心宫亦热，右寸濡滑，右关浮弦，此为肺热。患者素为肝旺火盛，感受风热首当犯肺，肺受风热其肃降失司，肺气壅滞故咳喘胸闷憋气，痰少。以黛蛤散清肝热；竹叶、连翘清心；杏仁、冬瓜子、薏仁、芦根肃肺；生杷叶清肺胃之热降逆；双花清心肺热邪。再诊右寸脉沉洪滑**此为痰火盛**，**气分滞**，加用半夏泻心汤：半夏、黄连、黄芩清痰火；枳壳、桔梗宽胸理气。三诊仍感胸闷，其脉右寸濡滑，**为痰涎壅肺**，以苏子降气汤以降气疏壅，祛痰止咳。随后继以肃肺祛痰降气之剂而喘止。

案九 ››› 痰饮蕴肺：于某 男 63 岁 1979 年 6 月 24 日就诊。

患慢性喘息性支气管炎、肺气肿已十余年，现自觉胸闷喘憋，咳嗽痰多，为稀薄痰，既往患有糖尿病多年，患脑血栓两次，恢复可，仅有右侧面瘫。脉左寸沉，左关尺沉弦，右寸沉滑，右关沉滑，右尺弦滑，**此为痰饮蕴肺**，法以肃肺蠲痰。予以苏子 10g、厚朴 10g、半夏 10g、陈皮 10g、前胡 10g、杏仁 10g、桔梗 6g、冬瓜子 30g、生薏仁 30g、芦根 30g、桑叶 10g、菊花 10g、秦艽 10g。

再诊五剂后，胸闷喘促明显减轻，脉右寸濡，左寸浮弦，仍以苏子降气汤、苇茎汤加旋复花 10g、生杷叶 30g、桑叶 10g、菊花 10g、秦艽 10g、茯苓 20g、丹皮 10g、赤芍 10g。

三诊五剂后，胸闷已减，但头晕，头重，四肢麻木，脉右寸濡滑，右尺滑，左尺弦细滑。予以炒白术 10g、泽泻 10g、茯苓 25g、陈皮 10g、半夏 10g、菟丝子 60g。

四诊五剂后，头晕头重已减，受凉后感胸闷气喘，痰不易吐出，脉右寸濡滑，右关沉，右尺滑，左寸沉滑，左尺弦。以苏子降气汤合苇茎汤，加桔梗 10g、泽泻 10g、女贞子 30g、桑叶 10g、菊花 10g、桑枝 30g、茯苓 15g。

五诊五剂后，咳喘已明显减轻，感头晕无力，面浮红，有时肌肉抽动，左寸沉洪，左关尺弦细，右寸濡洪滑，右关浮弦滑，右尺弦大，**此为阴虚风动**，以清热养阴息风。以苇茎汤加桑叶 10g、菊花 10g、女贞子 30g、元参 30g、桑枝 30g、秦艽 10g、竹茹 10g、竹叶 10g、茯苓 20g、羚羊角 3g。

六诊五剂后，胸部舒适，吐白痰，易吐出，头晕，左侧肢体麻木，面浮红，肌肉抖动，小便尿糖（—），口干欲饮，脉左洪大，左关尺弦大，沉取弦细，右寸濡沉滑大，**此为阴虚内风动**。予以沙参 30g、麦冬 12g、元参 30g、女贞子 30g、白芍 10g、秦艽 10g、桑叶 10g、菊花 10g、生地 20g、竹茹 10g、桑枝 30g、生杷叶 30g、花粉 20g、石斛 12g、栝楼 30g、芦根 30g、杏仁 10g、生薏仁 30g、冬瓜子 30g，加羚羊角粉 3g 冲服。连续服用十余剂，无明显不适。

按语：患者咳喘多年，又患有多种疾患，其脉左寸沉，左关尺沉弦，右寸沉滑，右关沉滑，右尺弦滑，**此为痰饮蕴肺**。痰饮停于胸胁，阻滞气机使肺失肃降而致咳喘，故脉象现沉滑，弦脉主饮，主风，此例患有脑血栓及面瘫，亦挟有风邪，以苏子降气汤：苏子、半夏降气化痰，止咳平喘，前胡、厚朴、陈皮下气祛痰；芦根、薏米、杏仁、冬瓜子肃肺；桑叶、菊花、秦艽祛风清热。三诊胸闷已减，头晕，头重，四肢麻木，其脉右寸濡滑，右尺滑，左尺弦细滑**此为痰湿，肾虚**。以陈皮、半夏、泽泻、茯苓、白术去痰湿，加菟丝子以滋补肝肾。五诊咳喘明显减轻，头晕无力，面浮红，有时肌肉抽动，其脉左寸沉洪，左关尺弦细，此为阴虚风动，右寸濡洪滑，右关浮弦滑，右尺弦大，此为肺胃热。以元参、女贞子养阴；羚羊角粉清肝热息风，桑叶、菊花、桑枝清热息风通络；苇茎汤清肺热肃肺；竹茹清胃热；竹叶清心，茯苓淡渗祛湿泻肺热。以清热熄风肃肺蠲痰而愈。

 案十 >> **痰热挟感**：王太太　38岁　1955年2月3日就诊。

气喘，胸闷痛已两天，脉左浮弦数，右寸关浮滑数，**此为痰热挟感，法以清豁**。方以香豆豉9g、生栀子9g、旋复花9g各包、川连9g、鲜芦根30g、黄芩9g、竹茹9g、桑叶9g、菊花9g、竹叶3g、桔梗6g、连翘12g、双花9g、枳壳6g、半夏6g。

再诊三剂后，气畅不闷，惟咳嗽不欲饮食，头昏，脉左浮弦，右寸沉数，**此为肺气滞，肝胃热**，法以肃肺和肝胃。方以川贝母6g、杏仁6g、冬瓜子6g、竹茹9g、鲜芦根18g、荷梗6g、蒲公英9g、吴茱萸水炒黄连3g、生杷叶9g、桑叶9g、菊花9g、枳壳6g。

三诊三剂后，咳嗽已减，能食，继以肃肺清肝胃法，半月后恢复正常。

按语：患者气喘，胸闷痛，其脉右寸关浮滑数，此为痰热，左浮弦数，此为外感风热。痰热阻肺，肺失清肃，痰阻气机则胸闷气喘，又因感外邪，肺清肃之力减弱，使症状加重。以黄连、黄芩、半夏清热痰；香豆豉、栀子散胸中邪热；枳壳、桔梗宽胸理气；旋复花祛痰降逆；竹叶、连翘、双花、桑叶、菊花清宣外邪，芦根、竹茹清热降逆。热清气畅喘止。

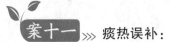 **案十一** >> **痰热误补**：王某　男　50岁　1951年11月1日出诊。

半月前患痰喘，医以为气虚用四君子加生脉黄芪，痰益多，气愈喘，改用二陈、苏子降气、三子养亲等药，服之而痰不减，又重用龟板、熟地、胡桃等补肾纳气，病势益加重，邀我诊之，身凉有汗，胸脘满闷，吐痰不利，小便量少而频，大便欲便不畅，舌白腻苔，脉右寸沉涩兼滑，**此为痰热误补窒塞气机**，法以理气清热蠲痰。方以川贝母18g、马兜铃9g、杏仁9g、栝楼30g、旋复花9g、枳壳6g、炙紫菀9g、桔梗6g、薤白9g、半

夏 9g、黄连 6g、海蜇洗净 60g 青菜菔捣汁 30g 调入药汁。

再诊服二剂后，身温汗止，痰减脘舒，大便通畅，但小便量少，口渴不欲饮，间有呃逆恶心，苔白黄腻苔，脉右寸浮洪而数，右关浮弦滑，**气机已畅，肺胃湿热仍盛**，法以肃肺豁痰清胃利湿，川贝母 9g、杏仁 9g、冬瓜子 30g、生薏仁 30g、滑石 12g、通草 6g、紫苑 9g、芦根 30g、竹茹 9g、生枇杷叶 30g、黄芩 6g、竹叶 9g、青菜菔汁 30g 调入药汁。

三诊服三剂后，痰喘减，小便通利，黄苔消失，去滑石、黄芩、通草。

四诊服四剂后，痰喘虽减，惟胸中仍闷，脉右寸偏沉，**为气机又郁不畅**，前方川贝母 24g、枳壳 9g、桔梗 9g 服二帖而愈。

按语：该例本患有痰热而喘，医用四君子加生脉黄芪，气有余便为火，使痰热更甚，因而出现痰量多而喘重，又用熟地之类滋腻之品，使痰热窒塞气机，肺主治节，气机之闭塞，使肺的肃降不利，故胸闷脘满，身凉有汗。气机窒塞又使肺的通调水道下输膀胱的机能失司，因而小便量少。肺与大肠为表里，肺气滞，大便也不畅通。气机窒塞使血脉运行不利，故脉象现沉涩而滑。以川贝母、枳壳、桔梗、马兜铃开胸理气；半夏、黄连、栝楼、薤白蠲除痰热通胸阳；杏仁、紫苑、桔梗清热肃肺；旋复花祛痰降逆；海蜇清热祛痰；青萝菔祛痰化食，解人（党）参之力；滑石清热利湿，使热邪下行。再诊气机畅通，身温汗止，大便通畅，小便量少，口渴不欲饮，舌苔白黄腻，脉右寸浮洪而数，右关浮弦滑，**此为肺胃湿热盛**。以川贝母、杏仁、冬瓜子、薏仁、芦根、紫苑肃肺祛痰，清湿热；滑石、黄芩、薏仁、通草清热利湿；芦根、竹茹、生杷叶清胃热降逆。继以肃肺祛痰之剂而愈。

咯 血

 肝火上冲： 初某　男　39 岁　1952 年 10 月 30 日就诊。

咳痰带血已一周，脉左寸浮数，左关浮弦数，右关浮数，**此为肝火上冲，法以清热降逆**。方以生栀子 6g、生栀子炭 3g、生白芍 9g、丹皮 6g、竹叶 3g、小蓟 18g、茅根 15g、藕节 9g、竹茹 9g、黄芩 6g、生杷叶 9g、地骨皮 6g、花粉 18g。五剂后血止。

按语： 《景岳全书》："（血）动者多由于火，火盛则迫血妄行；……"。该例咳痰带血，脉左寸浮数，左关浮弦数，为肝火盛。右关浮数为胃热，肝火上冲于肺故咳痰，火邪伤肺络则痰中带血。以丹皮、栀子、白芍清肝热；栀子炭、藕节、茅根、小蓟清热止血；竹叶、栀子清心热；黄芩清热止血；杷叶、竹茹清胃热降逆；地骨皮降肺中伏热，凉血止嗽；花粉清热祛痰生津。火退血止。

 肝胃热袭肺： 迟某　女　37 岁　1955 年 3 月 7 日就诊。

胸胁隐痛，咯血已一周，脉左寸关浮弦，右寸浮洪滑，右关浮弦滑，**此为肝胃热袭肺，法以清肝胃肃肺**。方以栝楼 24g、竹茹 9g、生杷叶 9g、藕节 9g、炒栀子 3g、丹皮 3g、小蓟 12g、生白芍 9g、桑叶 9g、菊花 9g、炙紫苑 9g、荷叶 6g、竹叶 3g。三剂后血止，胸胁痛消。

按语： 此例咯血，胸胁痛，其脉左寸关浮弦为肝热，右寸浮洪滑为肺有痰热，右关浮弦滑为胃热，肝热其疏泄失司而致胸胁痛，肝热心火亦盛，火盛使脾胃受伤，胃热其升降失调而气逆，热邪灼伤肺络故咯血，肺热痰生。以丹皮、栀子、白芍清肝热，栝楼清热豁痰、润肺柔肝；竹叶、栀子清心；竹茹、杷叶清胃热降逆；藕节、小蓟甘凉归肝脾经，凉血祛瘀止血；桑叶、菊花清热宣风；荷叶散瘀止血。

案三 >>> **阴虚肺热气滞：**张某　女　37岁　1955年3月7日就诊。

反复咳嗽咯血，胸部烧灼感明显已三年余，在某医院检查诊断为支气管扩张，服用多种药物病情反复，脉左关尺弦大，右寸沉滑，右关浮，**此为阴虚肺热气滞，**法以清肺降逆育阴。方以川贝母9g、桃仁3g、藕节9g、冬瓜子30g、生杷叶9g、桔梗6g、枳壳3g、炙紫菀9g、鲜芦根30g、炒薏仁30g、杏仁9g、元参30g、竹茹9g。

二诊二剂后暂不咯血，应继续休息，继以川贝母9g、桃仁3g、藕节9g、冬瓜子30g、生杷叶9g、枳壳3g、炙紫菀9g、鲜芦根30g、生薏仁30g、栝楼18g、杏仁9g。

三诊半月后复诊，昨又咯血，法以化瘀肃肺。桃仁3g、藕节9g、川贝母9g、鲜芦根30g、竹茹9g、元参18g、炙紫菀9g、冬瓜子30g、生杷叶9g、生薏仁30g。

四诊五剂后虽不吐血仍宜肃肺。桃仁3g、冬瓜子30g、栝楼18g、生薏仁30g、竹茹9g、生杷叶9g、竹叶3g、元参15g、藕节9g、鲜芦根30g。

五诊三剂后又咳紫色血，但量不多，必须善为调养以免变化。桃仁5g、冬瓜子30g、川贝母9g、竹茹9g、栝楼15g、炙紫菀9g、鲜芦根18g、生杷叶9g、杏仁6g、鲜生地15g、藕节9g、元参15g。

六诊三剂后不咯血，胸部烧灼感已除，再法肃肺。桃仁5g、冬瓜子30g、川贝母9g、竹茹9g、栝楼15g、炙紫菀9g、生杷叶9g、藕节9g、鲜生地15g、元参15g、鲜芦根24g、生薏仁24g。继服五剂，病情稳定。

按语：咳嗽咯血已三年余，诊断为支气管扩张，病情反复，脉左关尺弦大为阴虚，右寸沉滑宜有力，右关浮，**此为阴虚肺热气滞**。阴虚其虚火上炎，虚火使肺热其气上逆，热邪烁灼肺络，故咳嗽咯血，胸部烧灼感。以元参、生地滋阴降火；川贝母、枳壳、桔梗、紫苑理肺气，解郁止咳；千金苇茎汤清肺热止咳；桃仁活血通络止咳；藕节清热消瘀。坚以清热肃肺育阴而痊。

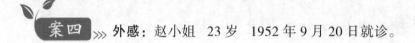

案四 >>> **外感**：赵小姐　23 岁　1952 年 9 月 20 日就诊。

咳嗽吐血伴有胸痛已三天，今发热无汗，脉两寸沉数，两关浮数，右尺数，**此为有结核之象挟感**，先去其外感。方以川贝母 9g、桔梗 6g、杏仁 9g、冬瓜子 9g、竹茹 9g、鲜芦根 18g、菊花 9g、郁金 6g、桑叶 9g、连翘 12g、双花 12g、枳壳 5g、炙紫苑 9g、小蓟 15g、生把叶 9g、藕节 9g。

再诊二剂后，感口干，左额及小腹痛，脉两寸浮数，左关浮弦数，右关浮数，右尺数，**此为肝旺气滞**。予以川贝母 9g、杏仁 9g、桔梗 6g、桃仁 3g、冬瓜子 9g、桑叶 9g、黄芩 3g、知母 9g、竹茹 9g、鲜芦根 18g、竹叶 3g、青皮 6g、楝实 6g、连翘 12g、双花 12g、紫苑 9g、菊花 9g、枳壳 5g、生白芍 9g。

三诊二剂后，有时发热出汗，左寸数，右寸浮数，法以清肃。予以地骨皮 6g、桑皮 6g、川贝母 9g、杏仁 9g、桃仁 3g、桑叶 9g、竹叶 3g、冬瓜子 9g、连翘 12g、菊花 9g、炙紫苑 9g、竹茹 9g、双花 12g、生把叶 9g、鲜芦根 18g、生薏仁 12g、小蓟 12g、黄芩 3g。五剂后而痊。

按语：此例发热无汗，咳嗽吐血，胸闷，脉数，以证脉似有结核病之象挟感。先治外感，以桑菊清热宣风；连翘、竹叶清心热；双花清热解毒散结；川贝、桔梗、杏仁、芦根、冬瓜子、紫苑肃肺止咳；川贝、枳壳、郁金理气解郁；小蓟、藕节清热止血。再诊左额及小腹痛，脉数，左关浮弦为肝旺，右寸沉为气滞。方剂中加楝实、白芍、青皮清热疏肝理气；黄芩清实热，桃仁其苦泻血热活血。三诊有时发热汗出，为心肺热迫汗而出，地骨皮降肺中伏火，凉血止汗；桑白皮寒泻肺火，散瘀止嗽。热邪清除，热退血止。

案五 >>> **痰火阴亏**：黎某　男　40 岁　1974 年 10 月 4 会诊。

午后发热，汗出胸闷，咳嗽吐血痰月余，口干欲饮水，曾以肺脓疡收入院，查面部消瘦，肢体有时抖动，面部油光亮，两颊红，脉右寸洪滑数，关尺浮弦大，**此为胸中痰火、营阴亏、风动**，法以清热蠲痰育阴。以芦根 60g、冬瓜子 30g、桃仁 9g、生薏仁 30g、佩兰 12g、生石膏 30g、知母 12g、花粉 24g、麦冬 12g、生地 24g、元参 60g。以此方加减服用二十余剂，发热咳嗽吐血止。

按语：发热咳嗽已月余，西医诊断为肺脓疡，其脉右寸洪滑数为胸中痰火，关尺浮弦大为营阴虚，风动。该例病逾月余，火邪熿津为痰，痰火充斥于胸中，故发热咳嗽，汗出胸闷。火邪扰络而致咯血。火邪耗阴，营阴虚火浮故面部油光亮，两颊红。痰火阴虚则出现肢体抖动。以千金苇茎汤清肺热；生石膏、知母、花粉清热蠲痰；大量元参滋阴降火；麦冬、生地育阴。痰火清，阴液复病愈。

结核病

◎肺结核

案一 >>> **肺肾皆病：**王某　男　22 岁　1952 年 10 月 26 日就诊。

晨起咳嗽，白痰不多，乏力，有时盗汗遗精已三月余，在某医院透视诊断为肺结核，脉左浮数，右寸浮耎，**此为肺肾皆病**，法以清心滋育。方以竹叶 3g、元参 15g、莲子心 9g、生地 15g、麦冬 15g、沙参 15g、龟板 15g、牡蛎 12g、甘草 3g、石斛 5g。连续服用半月余，自觉咳嗽盗汗减，身体稍舒适。

再诊脉浮数减，左尺弦细，右寸浮耎，**此为肺肾阴虚**，法以滋育。方以元参 24g、生地 24g、龟板 15g、石斛 9g、麦冬 15g、天冬 15g、沙参 24g、甘草 3g、竹叶 3g、牡蛎 12g、知母 12g、花粉 12g、玉竹 12g、熟地 24g。予以水丸每日二次，每次 10g。连服三月。复查后，病情明显好转，继予滋育法，一年后病情基本痊愈。

按语：西医诊断为肺结核，是祖国医学中的“痨瘵”、“痨病”。该病主要以咳嗽、咳血、潮热、盗汗为主等症状。此例咳嗽乏力，其脉左浮数为阴虚内热，右脉浮耎为肺阴虚。阴虚内热上扰心神，蒸迫津液外泄则见盗汗。心热盛扰动精室故有遗精。肺阴虚，肺失滋润而咳嗽。以竹叶、莲子心清心；沙参、麦冬滋育肺阴以固肾；元参、生地、石斛育阴；龟板、牡蛎滋肝肾潜降火邪。坚守清心滋育肺肾之法病痊。

案二 >>> **湿热侵肺：** 李某　男　50岁　1979年8月27日就诊。

肺结核病史已十余年，常年服用异烟肼，近半年自动停药，二年前患左侧胸膜炎，胸膜肥厚，曾服用抗痨药物及中药病情好转出院。现感胸闷吐脓痰，有铁锈色，隔一二小时吐出痰液约十几毫升，不发烧，无盗汗已三月余，舌苔似黄，脉左寸濡滑，左关浮弦，右寸濡弦洪滑，右关弦滑，**此为湿热侵肺**，法以肃肺清利湿热。予以杏仁10g、冬瓜子30g、生薏仁30g、芦根30g、川贝母10g、蛤壳12g、炙紫苑10g、生杷叶30g、竹茹10g、滑石12g、佩兰叶12g、桔梗10g、竹叶10g、连翘12g、双花20g、桑枝6g。

再诊六剂后，胸闷减，吐紫红色血痰，量稍多，吐痰约二三小时一次，脉左寸洪滑，左关尺浮弦大，右寸濡洪滑，右关浮弦大，**此为热邪侵肺，振其血脉**。以杏仁10g、冬瓜子30g、生薏仁30g、芦根30g、竹叶10g、连翘12g、双花25g、炙紫苑10g、桃仁6g、藕节10g、生杷叶30g、小蓟30g、生地12g、元参12g、桔梗6g。

三诊六剂后，不发烧盗汗，无血痰，全身疲劳无力，查血沉22cm/小时，痰找到结核菌，舌质嫩，脉右寸濡滑，左关尺浮弦大。予以杏仁10g、冬瓜子30g、生薏仁30g、芦根30g、沙参10g、麦冬10g、生地20g、元参20g、枸杞20g、炙紫苑10g、桔梗10g。

四诊服药二十余剂后，感体力稍好，咳嗽已减，无胸闷。继以清肺滋阴药物半年余，无不适，痰查结核菌（一）。

按语： 此例肺结核病史已十余年，通过治疗病情好转，近三月感胸闷吐痰，不发烧盗汗，舌苔似黄，脉右寸濡洪滑为湿热侵肺，左关浮弦为肝旺。肺为娇脏，湿热熏蒸肺叶，津液灼为痰液，肺的肃降功能失司，故胸闷咳嗽吐痰。以川贝母、千金苇茎汤、紫苑、桔梗蠲痰清热，清肃肺气；滑石、薏仁清热利湿；芦根、竹茹、杷叶清胃热降逆；竹叶、连翘清心热；双花清心肺之热；蛤壳咸以软坚，化痰止咳；佩兰芳香祛浊。再诊吐紫红色血痰，脉左寸洪滑为心宫热，关尺浮弦大为阴虚，右寸濡洪滑，右关浮弦大为热邪侵肺，胃热，此为热邪侵肺，热邪振其血脉而致吐血痰，火邪耗阴液故关尺脉浮弦大，仍以清肃肺气之剂，加元参、生地滋阴，合小蓟、藕节清热止血。三诊全身乏力，痰查出结核菌，舌质嫩，右寸濡滑，左关尺浮弦大。**此为肺热耗阴，肝肾阴虚**，继续清肃肺气，加用沙参、麦冬滋育肺阴；生地、元参、枸杞滋补肝肾阴分。坚守清肺滋阴之品而病痊。

案三 ≫ **气阴两虚：**王某　女　26岁　1954年5月17日就诊。

患肺结核已三年，反复咳嗽痰中带血块，痰量不多，午后体温高，盗汗，连续服用结核药一年后间断服药，一周前痰检结核菌（＋），舌质嫩尖红，脉右寸滑大而数，关尺细数，**此为气阴两虚**，法以清育。方以拯阴理痨汤集灵膏加减：党参18g、天冬18g、麦冬12g、沙参18g、熟地18g、生地18g、枸杞18g、元参30g、百部9g、紫菀12g、桃仁6g、藕节9g、白芨9g、川贝母9g、桔梗9g、青蒿9g、地骨皮24g、鳖甲24g。

再诊服五服药后无血痰，午后有时寒热感，左关尺细数兼弦，前方去白芨、藕节，加银柴胡9g、当归9g、白芍9g、知母12g。

三诊服用十五剂后寒热感已消失，咳嗽很轻，咳白色少量稀痰，其脉右寸滑大，上方去银柴胡、桃仁，党参12g、沙参24g。坚持服药二月后，复查结核菌（—）。

按语：肺结核病菌侵害肺部，肺失清肃故咳嗽。肺受伤害，伤气耗阴故气阴亏耗，阴虚火动，心火炎盛，肺气失于卫护而盗汗、发热。热邪振动血脉则咯血。以拯阴理痨汤集灵膏加减：麦冬滋润心肺阴；沙参、党参益肺气；熟地、生地、枸杞滋肾养液；元参、生地滋阴所谓壮水之源以镇阳光；天冬清金降火以滋水之上源；百部杀菌；青蒿、地骨皮、鳖甲、银柴胡育阴清热治骨蒸；川贝母、桔梗肃肺止咳；当归、白芍养血和血。服用养肺滋阴杀菌之剂数月，病情稳定。

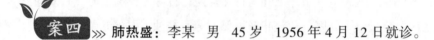

案四 ≫ **肺热盛：**李某　男　45岁　1956年4月12日就诊。

反复咳嗽胸闷，乏力低热已五年，曾在某医院检查为肺结核，经抗痨药物治疗症状稍有好转，但用药不及时，近一年病情加重，咳嗽加重，吐痰量多，为黄色脓痰，偶有带血丝，半月前在医院拍胸片，提示左肺有空洞，痰检结核菌阳性，脉右寸濡洪数，**此为肺热盛**，法以清热肃肺豁痰。以川贝母12g、枳壳6g、桔梗9g、冬瓜子60g、炙紫菀9g、蒲公英30g、芦根30g、竹茹9g、银花24g、天冬12g、连翘12g、白芍9g、杏仁9g、桃仁9g、百部9g。

再诊服用十剂后，咳嗽胸闷减轻，痰量明显减少，为黄白色痰，自觉声音嘶哑，咽喉不适，大便干燥，腹部胀气，脉数减，左关尺弦大。以麦冬12g、天冬12g、沙参24g、熟地12g、生地12g、元参30g、川贝母12g、杏仁9g、冬瓜子30g、炙紫菀9g、桔梗9g、芦根30g、连翘12g、甘草3g、阿胶9g烊化。

三诊服用十剂后，声音已恢复，咽喉舒适，大便通畅，食欲仍差，脉右关弦大，**此为胃阴虚**。上方中加玉竹9g、山药9g、生枇杷叶9g、石斛9g、桑椹12g。

四诊服用六剂，食欲稍好，脉右寸关虚，**此为脾胃虚**。以党参18g、白术9g、茯苓9g、甘草3g、山药12g、鸡内金12g、天冬12g、沙参18g。

五诊六剂后，食欲好，体力较前有力，稍咳嗽，继以益气育阴之剂二月后复查痰检结核菌（—），连续服用半年复查胸片，空洞消失。

按语： 患者患结核病五年，近一年咳嗽加重，痰量多为黄脓痰，胸片提示左肺有空洞，痰检结核菌阳性，其脉右寸濡洪数，**此为肺内炎热过盛，损耗肺部而成空洞**，热耗津液痰生。本人多年临床观察，咳出大量痰液时，治疗时应因势利导，以清热肃肺蠲除痰浊为宜，不宜用白芨、五味子、三七、白蔹等药填塞空洞以致影响痰液的排出。再诊出现声音嘶哑，大便干燥，腹部胀气，其脉数减，左关尺弦大，右寸滑大，**此为气阴两虚**，肺清肃不行，肾阴液无以上承，阴亏生内热，火灼肺部，津液被灼，肺失濡养，以致声道燥涩而成声嘶，以麦冬、天冬、沙参、生地、元参滋阴生津液，肺得滋育则火熄，声嘶自得恢复。阴亏津弱火盛，肠道因津液失润而便秘，便秘腑气不通，故腹胀。方剂中二冬二地滋阴润肠，其润力不足，加用阿胶使大便通畅。三诊大便通畅，食欲仍差，右关脉弦大，此为胃阴虚，方中加石斛、桑葚育阴；山药、玉竹益气。四诊右寸关脉虚，此为脾胃虚。以四君子汤加山药、鸡内金健脾益气；沙参、天冬育阴。持以益气育阴之剂用药三月后病情得以控制。

◎颈淋巴结核

 》气血虚：李某　女　32 岁　1950 年 3 月 12 日就诊。

发现右颈部多个结核一月余，全身无力，盗汗，不欲饮食，活动则心跳，曾在某医院检查诊断为颈淋巴结核，脉寸虚，**此为气血皆虚**，法以补气血。方以生芪 9g、沙参 15g、麦冬 12g、党参 9g、天冬 12g、於术 6g、当归 9g、生地 15g、生白芍 9g、甘草 3g、桑葚 9g。

连续服用半月余，感体力稍好，继服补气血之剂，外用化核膏：蓖麻子 12g、浙贝母 6g、僵蚕 6g、枳壳 3g、广木香 3g、生香附 3g、香油 50 毫升熬焦去渣，入制松香 150g 熬成膏，倾入水中，扯拔数次，硬时，置入瓷器中，用时以沸开水中浸之扯拔一块蘸水捏成饼置薄纸上贴患处。半年余颈部结核已消失。

按语：此例颈淋巴结核一月余，其脉寸虚为气血皆虚，气虚而阳弱，腠理不密，表卫不固故汗出，毒邪可从皮毛或口鼻乘虚而入机体，沿经络扩散窜至颈部结为瘰疬。气虚其脾土运化水谷失司而致不欲饮食。气血不足，心脉失养故活动后心跳。以党参、於术、甘草、生芪补气敛汗，沙参、麦冬、天冬益阴；当归、生地、白芍、桑葚子养血顾阴。继续服用益气养血之剂，外用化核膏，结核逐渐消失。

 》阴虚火炎：陈某　女　24 岁　1984 年 5 月 12 日就诊。

右颈部不规则肿块已一月余，曾在某医院检查诊断为颈淋巴结核，予以抗痨药物，症状改善不明显，肿块局部痛疼，不发烧，食欲差，口渴欲饮。八年前学校体检查出肺结核，经抗痨药物治疗后已痊愈，二年前作甲状腺癌手术，恢复尚可。其脉数，右寸偏沉奭，右关弦奭滑，左弦细，**此为阴虚火炎**，法以清热育阴。双花30g、浙贝母15g、连翘12g、桔梗10g、夏枯草15g、沙参25g、麦冬12g、当归10g、元参30g、花粉25g、芦根30g、竹茹10g、荷梗10g、炒麦芽10g、炒谷芽10g、石斛15g、生杷叶30g、生牡蛎30g、香附10g。

再诊五剂后，自觉食欲好，口渴已减，局部痛疼轻，脉同上。上方去芦根、竹茹、荷梗、炒麦芽谷芽、花粉，加龙胆草10g、陈皮10g、葛根3g、天冬12g。外用自制化核膏。

三诊七剂后局部不痛，肿块明显缩小，去葛根，继续服用半月后，改用自制内消瘰疬丸：川贝母180g、生牡蛎180g、元参180g研细粉为蜜丸每次服6g，日三次，饭后一二小时服用。月余复查肿块已消失。

按语：此例颈部淋巴结核，脉数，左弦细为阴虚火炎，右寸偏沉为气郁。奭为肺阴不足。患者本为阴虚体质，甲状腺癌术后，其阴分消耗明显，阴虚其火盛，火邪燔津为痰，痰热互凝结为核而生瘰疬，痰热阻滞气机气不畅故局部痛疼。以元参、当归、沙参、麦冬、石斛育阴，大剂双花、龙胆草、芦根、竹茹、生杷叶清热；连翘、夏枯草、浙贝母清热散结；花粉清热生津蠲痰；生牡蛎化痰消瘰疬；荷梗、麦芽、谷芽和胃；香附理气解郁止痛；葛根升发阳明经生津。继以清热育阴散结之剂症状消失。

◎结核性腹膜炎

 >>> **湿热证**：赵某　女　25岁　1952年5月19日就诊。

腹痛一月余，曾在某医院内科住院，诊断为结核性腹膜炎，注射链霉素十余瓶，因缺药要求用中药治疗，脉两寸浮数，左关滑，右关浮数滑，**此为湿热证**，法以清利湿热。方以佩兰叶9g、枳壳6g、黄芩6g、滑石9g、双花18g、鲜芦根24g、茯苓9g、连翘12g、竹叶3g、紫豆蔻3g、木通3g。

再诊三剂后舌尖赤，舌中黄白苔，脉左寸浮数，左关滑，右寸弦滑，**此为湿热弥漫**。予以清热消炎理气。以佩兰叶 9g、枳壳 6g、黄芩 6g、滑石 9g、双花 24g、鲜芦根 30g、茯苓 9g、连翘 12g、竹叶 3g、生栀子 6g、蒲公英 15g、炒薏仁 30g、木通 5g。分二次服用。

三诊五剂后欲食，食则腹胀痛，脉左寸浮数，左关滑，右寸浮数滑。予以清导湿热，疏和胃气。以佩兰叶 9g、枳壳 6g、黄芩 9g、滑石 9g、双花 24g、鲜芦根 30g、茯苓 9g、连翘 12g、竹叶 3g、生栀子 9g、蒲公英 18g、木通 6g、炒薏仁 30g、陈皮 6g、神曲 6g、麦芽 6g。分二次服用。

四诊五剂后手心发热感减，舌苔亦减，脉左寸浮数，予以疏调中焦，清导湿热。以黄芩 9g、木通 6g、鲜芦根 30g、枳实 5g、神曲 6g、麦芽 6g、茯苓 9g、蒲公英 12g、滑石 9g、生栀子 9g、陈皮 6g、竹叶 3g、厚朴 3g、连翘 12g、双花 18g、炒薏仁 30g、石决明 18g。

五诊五剂后舌苔黄退变浅白色，大便虽行，干燥，**此为湿中挟燥热**，以清导湿热。上方去枳实、神曲、麦芽，加冬瓜子 12g。坚以清导湿热而愈。

按语：患者患结核性腹膜炎，其脉两寸浮数，左关滑，右关浮数滑，**此为湿热证**。湿与热邪交蒸气机不畅则腹痛。以黄芩、滑石、茯苓清热利湿；竹叶、连翘、双花、芦根清热散结；木通合栀子清热利水使热邪下行；枳壳、豆蔻行气消痞；佩兰清除污秽之气。再诊舌尖赤，舌中黄白苔，**显出湿热弥漫之象**，方剂中加栀子、蒲公英清心胃之热；薏仁清热利湿；双花加量。三诊食后腹胀痛，**此为湿热充斥脾胃**，以致脾胃运化不能，方剂中加陈皮、神曲、麦芽以和胃消导。继续清利湿热而愈。

◎肠结核

 >>> 脾虚：李某　女　35 岁　1958 年 9 月 15 日会诊

反复腹泻腹痛一年余，半月前因病情加重在某医院住院，经医院检查诊断为肠结核，虽经抗结核治疗，症状不见改善。大便每日多达十余次，粪恶臭而黏，有时有少量黏液及脓血。伴有腹痛不适，进食后腹痛明显，其脉右寸沉虚，右关弦细滑，左弦细，**此为脾虚肝旺**，法以健脾调胃肠。予以乌贼骨24g、党参30g、炒白术9g、茯苓12g、甘草6g、生牡蛎30g、黄精18g、白芍24g、山药12g、广木香9g、炒香附9g、砂仁6g、王瓜子3g焙研面冲药汁。

再诊服药三剂后大便次数减少，腹痛轻，粪恶臭消失，食欲差，脉右虚，左浮弦。以党参24g、炒白术9g、茯苓9g、山药12g、甘草6g、白芍24g、砂仁6g、木瓜9g、陈皮6g、半夏6g、焦鸡内金12g、黄精24g、广木香6g。

三诊服药七剂后大便明显减少，基本成型，患者感无力稍改善，进食后腹痛不甚明显，继续服用上方。

四诊患者大便干结费力，上方去木香，加天冬18g、麦冬18g、冬瓜子30g、火麻仁30g、阿胶9g。

五诊服药十余剂后症状明显改善，继以益气养阴之法二月后而痊。

按语： 患者曾为肺结核病人，经过抗痨药物治疗症状改善后停止治疗已经二年余，近一年出现反复腹泻，其脉右寸沉虚，右关弦细滑，为脾气虚气滞。左弦细，为肝旺。脾虚不能交纳水谷，不能运化精微，反聚水成湿，积谷为滞，致脾胃升降失司，清浊不分，混杂而下，遂成泄泻。脾气不运，土虚肝木乘，升降失职故泄泻，腹痛。以四君子汤：党参、白术、茯苓、甘草合山药以益气健脾；乌贼骨咸涩，收敛止血。白芍养血缓急止痛，敛阴平肝；生牡蛎镇肝补阴，黄精益气养精补脾；木香、香附理气止痛；砂仁温脾理气；少量王瓜子味酸苦平，归肺大肠经，清湿热，止血凉血。四诊大便干结费力，**此为阴液不足**，以麦冬益胃生津；天冬清金降火益水之上源，养阴润燥；冬瓜子消痈排脓；火麻仁润肠通便。继以益气养阴法病痊。

痿 症

 >>> 湿热夹风： 王某　男　33 岁　1967 年 11 月 25 日就诊。

　　下肢活动弯曲受限并肌肉萎缩，抖动无力，夜间小腿抖动明显，全身乏力，走路下肢浮肿，经常眩晕，大便稀，病已一月。曾在当地医院检查原因不清，来青治疗。脉两寸偏沉，关尺浮弦滑，**此为气郁湿热夹风注于下焦，法以调气清热利湿宣风。**予以炒枳壳 6g、芦根 30g、炒薏仁 30g、滑石 12g、桑叶 9g、菊花 9g、竹叶 9g、连翘 12g、银花 18g、防风 6g、秦艽 6g、生桑枝 30g、防己 6g、石菖蒲 9g、佩兰叶 12g。

　　再诊一剂后，右腿肿消，但感下肢轻无力，脉寸浮洪力不足，关尺沉弦细滑，暂以健脾利湿法。玉竹 18g、炒白术 9g、炒薏仁 30g、防己 6g、生桑枝 12g。

　　三诊二剂后腿肿消，下肢无力有时抖动，脉左浮弦细，右细滑，以健脾养肾法。炒白术 9g、炒薏仁 15g、炒白芍 24g、玉竹 30g、防己 6g、生桑枝 12g、何首乌 15g、石斛 12g、牛膝 6g。带药回家服药。二月后来信，双腿感有力，不抖动，肌肉萎缩不明显。

　　按语：《素问》："有渐于湿，以水为事，若于所留，居处相湿，肌肉濡渍，痹而不仁，发为肉痿。"肉痿多因居处潮湿，此例下肢活动受限并肌肉萎缩，其脉两寸偏沉为气郁，关尺脉浮弦滑，浮弦为风，滑为湿热注于下焦。脾主运化水湿，脾湿盛气机郁滞则化热，湿热交蒸水湿滞留于下，故下肢浮肿，大便稀，全身乏力。水湿痹阻清阳而致眩晕。

脾主四肢，湿热困于脾故肌肉萎缩。风邪侵络故关节活动受限，肢体抖动。以枳壳、石菖蒲理气解郁；滑石、薏仁清热利湿；防己清下焦湿热；防风、秦艽祛风湿止痉挛；桑叶、菊花、竹叶、连翘、银花清热宣风；芦根清热，清水之上源，通调水道下输膀胱。再诊右腿肿消，但感下肢轻无力，脉寸浮洪无力，关尺沉弦细滑，**此为脾虚湿盛**。以玉竹补中益气；白术健脾利湿；薏仁清热利湿；防己清湿热；桑枝通络。三诊脉左浮弦细，右细滑**为脾肾虚**。以白术、玉竹补脾；何首乌、石斛、白芍滋育肝肾，防己去湿热；牛膝补肝肾引药下行。持以健脾养肾之法症状消失。

案二 >>> 肝肾虚：宋某　女　54岁　1979年6月18日就诊。

走路时经常不明原因突然跪下，不敢单人行走，需要别人陪同已七年，曾到某医院检查诊断为脑动脉硬化症，肌电图提示为缺铁性肌张力降低，不喜甘食，脉左关尺弦奚，右关浮弦，**此为肝肾虚**，法以滋补肝肾。予以熟地20g、炒川楝子10g、麦冬10g、沙参12g、元参12g、白芍25g、枸杞12g、当归10g、女贞子30g、芦根30g、竹茹10g、牛膝6g。

再诊六剂后，四肢酸软，以下肢明显，口不干，大便干，舌苔白薄，脉右寸滑大无力，右关尺浮弦，左寸滑大，左关尺弦细无力。以生地24g、麦冬18g、当归10g、白芍12g、肉苁蓉12g、川断10g、牛膝10g、沙参24g、知母6g、女贞子30g、杜仲24g。

三诊六剂后，症状较有好转，小便次数多，胸前区疼痛，血压210/114mmHg，脉左寸虚大兼弦，左关尺浮弦细，右寸虚大兼弦，右关尺浮弦。以党参30g、五味子10g、麦冬10g、白芍30g、甘草3g、沙参30g、生地20g、元参20g、枸杞子12g、女贞子30g、炒川楝子6g。

四诊六剂后，烦躁较轻，胸闷痛已减，有时恶心，未再出现突然跪下，脉左寸稍敛，左关尺弦细，右寸稍敛。以白芍30g、牛膝6g、芦根30g、竹茹10g、生杷叶30g、麦芽10g。

五诊六剂后，坐车时恶心头晕，两下肢奚弱，未再跪下，肝区有时痛，以刺痛明显，脉左寸洪大，左关尺弦细，右寸洪大，右关浮弦大，**此为胃**

阳上冲，气阴不足。以芦根 30g、竹茹 10g、生杷叶 30g、麦芽 10g、白芍 60g、生地 25g、牛膝 6g、党参 30g、沙参 30g、麦冬 10g、五味子 10g、枸杞 30g、元参 20g、川楝子 10g。

六诊未再恶心头晕，继以滋养肝阴之剂半年后，随诊下肢稍有力，未再发生下跪，可以自己随意走动。

按语：《素问》："……肝气热，则胆泄口苦筋膜干，筋膜干则筋急而挛，发为筋痿。……肾气热，则腰脊不举，骨枯髓减，发为骨痿。"此例走路时经常不明原因突然跪下，不甘甜食，其脉左关尺弦䐘为肝肾阴虚，右关浮弦为胃热。肝主筋，肾主骨，肝肾阴虚以肝热则筋急而挛发为筋痿，肾热发为骨痿，故出现不由自己走路突然跪下。胃热则不喜甜食。以熟地、女贞子、枸杞、白芍、当归、元参滋补肝肾；沙参、麦冬滋育肺阴，以金生水的作用。芦根、竹茹清胃热；牛膝引药下行。再诊下肢酸软，大便干，右寸脉滑大无力为肺阴不足，左寸滑大，左关尺弦细无力为阴血不足。以沙参、麦冬加量；生地、当归、白芍养血；女贞子、杜仲、肉苁蓉补肝肾益筋骨。三诊脉两寸虚大兼弦为气虚肝旺，左关尺浮弦细为肝肾阴虚，**此为气阴两虚**，以生脉散加沙参补气益阴以收敛耗散之气；元参、枸杞、生地、女贞子、白芍滋补肝肾；川楝子清肝。四诊有时恶心，寸脉已收敛，左关尺弦细，去生脉散，以白芍清肝敛阴，加用清胃热之品。五诊恶心头晕，腿软，肝区刺痛，脉寸脉洪大宜无力，左关尺弦细，为气阴不足，右关浮弦大为胃热上冲。以生脉散加沙参补气阴，白芍、生地、元参、枸杞滋补肝肾阴；川楝子舒肝利气；芦根、竹茹、生杷叶、麦芽清热降逆和胃。继以滋养肝肾之剂上述症状未在发作。

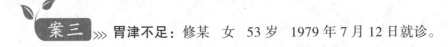

案三 >>> **胃津不足**：修某　女　53 岁　1979 年 7 月 12 日就诊。

近一年来无名原因双下肢无力，走路困难，疼痛不明显，到各大院检查治疗，效果不明显，脉左关浮弦，右寸滑大，**此为胃津不足濡养肝筋**，法以清育。白芍 30g、甘草 3g、麦冬 25g、沙参 20g、石斛 12g、玉竹 12g。

再诊服用十剂后，感下肢无力稍减，脉同前，嘱其带药回北京继服。三月后来信，患者服用几十剂后自觉下肢稍有力，可以走路，但易疲劳，嘱其继续用药，半年后基本恢复。

按语： "阳明者，五脏六腑之海，注润宗筋，宗筋主束骨而利机关也。"此例双下肢无力，其脉左关浮弦，右寸滑大为胃津不足以濡养肝筋。"治痿独取阳明"，阳明阴分不足应以麦冬为主，以白芍清肝敛阴；麦冬、沙参育阴生津；石斛滋育五脏之阴；玉竹养阴润燥生津。

案四 >> 肝阴不足脾虚：张某　男　68岁　1979年8月16日就诊。

右下肢软弱无力已二年余，自觉右下肢无力，全身沉重，既往患有高血压病，脑动脉硬化症，关节炎，脉两寸浮弦，左关尺浮弦，右关濡弦，右尺浮弦，**此为肝阴不足脾湿盛**，法以健脾养肝。予以生白芍30g、甘草3g、白术10g、茯苓20g、生薏仁30g。

再诊六剂后，右下肢软弱无力稍减轻，近几天连续下雨，身有沉重感，头重，脉两寸浮弦，两关浮弦，左尺弦滑，沉取虚大。以生白芍60g、甘草3g、白术10g、茯苓20g、女贞子30g、旱莲草30g、防己10g、蚕沙20g、泽泻12g。

三诊六剂后，服药后右下肢活动较有力，血压197/90mmHg，未有不适，脉两寸浮弦，右关濡滑，右尺弦大。予以生白芍60g、甘草3g、白术10g、苍术10g、茯苓20g、女贞子30g、旱莲草30g、防己10g、蚕沙20g。

四诊服药一月后，自觉右下肢较前有力，但比左下肢稍差。脉左浮弦，尺滑，右寸濡滑。生白芍60g、甘草3g、生薏仁30g、泽泻12g、茯苓25g、防己10g、蚕沙20g。

五诊六剂后较前好转，脉左浮弦大，右濡滑。以白芍60g、甘草3g、薏仁30g、防己10g、蚕沙20g。十余剂后，右下肢基本恢复。

按语： 此例右下肢无力、身体沉重，其脉浮弦宜不足为肝阴不足，右关濡脉为脾湿盛。肝阴不足以濡养筋脉故右下肢无力，脾湿盛故全身感沉重。以生白芍酸甘养阴，柔肝养筋，养阴不恋湿；茯苓、白术、甘草健脾利湿；薏仁利湿清热。再诊关脉浮弦肝热肝阴不足，左尺弦滑，沉取虚大为肾阴虚，以健脾养肝，白芍加量，加二至补肝肾；泽泻淡渗利湿；防己、蚕沙去风湿。三诊右关脉濡滑宜缓，原方加苍术燥湿强脾。继以养肝健脾之品而痊。

案五 >> 暑热挟风湿：孙某 女 28岁 1972年11月11日就诊。

四肢无力已四十天，患者于四十天前感双手无力，逐渐感上臂及双下肢无力，小腿肌肉疼痛不敢着地，口渴欲饮水，平时经常发烧，出汗多，尤其是夏天较明显，在当地医院用中药治疗，药物有黄芪、桂枝之类。患者面赤，双下肢肌力差，肌肉萎缩明显，脉左寸洪滑，左关尺弦细，右寸洪滑兼弦，舌质胖，白苔尖有红点，**此为暑热挟风与湿**，法以除暑热驱风逐痰通络。方以生石膏24g、知母12g、姜半夏9g、栝楼30g、黄连9g、丝瓜络9g、花粉18g、沙参12g、竹叶9g、连翘12g、菊花18g、银花18g、旋复花9g、滑石12g、芦根30g、竹茹9g。

再诊三剂后，口渴减轻，胸不闷，手足稍好，脉左浮弦洪滑，右寸濡洪滑，舌胖，苔白腻。予以生石膏18g、知母9g、姜半夏15g、黄连6g、栝楼18g、丝瓜络9g、竹叶9g、连翘12g、菊花24g、银花18g、滑石12g、芦根30g、佩兰12g、薏米30g、秦艽9g、炒桑枝15g。

三诊六剂后，手指能伸张，舌不硬感柔软，口渴减轻，胸不闷，走路时感腘中筋牵引小腿的肌肉，脉偏数，左浮弦，右关浮洪弦。以生石膏18g、知母10g、半夏9g、竹茹9g、竹叶9g、连翘12g、丝瓜络12g、菊花24g、银花24g、滑石12g、芦根30g、佩兰12g、薏米30g、秦艽9g、炒桑枝30g、桑叶9g。

四诊六剂后，手指能伸，口不渴，右腿腘窝处肌肉较紧，双手大鱼际肌肉稍丰满，脉左浮弦滑，右寸濡，沉取浮洪，右关浮弦，以上方继服六剂。

五诊自觉四肢稍有力，肌肉萎缩已明显减轻，脉左关尺弦奕，右寸濡，沉取洪，右关浮弦。以生石膏30g、知母9g、竹茹10g、炒桑枝15g、菊花18g、双花18g、芦根30g、薏米30g、石斛12g、玉竹12g、何首乌12g、女贞子30g。坚守清热育阴之法，半年后痊愈。

按语：《素问》："肺热叶焦，则皮毛虚弱急薄，著则生痿躄也；心气热，则下脉厥而上，上则下脉虚，虚则生脉痿。……"。此例患者感四肢无力，小腿痛疼，口渴欲饮，汗出多，面赤，脉两寸洪滑为心肺热，弦细为风湿。此为感受暑热后，前医用黄芪桂枝，二热相合热邪鸥张故心肺胃皆热盛，肺主通调水道，输布津液，肺热不能输布津液于五脏，致使四肢筋膜失养故肌肉萎缩无力。心宫热迫汗而出，阳明受热而感肢体无力而口渴欲饮，热邪燔津为痰，痰湿与风邪相搏而使肌肉痛疼。以白虎汤清肺胃之热；滑石清热利湿；小陷胸汤蠲除痰热；旋复花祛痰降逆；花粉清热祛痰生津；芦根、竹茹清胃热；竹叶、连翘、双花清心肺之热；菊花宣风降火；丝瓜络祛风化痰通络；沙参以补充热邪耗损阴津。

案六 >>> 肝旺肺内湿热：曲某 男 54岁 1982年6月15日就诊。

左眼睑下垂已一月余，曾在某医院检查诊断为重症肌无力（眼型），用西药时好时坏，自觉烦躁时，眼睑下垂与情绪有关，口渴欲饮，有时不欲饮，咳嗽痰量多，为黄白色痰液，既往患有支气管炎、糖尿病。舌中有裂纹，黄白腻苔，脉左浮弦，右寸濡洪滑，右关弦滑，**此为肝旺肺内湿热，法以清肝肃肺。**以煅石决明30g、炒川楝子9g、滑石12g、生石膏24g、芦根30g、杏仁9g、生薏仁30g、冬瓜子30g、桔梗9g、炙紫苑9g、炒栀子9g、竹茹9g、佩兰叶12g、桑叶9g、菊花9g、白芍24g、川贝母10g。

再诊三剂后，咳嗽，口渴已减，咳嗽痰量稍减，烦躁减轻，舌苔为淡白色，脉左弦奘，右寸濡洪滑。以煅石决明30g、芦根30g、杏仁9g、生薏仁30g、冬瓜子30g、桔梗9g、炙紫苑9g、炒栀子9g、竹茹9g、佩兰叶12g、桑叶9g、菊花9g、白芍24g、石斛12g、女贞子30g、旱莲草30g。

三诊六剂后，烦躁，咳嗽明显减轻，自觉眼睑下垂稍轻，但急躁，劳累后眼睑下垂明显。仍以清热肃肺抑肝之剂服用十五剂。

四诊自觉眼睑下垂不明显，咳嗽减轻，痰量少。脉左弦细，右寸濡滑大。以煅石决明15g、芦根30g、杏仁9g、生薏仁30g、冬瓜子30g、桔梗9g、炙紫苑 9g、白芍 24g、石斛 12g、女贞子 30g、旱莲草 30g、沙参 12g、天冬 12g、麦冬 12g、知母 12g、花粉 12g。继以肃肺抑肝育阴之品病情缓解。

　　按语： 此例眼睑下垂，咳嗽吐痰，口渴欲饮，其脉左浮弦为肝旺，右寸濡洪滑为肺内湿热。肝主目，其脏热盛，热耗阴津，濡养筋脉失利，故眼睑下垂明显。肝热心宫亦热故易烦躁。患者素禀为痰湿盛，肺为热所困，热与湿交困，热则液不升而口渴，湿则饮内留而不引饮。湿热燔津为痰而致咳嗽吐痰。以石决明、白芍镇肝抑肝；千金苇茎汤加紫苑、桔梗、川贝母清湿热肃肺止咳；生石膏、滑石清热；滑石、薏仁清热利湿；栀子清心；桑叶、菊花清热宣风。再诊左脉弦爽，现阴分不足之象，加石斛、二至育阴。四诊右寸滑大，左弦细为肺肝肾阴虚，于抑肝肃肺之剂加用育阴生津之品沙参、麦冬、天冬、知母、花粉。继以抑肝肃肺育阴之法半年后症状消失。

腿　痛

案一 >>> 风温：于太太　36 岁　1956 年 11 月 25 日就诊。

寒热不时，全身酸痛，以下肢明显半月余，脉左寸沉弦数，左关浮弦细，左尺弦数，右寸浮弦数，**此为风温**，法以清疏。方以石菖蒲 9g、秦艽 9g、忍冬藤 12g、木通 6g、广木香 6g、枳壳 6g、鲜芦根 30g、炒薏仁 30g、桑寄生 12g、黄柏 6g、蚕沙 12g、防己 6g、牛膝 6g、桑叶 9g、菊花 9g、双花 12g、滑石 9g、竹茹 9g、独活 6g。五剂热退，疼痛消失。

按语：患者感寒热，身痛，其脉数为热，弦为风，细为湿，此为风温挟湿而致。吴鞠通曰"温者火之气，风者火之母，火未有不克金者。……"。风热之邪伤气而致发热，身痛，风与湿相搏故身重酸痛。以桑叶、菊花、双花清热宣风；芦根、竹茹清热；滑石、薏仁、黄柏、防己、秦艽清热利湿；木通清心肺之热，引热下行；蚕沙、独活祛风湿止痛；忍冬藤清热通络；石菖蒲、枳壳、广木香理气解郁止痛、桑寄生苦坚肾、甘益血，散风湿。

案二 >>> 风湿：陈某　男　24 岁　1967 年 11 月 13 日就诊。

左腿外侧疼痛已半年余，治之无效，走路和天气变化加重，其疼为沉重感，恶寒，脉濡，右寸关浮，左关尺沉细滑，**此为风湿**，法以宣风祛湿。以麻黄 6g、桂枝 6g、甘草 3g、苍术 9g、炒白术 9g、炒薏仁 30g、大豆卷

30g、防己 9g、蚕沙 12g。

再诊四剂后，身稍轻，腿仍疼，脉左关尺浮弦㳠，右关濡弦滑，**此为肝肾不足挟风湿**。予以羌活 6g、独活 6g、防风 6g、桑寄生 12g、川断 9g、当归 9g、赤芍 9g、炒白术 9g、炒薏仁 15g、桂枝 3g、秦艽 6g。

三诊四剂后，左腿疼明显减轻，无恶寒，去桂枝，带药回家服用，二月余来信腿已不疼痛。

按语： 此例腿痛，其脉濡为湿，脉浮为风，此为风湿所致。风邪伤人，损伤阳气，阳气受伤，气脉不通则出现肢体痛疼并恶寒。湿性重着，其性黏腻，其伤人而致身重。此例湿偏重。以苍术、白术燥湿健脾；薏仁、防己清热利湿；大豆卷、蚕沙祛湿止痛；麻黄、桂枝祛风通络；甘草和中。再诊左关尺浮弦㳠为肝肾不足，右关濡弦滑为风湿仍存在，加用当归、赤芍、桑寄生、川断以补肝肾；羌活、独活去风湿止痛。

案三 ≫ 湿温：于某 女 45岁 1979年9月12日就诊。

反复发烧，关节痛疼已三年。三年前突感发烧关节痛疼，以膝关节明显，血沉快，在某医院诊断为风湿病，治疗效果不明显，时轻时重。近二月症状加重，身体沉重，关节痛疼不适，下午体温 37～38℃，口干不欲饮，不感腹胀，血沉 40mm/h，脉两寸濡，右关沉弦滑，**此为湿温**，予以三仁汤加减。以杏仁 10g、滑石 12g、通草 6g、厚朴 10g、生薏仁 30g、半夏 10g、白豆蔻 10g、防己 10g、蚕沙 12g、大豆卷 20g。

再诊六剂后，身感轻松，痛减，脉右寸濡滑，右关沉细，左寸濡缓，左关尺细，上方加秦艽 10g、青蒿 10g。以清热祛风湿之剂而愈。

按语： 此例身痛沉重，口干不欲饮，其脉两寸濡，右关沉弦滑**此为湿温所致**。湿温之热邪依附于湿邪，湿与热交蒸不解而致发热，身痛。湿郁则身体沉重，湿热胶着使病久不愈反复。以三仁汤清热利湿宣中，防己、蚕砂、大豆卷祛风湿止痛。再诊痛减，左关脉细，**为肝血虚**，加秦艽以养血荣筋治风湿；青蒿入肝血分，治虚热补劳。

案四 >>> **湿注下肢**：王某　男　27岁　1967年11月25日就诊。

下肢"酥酥"疼，右腿较重，夜间发酸，（初由右腿生疮愈合后发生）三月余，在当地医院治疗不效，脉濡缓，左关尺浮弦滑，右关尺弦滑，**此为湿注下肢**，法以健脾祛风。以炒白术9g、炒薏仁30g、苍术9g、防风6g、秦艽6g、大豆卷30g、防己9g、蚕沙12g。

再诊六剂后，较前舒适，感汗多恶风，两膝关节疼，右寸濡缓，右关沉，以桂枝汤加减。以桂枝6g、白芍12g、生姜两片、大枣三枚、炙甘草3g、白术12g、陈皮9g、防己9g、蚕沙18g、大豆卷30g。

三诊三剂后，仍感出汗多，关节疼，身沉重，下午低烧37.2度，两寸缓濡，关沉，仍以桂枝汤加减。桂枝6g、白芍12g、生姜二片、大枣三枚、炙甘草3g、白术9g、苍术9g、青蒿9g、秦艽9g、大豆卷30g、厚朴6g、广木香6g、防己9g、蚕沙18g。

四诊三剂后，汗稍减，恶风轻，关节酸痛，下午体温37度左右，脉两寸濡滑而数，两关沉，以三仁汤加芦根30g、防己9g、蚕沙18g、大豆卷30g、青蒿9g、秦艽9g、茯苓24g、竹叶9g。

六诊三剂后，体温正常，血沉不快，汗出不多，下肢稍肿胀，脉濡滑缓，右关沉弦滑，右尺濡滑。以苍术9g、茯苓24g、泽泻9g、佩兰叶12g加三仁汤。六剂后肿胀消失，关节未再痛疼。

按语：此例右腿生疮愈合后感下肢不适，疮毒为湿热热毒壅滞而致，热毒消散后，其余邪亦在。其脉濡缓为湿，关尺浮弦滑为风，湿邪重浊，注入下肢故感腿痛疼、沉重肿胀不适，风与湿相搏使病邪留恋。以白术、苍术燥湿健脾；薏仁、大豆卷、防己去湿清热；防风、秦艽祛除风湿。再诊膝关节痛疼，汗出恶风，脉缓，**此为桂枝汤证**，加白术燥湿；防己、蚕沙、大豆卷祛风湿止痛。三诊患者有低热，汗出，身痛沉重，脉寸濡缓，关沉，**此为风湿气滞**，仍以桂枝汤加减，加理气之品。四诊汗减，恶风轻，脉寸濡滑数，停用桂枝汤之温性，改用三仁汤加减以清热利湿。

风湿食滞：张某　女　34岁　1956年6月10日就诊。

身痛，以下肢痛疼明显，伴有恶心呕吐已两天，脉浮弦，右脉偏缓，右关沉，**此为风湿并食滞**，法以祛风湿和胃。方以防风5g、苏叶6g、神曲9g、桑寄生9g、苍术6g、麦芽9g、陈皮6g、独活5g、焦山楂9g、川牛膝5g。

再诊服二剂后，痛疼减轻，口渴欲饮，恶心，脉数，右寸洪大，法以清内热。益元散9g、竹叶3g、生石膏24g、沙参15g、鲜芦根24g、竹茹9g、生杷叶9g、桑叶9g、麦冬15g、知母9g。

三诊服三剂后，头痛，腹部不适，脉左弦，右偏沉，法以调气和血息风。予天麻6g、当归6g、川芎3g、荷叶6g、炒香附9g、苏梗6g。三剂后无明显不适。

按语：此例身痛伴有恶心呕吐，其脉浮弦为风，右脉偏缓为湿，右关沉为食滞，**此为风湿挟食滞**。风与湿邪相搏，故身痛，食郁胃不受邪则恶心呕吐。以防风、独活祛风除湿；苍术燥胃健脾，解湿郁；陈皮和胃理气，健脾利痰湿；苏叶开胃益脾祛风邪；神曲、麦芽、焦山楂和胃消导；桑寄生坚肾祛风湿；牛膝引药下行。再诊痛减，口渴欲饮，脉数，右寸洪大为**肺胃内热**。以生石膏、滑石清热；沙参、麦冬滋育因热消耗的阴分；芦根、杷叶、竹茹清胃热降逆，止恶心。三诊出现头痛，腹部不适，脉左弦为肝旺，右偏沉为气分滞。以当归、川芎和血，天麻平抑肝阳，息风，通血脉；香附理气解郁止痛；荷叶助脾胃；苏梗开胃益脾下气。

 风湿热：薛老太太　78岁　1955年3月13日出诊。

手及膝关节肿大，活动痛疼，大股已枯瘦多年，晚间面赤，小便少甚黄，脉左寸关浮弦数，右寸浮弦滑数，**此为年高患风湿热之邪**，属于难治也。勉以防风9g、木通9g、桑叶9g、桑枝18g、黄芩9g、竹叶3g、连翘12g、滑石9g、广犀角0.3g、羌活6g、菊花9g、双花藤各9g、大豆卷12g、秦艽9g。

再诊二剂后，服药后，感痛减，稍舒适，予以宣风清热化湿。鲜芦根30g、竹茹9g、桑叶9g、桑枝18g、滑石9g、黄芩9g、炒薏仁30g、木通9g、广犀角0.3g、防风9g、二活各6g、大豆卷12g、连翘12g、蚕沙12g、防己6g、竹叶3g、双花藤各9g、秦艽9g、菊花9g。

三诊一剂后受凉，寒热身痛，昏沉不适，渴喜饮水，舌质红，苔白，脉洪滑数。以双花15g、生石膏15g、元参12g、生地12g、白薇12g、知母12g、花粉24g、广犀角3g。

四诊二剂后舌质不红，无寒热，关节仍痛，脉浮弦滑，继以宣风清热化湿。防风9g、防己6g、双花藤各9g、连翘12g、竹茹9g、蚕沙9g、广犀角0.3g、桑叶枝各9g、木通6g、大豆卷12g。

五诊三剂后，痛疼明显减轻，患者坚不服药。

按语：此例老年妇女关节肿大，痛疼，大股已枯瘦多年，面赤，小便量少色黄，其脉数为热，左寸关浮弦为风，右寸关浮弦滑为湿热。**此为多年湿热证与风邪合化。**湿与热邪伤脾胃，太阴脾之表为四肢，阳明胃之表为肌肉，湿热胶滞使四肢沉重痛疼，肌肉枯瘦。肝主风，肝风盛，心火亦盛，风邪与湿热合化伤筋骨致关节肿大，病程时间已久，此为难治之症。以犀角清心凉肝，清胃热；竹叶、连翘清心；桑叶、菊花清热宣风；黄芩、滑石去湿热；木通清心热，使热邪下行；防风、秦艽、大豆卷、羌活祛风湿止痛，桑枝通络止痛；双花及藤合用清热通络。三诊寒热身痛，昏沉，渴欲饮水，舌质红，脉洪滑数，**此为气血两燔，**急以清卫透营。以生石膏、知母、双花清气分之热，元参、生地、犀角清营分之热，花粉清热生津。继以清热化湿之品痛疼明显减轻。

案七 >>> **风湿痰滞：**刘某　女　22岁　1952年5月18日就诊。

左腿至踝有时作痛或麻木，不欲饮食，痰多，月经少而紫数日，脉左寸沉，左关浮弦，右寸滑，右关沉，**此为痰滞络，风湿血涩，胃气不调，**法以祛风湿和血通络调胃气。予以半夏6g、莱菔子6g、陈皮9g、桔络5g、神曲9g、麦芽9g、丝瓜络9g、桑枝9g、秦艽9g、远志6g、石菖蒲

9g、生白芍 9g、茜草 5g、丹参 12g。

再诊二剂后痰减，痛轻，脉左寸沉，左关浮弦，右寸沉滑，右关浮。予以祛风湿和血通络。方以枳壳 6g、半夏 6g、广木香 3g、陈皮 9g、桔络 5g、茯苓 9g、黄芩 6g、炒薏仁 24g、桑枝 9g、石菖蒲 9g、秦艽 9g、茜草 6g、丹参 15g、丝瓜络 6g、生白芍 9g、防风己各 5g。

三诊二剂后，两寸脉浮出。枳壳 6g、半夏 6g、陈皮 9g、桔络 5g、茯苓 9g、炒薏仁 24g、桑枝 9g、秦艽 9g、茜草 6g、丹参 9g、丝瓜络 6g、生白芍 9g、防风己各 5g。四剂后痛疼麻木消失。

按语：此例肢体作痛麻木，痰多，月经量少，其脉左寸沉，左关浮弦为心气滞，肝血不畅，右寸滑为痰湿，右关沉为胃气滞。此为痰湿滞留经络故关节痛疼麻木。痰湿阻络气机不畅，心气不畅，肝血不畅血脉郁滞，故月经量少色紫。胃气滞，胃气不调则不欲饮食。以二陈祛痰饮；石菖蒲、远志解心郁；白芍、丹参、茜草和血；防风、秦艽去风湿荣筋；桔络祛痰通络；神曲、麦芽和胃、莱菔子利气化痰消食；丝瓜络、桑枝通络止痛。继以祛风湿和血理气之剂症状消失。

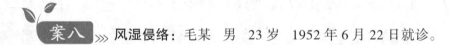

案八 ≫ **风湿侵络：**毛某 男 23 岁 1952 年 6 月 22 日就诊。

左腿肌肉筋膜痛疼，发麻，小便量少二月余，脉左寸沉缓，左关细缓，**此为风湿侵络**，法以祛风湿通经络。方以苍术 9g、茯苓 9g、炒薏仁 30g、桂枝 9g、泽泻 9g、大豆卷 9g、六一散 9g、生白芍 9g、川膝 5g。

再诊一剂后，患者用姜敷腿，局部红赤，脉偏数，予以清导。六一散 9g、双花 12g、桑枝 9g、炒薏仁 24g、秦艽 9g、大豆卷 9g、茯苓 9g、泽泻 9g、防己 6g、蚕沙 12g、防风 6g、川膝 5g、炒褐黄柏 5g。

三诊一剂后，继以宣风清热祛湿。牛子 9g、连翘 9g、防风荆芥各 6g、川膝 5g、炒褐黄柏 5g、泽泻 9g、六一散 9g、炒薏仁 24g、茯苓 9g、防己 6g、蚕沙 12g、大豆卷 9g、鲜芦根 18g。

四诊二剂后局部色减，予以宣风清热利湿。双花 18g、忍冬藤 18g、连翘 12g、防风 6g、荆芥 6g、滑石 9g、蚕沙 12g、黄芩 9g、牛子 9g、木通

6g、鲜芦根 18g、炒薏仁 24g、赤芍 9g、防己 6g、茯苓 9g、泽泻 9g、大豆卷 9g。

五诊一剂后继以宣风去湿热。炒褐黄柏 6g、川膝 6g、双花藤 9g、防风 9g、荆芥 6g、滑石 9g、炒薏仁 30g、大豆卷 9g、秦艽 9g。

六诊一剂后，脉平，以荣筋祛湿。生白芍 24g、甘草 3g、秦艽 9g、木瓜 6g、川膝 6g。

七诊一剂后，饮食二便可，痛疼已减，继以荣筋祛湿。生白芍 30g、甘草 3g、茯苓 9g、炒褐黄柏 6g、炒薏仁 30g、木瓜 6g、川膝 6g、秦艽 9g、泽泻 9g。

八诊二剂后，左腿仍有痛疼感，脉左寸浮细滑数，左尺滑。予以和血荣筋宣风祛湿。生白芍 24g、当归 9g、丹皮 9g、木瓜 6g、川膝 6g、秦艽 9g、甘草 3g、独活 6g、炒薏仁 24g、大豆卷 9g、茜草 5g、防风 6g。

九诊二剂后，感痛疼已轻。仍以和血宣风祛湿。当归 12g、丹皮 9g、木瓜 6g、生白芍 24g、秦艽 9g、甘草 3g、独活 6g、川膝 6g、炒薏仁 24g、大豆卷 9g、防风 6g、茜草 6g。

十诊三剂后，劳累时则痛。主以和血荣筋。当归 9g、生白芍 24g、木瓜 6g、茜草 5g、女贞子 9g、甘草 3g、川膝 6g。以和血荣筋法之剂服用月余症状消失。

按语：患者下肢痛，发麻两月余，其脉缓为风，细为湿，*此为风湿难治之症*。风湿侵入经络，气血逆乱使下肢重着而痛疼，脾气虚则血行无力，筋膜肌肉失养故麻木痛疼，脾湿其运化不利，膀胱气化失司故小便不行量少。以桂枝汤去生姜、大枣，解肌敛阴和营；牛膝使药下行；五苓散去猪苓，茯苓、苍术健脾利湿，泽泻利水渗湿，桂枝化膀胱之气，气化则水行；薏仁、六一散淡渗利湿，使小便畅通；大豆卷消水治筋挛痛。再诊患者用姜敷腿，局部发红，脉偏数，*此为病已化热*，去桂枝、白芍，加用双花清热、黄柏、防己除湿热。防风、蚕沙祛风湿。三诊至五诊以宣风清热祛湿之品，风湿之邪已减，继用和血荣筋宣风祛湿之剂症状消失。

湿热：王先生　46岁　1952年10月25日就诊。

左股肌肉麻木感一周，脉左寸沉数滑，**此为湿热**，法以通络祛湿清热。方以枳壳9g、黄芩9g、佩兰9g、木通9g、炒薏仁30g、连翘12g、双花藤各9g、鲜芦根24g、桑枝9g、滑石9g、防己6g、蚕沙12g、茯苓9g、石菖蒲9g。

再诊三剂后，脉左尺数，右关偏沉，法以通络清利湿热，理气和胃。方以枳壳6g、黄芩9g、木通9g、陈皮9g、紫豆蔻6g、神曲9g、鲜芦根30g、桑枝9g、炒薏仁30g、滑石9g、防己6g、双花藤各9g、蚕沙12g、茯苓9g、石菖蒲9g、炒褐黄柏6g、牛膝6g、泽泻9g。五剂后麻木感消失。

按语：此例左股肌肉麻木，脉沉数滑，为湿热交蒸阻滞气机，侵及肌表经络，使肌肉筋膜失养而致，故肢体肌肉麻木。以枳壳、石菖蒲疏调气机；滑石、薏仁、防己、茯苓、蚕沙清热利湿；木通、连翘清心热；芦根、双花清热；双花藤清热通络；佩兰叶芳香去污浊之气。再诊右关偏沉为胃气郁，前方加紫豆蔻行气解郁；神曲开胃消食；黄柏除下焦湿热；牛膝引药下行。

 虚热津枯：王某　男　35岁　1952年6月2日就诊。

身倦腿痛半月，曾由他医以气血亏虚服药八剂，病势加重，口干渴甚，腿痛呈不固定位置，舌苔白，干焦，脉两寸浮数，**此为虚热津液枯弱**，法以清热生津。方以麦冬15g、沙参18g、天花粉15g、甘草3g、鲜石斛9g、竹茹9g、知母9g、生杷叶9g。

再诊一剂后，舌润津复，仍渴，身无力，再以滋阴。玉竹9g、麦冬15g、沙参18g、天花粉9g、生地15g、元参18g、甘草3g、生白芍12g、竹茹9g、鲜石斛9g、桑叶9g、生杷叶9g。

三诊一剂后，晚上感舌及咽部发干，尺脉浮数，以育阴生津。麦冬24g、沙参24g、天冬12g、天花粉18g、生地15g、知母15g、甘草3g、鲜石斛9g、竹茹9g、生杷叶9g。

四诊一剂后，口虽有津液，尚宜滋阴生津。天花粉 18g、鲜石斛 9g、麦冬 24g、沙参 24g、知母 18g、甘草 3g、天冬 15g、生地 18g。

五诊一剂后，津复，身倦腿痛无定处，以滋育。枸杞 6g、麦冬 24g、沙参 24g、天花粉 18g、鲜石斛 9g、生地 18g、知母 18g、天冬 18g、生白芍 9g、桑葚 9g。

六诊二剂后，自觉疲倦自汗，宜育阴清热敛汗。浮小麦 15g、麦冬 24g、沙参 24g、枸杞 6g、桑葚 9g、天花粉 18g、生地 18g、知母 18g、鲜石斛 9g、天冬 18g、生白芍 9g、生石膏 18g。

七诊二剂后，膝微痛，上方加牛膝 5g、生地 24g、生石膏 24g。继以甘寒养阴法治愈。

按语：此例腿痛前医予以补气血之剂，痛疼加重，口渴甚，其脉两寸浮数，**此本为阴津不足服用补气血之品，**使津液消耗殆尽，仅存的津液不足以滋润筋膜而致痛疼加重，阴液不足呈现虚热，故口干渴甚。用沙参、麦冬育润心肺之阴；知母清金滋水；石斛润五脏之阴；竹茹、生杷叶清胃热，花粉清热生津祛口渴，甘草以和中。再诊口渴无力，脉宜左弦细为肝肾阴不足，方剂加生地、元参、白芍滋补肝肾，玉竹补中益气，润心肺。坚守清热滋阴生津之剂而愈。

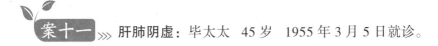 **案十一** >>> 肝肺阴虚：毕太太　45 岁　1955 年 3 月 5 日就诊。

胸部难受不适，腿痛一月余，曾服用多种药物不效，脉左寸关弦细，右寸弦大，**此为肝肺阴不足，**法以清育。方以生白芍 18g、生地 15g、桑叶 9g、沙参 18g、鲜石斛 9g、鲜芦根 18g、麦冬 9g、玉竹 9g、生杷叶 9g、菊花 9g、竹叶 9g、连翘 9g、双花 9g、竹茹 9g。

再诊一剂后胸舒，再以清育和肝。桑叶 9g、菊花 9g、生白芍 18g、生地 18g、麦冬 9g、沙参 18g、玉竹 9g、石斛 9g、竹茹 9g、生杷叶 9g、元参 18g、天花粉 9g、知母 6g。

三诊腿痛已减，法以清育。生白芍 18g、生地 18g、玉竹 9g、桑叶 9g、石斛 9g、麦冬 12g、荷叶 3g、沙参 18g、菊花 9g、生杷叶 9g、知母

9g、天花粉 9g、元参 18g、竹茹 9g。

四剂后继予滋育清热。桑叶 9g、麦冬 18g、沙参 15g、石斛 9g、天花粉 12g、竹茹 9g、玉竹 9g、生地 18g、生白芍 18g、生杷叶 9g、元参 18g、菊花 9g。五剂后腿痛已消失。

按语：胸难、腿痛，其脉左寸关弦细为肝阴不足，右寸弦大为肺阴虚。肝主身之筋膜，肝阴不足筋膜不得濡养故腿痛。肺阴虚，阴液不足以润肺则感胸难不适。以白芍、生地、元参、知母育养肝肾阴；沙参、麦冬滋育肺阴；玉竹补中气润肺；石斛润五脏；竹叶、连翘清心；芦根、竹茹、生杷叶清胃热降逆气；桑叶、菊花清肝润燥；双花清心肺热。坚持清热育阴症状消失。

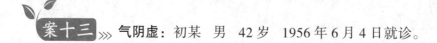

案十二 ≫ **心阴亏胃燥：**王某　女　29 岁　1952 年 7 月 2 日就诊。

全身无力，精神差，一月前发现足肿，有紫点，经治疗休息稍好，晚间足踝肿，腿痛，午后及晚间感热，呼吸时感明显，口咽干，脉左寸浮数，右关浮数，**此为心阴亏，胃燥，法以滋润。**麦冬 24g、生地 18g、元参 12g、沙参 15g、天花粉 18g、知母 9g、鲜石斛 9g、甘草 3g、竹茹 9g。

再诊三剂后自觉发热咽干稍减，继以滋润之剂体力恢复，肿痛消失。

按语：此例足肿、腿痛，午后晚间感热，口咽干，其脉左寸浮数为心阴虚，右关浮数为胃燥热。心主血，阴虚阳热灼伤脉络而使腿痛，阴虚虚热则午后及晚间发热；胃为水谷之海，虚热灼及胃阴受损，则胃燥口渴咽干，脾胃相为表里，胃燥使脾运化水湿之机能失司，而致全身乏力，足肿。以沙参、麦冬滋育心肺阴分；生地、元参、知母滋心肾；石斛润胃津，花粉清热生津；竹茹清胃热；甘草缓急止痛；临床观察知母治疗火盛肿胀之症疗效甚好。

案十三 ≫ **气阴虚：**初某　男　42 岁　1956 年 6 月 4 日就诊。

全身乏力，以下肢明显，伴有气短，睡眠不好一月余，脉左弦细，右寸虚奭，**此为气阴两虚**，法以滋补。方以党参 9g、沙参 18g、於术 9g、石斛 9g、大枸杞 9g、麦冬 9g、炒山药 18g、牛膝 5g、生地 15g、熟地 15g、炒枣仁 12g、元参 18g。

再诊三剂后，体力稍好，脉右寸奭。以麦冬 9g、沙参 18g、天冬 9g、大枸杞 6g、生地 15g、熟地 15g、牛膝 6g、石斛 9g。可多服用，一月后完全恢复体力。

按语：乏力，气短，其脉左弦细为肝肾阴虚，右寸虚奭为气虚。肝藏魂，肝阴虚，魂失所养则睡眠不好。肺气虚输送水谷之精气不利，故感体倦乏力，气短。以党参、玉竹、山药、於术补肺气健脾；沙参、麦冬育养心肺阴分；熟地、生地、元参、石斛、枸杞滋补肝肾；枣仁补肝胆，宁心安神。

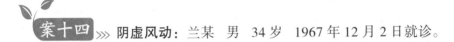

案十四 >> **阴虚风动：**兰某　男　34 岁　1967 年 12 月 2 日就诊。

右腿外侧疼痛一年余，疼痛与天气变化无关，右上腹发闷，全身肌肉不定处跳动，面部有时泛热，脉左关尺浮弦大，右寸沉，**此为阴虚风动兼气郁**，法以理气养阴息风。予以炒枳壳 6g、生白芍 24g、甘草 9g、生牡蛎 60g、生地 12g、元参 24g、女贞子 24g、广木香 6g、石斛 12g。

再诊五剂后，腹部不闷，肌肉跳动次数减少，脉右寸平。上方去广木香、枳壳，以上方元参 30g、女贞子 30g、生白芍 30g。带药回家多服。服药二十几剂，病人来信未再出现不适。

按语：此例腿痛，腹闷，其脉左关尺浮弦大为阴虚肝旺，右寸沉为气郁。肝主风，主筋，肝旺阴虚筋失养则痛疼，肝旺风动故肌肉跳动，阴虚火浮显面部发热。胃气郁滞使腑气不畅而腹部发闷。以白芍、生地、元参、女贞子、石斛滋阴；重剂生牡蛎清肝镇肝；广木香、枳壳理气解郁。再诊腹部不闷，肌肉跳动次数已减。其脉宜左关尺弦大；右寸脉平。气郁已除，前方去枳壳、木香；元参、女贞子、白芍加量继续服用，终以治愈。

腰 痛

 >>> **血虚痰湿**：李某　女　46 岁　1955 年 3 月 5 日就诊。

腰酸痛半年余，曾服用祛风湿、调经之剂不效，脉左弱，右偏滑，**此为血虚痰湿**，法以荣血蠲涎。方以当归 12g、女贞子 18g、山药 12g、杜仲 18g、菟丝子 9g、半夏 6g、大豆卷 12g、茯苓 9g、陈皮 6g、续断 18g、川芎 6g、甘草 3g。连续服用十剂，未再不适。

按语：腰酸痛，脉左弱为血虚，右偏滑为痰湿。以祛风湿之燥药，加重阴血的消耗，用调经之剂也是隔靴搔痒之功。肝为魂之处，血之藏，筋之宗，肝藏血，血虚使筋脉不得濡养而致腰痛。痰湿郁滞使身体沉重。以当归、川芎养血活血；女贞子、杜仲、菟丝子、续断补肝肾；山药补脾肾；二陈祛痰饮；茯苓淡渗利湿；大豆卷除湿利气；甘草以健脾和中。

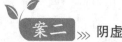 >>> **阴虚衰弱**：王太太　45 岁　1952 年 10 月 13 日就诊。

腰脊痛，上臂及手筋痛疼已三年，左寸关弦细，右寸爽，**此为阴虚衰弱**，法以滋育。方以玉竹 9g、沙参 18g、石斛 5g、麦冬 18g、甘草 3g、生地 15g、生白芍 15g、桑葚 9g。

再诊六剂后，痛疼稍减，月经来潮四十天未净，净后白带多，再次来月经色黑，大便泄，脉两寸浮数，**此为胃肠湿热**，予以清利湿热。方以半夏 6g、竹茹 9g、川连 6g、陈皮 9g、炒薏仁 30g、黄芩 9g、鲜芦根 30g、茯苓 9g、丝瓜络 9g、桔络 6g、枳壳 6g。

三诊一剂后，上臂痛减，继以通络蠲痰。半夏 9g、竹茹 9g、丝瓜络 9g、陈皮 9g、枳壳 6g、茯苓 9g、桔络 6g、炒薏仁 30g、生栀子 9g、丹皮 9g、石菖蒲 9g、双花藤各 9g。

四诊一剂后，胃不适，恶心，脉右寸滑，右关沉滑，以和胃通络祛痰清热。半夏 6g、川连 6g、竹茹 9g、丝瓜络 9g、陈皮 9g、枳壳 6g、茯苓 9g、桔络 6g、炒薏仁 30g、黄芩 9g、石菖蒲 9g、双花藤 9g、神曲 9g、砂仁 5g、麦芽 9g、焦山楂 9g、生栀子 6g、丹皮 6g。

五诊一剂后，胃部舒适，继以清痰通络法痊愈。

按语： 腰脊、上臂及手筋痛疼，其脉左寸关弦细，此为阴亏之质，右寸奭为肺阴虚。**此为阴亏之质衰弱之症。** 阴亏其津液匮乏，濡养筋脉无力，筋脉失于濡养则腰脊、上臂手筋痛疼。以玉竹、沙参、麦冬滋育肺阴；生地、白芍、石斛、桑葚滋育肝肾阴分；甘草缓急止痛，调和诸药。再诊痛稍减，月经后白带多，大便泄，脉寸数为热，以脉参症，**此为胃肠湿热。** 以黄连、黄芩、薏仁、茯苓清利湿热；芦根、竹茹清胃热；二陈清除痰饮；枳壳理气解郁；丝瓜络、桔络清热通络。四诊胃不适，恶心，右寸宜洪滑为痰热，右关沉滑为胃气郁。以半夏、黄连、黄芩、陈皮清热蠲痰；薏仁、茯苓清热利湿；枳壳、石菖蒲理气解郁；丹皮、栀子清心肝之热；焦三仙和胃健脾；砂仁和胃理气；双花藤清热通络止痛。

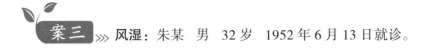

案三 >>> 风湿：朱某　男　32 岁　1952 年 6 月 13 日就诊。

腰以下至腿痛重，站立时发麻，发热汗出，小便少而频，不利，头晕耳鸣，夜眠迷昏已有一年余，素有咳嗽痰多，腰痛病，脉左寸浮缓，**此为风湿症，** 嘱其服药后发热尚可治。方以於术 9g、茯苓 9g、去皮桂枝 9g、泽泻 9g、猪苓 9g、独活 6g、炒薏仁 30g、川膝 6g。

再诊二剂后，腹部饱闷，口干。予以秦艽 9g、半夏 6g、茯苓 9g、苍术 9g、去皮桂枝 9g、泽泻 9g、独活 6g、猪苓 6g、炒薏仁 30g、川膝 6g、茯神9g、滑石9g、大豆卷9g。

三诊一剂后，脉左寸浮，脉搏已平，虽无感觉，属于好现象。上方加石菖蒲9g、桑枝9g。

四诊一剂后，继以宣风祛湿，去皮桂枝9g、生白芍9g、秦艽9g、苍术9g、六一散9g、大豆卷9g。

五诊二剂后，髋部痛减，继以桂枝9g、防风6g、秦艽9g、独活6g、苍术9g、六一散9g、大豆卷9g、茯苓9g、泽泻9g、茯神9g。

六诊三剂后，上方加猪苓9g。

七诊三剂后，予以宣风祛湿。防风6g、桂枝9g、荆芥6g、秦艽9g、生白芍9g、六一散9g、独活6g、苍术9g、炒薏仁24g、大豆卷9g。三剂后诸证明显好转。

按语：腰腿痛，站立发麻，发热汗出，小便量少而不利已逾一年余，其脉浮缓为风湿症难治之症。患者素有咳嗽痰多，腰痛病，此为素有痰饮，脾土运化水湿之机能不利，湿郁热生，故发热汗出，肢体发麻。湿邪上蒙清窍而致头晕昏沉，热邪入腑，膀胱气化不行故小便量少而不利，风与湿邪相搏气脉不通则腰腿痛疼明显。以五苓散：泽泻走水府而泄热邪，茯苓、猪苓淡渗通水道泄水热；合於术健脾以输水；於术加桂枝以通阳发散表邪；薏仁淡渗健脾；牛膝引药下行。继以宣风祛湿和胃之法，症状明显好转。

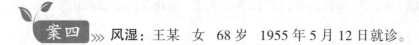

案四 ≫ **风湿：**王某 女 68岁 1955年5月12日就诊。

腰痛年余，曾用补肾药不效，脉左寸关浮弦，左尺浮，右寸濡，右关沉弦滑，**此为风湿腰痛**，法以宣之。方以广木香6g、枳壳9g、黄芩9g、滑石9g、木通9g、炒薏仁30g、陈皮9g、神曲9g、防风6g、秦艽9g、大豆卷12g、二活各6g、桑寄生9g、茯苓9g、泽泻9g、炒褐黄柏6g、鲜芦根24g。

再诊二剂后，腰痛已减，脉右寸关浮数，继以宣之。黄芩9g、炒薏仁30g、木通9g、滑石9g、防风9g、连翘12g、鲜芦根30g、二活各9g、秦艽 9g、茯苓 9g、泽泻 9g、桑寄生 9g、炒褐黄柏 6g、双花 9g、陈皮 9g、神曲 9g、大豆卷 12g。

三诊五剂后，腰痛不明显，可以适当活动，干点家务。继服五剂痛疼消失。

按语： 此例腰痛，其脉左寸关浮弦为风，左尺浮为肾热；右寸濡为湿，右关沉弦滑为气郁。**此为风湿所致腰痛**，其因素虽然雷同上例，上例以水湿为重挟以风邪，而此例风湿症经补肾之品使气机郁滞湿郁生热，热与风湿胶着以致腰痛缠绵年余。以枳壳、广木香理气疏郁止痛；滑石、薏仁、泽泻、黄柏、黄芩、茯苓清热利湿；木通清心热，导热下行；防风、秦艽祛风邪祛湿；羌活、独活祛风湿止痛；大豆卷祛湿止痛；桑寄生固肾祛风湿。

案五 >> **心虚肾亏阳亢：** 李某　男　39 岁　1952 年 3 月 13 日就诊。

腰痛，乏力，小便后有少量黏液，已有二十余天，脉左寸虚，左关浮，右关浮弦数，两尺数，**此为心虚，肾亏阳亢**，法以荣心清补阴。方以知母 9g、黄柏 5g、石斛 9g、生白芍 12g、当归身 9g、大枸杞 9g、熟地 12g、龟板 18g、甘草 3g、猪脊一条。

再诊五剂后，腰痛稍减，因外出，予以蜜丸服用一月余。

三诊自述腰痛减轻，小便无异常，仍感乏力，脉右寸脉浮大无力。于上方加沙参 24g、党参 9g、麦冬 12g、五味子 9g，服药一月后感体力恢复如常。

按语：《素问》："腰者，肾之府，转摇不能，肾将惫矣。"肾藏精，精生髓，髓养骨，腰椎脊柱之运动维持皆决定于肾，肾精不足骨髓空虚，故腰痛膝软。此例腰痛乏力，其脉左寸虚为心虚，左关浮，左尺数，此为肾亏阳亢。心主血，心虚其血不足，精血不足不能濡养筋脉而致腰痛。以大补阴丸：知母泻热，黄柏坚阴，二者皆苦寒坚阴之品，能平相火保真阴，熟地滋阴，龟板潜阳，猪脊髓以髓补髓；加枸杞补肝肾；当归、白芍养心血；甘草以缓急调中。

案六 ≫≫ **肾亏**：单某　男　37 岁　1956 年 8 月 30 日就诊。

腰痛乏力已二月余，脉左弦而无力，**此为肾亏**，法以温补。炒杜仲 6g、当归 12g、菟丝子 18g、狗脊 9g、炒山药 30g、续断 30g、枸杞 9g。

再诊三剂后，腰痛不减，脉同前，仍以温补。当归 15g、菟丝子 24g、熟地 30g、狗脊 9g、炒山药 30g、炒杜仲 60g、枸杞 9g、女贞子 30g、上等肉桂 3g、附子 3g、肉苁蓉 9g、续断 30g。

三诊二剂后，右寸无力，**此为肾亏腰痛，挟气虚**，法以温补。生芪 30g、党参 15g、当归 15g、菟丝子 24g、熟地 30g、炒山药 30g、狗脊 9g、炒杜仲 60g、枸杞 9g、女贞子 30g、附子 9g、上等肉桂 6g、续断 30g、白术 9g。

四诊二剂后，腰痛已减，仍宜温补。党参 15g、生芪 30g、当归 15g、菟丝子 24g、炒山药 30g、熟地 30g、炒杜仲 60g、狗脊 9g、女贞子 30g、枸杞 9g、上等肉桂 9g、附子 9g、续断 30g、白术 9g、补骨脂 6g、牛膝 6g。

五诊三剂后痛疼已减轻。予以生芪 30g、党参 15g、当归 24g、菟丝子 30g、熟地 30g、炒山药 30g、炒杜仲 120g、续断 30g、狗脊 15g、枸杞 15g、补骨脂 9g、牛膝 9g、女贞子 30g、巴戟天 9g、沙苑子 9g，研面蜜为小丸。日二次，每次 9g。服用了二月余恢复正常。

按语：此例与上例同因肾亏而腰痛，上例是以肾阴亏火盛，治疗以清热滋育之法。此例其脉左弦而无力，**此为肾阴阳皆不足**，以温补之法治疗。以熟地、枸杞、女贞、菟丝子滋补肾阴；肉桂、附子温养肾阳，狗脊、杜仲、续断补肝肾强筋骨；肉苁蓉益髓强筋；当归、熟地养血；山药补脾益肾固精。以益气温补之法而愈。

 案七 ≫≫ **阴亏火浮**：谭某　女　35 岁　1952 年 10 月 25 日就诊。

腰酸痛，耳鸣，咽干已月余，左脉浮弦细，**此为阴亏火浮**，法以滋育。方以玉竹 9g、沙参 12g、麦冬 12g、生地 18g、元参 18g、生白芍 9g、知母 9g。

再诊三剂后，自觉稍好，但易疲倦，嘱阴亏需注意休息。以玉竹 9g、元参 24g、生地 18g、沙参 15g、麦冬 18g。

三剂后咽干轻，耳仍鸣。上方加知母 6g、黄柏 1.5g、石斛 9g、生白芍 9g。

三剂后，咽部已好，惟有时耳鸣，予以滋阴降火。鲜石斛 9g、知母 9g、天花粉 12g、玉竹 9g、生白芍 9g、元参 24g、生地 18g、沙参 15g、黄柏 1.5g、麦冬 18g。三剂后症状已消失。

按语：此例咽痛，咽干，耳鸣，脉左浮弦细，**此为肝肾阴虚，虚火上浮**。肝肾阴虚其阴液不足以滋养筋骨，故腰酸痛。虚火上浮，蒙蔽清窍则耳鸣、咽干。以生地、元参、白芍、知母滋育肝肾；沙参、麦冬滋育心肺之阴，以金生水之意；玉竹补益气，润心肺。坚守滋育之法而愈。

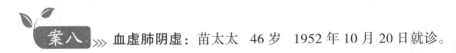

案八 >>> **血虚肺阴虚：**苗太太　46 岁　1952 年 10 月 20 日就诊。

自觉腰椎及肋下痛，脚痛重则筋结聚一团已半月余，脉左浮弦奂，右浮奂，**此为血虚肺阴虚**，法以滋育。当归 9g、麦冬 24g、沙参 24g、生白芍 24g、赤芍 9g、丹皮 9g、茯苓 9g、生地 24g、甘草 9g、牛膝 6g。连续服用滋育之剂，月余后症状基本消失。

按语：此例其脉左浮弦奂为血虚，右浮奂为肺阴不足。肝主疏泄，肝血不足，其疏泄机能失司则肋下痛，肝藏血，主筋，肝血虚筋膜不得濡养故腰足痛，筋聚结。以当归、白芍、生地养血和血；赤芍和血止痛；丹皮和血生血；沙参、麦冬滋育肺阴；茯苓甘温淡渗助脾阳；甘草补脾益气合诸药；牛膝强筋骨通经，引药下行。

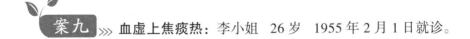

案九 >>> **血虚上焦痰热：**李小姐　26 岁　1955 年 2 月 1 日就诊。

腰痛疼月余，服用祛风湿多剂不效，又感头昏沉，烦躁，脉左寸浮弦滑，左关尺弦奂，右寸弦滑，右关濡，**此为血虚并上焦痰热**，法以荣血养腰脊，轻清上焦。方以竹叶 3g、连翘 9g、生栀子 3g、清半夏 6g、陈皮 6g、白术 6g、茯苓 12g、甘草 3g、大豆卷 12g、当归 9g、川芎 6g、杜仲 18g、山药 12g、菟丝子 9g、女贞子 15g、元参 15g。

再诊五剂后，腰痛稍减，继以濡养之剂。清半夏 5g、杏仁 5g、当归 12g、续断 30g、杜仲 30g、菟丝子 9g、山药 12g、茯苓 9g、陈皮 5g、川芎 6g、大豆卷 12g、女贞子 18g、甘草 3g、生白芍 12g。

三诊腰痛明显好转，继以荣血养腰肾之剂加减，服用半月后病退。

按语： 此例与上例同为血虚，但两寸弦滑为上焦痰热，右关濡为脾湿。脾湿其运化水谷失调痰饮则生，心宫热其燔津为痰故上焦痰热，痰热上蒙清窍而感头昏沉，烦躁。以当归、白芍和血脉；川芎活血行血；女贞子、元参、菟丝子、杜仲、续断补肝肾；竹叶、连翘、栀子清心；陈皮、半夏祛痰饮；茯苓、白术、甘草健脾利湿；山药健脾益肾；大豆卷祛湿。继以荣血养腰肾之剂而痊。

案十 ≫ **阴亏肾虚热：** 朱某 男 26 岁 1951 年 1 月 15 日就诊。

一月前腰及右股作痛，经服用鹿角与鹿角胶，右股不痛，腰部仍痛疼，脉左关浮细数，左尺滑数，右尺细滑数，**此为阴亏，肾有虚热**，法以养阴清热。方以知母 6g、龟板 18g、茯苓 9g、泽泻 9g、炒褐黄柏 5g。五剂后症状明显减轻。继以滋育法痛疼止。

按语： 腰痛其脉关尺脉细为阴亏，尺数为肾热，滑为湿。腰为肾之府，肾阴亏，阴液之匮乏无力濡养腰脊，则腰部痛疼，肾主水，肾有虚热，使水液之调节失调而出现尺脉滑，热与湿壅阻腰络故腰痛时间长。以龟板益肾潜阳强筋骨，知母清金滋水；黄柏坚肾润燥，清肾热；茯苓、泽泻淡渗利湿，用药味数虽然不多，但用得得当，其效果明显。

案十一 ≫ **肝旺湿滞：** 孙某 男 47 岁 1951 年 9 月 24 日就诊。

腰痛，肢体沉重三天，脉左关弦，左尺滑，右寸沉，**此为气郁肝旺水湿滞**，法以解郁清肝祛湿。方以广木香 5g、茯苓 9g、炒薏仁 24g、泽泻 9g、土炒白芍 9g、槟榔 6g、於术 9g、猪苓 9g。三剂腰痛消失。

按语： 腰痛，四肢沉重，其脉左关弦为肝旺；左尺滑为水湿，右寸沉为气郁。气为血之帅，气郁不利于血之运行，肝旺肝阴不足，血不足濡养腰部筋膜故腰痛。脾主运化水谷，脾郁其运化失司，水湿重着，置于下焦，使肢体沉重。以白芍清肝敛阴；木香、槟榔解气郁；泽泻、猪苓行水；茯苓、於术、薏仁健脾利湿。气机畅通，肝热清，水湿除病愈。

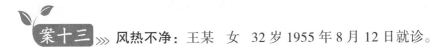

案十二 >>> **肝旺湿热：** 戴某　女　46岁　1955年5月12日就诊。

腰腿痛半年，伴有四肢沉重，服用多种药物时好时坏，脉左关浮弦滑，左尺浮，右寸关弦滑，**此为肝旺湿热**，法以抑肝养阴清热利湿。方以生白芍15g、炒褐黄柏3g、荷叶6g、续断18g、生地9g、车前子3g、甘草3g、竹茹9g、茯苓9g、知母5g。六剂后症状明显好转。

按语： 此例腰腿痛，四肢沉重，其病症与上例雷同，其脉不尽相同，其脉浮无气滞之象，左关浮弦为肝旺，左尺浮为肾热，右寸关弦滑为湿热。此例肝旺湿热耗阴分，则阴分不足。湿与热邪合化阻于筋络而使腰部痛疼，四肢沉重感。以白芍清肝育阴；知母、生地滋阴；续断补肝肾强筋骨；黄柏坚肾清热润燥；茯苓、车前子清热利湿；甘草和中。

案十三 >>> **风热不净：** 王某　女　32岁　1955年8月12日就诊。

半月前咳嗽发烧，注射消炎药后，不发烧，稍咳嗽，腰背串痛，脉浮弦数，**此为风热不净**，法以清散。方以防风5g、牛子9g、薄荷9g、羌活5g、桔梗6g、枳壳6g、鲜芦根12g、竹叶3g、连翘12g、双花12g、益元散9g、芥穗1.5g、黄芩6g、炒栀子6g、浙贝9g、杏仁9g。三剂后无明显不适。

按语： 此例为感受风热后虽经过治疗症状好转，但感咳嗽，腰背痛，其脉浮弦数为风热未净，风热相搏于肺而致咳嗽，风热邪伤卫故腰背痛。以薄荷、牛子辛凉解表；防风、羌活、荆芥穗祛风邪止痛；竹叶、连翘、双花、芦根清宣；黄芩、栀子、益元散清热；浙贝、杏仁肃肺止咳。热邪清除病痛消失。

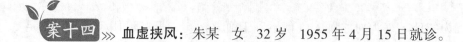

案十四 >>> **血虚挟风：** 朱某　女　32岁　1955年4月15日就诊。

右侧腰痛疼，正逢月经来潮，口干三天，舌苔黄白，脉左寸浮弦，关尺弦奥，**此为血虚挟风**，予以清调。苏叶9g、防风6g、黄芩9g、砂仁6g、当归9g、川芎6g、生白芍9g、荷叶6g、杜仲12g、续断12g、桑寄生9g。六剂腰痛止。

按语： 腰痛，正逢月经来潮，脉左寸浮弦为风，左关尺弦奥为肝血虚。精血不足，风邪乘虚而入，侵袭腰筋而发腰痛。风邪扰脾胃，脾胃升降失司，湿郁化热，故舌苔黄白，湿邪内留故口干。以当归、白芍、川芎和血行血；苏叶、防风益脾祛风邪，黄芩祛湿清热；砂仁温脾理气；杜仲、续断、桑寄生补肝肾，强筋骨，治腰痛；荷叶助脾胃，升发阳气，散瘀。

案十五 >>> **肾滞水：** 穆某　男　47岁　1952年1月18日就诊。

腰痛，小便量少而不感很痛十余日，脉缓滑，**此为肾滞水**，法以导之。方以苍术9g、茯苓12g、泽泻9g、炒薏仁30g、猪苓9g。

再诊一剂后痛轻，脉见数，炒褐黄柏5g、茯苓12g、青皮9g、泽泻9g、炒薏仁30g、苍术9g、猪苓9g。

三诊三剂后，腰痛明显减轻，惟小腹两侧筋痛，小便热灼，脉两寸沉数，两关浮弦数。予以枳壳9g、佩兰叶9g、茯苓9g、炒薏仁30g、秦艽9g、生白芍18g、鲜芦根30g、广木香5g、石菖蒲9g、连翘12g、青皮6g、木通5g、泽泻6g、生香附9g。三剂后未再痛疼。

按语： 此例腰痛，小便少，脉缓滑，此为水湿，肾滞水。脾主运化水湿，肾主水，肾以调节水液的排泄，脾与肾开合作用以保证尿液的正常排除，脾肾机能失调则尿量少，湿郁腰部经络故腰部痛疼。以苍术、茯苓以健脾利湿；薏仁淡渗利湿健脾、泽泻、猪苓入膀胱及肾经，利湿行水。再诊脉数，**显现出肾热**。加黄柏，方剂中加青皮，其脉宜兼弦。三诊小腹两侧筋痛，其脉数，寸沉，关浮弦，**此为气滞肝旺湿热**。予以枳壳、石菖蒲、木香、香附理气止痛；白芍、青皮泻肝止痛；木通、连翘清心热；泽泻、茯苓、薏仁清热利湿；芦根清水之上源，下通水道入膀胱。

案十六 >>> **肝肾热气滞**：李先生　43 岁　1950 年 12 月 24 日就诊。

左腰痛经铁屑热敷更剧，小腹胀，大便后痛，面起干屑，脉左关浮弦数，左尺滑数，右寸沉数，右关浮弦数，右尺数，**此为肝肾热气滞**，**法以疏导**。以广木香 6g、枳壳 9g、生军 18g、茯苓 9g、生香附 9g、泽泻 9g、黄柏 9g、生栀子 9g、双花 18g、生白芍 9g、丹皮 9g、川楝子 9g、连翘 12g。

再诊一剂后，只感岔气之痛，腰坠痛，大便二次，脉左关浮弦数，左尺滑数，右寸浮，右关浮数，右尺数，**气郁已畅**，**湿热未除**。生军 12g、茯苓 9g、泽泻 9g、黄柏 9g、生栀子 6g、丹皮 6g、生白芍 15g、双花 18g。

三诊二剂后，活动后腰痛，不动不痛，腰发板，脉左寸浮数，左关弦，左尺数，右尺数，主以清利法。竹叶 3g、连翘 12g、生栀子 6g、丹皮 6g、生白芍 15g、双花 18g、茯苓 9g、泽泻 9g、黄柏 6g。二剂后无明显不适。

按语：腰痛、小腹胀，其脉左关浮弦数为肝热，左尺滑数为肾热，右寸沉数，右关浮弦数为肠热气滞。此例本为肾热腰痛，经热敷后使痛疼加剧。热邪使脏腑受累，肝受热，故小腹胀。热邪壅滞肠道，则大便后痛，或便干。以白芍、黄柏、栀子、丹皮、川楝子清肝肾之热；双花、连翘清心肺之热；生军清肠热；木香、香附理气解郁；茯苓、泽泻清热利湿。热清气畅痛止。

案十七 >>> **肝肾脾虚**：于某　男　21 岁　1967 年 11 月 19 日就诊。

腰疼七八月，疼则脊背发木，发紧，劳累则全身疼痛，舌嫩无苔，脉左寸关弦滑而硬，左尺无力，右濡无力，**此为肝肾虚脾气不足**，法以益气补肝肾。予以当归 9g、炒白芍 9g、女贞子 30g、制何首乌 18g、枸杞 9g、菟丝子 12g、狗脊 9g、炒白术 9g、玉竹 30g、党参 9g、山药 12g。

二诊三剂后，自觉无明显变化，有时心烦，腰热疼，舌不嫩，脉同前，当归 9g、炒白芍 9g、女贞子 30g、制何首乌 18g、枸杞 9g、菟丝子 12g、狗脊 9g、炒白术 9g、玉竹 30g、党参 9g、山药 12g、元参 12g、生地 9g、熟地 9g、炒阿胶 9g。

三诊三剂后，腰仍疼，舌白苔，尺脉虚。熟地 12g、制何首乌 18g、当归 9g、川断 18g、枸杞 9g、女贞子 24g、玉竹 24g、菟丝子 12g、山药 12g、鸡血藤 12g。

四诊三剂后，腰感热疼，大便干，夜半汗出，心烦躁，口渴欲饮，脉左部浮弦细，右寸虚大似滑，右关弦大。女贞子 60g、元参 24g、生地 12g、当归 9g、炒白芍 9g、枸杞 9g、山药 12g、菟丝子 12g、玉竹 24g、石斛 12g、鸡血藤 12g、地骨皮 6g。

五诊三剂后，不出汗，腰疼稍减，大便干，心烦口渴，脉左关浮弦，左尺沉有力，右寸滑大。女贞子 60g、元参 24g、熟地 12g、当归 9g、炒白芍 9g、枸杞 9g、山药 18g、菟丝子 12g、玉竹 24g、石斛 9g、鸡血藤 12g、川断 12g、地骨皮 9g。三剂后症状明显减轻，因为外出，予以上方蜜丸日两次，每次一丸。

六诊服药三月后，自觉身轻，腰疼不明显，近一周因劳累感腰部不定处作疼，夜间至黎明疼重，白天活动较轻，劳累时疼重，与天气变化有关，大便干，左关尺浮弦硬，**此为肝肾虚挟风**。予以当归 9g、炒白芍 9g、女贞子 30g、生地 9g、枸杞 9g、制何首乌 18g、桑寄生 12g、独活 6g、川断 12g、黑芝麻 9g、鸡血藤 12g。继以滋补肝肾法症状消失。

按语：此例腰脊痛发木，其脉左寸关弦滑而硬为肝虚阴液不足，左尺无力为肾虚，右脉濡无力为脾气不足。肝肾虚无以濡养其腰脊故腰脊痛疼，劳累后加重。脾气不足其行其津液濡养全身之功能失司，故肝肾失于其滋养更显不足。脾气虚则血行无力，经脉及肌肉失养而使脊背发木。以当归、白芍养血和血；党参、玉竹、白术、山药补脾气；女贞子、何首乌、狗脊、菟丝子滋补肝肾。二诊腰热痛，心烦，**为阴分不足，虚热**。方剂中加元参壮水制火，散无根之火；生熟地、阿胶滋阴。继以滋补肝肾而愈。

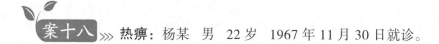 **案十八** >>> **热痹：**杨某　男　22岁　1967年11月30日就诊。

腰胯膝关节疼，天气变化加重，膝下发凉，卧则腹胀，病已两年，曾服用抗风湿药症状不减，心烦心跳，口渴欲饮，脉数，左寸沉，右寸沉滑，关尺浮弦，**此为热痹**，法以清热祛风湿。予以炒枳壳6g、木通3g、滑石12g、芦根30g、炒桑枝30g、炒薏仁30g、陈曲9g、麦芽9g、忍冬藤12g、防风6g、秦艽6g、防己9g、蚕沙12g、大豆卷30g、半夏曲6g、陈皮6g、石菖蒲6g。

再诊三剂后，腹胀、膝关节疼减轻，心跳轻，不烦躁，口不渴，脉浮弦洪滑。予以木通3g、滑石12g、芦根30g、炒薏仁30g、炒桑枝30g、防风6g、秦艽6g、大豆卷30g、防己9g、蚕沙12g、独活6g、羌活6g、陈皮6g。

三诊三剂后，腰疼减，腿膝疼发凉，脉形同前。仍以上法。

四诊三剂后，下腹部发胀，腿不疼，卧则感胯稍有胀疼，有时心跳，脉浮弦偏数，寸浮洪滑。益元散12g、竹叶9g、木通6g、炒枳壳6g、芦根30g、炒薏仁30g、防风6g、秦艽6g、大豆卷30g、防己9g、蚕沙12g、忍冬藤18g。

五诊三剂后，心不慌，腹不胀，胯部疼，走路时感疲劳，脉左浮弦，右寸浮洪滑，右关浮弦。去竹叶，加炒桑枝30g。

六诊三剂后，下肢不疼，仅腰部不定处疼痛，脉左部浮弦，右寸沉，右关尺浮弦。以广木香6g、炒枳壳6g、木通3g、芦根30g、炒薏仁30g、滑石12g、防风6g、秦艽6g、大豆卷30g、蚕沙12g、防己9g、桑寄生12g、独活6g、羌活6g、桑枝30g。五剂后症状消失

按语：《素问》："风寒湿三气杂至，合而为痹也，其风气盛者为行痹，寒气胜者为痛痹，湿气胜者为着痹。"在临床经常见到风湿邪与热邪交缠，出现肢体痛疼，此为热痹。此例腰胯膝关节痛，其脉数为热，寸沉为气滞，滑为湿，关尺浮弦为风，**此为风湿热合病**。风邪伤人损伤气脉，湿热交缠其性黏腻，三者交合阻滞气机则经络不畅故关节痛疼。热邪扰心而致心烦，湿热使津液不行而致口渴。以枳壳、石菖蒲调达气机；木通清心热，引热下行，去心烦；滑石、薏仁、防己清利湿热；

防风、秦艽、蚕沙祛风湿止痛；桑枝、忍冬藤清热通络；半夏曲、陈皮祛痰饮和胃。坚守理气清热利湿之剂而愈。

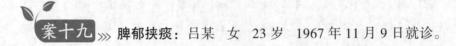 **脾郁挟痰**：吕某　女　23岁　1967年11月9日就诊。

腰疼，右上肢疼痛，头疼伴有眩晕恶心一周，脉濡，右寸滑，右关沉弦滑，**此为脾郁挟痰**，法以理气健脾蠲痰。以炒枳壳6g、半夏9g、陈皮9g、炒白术9g、藿香6g、陈曲9g、炒薏仁15g、苍术9g。三剂后，各恙皆无。

按语：此例腰及上肢痛，头痛眩晕，脉濡为湿，右寸滑为痰，右关沉弦滑为脾湿气郁挟痰。脾喜燥，脾之运化功能失司故痰湿盛，痰湿阻滞经络则痛疼，痰湿扰神则头痛头晕。以枳壳理气解郁；苍术、白术健脾燥湿；半夏、陈皮蠲除痰饮治头晕恶心，薏仁淡渗利湿；藿香化湿和胃；陈曲健脾消导。

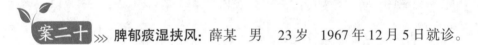 **脾郁痰湿挟风**：薛某　男　23岁　1967年12月5日就诊。

一年前因腰痛已确诊为类风湿关节炎，自感腰疼，全身关节疼痛，走路发奓，头晕重，视物旋转，心慌气喘，休息则安，日发作二三次，失眠，寐则梦多，食欲不振，身沉重，恶心怕冷，脉濡，右寸沉滑，关尺浮弦滑，**此为脾郁痰湿挟风**，法以理气祛痰湿，疏风止痛。以半夏6g、陈皮6g、炒白术9g、陈曲9g、炒薏仁30g、防己6g、蚕沙12g、大豆卷30g、杏仁9g、通草6g、滑石12g、枳壳9g、防风6g、秦艽6g。

再诊三剂后，恶心减轻，胸痞闷，心烦，善太息，舌中后部薄白似黄腻浊苔，脉左部浮弦数，右部濡，寸浮洪滑数，右关弦滑，**此为湿热挟风**。防风6g、秦艽6g、忍冬藤18g、竹叶9g、半夏6g、炒栀子6g、黄芩6g、陈皮6g、炒枳壳6g、木通3g、芦根30g、滑石12g、佩兰叶12g、陈曲9g、炒麦芽9g、炒薏仁30g、防己9g、蚕沙12g。

三诊三剂后，心烦胸闷减轻，腰稍疼，头昏疼，早晚咳嗽，痰量少，舌中后部舌苔已消失，脉数，右寸沉，关尺浮弦滑。上方加杏仁 9g、桔梗 6g。

四诊三剂后，头昏目花，心烦睡眠改善，梦多，腰疼，脉右沉，关浮弦。以炒枳实 3g、半夏 6g、橘红 6g、竹茹 9g、炒枣仁 12g、竹叶 9g、炒栀子 6g、芦根 30g、生牡蛎 30g、生龙骨 30g。

五诊三剂后，症状基本消失。嘱其避免受凉，劳逸结合。

按语：此例腰痛，关节痛疼，其脉濡，右寸沉滑，为脾郁痰湿，关尺浮弦滑为挟风邪。脾郁运化水湿失司，故痰湿盛。痰湿壅于胸中使气机不畅故感心慌气喘，痰湿扰神则睡眠不好，脾主四肢，湿盛故身体沉重。以二陈祛痰饮；白术、薏仁、防己、滑石清热祛湿；杏仁、枳壳理气宽胸；防风、秦艽祛风止痛。再诊舌苔黄腻，脉数而弦，**此为湿郁化热，湿热挟风，**于祛风湿加以清热之品：黄芩、栀子、木通。继以清热抑肝祛痰之剂症状消失。

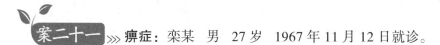 **案二十一** >>> **痹症：**栾某　男　27 岁　1967 年 11 月 12 日就诊。

腰疼，指关节疼，晨起僵直发胀，左胯关节亦疼，不能参加劳动，在某医院诊断为类风湿性关节炎一年余，脉右寸大，右关濡弦滑，左寸浮洪滑，**左关尺浮弦硬，此为痹症，**法以益气养血祛风湿。予以玉竹 18g、炒桑枝 30g、炒白术 9g、炒薏仁 15g、当归 9g、竹叶 9g、连翘 12g、生白芍 12g、桑寄生 18g、防风 6g、秦艽 9g、女贞子 30g、鸡血藤 12g、老鹳草 12g。

再诊三剂后，疼痛稍减，带药回家继续治疗，二月余来信服药后病情稳定，痛疼减轻，可以做一些轻活。

按语：此例关节痛，晨僵明显，其脉右寸大为气不足，右关濡弦滑为风湿，左寸浮洪滑为心宫有热，左关尺浮弦硬为血虚挟风。此例为气血虚阳气不振，腠理空疏，卫阳不固风湿邪乘虚而入，故关节痛疼而致痹症。湿性重着，其性黏腻，伤人而使关节屈伸不利出现晨僵现象。以玉竹补中益气润肺；白术、薏仁淡渗利湿健脾；防风、秦艽去除风湿邪；当归、白芍养血和血；女贞补益肝肾；竹叶、连翘清心；鸡血藤、桑寄生、老鹳草活血，祛风湿通络。继以益气养血祛风湿之品使痛疼缓解。

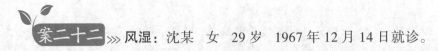

案二十二 >>> **风湿：**沈某　女　29岁　1967年12月14日就诊。

腰疼，全身关节不定处作疼，随天气变化加重，病已半年，有时恶寒，身沉重，脉偏缓，右寸浮大，关尺濡，沉取弦，**此为风湿**，法以通阳散寒祛风湿。予以麻黄9g、桂枝9g、炒白术12g、甘草9g、杏仁9g、炒薏仁30g、防风6g、防己6g、蚕沙12g、大枣二枚、陈皮6g。

再诊三剂后，恶寒憋气，腰疼，胸闷痰多，脉濡，右寸滑，**此为风湿感冒挟痰**。以麻黄6g、桂枝6g、炒白术12g、甘草9g、半夏6g、橘红6g、杏仁9g、炒薏仁30g、防己9g、蚕沙12g、大枣肉二枚、生姜二片、苏叶6g。

三诊服用第三剂时，疼痛已减，不恶寒，夜间有汗，昨日小腹发胀，膝关节发痒，心不慌，脉濡浮弦。予以麻黄6g、桂枝6g、炒白术12g、甘草9g、杏仁9g、炒薏仁30g、防己6g、蚕沙12g、大枣肉二枚、生姜二片、陈皮6g。五剂后症状消失。

按语：此例腰痛，恶寒，身重，其脉偏缓，关尺濡，沉取弦，此为风湿，右寸浮大为气不足。患者湿邪久留，又合风寒三者相搏停于肌表，碍于肌表气血运行，日久正气衰弱，邪气盛，以致周身不定处痛疼，即所谓"行痹"。以麻黄汤加术：麻黄、桂枝以通阳散寒，阳气盛则血脉肌表气血充沛，肌肉筋脉得以濡养，杏仁理气，甘草安中，加白术培补正气，缓解麻黄汤之峻烈出汗，又治湿家烦痛；薏仁、防己祛湿；防风祛风湿；陈皮健脾燥湿；大枣补脾益气。

慢性肾炎

 案一 >>> **肺脾肾虚挟热：** 殷某 男 31岁 1968年1月9日就诊。

半年前因浮肿到医院检查诊断为急性肾炎，住院治疗半月，肿消出院，出院后感恶心，食欲不振，失眠，有时腰疼，经常浮肿，以头面较明显，不欲饮水，小便频数而量少，色黄，大便日二三次，粪不成型，全身无力，舌白黄苔，尿常规示红白细胞少许，尿蛋白++，颗粒管型少许，脉虚，寸浮洪滑，较无力，**此为肺脾肾虚挟热**，法以益气健脾养肾。以茅根60g、玉竹24g、炒白术9g、山药18g、炒薏仁30g、菟丝子12g、茯苓9g、陈皮6g、竹茹9g、制何首乌18g、女贞子18g、旱莲草18g。

再诊三剂后，恶心减，小便量稍多，继服上药加枸杞12g、杜仲9g、沙参12g。

三诊五剂后，不恶心，浮肿减，身稍轻。

四诊继服上药十余剂，肿消，身轻，小便次数减，量多，大便日一二次，不稀，尿常规无红白细胞，尿蛋白+，无管型，脉稍虚，寸浮洪滑，力不足，仍以益气健脾养肾之法。沙参15g、炒白术12g、茯苓9g、山药24g、炒薏仁30g、菟丝子15g、陈皮6g、制何首乌24g、女贞子30g、旱莲草30g、枸杞12g、杜仲9g。继服用三十剂复查尿常规正常。

按语： 此例腰痛，浮肿，舌苔白黄，其脉虚为肺脾肾皆虚，寸脉浮洪滑，较无力为心宫有虚热。肺气不及输布水液，脾失健运津液停聚，合肾水津失于传化，三藏功能之失调，三焦气化失宣，水津不归正化，停滞为饮，流溢全身而致水肿，湿着于腰肾部而腰痛，小便频而数，小便有尿蛋白。湿郁生热，心热灼伤血脉故小便有红白细胞。热邪扰神则失眠，热邪扰胃故恶心食欲不振。以大剂茅根甘寒入手少阴心，足太阴阳明脾胃，补中益气，除伏热消瘀血；玉竹补中益气润肺；合白术、茯苓、山药、薏仁健脾利湿；何首乌、菟丝子补肝肾；二至补益肝肾滋阴止血；竹茹清胃热治恶心，陈皮健脾燥湿和胃。坚守益气健脾养肾之法病情稳定。

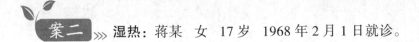

案二 ≫≫ **湿热：** 蒋某　女　17岁　1968年2月1日就诊。

患肾小球肾炎已七年，反复发作，近两天尿常规有红细胞++，尿蛋白+，有时腰痛，脉右寸濡滑，右关浮弦滑，左寸浮弦滑，**此为湿热，**法以清利湿热。予以茅根120g、芦根30g、滑石12g、薏仁30g、竹茹9g、杏仁9g、竹叶9g、连翘12g、双花15g、桑叶9g、菊花9g、通草6g。

再诊六剂后，尿蛋白+，红细胞少许，脉右寸浮洪滑，右关弦，左寸浮弦洪。以薄荷9g、牛子9g、竹叶9g、连翘12g、双花18g、桑叶9g、菊花9g、芦根30g、茅根120g、滑石12g、生薏仁30g。

三诊六剂后，尿常规有红细胞、尿蛋白少许，脉两寸浮洪滑，左关弦细。以牛子9g、薄荷9g、芦根30g、茅根120g、地骨皮30g、竹叶9g、连翘12g、双花15g、生地9g、白芍9g、小蓟9g。

四诊六剂后，有时腰痛，尿常规同上次，右寸洪滑，左关尺弦大。上方加女贞子30g、旱莲草30g、玉竹9g。

五诊六剂后，舌质红，苔白，尖赤，尿蛋白微量，红细胞少许，脉左寸浮洪，左关浮弦，右寸濡洪，右关浮弦。以双花18g、竹叶9g、连翘12g、茅根120g、薄荷9g、牛子9g、桑叶9g、菊花9g、桔梗3g、丹皮9g、元参9g、赤芍9g、生地9g。

六诊六剂后，面部稍肿，腰痛，左寸浮洪，左关尺弦大，右寸濡洪，右关浮弦，右尺弦大。上方赤芍改白芍9g、女贞子30g、旱莲草30g。十五剂后，病情稳定，尿常规正常，无不适。停药观察，嘱其适当休息，避免感冒。

按语：腰痛，尿中有红细胞及尿蛋白，其脉右寸濡滑为肺有湿热，右关浮弦滑为胃热，左寸浮弦滑心宫热挟风，**此为湿热证**。湿热互结使脾胃之升清降浊的功能失调，肺气输布水液失司，湿热使三焦壅滞，气化不通，水道不畅，故出现水肿。湿热使心、胃皆热，因而患者可有烦热口渴，胸闷心慌等症状，蕴热久之损伤肾络，故现腰痛，尿血及蛋白尿。以大剂茅根甘寒入手少阴心，足太阴阳明脾胃，除伏热消瘀血；滑石、薏仁清热利湿；竹叶、连翘清心热；芦根、竹茹清胃热；桑叶、菊花清宣；芦根、杏仁、薏仁肃肺；通草清热行水。再诊两寸浮，**此为病邪欲向外表散**，方剂中去通草之清利，加辛凉解表之品。三诊尿常规中仍有红细胞，左关弦细为肝热耗阴，加白芍抑肝敛阴；地骨皮泻肝热，凉血；小蓟凉肝止血。四诊左关尺弦大，**此为肝肾阴分不足**，方剂中加女贞子、旱莲草、玉竹以顾阴。五诊舌质红、尖赤，脉寸洪，**为湿热邪侵营**。应以泄营透卫。方剂中清宣之品加清营药，元参、丹皮、赤芍、生地。六诊腰痛面肿，左关尺弦大**为肝肾阴不足**，方剂中加二至补肝肾，以赤芍改白芍，以去散泻之力，加强泻肝益脾之功。用药得力，病邪得以清除。

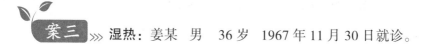

案三 >>> 湿热：姜某　男　36岁　1967年11月30日就诊。

一年前左腰疼在烟台某医院拍片检查，左肾大，右肾不规则，诊断为左肾积水，右肾功能不全，尿常规尿蛋白＋，红细胞＋＋，白细胞＋，肾功异常，劳动时小腹疼，尿血，服药休息二十余天尿常规正常。现感腰疼，腿发麻沉重，右半身疼，右侧后头疼较重，目发胀，有时小便频而量少，口渴欲饮，脉濡，寸浮洪滑数，**此为湿热**，法以清热利湿宣风。予以地肤子30g、竹叶9g、连翘12g、半夏6g、炒枳壳6g、杏仁9g、通草6g、滑石12g、炒薏仁30g、芦根30g、陈皮6g、桑叶9g、菊花9g。

再诊二剂后，身感轻松，脉有力。以地肤子30g、竹叶9g、连翘12g、半夏6g、炒枳壳6g、杏仁9g、通草6g、滑石12g、炒薏仁30g、芦根30g、陈皮6g、桑叶9g、菊花12g、炒栀子6g、香豆豉9g。回烟台服药。

三诊服药一月后，复查尿常规及肾功正常。继以清利湿热之剂，病情稳定。

按语： 此例腰痛腿麻，左半身痛，后头痛，小便频而量少，其脉濡，寸脉浮洪滑数，**此为湿热证，热盛于湿，热灼津液为痰生**。治疗同上例肃肺，调达气机，清热利湿，清宣之剂，又加用二陈以祛痰饮，地肤子清热利湿祛风。再诊方剂中加用栀豉以清郁热。

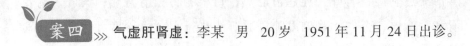

案四 >> **气虚肝肾虚：** 李某　男　20岁　1951年11月24日出诊。

全身浮肿，肾囊及阴器皆肿，小便量少，已四个多月，某医院诊断为肾病，曾住院治疗好转出院，但全身反复出现浮肿，服用利尿药效果差，精神萎靡，卧床不起，面色㿠白，两颊隐隐似淡红，皮肤甲错不润，食欲不振，食则腹胀便溏，有时日便五六次，脉两寸虚，右关尺弦耎无力，左关弦耎，沉取弦滑，**此为气虚肝肾虚**，法以健脾益气补肝肾。方以党参30g、黄芪30g、炒白术30g、大枣十枚、茯苓24g、山药12g、莲子9g、白芍9g、炒当归9g、车前子6g、楮实子9g。

再诊服四剂，纳食较好，腹不胀，便不溏，小便量逐渐增多，继服十二剂。

三诊精神见充实，颊红消失，肿消大半，见鱼际现出脱肉，去车前子，茯苓减至18g，山药莲子倍用，加菟丝子12g。

四诊四剂后，浮肿消失，肌肉渐复，面呈红润，但手足发热，大便干呈羊屎，脉虚数有力，尺部弦大，**明显是阴虚**，白术改9g、大枣三枚，去茯苓山药莲子，加入生地15g、熟地15g、清阿胶9g、黑芝麻9g。

五诊服五剂后，大便正常，脉虚数，去阿胶芝麻，加麦冬12g、五味子9g。

六诊服二十余剂，脉缓和，皮肤甲错消退，肌肉扪之滑润，嘱其注意饮食调养，百余日后肌充，身体恢复健康。

按语： 此例全身浮肿，尿量少，用利尿药效果差，腹胀便溏，其脉寸虚为脾气虚，左关弦耎为血虚，右尺弦耎无力为肾虚。病由脾土虚，失其运化水湿功能，血虚不足濡养肝脏、尽其疏泄之职，肾主二便，肾为脾之关，肾虚则小便不利，此时如果因虚肿小便不利，强责小便，利其小便，所谓愈利愈闭，宜用大剂参术健脾制水，使小便自利肿自消。以四君子汤加黄芪以健脾气利湿；当归、白芍养血和血；黄芪合当归为补血汤，以气能生血；山药补脾养胃，生津益肺，补肾涩经；莲子甘温而涩，补脾涩肠；车前子清肝，淡渗膀胱，强阴益精；楮实子甘寒益肾，壮筋骨，行水。三诊肿已消大半，此时须谨防肿消干瘦，去车前子，茯苓减量，山药莲子倍用，加菟丝子以滋补肝肾固精。四诊肿消，肌肉渐复，手足心热，大便干，脉虚数，尺弦大**此为阴虚**，白术减量以减轻其燥性，去茯苓、山药、莲子，加生地、熟地滋补肝肾；阿胶补血滋阴、黑芝麻以补肝肾，益精血，润肠燥。五诊脉虚数，**此为肺气阴虚**，去阿胶、黑芝麻，加麦冬、五味子合党参为生脉散，补气阴，以收敛耗散之气。

根据多年临床观察，凡肿病每服药后，上腹部有汗，为脾气过伤，服药治疗腹部出汗症状不消失，预后不良。

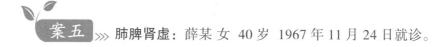

案五 >>> **肺脾肾虚**：薛某 女 40 岁 1967 年 11 月 24 日就诊。

浮肿，面及指甲淡白，小便量少，腹胀病一年余，曾在某医院确诊为慢性肾炎并腹水，脉偏缓，左关尺弦而无力，右寸虚滑，右关弦耎滑，**此为肺脾肾皆虚**，法以健脾滋肾清化湿浊。方以炒白术 15g、炒薏仁 30g、甘草 3g、大腹皮 9g、山药 30g、菟丝子 12g、制何首乌 18g、茅根 30g、泽泻 18g、猪苓 12g、当归 9g、炒白芍 9g、知母 9g、石苇 9g、大枣肉 15g、女贞子 18g、旱莲草 18g、车前子 9g。因在外地，嘱其连续服用二月余再来复诊，感冒即停药。

再诊浮肿基本消失，腹胀减轻，面色稍有红润，自觉体力稍好，可以做一些家务活。脉稍有力。继以健脾滋肾法半年后，身体基本恢复。

按语：浮肿、小便量少，腹胀，脉偏缓为湿，左关尺弦无力为血虚肾虚，右寸虚滑为肺虚，右关弦耎滑为脾虚。此例病因与上例类同，以脾湿肾虚为主，脾虚运化水湿失利因而浮肿，血虚而现面部淡白，其无以滋养肝肾，肾合脾虚使水湿代谢失司使小便量少而浮肿。以白术、甘草健脾燥湿利小便；薏仁淡渗健脾，益土补肺；大枣补脾土，养阴血，虚则补其母之意；山药补脾益肺，补肾固精；当归、白芍养血益肝；何首乌、女贞子、旱莲草、知母、菟丝子滋补肝肾；石苇通膀胱而利水道，益精气；车前子淡渗益精；猪苓、泽泻淡渗利湿；大腹皮味辛，微温，归脾胃、大小肠经，下气宽中，行水消肿。

尿路感染

 暑热伤阴： 鞠某　女　45岁　1979年8月30日就诊。

患肾盂肾炎已五六年，尿检经常有红细胞，偶有管型，肾功能检查，尿素肌酐指标稍高，近一周面部浮肿，全身无力，烦躁易激动，食欲不振，五心烦热，睡眠欠佳，小便不频，膝腰无力痛疼，舌苔白腻，有裂纹，脉左部虚大，右寸濡滑，沉取洪滑兼弦，**此为暑热伤阴**，予以轻清肺气，辛凉解表。方以桑叶10g、菊花10g、竹叶10g、连翘12g、茅根120g、牛子10g、芦根30g、竹茹10g、滑石12g、双花25g、薄荷10g、佩兰叶12g、陈皮10g、通草6g、薏仁30g。

再诊三剂后，浮肿稍减，大便畅快，小便频数不适，四肢肿胀，脉左寸濡洪，左关浮弦细，右寸濡洪滑。予以竹叶10g、连翘12g、双花25g、茅根120g、通草6g、芦根30g、竹茹10g、滑石12g、佩兰叶12g、木通5g、薏仁30g、桑叶10g、菊花10g。

三诊三剂后，口干不欲饮水，关节疼，小便无痛疼感，四肢肿胀已减，脉左寸濡滑，右寸濡滑。予以茅根120g、滑石12g、芦根30g、佩兰叶12g、竹叶10g、连翘12g、双花25g、通草6g、桑叶10g、丝瓜络10g、薏仁30g、竹茹10g。继以清利湿热三十余剂，尿常规及肾功能恢复正常，随访几年未再发作。

按语： 面部浮肿，乏力，烦躁，舌苔白腻，其脉左部虚大为感受暑热，右寸濡滑，沉取洪滑兼弦为肺内湿热，弦为风。暑性热，风煽热更易伤阴，肺主治节，肺为水之上源，肺通调水道，下输膀胱，肺气为湿与热所困，其通调水道之功能失利，而致面部肿胀，乏力。先以轻清肺气，辛凉解表。以桑叶、菊花、连翘、双花、竹叶、芦根、薏仁轻清；滑石、薏仁、通草清热利湿；大剂茅根甘寒补中益气，除伏热，消瘀血，利小便；薄荷、牛子辛凉解表。三於口干不欲饮，两寸需滑，**此为湿热**，继以清利湿热之剂而愈。

案二 ≫ **风热：**刘某　男　50岁　1979年7月12日就诊。

尿频尿急腰痛一年余，一年前经常出现尿频尿急，伴有发烧，腰部痛疼，近一周明显加重，有寒热感，口渴欲饮，体温高达38℃，尿检红细胞（++），白细胞（++），尿蛋白（—），脉两寸浮洪，两尺滑，**此为风热**，法以辛凉解表，轻清心肺。方以牛子10g、薄荷10g、生石膏25g、知母10g、地骨皮10g、双花20g、芦根茅根各30g、竹叶10g、连翘12g、通草6g、滑石12g、薏仁30g。六剂后症状消失，尿检正常。

按语：此例寒热，口渴欲饮，其脉两寸浮洪，浮为风，洪为心肺热。风热相搏故寒热发作，肺热，其胃亦受热，故口渴欲饮，心热灼伤血络则尿血。以薄荷、牛子辛凉解表除风热；生石膏、知母清肺热解口渴；滑石、芦根、双花、通草清心肺之热；茅根清心肺热；竹叶、连翘清心热；地骨皮降肺火凉血。

案三 ≫ **心肺热肾虚：**宋某　女　49岁　1979年6月12日就诊。

患肾盂肾炎已十余年至今不愈，反复发作，小便不畅，两下肢浮肿，以夜间小便频数，腰疼，尿常规蛋白微量，红细胞++，白细胞少许，近几日头晕，咳嗽痰量少，其脉两寸洪弦，左关弦，左尺虚大，**此为心肺热肾虚**，法以轻清心肺，平肝敛阴。予以杏仁10g、芦根30g、生薏仁30g、冬瓜子30g、竹叶12g、连翘12g、双花25g、茅根90g、白薇10g、白芍10g。

再诊二剂后，脉左寸沉滑，左关沉弦，右关尺弦。上方加炒川楝子10g、炒元胡10g、广木香6g、香附10g。

三诊三剂后，咳嗽气喘，下肢仍浮肿，腹胀，口干欲饮，尿检蛋白微量，脉左寸洪滑，左关弦，左尺洪，右寸濡洪滑，右关沉弦滑。予以杏仁10g、厚朴10g、冬瓜子30g、生薏仁30g、芦根30g、竹叶10g、连翘12g、双花25g、黄柏1.5g、白芍10g、白薇10g、花粉12g、陈皮10g、丝瓜络10g。

四诊六剂后，咳嗽肿胀已消，尿常规恢复正常。

按语： 此例寸脉洪弦为心肺热，左尺虚大此为肾虚，临床表现为咳嗽痰量少，头晕，腰痛，小便异常。心肺热邪燔津为痰，故咳嗽有痰，痰扰神明则头晕不适。腰为肾之府，肾虚故腰痛，小便异常。以千金苇茎汤清肃肺气以止咳祛痰，通调水道，下输膀胱；竹叶、连翘、双花清心热；茅根甘寒入手少阴心，足太阴阳明脾胃，除伏热消瘀血；白芍入肝脾血分，泻肝火，安脾肺固腠理，和血脉收阴气；白薇苦咸而寒，阳明冲任之药，利阴气下水气。再诊其脉左寸沉滑，左关沉弦*此为肝旺气郁*。方剂中加金铃子散以疏肝泄热理气；广木香、香附解郁止痛。三诊咳嗽气喘，腹胀，脉左洪滑，左关弦，左尺洪，为心肝肾皆热，右寸濡洪滑，右关沉弦滑此为肺内湿热，挟气郁。以清心肃肺抑肝，加厚朴合杏仁理气止喘；黄柏清肾热，下泻膀胱相火，补肾水不足，坚肾润燥。

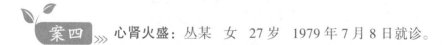 **案四** >>> **心肾火盛：** 丛某　女　27岁　1979年7月8日就诊。

尿痛一周，小便化验脓球++++，蛋白+，自觉腰痛，下腹部痛疼，月经尚可，时有紫色血块，白带以黄色多，脉左寸浮洪滑，左关浮弦，左尺浮洪，右寸洪，右关弦滑，右尺洪，*此为心肾火盛*，法以清心肾。健脾养血。予以生地20g、木通6g、竹叶10g、甘草梢3g、知母6g、炒黄柏3g、山药12g、芡实12g、白术10g、白芍25g、当归10g。禁忌辛辣之品。

再诊六剂后，尿频痛及腰痛已减，白带以黄带多，全身无力，急躁，脉左寸浮洪弦，左关浮弦，左尺洪，右寸洪，右关弦滑，右尺洪。以上方加乌贼骨60g。

三诊三剂后，尿频痛及腰痛减轻，近几天头痛头晕，口干不欲饮，四肢沉重，舌鲜明，脉左寸浮弦洪滑，右寸濡滑，**此为感受风热**。以薄荷10g、芦根30g、竹茹10g、滑石12g、桑叶10g、菊花10g、竹叶10g、连翘12g、双花20g、佩兰叶12g。

四诊服药三剂后，尿常规正常，停药半月余，近两天头痛头晕，左浮弦，左尺滑，右尺濡洪弦。以桑叶10g、菊花10g、女贞子30g、旱莲草30g、泽泻10g、白术10g。

五诊六剂后，仅感腰疼，黄白带多，下腹疼痛，小便无不适，尿检正常，脉左寸虚大，左关濡弦奥，右寸濡洪滑，右关濡弦滑，予以健脾养肝。炒白术10g、山药12g、芡实12g、白芍20g、当归10g、炒黄柏1.5g、川断12g、杜仲12g、党参20g。

六诊六剂后，黄白带仍多，下腹疼，烦躁，腰疼，左寸滑大，左关弦，左尺革脉，右寸关虚，右尺革脉，**此为气血俱伤**，法以健脾养肝。炒白术10g、山药12g、芡实12g、当归10g、白芍20g、川断6g、杜仲12g、菟丝子12g、炒黄柏1.5g、乌贼骨15g。

七诊六剂后，黄白带减，腰痛疼亦减，继以健脾养肝之剂调服二十余剂痊愈。

按语：此例尿痛，其脉左寸浮洪滑，左关浮弦，两尺洪，此为心肾火盛，肝易受热。右寸洪为肺热，右关弦滑为脾湿热。心经火盛热移于小肠故尿痛。肾火盛，热耗阴液，无以濡养腰络而感腰痛，心肾火盛使肝受热，肝热其经络于两胁及下腹部而现两胁痛疼及下腹痛。心肾火盛，脾受热，其运化水谷之职失调，而出现水湿之滞留，表现为浮肿或带下。以导赤散：生地、竹叶、木通、甘草梢以凉血清心热利水；知母、黄柏滋肾阴清热；当归、白芍养血和血脉敛阴；白术补脾燥湿利小便；芡实益肾固精止带；山药补脾肾涩经。

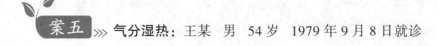

案五 >>> **气分湿热：**王某　男　54岁　1979年9月8日就诊

四年前因过度疲劳测血压高，腰背痛，面部肿胀，尿中有少许白细胞，医院诊断为肾盂肾炎，此后每年均发病，十余天前因劳累血压达 150/100 毫米汞柱，腰痛面肿，下肢不肿，无尿频尿急尿痛，口干欲热饮，曾做肾盂静脉造影（—），同位素扫描提示右肾功能不全，脉左寸洪滑，左关尺弦滑，右寸濡洪滑，右关尺弦滑，**此为气分湿热**，清利湿热和胃。方以茅根 120g、芦根 30g、竹茹 10g、生杷叶 30g、滑石 20g、佩兰叶 20g、丝瓜络 10g、通草 6g、竹叶 10g、连翘 12g、双花 25g、桑叶 10g、麦芽 10g、生薏仁 30g。禁忌茶和酒。

再诊六剂后，浮肿已消，腰不痛，背部发酸，舌苔白黄腻，脉左寸洪弦滑，左关浮弦，右寸濡滑，右关弦滑。以牛子 3g、薄荷 10g、通草 6g、桑叶 10g、菊花 10g、竹叶 10g、连翘 12g、双花 20g、薏仁 30g、佩兰叶 12g、滑石 12g、茅根 120g、芦根 30g。

三诊三剂后，大便稀有泡沫，日 1—2 次，有气体，热灼感明显，面部发木发胀，下午较好，背部腰部不痛，背部有小红点痒，口干不欲饮。以桑叶 10g、菊花 10g、竹叶 10g、连翘 12g、牛子 10g、薄荷 10g、通草 6g、薏仁 30g、双花 20g、芦根 30g、茅根 120g、滑石 12g、佩兰叶 12g。六剂后症状消失。

按语：腰痛面肿，口干欲热饮，其脉右寸濡洪滑，此为气分湿热，关弦滑，此为湿热伤胃之清和之气，病人可有食欲不振的症状。湿与热邪在气分使肺之通调水道能力失利，故出现浮肿，湿热痹阻经络而致腰痛。以大剂茅根除热解瘀；芦根、滑石、薏仁、通草清心肺热利湿；芦根、竹茹、生杷叶、麦芽清胃热和胃；竹叶、连翘、双花清心肺热；佩兰叶芳香祛浊；桑叶燥湿宣风；丝瓜络通络。再诊左寸弦洪滑，左关浮弦，右寸濡滑**此为湿热夹风**，前方中加牛子、薄荷、桑叶、菊花以宣风。

尿路结石

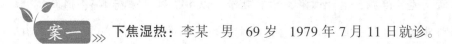

下焦湿热：李某 男 69岁 1979年7月11日就诊。

小便不利，频数，不易控制，B超示左侧输尿管结石 0.5cmx0.8cm 大小，脉两尺弦滑，**此为下焦湿热**，法以清热利湿，理气通淋。予以核桃仁四个、白芍 10g、白薇 10g、金钱草 60g、炒川楝子 6g、桔核 6g、泽泻 12g、海金沙 12g。鼓励其适当地活动，带药回京服用，来信服药二十余剂发现结石排出。

按语：此例小便不利，超声提示输尿管结石，其脉两尺弦滑，**此为下焦湿热**。湿热蕴结于下焦，煎熬尿液日久结为砂石，尿中之砂石刺激尿管而使小便不利，频数，甚至于痛疼。以海金沙、金钱草清热利尿通淋；泽泻清热利湿；川楝子、桔核清肝理气止痛；白芍、白薇清热利小便；核桃仁补肾，以鼓动肾气使结石排出。

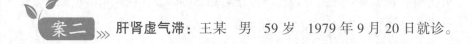

肝肾虚气滞：王某 男 59岁 1979年9月20日就诊。

半年前曾因膀胱结石前列腺肥大手术，术后感体力差，食欲尚可，既往患有胃窦炎，脉右寸沉弦，右关弦，左寸无力，左关尺弦大，**此为肝肾虚气滞**，法以滋补肝肾调气解郁。以麦冬 12g、沙参 12g、炒川楝子 6g、女贞子 30g、生地 20g、元参 20g、枸杞 25g、广木香 10g、香附 10g、白芍 10g。

再诊六剂后，全身无力，左寸虚大而散，左关浮弦，左尺弦细，右寸滑大，右关弦大。以煅石决明30g、炒川楝子10g、党参20g、麦冬10g、五味子10g、沙参20g、女贞子30g、生地20g、元参20g、白芍10g、枸杞20g。十余剂后症状消失。

按语： 此例为膀胱结石前列腺肥大手术后，出现体力差，其脉为左寸无力，左关尺弦大为肝肾虚，右寸沉弦为气滞。以生地、元参、枸杞、女贞、白芍以补肝肾；麦冬、沙参补心肺之阴以金生水之意；木香、香附理气解郁。再诊左寸虚大而散，左关浮弦**此为气阴虚，肝旺**。以生脉散以补气收敛耗散之气；石决明、川楝子清肝镇肝；合滋补肝肾之品而愈。

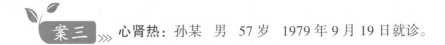

案三 >>> **心肾热：** 孙某　男　57岁　1979年9月19日就诊。

肾结石行右肾切除术后一年余，近三月尿频，尿后有烧灼感，左肾区疼，未有发冷发热，尿检脓细胞（++），蛋白（+）—（++），红白细胞少许，脉左寸洪滑，左尺洪滑，右寸濡滑，**此为心肾热，法以清心肾。** 予以生地12g、木通6g、竹叶10g、黄柏6g、知母10g、通草6g、滑石12g、茅根120g、连翘12g、双花20g。

再诊六剂后，腰疼已减，尿常规红白细胞已消失，脓球少许，脉两寸洪滑。以生地12g、木通6g、竹叶10g、双花20g、甘草梢3g、芦根30g、滑石12g、佩兰叶12g、茅根120g、金钱草30g。

三诊六剂后，腰不疼，小便无不适，尿常规正常。继以清心肾之剂六剂痊愈。

按语： 此例心肾热，其脉表现为左寸洪滑为心热，左尺洪滑为肾热。心热移于小肠以致尿频，尿后有烧灼感。腰为肾之府，督脉循脊隶属于肾，故肾热而腰痛，肾与膀胱互为表里，肾热膀胱亦热，因而亦会出现尿频、尿急、尿痛。以导赤散以凉血，清心利尿；黄柏、知母以清肾热；竹叶、连翘、双花清心热；茅根清热解瘀；金钱草清热通淋。

风 湿

 案一 >>> **风湿**：陈某　男　33岁　1952年5月24日就诊。

左半身沉重，微感痛疼，饭后恶心，有时腹痛，小便赤已一月余，脉左寸沉，左关浮弦，右寸沉，右关浮，**此为疲劳过度感受风湿，法以通络宣风湿**。予以广木香3g、枳壳5g、竹茹6g、炒薏仁24g、鲜芦根12g、桑枝9g、秦艽9g、生白芍24g、木瓜6g、石菖蒲9g、去皮桂枝5g。

再诊一剂后，恶心腹痛已减，方以炒薏仁30g、茯苓9g、独活6g、泽泻9g、生白芍24g、石菖蒲9g、桑枝9g、秦艽9g、木瓜6g、去皮桂枝6g。

三诊一剂后，继以和络宣风湿，方以生白芍24g、秦艽9g、石菖蒲9g、茯苓9g、去皮桂枝9g、桑枝18g、甘草3g、泽泻9g、独活6g。

四诊二剂后，腿痛，脉尺数，加炒褐色黄柏6g。

五诊五剂后，身沉重，方以生白芍30g、秦艽9g、石菖蒲9g、去皮桂枝9g、苍术9g、甘草3g、炒薏仁30g、桑枝18g。

六诊三剂后，脉左寸关浮弦，左尺偏数，右寸弦滑，法以疏风祛痰，方以半夏6g、陈皮9g、茯苓9g、石菖蒲9g、秦艽9g、木瓜6g、去皮桂枝6g、独活6g、生白芍24g、炒褐黄柏6g、泽泻9g、炒薏仁30g、桑枝9g、大豆卷9g、牛膝6g、茯神9g、丝瓜络9g、桔络5g。

七诊二剂后，症状已减轻，仍以宣风祛湿，予以防风6g、独活6g、生白芍30g、秦艽9g、木瓜9g、炒褐黄柏9g、去皮桂枝9g、泽泻9g、茯苓

9g、炒薏仁 30g、川膝 9g、大豆卷 9g、桑枝 9g、石菖蒲 9g。

八诊二剂后，腿痛已减，以生白芍 30g、防风 6g、独活 6g、秦艽 12g、木瓜 6g、去皮桂枝 6g、泽泻 9g、茯苓 9g、炒薏仁 30g、川膝 9g、炒褐黄柏 9g、大豆卷 9g、石菖蒲 9g、桑枝 18g、苍术 9g。

九诊二剂后，腿不痛，肩臂仍痛，以炒褐黄柏 9g、苍术 9g、神曲 9g、陈皮 9g、泽泻 9g、生白芍 30g、秦艽 12g、木瓜 6g、川膝 9g、去皮桂枝 9g、炒薏仁 30g、大豆卷 9g、茯苓 9g、桑枝 18g。六剂后症状基本消失。

按语：此例左半身沉重并微痛，其脉左关浮为风，弦为肝热，两寸沉为气郁，右关浮为胃热。以脉参症，此为疲劳过度感受风湿，劳则生火，内热盛，最易感受外邪，风湿趁虚而入，风邪性善窜上行，痛疼部位偏上，而湿邪重着黏滞，病位偏于下，故见半身沉重。胃热则恶心，气滞不通感腹痛。以薏仁淡渗健脾，扶土抑木，舒筋除痹；秦艽养血荣筋除风湿；白芍抑肝敛阴，和血脉；木瓜舒肝平筋和胃化湿；芦根、竹茹清胃热；石菖蒲、枳壳、广木香理气解郁止痛；桂枝温经通络；桑枝通络。再诊恶心腹痛已减，症可有下肢沉重、痛疼明显，其脉宜右寸脉平，左尺弦滑，故方剂中加独活、茯苓、泽泻。三诊尺脉数，**为肾热故加黄柏以清热。**五诊左寸关浮弦，左尺偏数，**此为风湿挟痰，**以方剂中加二陈蠲除痰饮，大豆卷祛湿痹，牛膝引药下行，丝瓜络祛风化痰通经络。

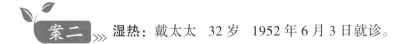

案二 >>> 湿热：戴太太 32岁 1952年6月3日就诊。

身体发紧，脊背发板，腿坠胀而麻痛，食后似阻隔，口干不欲饮水已月余，脉左寸沉，左关浮弦数滑，右寸沉数，右关浮数滑，**此为湿热气分滞，**予以清利湿热调达气机。方以枳壳 6g、黄芩 9g、广木香 5g、木通 6g、滑石 9g、槟榔 6g、桑叶 9g、鲜芦根 24g、杏仁 9g、茯苓 9g、炒褐黄柏 6g、泽泻 9g、炒薏仁 24g、石菖蒲 9g、忍冬藤 24g、忍冬花 9g、桑枝 9g、秦艽 9g。

再诊一剂后，左寸浮数，予以防风 6g、黄芩 9g、木通 9g、鲜芦根 30g、桑枝 9g、桑叶 9g、防己 6g、石菖蒲 3g、茯苓 9g、黄柏 6g、泽泻

9g、秦艽 9g、炒薏仁 30g、忍冬藤花各 9g、蚕沙 12g、大豆卷 9g。

三诊二剂后，腿胀轻，身仍痛，胸闷发烧，口如出火，食觉不下行，予以疏导风湿热。枳壳 9g、半夏 6g、黄连 6g、鲜芦根 30g、黄芩 9g、滑石 9g、桑枝 9g、防风己各 6g、石菖蒲 9g、黄柏 6g、茯苓 9g、秦艽 9g、泽泻 9g、炒薏仁 30g、忍冬藤 12g、蚕沙 12g、大豆卷 9g。

四诊二剂后，以清热祛湿和胃。桑叶 9g、竹叶 3g、连翘 12g、生栀子 9g、鲜芦根 24g、忍冬藤花各 9g、川连 6g、防风己各 6g、蚕沙 12g、大豆卷 9g、滑石 9g、秦艽 9g、陈皮 9g、紫豆蔻 5g、神曲 9g、炒薏仁 24g、黄芩 9g。

五诊二剂后，继以清热祛湿和胃。鲜芦根 24g、陈皮 9g、神曲 9g、炒薏仁 24g、桑叶 9g、防风己各 9g、秦艽 9g、忍冬藤花各 9g、黄芩 9g、蚕沙 12g、竹叶 3g、连翘 12g、川连 6g、大豆卷 9g。三剂后诸恙皆消失。

按语：此例脉弦数滑为湿热，两寸沉数气分滞。此病湿热邪郁于络，由于湿聚热蒸蕴于经络，闭阻经络之气，故出现肢体发紧，麻痛。脾胃气分滞故食后似阻隔。以滑石、黄芩、薏仁、泽泻、茯苓、黄柏清热利湿；忍冬花、木通清心热；枳壳、杏仁、木香、槟榔理气解郁利膈；石菖蒲解心郁；忍冬藤、桑枝清热通络。再诊左寸浮数，*此为风湿热*，气郁已畅，去枳壳、杏仁、槟榔，加防风、秦艽、蚕沙、大豆卷。持以清热利湿和胃而愈。

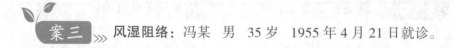

案三 >>> **风湿阻络：**冯某　男　35 岁　1955 年 4 月 21 日就诊。

五年前感左脚趾尖、腿外侧至腰麻木，至今腰不麻发板，天冷时身起粟作痒，脉偏缓，两寸沉弦滑，关浮弦，*此为风湿阻络*，法以通络宣散风湿。方以佩兰叶 9g、枳壳 9g、苍术 9g、茯苓 9g、泽泻 9g、石菖蒲 9g、防风 9g、桑寄生 9g、独活羌活各 6g、大豆卷 12g、炒薏仁 30g、草薢 9g、广木香 6g。嘱其禁忌茶。五剂后自觉症状消失。

按语：此例下肢麻木，其脉偏缓为湿，关浮弦为风，寸沉为气滞。风湿客于肌表经络，风湿阻络，故肢体麻木发板。以枳壳、石菖蒲、广木香舒展气机；苍术、茯苓、泽泻、薏仁、大豆卷祛湿邪；萆薢、羌活、独活、桑寄生祛风湿。

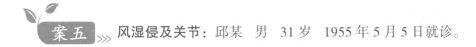

案四　　血瘀风湿：王某　女　45岁　1955年3月6日就诊。

身体痛疼，腿胀痛一月余，舌有瘀点，脉左弦细，右寸沉弦细，**此为血瘀风湿**，法以和血宣风。丹参9g、茜草6g、生白芍12g、滑石9g、防风6g、桑寄生9g、二活各6g、炒薏仁30g、枳壳6g、当归9g、大豆卷12g、广木香5g、鲜芦根18g、桑叶枝各9g、石菖蒲9g、老鹳草12g。

再诊三剂后，身轻，肩胛下仍痛，腿胀，继以通络宣风湿。广木香6g、防风6g、石菖蒲9g、滑石9g、二活各6g、炒薏仁30g、枳壳9g、鲜芦根18g、桑叶枝各9g、茯苓9g、泽泻9g、大豆卷12g。三剂后痛疼已消失。

按语：身痛，其脉弦为风，细为湿，右寸沉为气郁。风湿侵袭肢节、肌肉经络间，气血运行失畅，故出现身体痛疼，腿胀痛。气血不畅其血涩滞，故舌有瘀点。以丹参、茜草、当归、白芍以养血活血；枳壳、石菖蒲、广木香理气解郁；滑石、薏仁、芦根、桑叶、大豆卷清热利湿；防风、羌活、独活、桑寄生、老鹳草、桑枝祛风湿止痛通络。

案五　　风湿侵及关节：邱某　男　31岁　1955年5月5日就诊。

肘膝关节痛疼一年余，一年前参加冬泳后感肘及膝关节酸痛，怕冷，曾做过理疗针灸效果不明显，脉偏缓，左寸关浮弦，右寸弦滑，右关滑，**此为风湿侵及关节**，法以宣之。方以防风9g、半夏6g、苍术9g、陈皮9g、茯苓12g、神曲9g、二活各6g、大豆卷12g、泽泻9g、桂枝9g、桑枝18g、生白芍9g、白豆蔻6g。

再诊二剂后，右寸关偏沉，以调气通络宣风祛湿。广木香6g、防风9g、炒薏仁30g、羌活9g、独活9g、大豆卷12g、川膝6g、生白芍18g、枳壳6g、滑石9g、甘草3g。

三诊一剂后，舌苔稍黄，脉偏数，右寸关弦滑，法以宣风清湿热。防风 6g、黄芩 6g、木通 6g、鲜芦根 18g、滑石 9g、二活各 6g、竹茹 9g、桑叶枝各 9g、炒薏仁 30g、炒褐黄柏 6g、川牛膝 6g、秦艽 9g。

四诊二剂后，舌苔不黄，脉不数，仍以宣风湿。陈皮 9g、神曲 9g、大豆卷 12g、二活各 6g、防风 6g、滑石 9g、炒薏仁 30g、茯苓 9g、泽泻 9g、川牛膝 6g。

五诊三剂后，痛疼已减，脉偏缓，继以宣风湿通络。苍术 9g、桑枝 18g、防风 9g、桂枝 9g、炒薏仁 30g、滑石 9g、二活各 9g、大豆卷 12g、川牛膝 6g、桑寄生 9g。五剂后诸证皆已消失。

按语：此例关节痛疼，其脉偏缓为湿，浮弦为风，滑为痰饮。脾主四肢，主运化水湿，脾气不足，痰湿内生，又冬泳外感风湿，风湿二邪侵及关节故局部痛疼。以苍术健脾燥湿、茯苓、大豆卷、泽泻淡渗祛湿；羌活、独活、防风祛风湿；白芍安脾肺固腠理，和血脉收阴气；桂枝温通；二陈祛痰饮；白豆蔻燥湿化食，陈曲健脾消导。再诊右寸关沉，方剂中加理气解郁之品，三诊舌苔黄，脉偏数，*病现热像*，方剂中去桂枝，加黄芩、木通、滑石、黄柏清热利湿之品。脉不数，舌苔不黄，热退，仍以宣风祛湿之剂治愈。

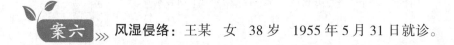

案六 ≫ **风湿侵络：**王某 女 38岁 1955年5月31日就诊。

洗衣时手腕痛疼一月余，脉偏缓，左浮弦，**此为风湿侵络**，予以通络宣风湿。方以桑枝 9g、防风 9g、苍术 9g、炒薏仁 30g、桂枝 9g、羌活 9g、大豆卷 12g、生白芍 9g、牛膝 6g、茯苓 9g、独活 9g。

再诊六剂后，痛疼稍减，脉数，左浮弦，右寸关浮濡滑，**此为湿热**，以清胃去湿热。以鲜芦根 30g、茯苓 9g、竹茹 9g、炒薏仁 30g、双花 18g、牛膝 5g、连翘 12g、竹叶 3g、蒲公英 9g、滑石 9g、大豆卷 12g、郁李仁 6g、泽泻 9g、独活 5g。五剂后，痛疼消失。

按语：此例手腕痛，其脉偏缓为湿，左浮弦为风。与上例风湿侵络，侵及关节，用药基本相同，但上例脉滑有痰饮，因此用药加二陈祛痰饮，治疗过程出现热像，前者舌苔黄，脉偏数，加用黄芩、木通、黄柏苦寒之品。而此例再诊脉数，左浮弦，右寸关浮濡滑，**此为胃热挟湿**，以蒲公英、芦根、双花、竹茹清胃；薏仁、滑石、茯苓、泽泻、大豆卷去湿热。郁李仁辛苦而甘，入脾经气分，性降下气，润燥治水。

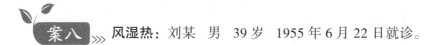

案七 >>> 风湿：徐某　男　30岁　1952年6月16日就诊。

左肩痛麻已三月余，经某医院诊断为肩周炎，以阻滞疗法两次，效果不明显，脉左寸浮缓，右寸滑，**此为风湿**，法以宣风祛湿。予以半夏6g、枳壳5g、桂枝9g、石菖蒲9g、滑石9g、甘草3g、生白芍9g。三剂后痛疼明显减轻。建议继续服用祛风湿药物，适当活动，半月后痊愈。

按语：此例肩关节痛麻，其脉浮缓为风湿，右寸滑为痰饮。以桂枝辛甘而温，温经通脉发汗解肌；白芍养血和营，缓急止痛敛阴；石菖蒲、枳壳理气；滑石淡渗湿，甘益气补脾土；半夏燥湿祛痰；甘草补脾益气，缓中止痛。

案八 >>> 风湿热：刘某　男　39岁　1955年6月22日就诊。

痛疼无定处，痛处必肿，病已十余年之久，中西药妄效，脉偏数，浮濡滑，右寸偏沉，**此为风湿热**，法以清热宣风祛湿。予以大豆卷30g、枳壳9g、广木香9g、黄芩9g、木通9g、桑叶9g、桑枝18g、滑石9g、苍术9g、防风9g、桂枝9g、鲜芦根30g、羌活9g、炒薏仁30g、独活9g、茯苓9g、泽泻9g。

再诊五剂后，痛疼明显减轻。继以祛风湿之剂症状基本消失。

按语：此例其脉偏数为热，浮为风邪，濡滑为湿，右寸偏沉为气郁。**此为感受风湿挟热气郁**。风为阳邪，善行数变，游走全身，因此痛疼无定处，湿邪为阴邪与热合之，性黏滞重着因而痛处必肿，湿邪涩滞不畅，阻滞气机故现脉沉。以防风、桂枝祛风邪；黄芩、薏仁、滑石、茯苓、泽泻清热利湿；苍术燥湿解郁；大豆卷祛湿；木通、芦根清热使热邪下行；枳壳、木香理气解郁；二活祛风湿止痛；桑叶燥湿祛风；桂枝、桑枝通络。

案九 >>> **风湿挟痰**：李某 女 45 岁 1955 年 6 月 18 日就诊。

全身筋脉疼痛一周，脉缓，左浮弦，右脉滑，**此为风湿挟痰**，法以蠲痰通络宣风湿。方以枳壳 6g、半夏 6g、桔络 9g、桑叶枝各 9g、陈皮 9g、茯苓 9g、防风 6g、羌活 6g、苍术 9g、桂枝 9g、大豆卷 12g、五加皮 6g、丝瓜络 9g。

再诊二剂后，筋脉疼轻，痰减，仍宜蠲痰通络宣风湿。以半夏 6g、桑叶 9g、桑枝 18、陈皮 9g、防风 6g、桔络 9g、枳壳 6g、益元散 9g、神曲 6g、羌活 6g、草果 6g、茯苓 9g、苍术 9g、桂枝 9g、五加皮 6g、大豆卷 6g、丝瓜络 9g。

三诊二剂后，左臂及右膝疼，仍宜蠲痰通络祛风湿。益元散 9g、半夏 6g、桑叶 9g、桑枝 18g、桔络 9g、防风 6g、苍术 9g、陈皮 9g、炒薏仁 30g、茯苓 9g、泽泻 9g、丝瓜络 9g、羌活 6g、大豆卷 15g、独活 6g、牛膝 6g。五剂后症状消失。

按语：此例筋痛，其脉缓为湿，左浮弦为风，右脉滑为痰，**此为风湿挟痰**。风湿伤其筋脉，以致全身筋痛。以苍术、豆卷、茯苓祛湿；二陈祛痰饮；防风、桂枝祛风邪；羌活味薄上升，搜风祛风湿；五加皮辛顺气而化痰，苦坚骨而益精，温祛风而胜湿；桔络、丝瓜络、桑枝、桂枝通络；以枳壳理气。

 案十 >>> **风湿挟痰气郁**：唐某 男 39 岁 1967 年 11 月 21 日就诊。

脊椎疼以腰椎较重，膝关节及小腿疼，脚发麻，酸疼，如风吹，天气变化症状加重，头闷痛，心慌，舌发板，恶心，口干不欲饮水，口有臭味，失眠，寐则梦多已半年，二月前查抗 "O" 1260，某医院检查诊断为类风湿关节炎，脉两寸沉，右寸滑，关浮弦滑，**此为风湿气郁挟痰**，蠲痰通络宣风湿。予以炒枳壳 6g、半夏 6g、陈皮 6g、芦根 30g、炒桑枝 30g、滑石 12g、炒薏仁 30g、防风 6g、秦艽 6g、大豆卷 30g、防己 9g、蚕沙 12g、竹茹 9g、石菖蒲 9g。

再诊三剂后，头痛减轻，仍胸闷心跳，予以炒枳壳 6g、半夏 6g、陈皮 6g、炒薏仁 30g、炒白术 12g、桂枝 6g、麻黄 6g、防风 6g、秦艽 6g、防己 9g、杏仁 9g、甘草 3g。

三诊四剂后，心跳胸闷已减，脉缓，左寸濡，左关尺浮弦，右寸滑。以上方加附子 6g。

四诊三剂后，胸闷心跳减轻，怕冷，脉缓濡，右寸浮滑，右关沉。以半夏 6g、陈皮 6g、炒薏仁 30g、炒白术 12g、桂枝 6g、麻黄 6g、防风 6g、秦艽 6g、防己 6g、苍术 12g、杏仁 9g、甘草 9g、大豆卷 30g、蚕沙 12g、附子 6g、茯苓皮 12g。

五诊三剂后，受凉感肩胛骨疼，以右肩明显，右上肢牵动感疼，腰两侧疼，脚背疼痛，脉濡，左部缓弦奭，右寸沉，关尺浮弦滑。以炒枳壳 6g、广木香 6g、生香附 9g、半夏 6g、陈皮 6g、炒薏仁 30g、桂枝 6g、麻黄 6g、炒白术 12g、附子 3g。

六诊三剂后，出汗身舒，疼痛减轻，脉平，浮弦滑。以炒枳壳 6g、半夏 6g、陈皮 6g、炒薏仁 30g、桂枝 9g、麻黄 9g、炒白术 12g、附子 6g、杏仁 9g。

七诊疼痛处减少，抗"O"160，脉平，右寸沉滑，关尺浮弦。炒枳壳 6g、半夏 6g、陈皮 6g、炒薏仁 30g、桂枝 9g、麻黄 9g、炒白术 12g、附子 6g、羌活 6g、独活 6g。

八诊三剂后，汗出畅快，疼痛已减，脉平，关尺弦细，右寸沉滑。以炒枳壳 6g、半夏 6g、陈皮 6g、炒薏仁 30g、桂枝 6g、麻黄 6g、炒白术 12g、附子 3g、防己 9g、五加皮 12g。

九诊三剂后，疼减，身有汗出，但咽干，脉左部濡，左关尺浮弦大，右寸沉似滑。以炒枳壳 6g、炒白术 9g、半夏 6g、陈皮 6g、炒薏仁 30g、老鹳草 12g、当归 9g、赤芍 9g、桑寄生 12g、独活 6g、羌活 6g、女贞子 18g、桂枝 6g、川断 12g。三剂后，症状基本消失，嘱其保暖，避免受凉。

按语： 此例脊椎及腰膝关节痛，腿麻，以天气变化痛疼加重，其脉两寸沉为气郁，右寸滑为痰湿，两关浮弦滑，浮弦为风，**此为风湿挟痰气郁**。风湿相搏困于筋络，使各关节痛疼，痰湿黏腻阻滞气机则气郁，湿郁化热，湿热之邪上扰清窍而致头闷痛，邪扰心神而致心跳，失眠，梦多，舌为心之苗，心热以致舌发板。脾胃湿热故感恶心，口臭。以枳壳、石菖蒲理气解郁；芦根清水之上源，通调水道，下输膀胱；滑石清心火，下走水道使热下行；薏仁健脾抑肝，清热利湿；防己能行十二经，通九窍，泻下焦血分湿热；防风搜肝风，泻肺，散头目滞气；大豆卷治湿痹筋挛；秦艽、蚕沙祛风除湿；芦根、竹茹清胃热；二陈除痰饮。再诊患者仍感胸闷心跳，其脉宜浮弦似紧，上方加麻黄汤加白术：麻黄、桂枝、杏仁、甘草、白术以去风寒解表，除湿止痛。三诊加用附子以引发散药开腠理，祛在表风寒，引温药下达下焦去寒湿。四诊脉缓濡，右寸浮滑，右关沉，**此为风寒湿**。方剂中加苍术健脾燥湿散郁，茯苓皮能行水。九诊痛减，身汗出，咽干，脉左部濡，左关尺浮弦大，右寸沉似滑，**此为风湿，血虚，肾不足**。加当归、赤芍以养血活血；续断、桑寄生坚肾祛风湿。此例病情缠绵，虽然用药后症状已消失，但随时要求保温，避免受凉再次发作。

案十一 >>> 风湿气滞：王某　女　23岁　1955年2月2日就诊。

后背痛疼一周，脉左寸沉弦，右寸关沉滑，**此为风湿气滞**，法以理气宣风湿。方以石菖蒲9g、枳壳9g、广木香6g、神曲9g、半夏6g、苍术9g、陈皮9g、茯苓12g、防风9g、羌活9g、生香附9g、大豆卷12g、车前子3g、川芎1.5g。

再诊三剂后，痛减，脉两寸偏沉，继用上方。

三诊寸脉平，去石菖蒲、广木香，继服三剂痛疼已消失。

案十二 >>> 风湿气郁：李某　男　35岁　1955年1月22日就诊。

双上肢痛疼，无红肿已十余天，脉左寸沉弦，左关浮弦，右寸关沉弦。**此为风湿气郁**，法以理气祛风湿。方以防风6g、桑枝18g、苍术9g、神曲9g、陈皮9g、枳壳6g、羌活6g、广木香5g、桂枝9g、大豆卷12g、石菖蒲9g、生白芍9g、甘草3g。服药五剂后症状消失。

按语：以上两例尽管身体痛疼的部位不同，但其致病因素却相同，都因为风湿气滞而致，在用药上都采用理气解郁，祛风利湿通络之法而愈。

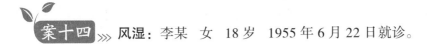 **案十三** >>> **感受风邪**：赖某　女　47岁　1952年5月18日就诊。

右拇指肿强硬，热痛两天，伴有恶心烦躁，脉左关浮弦数，右寸浮，右关浮弦数，**此为感受风邪，法以清宣。**以防风6g、桑叶9g、竹茹9g、鲜芦根24g、菊花9g、桑枝12g、荆芥6g、炒薏仁24g、大豆卷9g、秦艽9g、生白芍9g。五剂后肿痛已消失。

按语：拇指肿痛，来势很急，其脉数为热，浮弦为风，此为感受风热而致。风与热邪侵及筋络而致局部肿痛，热邪累及肝和胃，故恶心烦躁。以荆芥辛苦而温，芳香而散，入肝经气分，兼行血分，其性升浮，能发汗散风湿；防风升浮为阳，治上焦风邪头痛目眩项强，祛风湿；薏仁、大豆卷祛湿解筋挛；桑叶、菊花清热祛风；秦艽养血荣筋祛风湿；芦根、竹茹清胃热止恶心；白芍泻肝火止烦躁。

案十四 >>> **风湿**：李某　女　18岁　1955年6月22日就诊。

背疼腿酸三天，脉左寸浮缓，左关浮弦，右寸沉滑，**此为风湿，法以通络宣风。**枳壳6g、桂枝9g、生白芍9g、防风6g、二活各6g、桑枝9g、甘草3g、广木香15g、大豆卷12g、滑石9g、苍术9g、半夏6g、陈皮6g。三剂痊愈。

按语：此例背疼腿酸，其脉左寸浮缓，左关浮弦为风，右寸沉滑为痰饮气滞，**此为风湿证。**风邪侵卫，腠理不固，营阴不能内守，湿邪重浊与风邪相搏阻滞经络，而致背痛腿酸。以桂枝汤去大枣、生姜，以解肌调营卫；苍术燥湿解郁；枳壳、木香理气解郁；防风、二活祛风湿，大豆卷、滑石祛湿；二陈祛痰饮。

案十五 》**风湿：**张某　男　33岁　1952年6月29日就诊。

目困，不欲饮食，身倦已半月，脉右寸浮，**此为受风挟湿**，法以祛除风湿。桑叶9g、六一散9g、菊花9g、竹茹9g、炒薏仁18g、鲜芦根12g三剂而愈。

按语：患者目困，身倦，其脉浮为风，以脉参症，感受风邪而身倦目困，**此为受风挟湿邪**。以桑叶、菊花宣风清热；滑石、薏仁清热去湿；芦根、竹茹清胃热健胃。

案十六 》**血虚风生：**綦某　女　39岁　1955年3月9日就诊。

全身痛疼，腹部不适一周余，曾服用中药祛风湿之剂不效，脉左浮弦奭，右寸沉弦，**此为血虚风生**，法以通络养血息风。方以枳壳9g、桔络9g、竹茹9g、桑叶枝各9g、当归9g、元参18g、菊花9g、生白芍12g、广木香5g、老鹳草12g、丹参12g、女贞子12g、生香附9g、茯苓9g。

再诊四剂后，病大好，惟膝关节疼，有时腿麻，胸稍闷，法以疏通养血。以丹参12g、当归9g、生白芍12g、元参18g、枳壳6g、老鹳草12g、桔络9g、五加皮6g、川膝6g、菊花9g、桑叶枝各9g、竹茹9g、女贞子12g、生香附6g、茯苓9g、广木香3g。四剂后无明显不适。

按语：身痛，其脉左浮弦奭为肝血虚风生，右寸沉弦为气郁。肝藏血，肝血不足，血不能荣养筋脉，使之失于濡养而风生，故出现筋脉拘挛而身痛，气滞故感腹部不适。“治风先治血，血行风自灭”。以当归、白芍养血和血；元参、女贞滋阴；丹参活血生新血；枳壳、香附、广木香理气止痛；老鹳草活血通络，去风湿止痛；五加皮辛顺气而化痰，温祛风而胜湿，逐肌肤瘀血，疗筋骨之拘挛；茯苓淡渗祛湿；桑叶、菊花燥湿祛风；桑枝、桔络通络；竹茹清胃。

案十七 》**气血久虚：**王某　男　58岁　1956年10月14日就诊。

全身疼痛，以筋痛明显，痛重时感到掣拉的感觉，曾用抗风湿的药物，服用中西药月余症仍不减，脉无力，**此为气血久虚**，法以濡养。方以当归12g、炒枣仁18g、桂枝9g、甘草3g、党参12g、生牡蛎18g、生龙骨9g、生白芍9g、生姜二片、大枣二枚去核。

服用六剂后痛疼减轻，继以濡养之剂为丸，服用月余症状基本恢复正常。

按语： 此例全身痛，以筋痛明显，其脉现无力**此为气血皆虚，筋脉失荣挟风**。"气为血之帅，血为气之母"，"血气不和，百病乃变化而生"。气血虚使筋脉失于滋养，则现身痛，以筋痛明显，因此墨守陈规使用祛风湿之药无效。以党参补中益气生津；当归、白芍养血；桂枝汤：桂枝、白芍、甘草、生姜、大枣解肌，调和营卫；枣仁炒熟酸温而香，亦能醒脾，助阴气，坚筋骨；龙骨、牡蛎收敛浮游之气，安神。

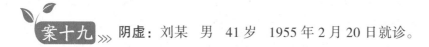 **案十八** ⟫⟫⟫ **血虚风生挟风湿：** 杨某 女 36岁 1955年3月13日就诊。

身痛乏力，大便干结一月余，脉左虚弦，右寸关偏沉弦，**此为血虚生风，气郁风湿**，法以养血通络。方以当归12g、女贞子12g、枳壳9g、五加皮6g、白芍12g、桂枝9g、桑枝9g、苍术9g、广木香6g、红花3g、大豆卷12g、老鹳草9g、炒薏仁30g。

再诊服用五剂后，痛减，脉虚，**此为气血虚**，法以益气养血息风。党参9g、白术9g、茯苓9g、炒薏仁30g、桑寄生12g、当归9g、生白芍12g、女贞子30g、牛膝6g、大豆卷30g。服药月余，痛消便畅。

按语： 此例身痛乏力，便干，左脉虚弦为血虚生风，右寸关偏沉弦为气郁，脉证相参，**此为血虚生风，风湿气郁**。血虚其筋脉失养，风湿邪侵及筋络而致身痛、乏力，血虚肠道失于濡养合气滞使腑气不降故大便干结。以当归、白芍养血润燥，红花活血润燥；女贞子补肝肾；加以理气解郁、祛风除湿之剂。再诊脉象虚，**为气血虚**。方剂中加四君子汤以补气。

案十九 ⟫⟫⟫ **阴虚：** 刘某 男 41岁 1955年2月20日就诊。

全身痛疼，以筋痛明显，活动时加重，曾在医院以风湿病治疗，使用中西药症状加重已一月余，近几天稍有咳嗽，脉左弦细，右奭，**此为阴虚，法以养阴润肺**。方以甜杏仁 9g、知母 9g、石斛 9g、生地 18g、麦冬 24g、生白芍 18g、甘草 3g、元参 18g、天冬 12g、旱莲草 9g。

再诊五剂后，自觉痛减。予以石斛 120g、麦冬 120g、天冬 30g、沙参 60g、生白芍 120g、牛膝 30g、女贞子 240g、旱莲草 240g、生地 120g、大豆卷 50g、鲜芦根 60g、炒褐黄柏 18g、炒薏仁 120g、竹茹 60g、蜂蜜 90g，以水熬成膏。每次一匙，日三次。服用膏剂二个月后，筋痛已消失。

按语：此例也是全身痛，筋痛明显，用治风湿之药不效，近几天咳嗽。其脉左弦细为肝肾阴虚，右奭为肺阴不足。肝肾阴虚使筋脉失养，肺阴虚肺失濡养故咳嗽。以生地、元参、白芍、女贞子、旱莲草、石斛养阴；麦冬、沙参、杏仁润肺；知母、天冬清金滋水以金生水之意；炒薏仁淡渗健脾，益土补肺；大豆卷祛湿；黄柏清热固肾。

案二十 >>> **肾虚风湿：**王某　女　36岁　1956年8月18日就诊。

关节痛疼已半月余，疼重时感上肢短些，脉左寸浮弦滑，左尺弱，右寸关浮弦，**此为肾虚风湿，法以祛风湿补肾**。方以竹叶 3g、炒防风 9g、连翘 12g、炒薏仁 30g、双花 18g、鲜芦根 30g、桑叶枝各 9g、秦艽 9g、防己 6g、蚕沙 12g、续断 24g、杜仲 24g、桑寄生 15g、女贞子 30g。

再诊身沉重，腹部不适，脉濡滑，右关偏沉，继以祛风湿。炒防风 9g、炒薏仁 30g、竹叶 3g、连翘 12g、桑叶枝各 9g、鲜芦根 30g、秦艽 9g、防己 6g、蚕沙 12g、续断 24g、杜仲 24g、桑寄生 15g、女贞子 30g、泽泻 9g、神曲 9g、紫豆蔻 5g、麦芽 9g。

三诊身倦无力，脉左弦奭，右寸关虚，以养血益气健脾宣风湿。方以炒防风 9g、生芪 9g、党参 9g、白术 6g、炒薏仁 30g、当归 9g、杜仲 24g、桑寄生 15g、续断 24g。

四诊继以养血宣风湿。炒防风 9g、浮萍 9g、苍术 9g、当归 9g、桑叶枝各 9g、皮茯苓 24g、炒薏仁 30g、杜仲 24g、桑寄生 15g、续断 24g、女贞子 30g。

五诊口渴，尿赤，脉偏数，予以清热宣风湿。炒防风 9g、黄芩 6g、木通 6g、益元散 12g、鲜芦根 30g、秦艽 9g、牛膝 6g、炒褐黄柏 6g、蚕沙 12g、防己 6g、忍冬藤 12g、连翘 12g、桑叶枝各 9g、竹叶 3g、炒薏仁 30g、茯苓 12g。

六诊上肢不感短，身痒，以腿尤甚。当归 12g、炒杜仲 30g、桑寄生 15g、浮萍 9g、二活各 6g、续断 30g、苍术 9g、陈皮 9g、炒薏仁 30g、炒防风 9g、皮茯苓 18g、半夏 6g、厚朴 6g、女贞子 30g、牛膝 6g、藿香 9g、紫豆蔻 6g、广木香 5g。

七诊继以益气养血宣风湿。当归 15g、炒杜仲 30g、续断 30g、生芪 30g、砂仁 5g、广木香 5g、女贞子 30g、炒防风 9g、桂枝 9g、苍术 9g、紫豆蔻 6g、神曲 9g、桑枝 18g。症状明显改善，继以益气养血宣风湿法，治疗一月后痊愈。

按语： 关节痛，其脉浮弦为风，滑为湿，左尺弱为肾虚。肾藏精，精生髓，髓养骨，肾精不足时，骨髓空虚可出现身痛。肾虚其风邪乘虚而入，合湿邪侵入关节故关节痛疼。以女贞子滋补肝肾；续断、杜仲补肝肾强筋骨；桑寄生苦坚肾，助筋散风湿；薏仁、防己祛湿；防风、秦艽、蚕沙祛风湿；竹叶、连翘、双花清心热；桑叶、桑枝燥湿通络；芦根清水之上源，通调水道下输膀胱。三诊身倦无力，脉左弦奭为血虚，右寸关虚为气虚。以当归、黄芪补气养血，黄芪合四君子汤去甘草以益气补脾；五诊口渴，尿赤脉偏数为现热像。加以木通、黄芩、黄柏、益元散清热利湿。六诊身痒，*此为风湿欲外散*，加用苍术健脾燥湿，宣升阳而解郁；浮萍辛散轻浮入肺，达皮肤能发扬邪汗，止瘙痒，下水气利小便；藿香解表化湿；二活去风湿止痛。

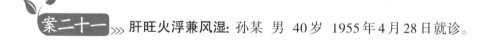

案二十一 >>> **肝旺火浮兼风湿：** 孙某　男　40岁　1955年4月28日就诊。

头热面痛，右臂及胁肋不定处痛疼，脉左寸沉弦，关浮弦，右寸关浮弦濡滑，*此为肝旺火浮兼风湿*，法以抑肝宣风。方以枳壳 6g、黄芩 9g、木通 9g、芦根 30g、防风 9g、羌活 6g、广木香 5g、滑石 9g、石菖蒲 9g、秦芪 9g、桑叶枝各 9g、石决明 30g、竹叶 3g、生白芍 9g、生栀子 6g、丹皮 6g、菊花 9g、竹茹 9g。

再诊三剂后头热痛减，继以上方。

三诊三剂后症状消失。

按语： 此例头热面痛，臂及胁肋痛，脉左寸沉弦为心气郁，肝旺冲心，关浮弦为肝火旺风生，右寸关浮弦濡滑，浮弦为肝旺影响脾胃以致脾胃热，濡滑为湿，*此为肝旺火浮兼风湿*。肝火旺火浮于上故头热面痛，肝经布于胁肋，肝热胁肋处痛疼。肝主疏泄，肝旺对脾胃疏泄不利，脾湿则盛，肝主风，风湿热邪侵及右臂故显痛疼。以丹皮、栀子、白芍、石决明清肝热镇肝；枳壳、菖蒲、广木香理气解郁；黄芩、滑石、木通清热利湿，使热邪下行；桑叶、菊花宣风清热；芦根、竹茹清胃热；竹叶合栀子清心热；防风、羌活、秦艽去风湿止痛；桑枝行水祛风通络。

案二十二 》》**气郁风袭：** 李某　女　46岁　1955年6月17日就诊。

身疼无定处已三月余，服用多种抗风湿药物及理疗，症状稍减，脉左浮缓，右沉弦，*此为气郁风袭*，法以宣之，方以广木香 5g、苍术 9g、枳壳 6g、羌活 9g、桑枝 12g、桂枝 9g、防风 9g、苏叶 9g、甘草 3g、桑寄生 9g、生白芍 9g、荆芥 6g。服六剂后痛疼消失。

按语： 此例身痛无定处，服用抗风湿药症状稍减，其脉左浮缓，浮为风，缓为湿，右沉弦为气郁，*此为气郁风袭*。风邪其性善行数变，游走全身，风挟湿邪而使身痛无定处。以桂枝汤去大枣生姜，以解肌发表，调和营卫；苏叶辛温解肌发汗和胃；荆芥辛温入肝经，祛风发汗散风湿；苍术燥湿健脾；防风、羌活、桑寄生祛风湿止痛；木香、枳壳理气；桑枝行水通络利关节。

案二十三 》》**风湿：** 王某　男　20岁　1952年9月12日就诊。

病五六日，全身骨节麻，稍痛，发烧胸闷，口干不欲饮水，脉两寸沉，左关浮弦，右关浮，**此为风湿**，法以宣通祛风湿。方以佩兰9g、枳壳9g、川贝母9g、滑石9g、鲜芦根18g、黄芩9g、桑叶9g、连翘12g、炒薏仁30g、菊花9g、双花9g、忍冬藤9g、桑枝9g、石菖蒲9g、大豆卷9g。

再诊病轻，右半身关节麻重，稍咳嗽，予以疏络宣风湿。广木香5g、枳壳9g、佩兰9g、滑石9g、桑枝9g、桑叶9g、炒薏仁30g、防风6g、荆芥6g、鲜芦根18g、石菖蒲9g、双花藤各9g、大豆卷9g、菊花9g、秦艽9g、川贝母9g、杏仁9g。

三诊麻木已减，以佩兰9g、枳壳9g、川贝母9g、杏仁9g、桑枝9g、广木香6g、竹茹9g、鲜芦根18g、滑石9g、防风6g、炒薏仁30g、荆芥6g、桑叶9g、菊花9g、双花藤各9g、石菖蒲9g、大豆卷9g。六剂后病愈。

按语： 此例全身骨节麻痛，发烧胸闷，其脉两寸沉为气郁，左关浮弦为风，**此为感冒后因浴，风湿独留**。该病属于胶着，愈之较慢。以川贝母、枳壳、石菖蒲、杏仁理气解郁；滑石、薏仁、黄芩、大豆卷清热利湿；桑叶、菊花、连翘、双花清宣；忍冬藤、桑枝清热通络；防风、荆芥祛风湿；佩兰去除污秽之气。

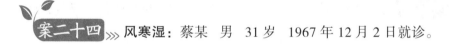 **风寒湿：** 蔡某 男 31岁 1967年12月2日就诊。

反复骶部及胯肿疼已六年，每次发作全身沉重，拖不动，不能坐，走不动，下肢发凉，恶寒，与天气变化有关，脉右寸浮滑，右关尺浮弦滑大于左，**此为风寒湿**，法以温通祛风湿。予以麻黄6g、桂枝6g、杏仁9g、炒白术12g、炒薏仁30g、防风6g、苍术12g、甘草3g、附子3g。

再诊二剂后，下肢不凉，疼痛稍减，右关尺濡沉取无力，左尺浮紧滑。予以独活6g、桑寄生12g、羌活6g、泽泻9g、炒白术12g、炒薏仁30g、大豆卷30g。

三诊二剂后剂后，疼痛已减，身稍沉重，脉同前，继服二剂。

四诊四剂后，咽干有痰，不欲饮水，饭后腹胀，脉濡，左关尺沉弱细滑，右寸滑，右关弦滑，**此为脾湿盛挟痰**。以炒白术12g、炒薏仁30g、半夏6g、陈皮6g、炒陈曲9g、炒麦芽9g、大豆卷30g、防己9g、蚕沙12g。

五诊五剂后，疼痛减，脉濡弦滑，**此为风湿**。予以防风 6g、独活 6g、桑寄生 12g、桑枝 30g、羌活 6g、炒薏仁 30g、炒白术 9g、防己 9g、秦艽 6g。五剂后未再疼痛。

按语： 反复骶部及胯肿痛，下肢发凉，恶寒，脉右寸浮滑，右关尺浮弦滑为风湿，证脉相参，为风寒湿所致。《素问》："风寒湿三气杂至，合而为痹也，其风气盛者为行痹，寒气胜者为痛痹，湿气胜者为着痹。""所谓痹者，各以其时重感于风寒湿三气也。"风邪伤人损伤阳气，阳气受伤气脉不通故局部痛疼。寒凝气滞，筋失所养，筋肉挛缩以致肢体发凉，湿性黏腻，其伤人引起局部强硬，身体沉重。以麻黄汤加白术以去风寒湿；附子辛甘温，引发散药开腠理以祛在表风寒，引温暖药下达下焦去寒湿，补肾命火逐风寒湿；苍术燥湿健脾；薏仁祛湿健脾；防风祛风邪除湿。再诊下肢不凉，右关尺濡沉无力为脾虚湿盛，左尺浮紧滑为风寒侵袭腰腿。以白术、薏仁、大豆卷祛湿健脾；泽泻入膀胱利小便，利水祛湿；二活祛风除湿通痹止痛；桑寄生苦坚肾，祛风湿。继以健脾祛风湿而愈。

案二十五 >>> **气郁痰湿挟风：** 孙某 男 42岁 1967年11月7日就诊。

两肩关节、肘关节发木，活动疼，上肢不能上举，针灸理疗及药物治疗无效，天气变化加重，脉濡，右寸沉滑，左关浮弦，**此为气郁痰湿挟风**，法以蠲痰宣通祛风湿。予以炒枳壳 6g、半夏 6g、陈皮 6g、苍术 9g、炒薏仁 30g、防风 6g、秦艽 6g、大豆卷 30g、炒桑枝 30g。

再诊四剂后，上肢不疼，能上举，肩关节疼减轻，脉濡较有力，右寸较浮滑。继以上方四剂。

三诊以肩周炎在别处就医，服用和血宣风之剂六剂，感肩关节肘关节仍疼，上肢不能上举，夜间汗出怕风，两肩发凉，脉浮缓，右寸关濡，右寸沉取滑，法以和营卫祛痰湿。以桂枝 9g、白芍 9g、炙甘草 3g、生姜二片、大枣二枚、炒白术 12g、炒枳壳 6g、半夏 6g、陈皮 6g。

四诊三剂后，上肢上举有进步，夜间不出汗，不怕风，两肩发凉作疼，有时上肢肌肉跳疼，发木，脉偏缓。加广木香 9g。五剂后上肢疼痛消，活动尚可。

按语：此例肩及肘关节发木，痛疼，其脉濡为湿，右寸沉滑为气滞痰饮，左关浮弦为风，*此为气郁痰湿挟风邪*。以二陈祛痰饮；苍术、薏仁、豆卷祛湿；防风、秦艽祛风湿；枳壳理气解郁；桑枝通络。三诊用和血宣风之剂后关节仍痛，汗出恶风，脉浮缓，右寸关濡。*此为风湿所致营卫不和*，以桂枝汤加白术以去风湿，和营卫；二陈祛痰湿，枳壳理气。四诊加用广木香能升能降诸气，和脾气而解郁。

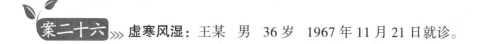 **案二十六** >>> **虚寒风湿：**王某　男　36岁　1967年11月21日就诊。

脊椎疼，腰部、膝关节、股外侧发麻，怕冷，冷则手指发凉，小便处向里抽，病已七八年，脉迟缓，右寸濡，关尺紧，*此为虚寒风湿*，温阳祛风湿。予以桂枝9g、白芍9g、炙甘草3g、生姜二片、大枣肉二枚、炒白术12g、附子6g、玉竹30g、炒薏仁30g。

再诊三剂后，手足有汗，关节疼减轻，小便增多，怕冷减轻，脉偏缓，关尺紧缓和，上方加大豆卷30g。

三诊三剂后，天气阴雨，但疼痛较前减轻，手发热有汗，脉缓。桂枝9g、白芍9g、炙甘草3g、生姜二片g、大枣肉二枚g、炒白术12g、附子6g、玉竹30g、炒薏仁30g、大豆卷30g。五剂后疼痛消失。

按语：此例脊椎痛，腰及膝部发麻怕冷，小便处向里抽，病逾多年，脉迟缓，关尺紧，迟脉、紧脉皆属于虚寒，濡为湿，缓为风，*此为虚寒风湿*。阳气衰虚，阳气温煦不足，则肢体怕冷，小便处向里抽。阳气衰虚，风湿乘隙而入，故肢体痛疼发麻。以附子温阳；桂枝汤加白术祛风湿；薏仁、大豆卷祛湿健脾；玉竹补中益气。

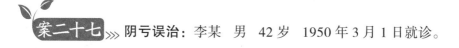 **案二十七** >>> **阴亏误治：**李某　男　42岁　1950年3月1日就诊。

下肢各关节疼痛已二月余，伴有肌肉痛，每遇天气变化痛疼加重，凡治风湿的西药服之效果不著，又服中药，大都采用独活寄生汤加麻黄桂枝

附子乳香没药等药，服三十余帖，初服二三帖腿痛减轻，续服六帖其痛加剧，医者以为通阳之力不够，加量辛温辛热及乳香没药等止疼痛，二十余帖后，其痛时轻时重，右腿肌肉萎缩，不能起床停服中药，采用外治法按摩、推拿、针灸、红外线照射等等，痛未稍减。患者面色嫩微现青色，心烦神乱，口渴便干，舌薄白苔，尖赤呈干状，脉右寸浮滑大，关尺浮弦，急数如刃，左甚于右，**此为阴亏误治**，止其外治诸法，法以滋育。方以生白芍60g、甘草3g、生地30g、女贞子30g、桑葚12g、麦冬12g、天冬12g、玉竹30g、沙参30g、天花粉12g、石斛12g、元参18g、大豆卷30g、秦艽9g、菊花24g。

再诊服三剂后，烦除神安。

三诊六剂后，脉见敛，腿痛减轻，渴止便行，方中去花粉，减沙参量一半。

四诊服一剂后，面颜充实，青色退除，关尺浮弦，急数如刃之状消失。

五诊服三十剂，关尺脉弦软呈缓和象，腿不痛可以自由活动，半月后腿肌肉恢复正常，在治疗过程中，因热药伤胃清和之气，食欲不振，间服自制清和汤，芦根30g、竹茹9g、水炒枇杷叶30g、荷梗6g、麦稻芽各6g促进食欲增加。

按语： 此例下肢关节痛，用辛温之药症状加剧，甚至出现肌肉萎缩。其脉右寸浮滑大，关尺浮弦，急数如刃，左甚于右，**此为阴分素亏，过用辛温辛热的药物，劫伤阴分**。阴亏则津液不足滋润濡养，以致肌肉萎缩疼痛不止。先止其外治诸法。因其阴亏不胜火灼治法，火力虽微，内攻有力，愈耗其阴，涸竭其津液。以滋补阴液之品予以沙参、麦冬、天冬、生地、元参、女贞、桑葚、石斛、白芍、天花粉以育阴生津；大豆卷祛湿；菊花宣风；甘草和中。

虚　损

案一 >>> **肝肾虚弱：**杨某　女　19岁　1967年12月5日就诊。

　　左腿发木，无力，抬不起来，走路踝部松弛无力，小腿下部肌肉较消瘦，有时腰疼，脚背发板，脚趾活动不灵，病已两年，在某医院诊断为进行性神经性肌肉萎缩，脉左关尺无力，**此为肝肾虚弱**，法以滋育肝肾，濡养血脉。方以当归9g、炒白芍9g、熟地12g、牛膝9g、枸杞9g、菟丝子12g、女贞子30g、川断12g、鸡血藤12g、玉竹18g、制何首乌12g。

　　再诊三剂后，仍感无力，脉左关尺无力，右寸奚无力，予以上方加沙参24g、麦冬12g、石斛12g、党参12g、天冬12g。

　　三诊服用五剂后，感稍有舒适。以上方为蜜丸，坚持服用半年，病情见有好转并稳定。

　　按语：《灵枢》："五脏主藏精者也，不可伤，伤则失守而阴虚。"《难经》："损脉为病，一损损于皮毛，皮聚毛落；二损损于血脉，血不能营于五脏六腑；三损损于肌肉，肌肉消瘦，饮食不为肌肤；四损损于筋，筋缓不能自收持；五损损于骨，骨痿不能起床。……"。此例左腿发木无力，肌肉消瘦，腰痛，病逾两年之久，其脉左关尺无力，**此为肝肾虚弱**。肝藏血，肝主筋，肝肾虚弱使血脉不足濡养筋脉及肌肉，故肌肉消瘦，疲劳，活动不灵。以熟地、女贞子、菟丝子、何首乌滋育肝肾；当归、白芍、鸡血藤濡养血脉；玉竹、党参补益中气，沙参、麦冬顾肺阴，以金生水之意；天冬清金滋水，以滋水之上源；石斛补五脏之阴；川断补肝肾，通血脉，通筋脉；牛膝补肝肾强筋骨，引药下行。坚持长期滋育肝肾，濡养血脉法使病情稳定。

 案二 ≫ **热邪伤气阴：** 咸某　男　26岁　1967年11月22日就诊。

病已七月余，初起发热，口渴多饮，经医院治疗口渴减少，不发热，但感身体疲劳沉重，手足心肌肉疼，活动久时手抖动，心慌，大便干，善饥，脉两寸浮虚大，右大于左，左关尺弦细，右关尺弦大似刃，**此为热邪伤于气阴**，予以清热育阴。以天冬12g、知母9g、百合12g、沙参18g、五味子6g、麦冬9g、石斛12g、芦根30g、竹茹9g、生牡蛎30g、元参24g、女贞子24g、生白芍12g、桑叶9g、菊花9g、竹叶9g、连翘12g、双花18g。

再诊服用十五剂后，自觉疲劳感减轻，肌肉痛疼消失，继以清热养阴之剂，一月后而痊。

按语： 病逾半年余，初起发热，口渴多饮，此为感受热邪，治疗后症状有所减轻，但出现疲劳，肌肉痛，手抖动，心慌，其脉两寸浮虚大，右大于左为气阴为热邪所伤，左关尺弦细为肝肾阴虚，右关尺弦大似刃为胃阴为热邪耗伤。热邪伤气，气阴现虚则身体疲劳沉重。热邪耗阴以致肝肾阴虚，阴虚火盛故感心慌、便干，手抖动风动之象。胃热胃阴亏虚而现善饥，手足肌肉痛。以沙参、麦冬、五味子以补气阴；元参、女贞子、天冬、白芍、石斛滋育肝肾养阴；百合养阴润肺；芦根、竹茹清胃热；竹叶、连翘清心；桑叶、菊花、芦根、竹茹、白芍、双花、生牡蛎清热熄风。

 案三 ≫ **阴亏之体感受暑热：** 李某　女　18岁　1950年8月8日出诊。

身质虚弱，半年月经未行，大便较干，有时夜间发热，面时常泛红，服中药十余帖，感腹及胁下有时如物聚起，医者以干血劳，服其自制丸药两月余，腹部胁下聚起作痛，近一月白天也渐发热，有时出汗，头晕胀，食欲减少，嗜卧不欲行动，近三日来，身热汗出不能起床，邀我诊视，时际夏季天气热闷，患者口渴大饮，有时口渴不欲饮水，小便短赤，皮肤扪之甚热，大汗湿衣，消瘦面色白，两颊赤红，舌鲜明，舌质嫩红，白薄苔，前部干，后部湿润，脉右寸浮数洪大，左寸浮数虚大，左关尺细，**此为阴亏之体感受暑热**，予以清暑热育阴。以生石膏18g、知母9g、益元散12g、沙参18g、麦冬9g、竹叶9g、荷梗6g、芦根30g、连翘12g、银花18g、元参24g开水浸五分钟去渣取水煎药。

再诊服二剂后，热减汗少，头晕胀也减轻，可以起床，口渴欲饮，食欲不振，左寸浮洪，去益元散，加甘草3g。

三诊服二剂后，热退，小便量增多，右寸脉滑大，右关浮弦，以麦冬12g、沙参18g、知母9g、冬瓜子15g、竹叶9g、银花18g、芦根30g、茅根30g、生枇杷叶30g、荷梗6g、竹茹9g、炒麦稻芽各6g服三剂后食欲增加。

四诊逾半月，邀我治其月经病，患者腹部胁下仍聚起作痛，脉右寸关沉，左关尺弦细，此为**营阴不足以致月经不潮，血病及气聚成瘕**，以调气养营阴之法治，方以木香9g、香附9g、陈皮6g、砂仁6g、元胡9g、川楝子9g、生地24g、元参24g、白芍12g、丹皮6g、女贞子24g、当归9g、茺蔚子12g。

五诊服四剂后，聚瘕消失，脉右寸关浮，去木香、香附、陈皮、砂仁、川楝子、元胡，加牛膝9g、丹参24g。服二十余剂月经行而愈。

按语： 患者发热汗出；口渴欲饮，有时不欲饮，小便短赤，两颊赤红，舌质嫩红，前部干，其脉浮数为热，右寸洪大为肺胃热，左寸虚大为热邪耗气，左关尺细为素为阴亏，**此例为阴亏之体感受暑热**，宜先去其暑邪，用白虎汤益元散复入清热滋阴之品。再诊热减汗少，口渴欲饮，左寸浮洪，**此为暑湿退**，去益元散，加甘草以和中。三诊热退，尿量增加，右寸滑大，右关浮弦，**此为热邪未净，肺失其清肃，肺阴不足，胃因热失于清和**。以沙参、麦冬、冬瓜子、芦根、茅根、知母育阴肃肺；芦根、竹茹、生杷叶、炒稻芽麦芽、荷梗以清和胃气。四诊其病症已痊，继以调气营阴调理月经而愈。

消　渴

 >>> **气阴两虚兼胃热：**高某　男　64岁　1978年7月20日就诊。

口干欲饮水，全身无力，食欲尚可，尿糖++，在某医院诊断为糖尿病已半年，服用优糖宁，六味地黄丸等药，效果不著，脉两寸虚大，右关浮弦，左关尺弦大，**此为气阴两虚兼胃热**，予以益气养阴清胃热。以党参30g、麦冬10g、五味子10g、沙参30g、熟地30g、生地30g、元参25g、生石膏30g、花粉25g、石斛12g、牛膝6g、黄芪30g、女贞子30g、枸杞子12g、菟丝子60g。

再诊六剂后，夜间口干，饮水量稍减，饥饿感较减，尿糖+，脉左寸虚大兼滑大，左关浮弦，右寸滑大，右关浮弦，右尺滑大。以沙参30g、麦冬10g、熟地30g、元参25g、生地30g、石斛12g、花粉25g、玉竹12g、山药30g、菟丝子120g、五味子10g、枸杞12g、女贞子30g、生石膏30g、知母12g、牛膝6g。

三诊六剂后，口干较轻，体力较好，小便淋漓不畅，脉左寸洪，关尺弦大，右寸虚大而散。予以生地30g、熟地30g、竹叶10g、木通3g、元参25g、石斛12g、甘草梢1.5g、沙参30g、五味子10g、麦冬10g、枸杞子25g、女贞子30g、生石膏30g、知母10g、花粉25g、玉竹12g、菟丝子120g、连翘12g、党参30g。

四诊六剂后，尿糖（—），症状基本消失。继以益气补肾之剂病情稳定。

按语：口渴欲饮，乏力，尿糖阳性，其脉两寸虚大，左关尺弦大为气阴两虚，右关浮弦为胃热。胃为燥热所伤，胃火盛故口干欲饮。肺主气，热邪耗肺气以致气虚，气虚而现全身乏力。肾主水，主藏精，热邪伤肾，阴虚于下，肾失固摄则精微下注，因此出现尿糖。以白虎汤清胃热；生脉散加黄芪以补气；沙参、麦冬以育养肺阴以滋水；熟地、生地、元参、石斛、女贞子、枸杞滋补肾阴；大剂菟丝子滋补肝肾固精；花粉清热生津；牛膝引药下行。

案二 >>> **气肾两虚：** 于某　男　62 岁　1979 年 6 月 14 日就诊。

自觉全身无力，汗多，口干已五年，既往患有冠心病，曾有两次心肌梗死，患糖尿病已五年，血糖 190mg%，尿糖（++++），用胰岛素早中晚各 12、12、8 单位，脉两寸虚大，左关尺弦细，右关尺弦滑，**此为气肾两虚**，予以益气补肾。以党参 30g、黄芪 30g、麦冬 10g、五味子 10g、浮小麦 30g、炒枣仁 12g、柏子仁 10g、菟丝子 12g、石斛 12g、花粉 25g、枸杞 30g、山药 30g、山萸肉 12g。

再诊六剂后，出汗较少，仍感无力，胸前烧灼感，有饥饿感，脉两寸虚大，关尺弦细。原方菟丝子改为 120g。

三诊六剂后，头晕减，汗少，起床前稍有汗，右腿麻木，心前区稍有烧灼感，右寸虚大，沉取滑大，右关尺弦奥，左寸虚大，左关尺弦细无力。以麦冬 10g、沙参 30g、五味子 10g、炒枣仁 12g、石斛 12g、山药 30g、菟丝子 60g、生地 25g、元参 30g。

四诊六剂后，口渴欲饮，仍无力，尿糖（+++），脉左寸虚大，左关尺弦大，右寸浮取散大，沉取洪大。以生石膏 25g、熟地 30g、生地 30g、麦冬 10g、菟丝子 60g、女贞子 30g、枸杞 30g、沙参 30g、石斛 12g、花粉 20g、黄芪 30g、党参 30g、五味子 10g、牛膝 6g、知母 10g。

五诊六剂后，口干已减，头晕，出汗少，血压正常，尿糖（+），脉左寸濡，左关弦细，左尺弦大，右寸濡滑，右关弦滑，**此为肝肾阴虚**。以麦冬 12g、沙参 30g、生地 30g、元参 30g、枸杞 12g、女贞子 30g、菟丝子 60g、石斛 12g、熟地 30g、生石膏 25g、牛膝 6g、知母 12g、炒川楝子

10g、当归 6g、白芍 10g、炒酸枣仁 12g、浮小麦 30g、五味子 10g、黄芪 30g、党参 30g。带药回济南继续治疗，一月后病情得以稳定。

按语：此例乏力汗多，口干，多年兼有多种疾病，血糖高，其脉两寸虚大为气虚，左关尺弦细为肾虚。气虚其卫外无力，肌表不固则汗出，乏力，肾虚气化失常，故尿多而口渴，肾失固摄则精微下注，因而尿糖阳性。以生脉散加黄芪补气，收敛耗散之气；炒枣仁、柏子仁醒脾，益血敛汗；大剂菟丝子滋补肝肾固精；枸杞、山萸肉、石斛滋补肝肾；山药补脾胃，益肾敛精；花粉生津润燥，止渴；浮小麦益气止汗。三诊其脉右寸虚大，沉取滑大此为肺阴虚，左关尺弦细无力为肝肾阴不足。去黄芪，以沙参替代党参，加元参、生地。四诊口渴欲饮，无力，尿糖（+++），其脉右寸浮取散大，沉取洪大此为气分热，左寸虚大为心气虚，左关尺弦大为肝肾虚。气分热耗气及气阴，热邪耗阴分则肝肾阴虚。以白虎汤清气分热；黄芪加生脉散以补气；沙参、麦冬滋育肺阴以滋水；又加用熟地、生地、女贞以滋补肝肾。以益气、滋补肝肾使病情得以控制。

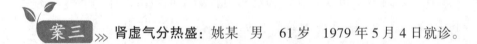

案三 ≫ **肾虚气分热盛：**姚某　男　61 岁　1979 年 5 月 4 日就诊。

发现糖尿病一年余，口渴欲饮，饥饿感明显，小便尚可，每日饭量大约一斤余，原患有腰椎增生，坐骨神经痛，尿糖（+）服用优降糖二片，日三次，脉两寸洪大，左关尺弦细，右关浮弦，**此为肾虚，气分热盛，**予以育阴清热。以生石膏 30g、知母 10g、熟地 30g、麦冬 12g、菟丝子 120g、花粉 30g、石斛 12g、牛膝 6g。带药回枣庄，服用二月后，自觉症状消失。

按语：此例口渴欲饮，善饥为上中消。其脉两寸洪大为气分热，右关浮弦为胃热，左关尺弦细为肾虚。气分热，肺胃之气皆热故多饮多食。热邪耗阴津，肾阴受累，阴液不足育养筋脉故腰腿痛，肾虚其固摄能力不足以致尿糖出现。以白虎汤清气分及胃热，治口渴善饥；花粉清热生津；熟地、菟丝子、石斛滋肾；麦冬滋阴润肺以滋水；牛膝补肝肾，强筋骨。

肝肾阴虚气分热：黄某　男　58岁　1979年5月12日就诊。

口干舌燥，乏力，下肢无力，小便频数，烦热腰酸，头晕目眩，睡眠差已二年余，曾在当地医院检查诊断为糖尿病，服用降糖药，血糖得以控制，但症状不减，脉左关尺弦细，右寸洪大，**此为肝肾阴虚，气分热，**予以滋阴清热。生石膏20g、知母12g、花粉20g、熟地20g、山萸肉12g、山药30g、茯苓10g、泽泻10g、丹皮10g、龟板12g、生牡蛎30g、炒枣仁12g。带药回济南服用十五剂后，症状明显减轻。

按语：口干舌燥，小便频数，医院诊断为糖尿病，其脉为左关尺弦细为肝肾阴虚，右寸洪大为气分热。此为上消及下消同存，肺为水之上源，受燥热所伤，肺治节失职，水液下趋，故小便频数，肺不布津，故口渴舌燥，热邪耗阴，肝肾阴分受损，阴虚于下以致腰酸乏力，热浮于上故头晕目眩。以白虎汤清气分热；花粉清热生津；六味地黄汤滋补肝肾；龟板、牡蛎滋阴潜阳补肾；酸枣仁除烦止渴，宁心安神，热清阴充，病情稳定。

甲状腺功能亢进

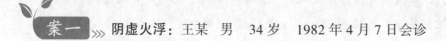

案一 >>> **阴虚火浮**：王某　男　34 岁　1982 年 4 月 7 日会诊

二年前在某医院诊断为甲状腺功能亢进，因谵语、神志恍惚二日在某医院住院，予以他巴唑、碘制剂、氢化考的松及镇静药物，疗效不明显，患者消瘦，面部潮红，神志时清，时有谵语，其脉两寸滑数，左关尺弦奥数，**此为阴虚火浮，肝火盛**。予以滋阴壮水，清热熄风。以元参 60g、生牡蛎 60g、蛤壳 12g、黄连 9g、黄芩 12g、半夏 9g、连翘 12g、川贝母 9g、射干 9g、石斛 12g、女贞子 30g、广犀角 6g、羚羊角粉 2.4g 冲服。

再诊二剂后神清，多语不休。上方加木通 9g 清心引热下行。

三诊二剂后言语清，但感心慌，烦躁不宁，肌肉有时抖动，脉左寸洪，左关尺弦奥，去广犀角。以元参 45g、生牡蛎 45g、蛤壳 12g、连翘 12g、川贝母 9g、射干 9g、石斛 12g、女贞子 30g、竹叶 9g、丹皮 9g、生栀子 9g、白芍 12g、桑叶 9g、菊花 9g。

四诊二剂后，心慌烦躁明显减轻，继以滋阴清热熄风散结之剂病情稳定出院。

按语：甲状腺机能亢进以甲状腺肿大，虽属祖国医学瘿瘤类，但在临床见证及切脉辩证及治疗观察则不能只以单纯瘿瘤论之。患甲状腺机能亢进者，脉大多两寸滑数，关尺弦大而数或左尺弦细数。依据切脉分析：关尺弦大而数或弦细而数，皆由于肾阴液供应不足，阴液不足滋养肝脏，因而引起肝经相火炽盛，致使精神激动兴奋性增强，肝为将军，其志在怒，因使恚怒暴躁，烦躁不宁，热极生风，风动则震颤及眩晕。肝开窍于目，肝阳盛则肝阴不足，易使眼痛，眼胀，肝火盛则暴涨，故出现眼突的症状。肝经相火盛，心为肝之子，子母同气，相火可引起心火，二火炽盛燔津为痰，痰气凝结于颈下而病，故甲状腺肿大。火盛需肾阴液济之，所谓壮水之源以镇阳光，火不得水制，火盛则使心跳过速，出现心悸气短，也有心前区疼痛等症状。胃为心之子，心火传胃，则胃热，热甚则要求食物以救之，所以食欲亢进，饮食虽多，被胃火消耗，不能濡养身体，因此身体反消瘦，当心肝胃火盛，火烁肌肉也可使身体消瘦。也有胃火肠热，胃肠因火腹泻，此类腹泻是热邪由大便外泄，是为佳象。以腹泻而用止涩药物，使热不得外泄而使病情加重。凡火盛则易使神经过于敏感，阴亏火浮，火炽上炎，皆能使面部潮热。火盛则畏热，火盛热蒸出现多汗，热火炽盛使体温增高。肝火盛则多怒，心火盛则喜笑，心肝火盛，以致喜怒无常，清静时则言语清爽，阳火盛则言语错乱，兴奋躁狂。心肝火过于炽盛，则侵及神明，发生谵语昏迷。此例以元参、石斛滋阴水以镇阳光，生牡蛎、蛤壳、女贞子、羚羊角息风镇颤，黄芩、黄连、木通、栀子清热，半夏、射干、川贝母、连翘、夏枯草以散结祛痰气，消瘿瘤。

案二 >>> **阴虚火盛：** 李某 女 38 岁 1980 年 8 月 3 日就诊。

消瘦善饥，烦躁乏力已两年余，曾在某医院检查诊断为甲状腺机能亢进，服用他巴唑症状不减，患者月经不规律，经量时多时少，其脉数，两寸滑，左关尺弦大，**此为阴虚火盛**，法以清热育阴。予以半夏 9g、黄连 9g、黄芩 12g、川贝母 9g、石斛 12g、射干 9g、女贞子 30g、生牡蛎 45g、元参 45g、蛤壳 9g、连翘 12g。

再诊三剂后烦躁善饥减轻，有时胸闷不适，其脉右寸沉洪滑，上方加生香附 12g、枳壳 9g、桔梗 9g。

三诊五剂后无明显不适，坚守滋阴清热蠲痰散结之法，二月后体力恢复，体重增加。

按语： 此例同上例都是阴虚心肝火盛，此例主要表现为胃火盛，以食物救之，故善饥。心肝胃火盛，火灼肌肉使身体消瘦。火耗血中之阴，阴亏不摄血，血被火伤则经水少。火迫血溢，故经血量多，因此出现月经不规律。

单纯性甲状腺肿

 肝郁气滞：王某　女　29岁　1979年6月4日就诊。

发现颈前部肿块一年余，经某医院检查诊断为甲状腺肿。自觉局部发胀，烦躁易怒，食欲不振，其脉两寸沉，左关浮弦，右关尺弦大。**此为肝郁气滞**，法以疏郁散结。以川贝母15g、桔梗9g、生香附9g、连翘12g、甘草3g、夏枯草18g、白芍18g、槟榔9g、陈曲9g、麦芽9g、焦山楂9g、石菖蒲9g、远志9g、元参15g。

再诊服五剂后，感烦躁易怒减轻，心情好些，食欲改善。时有心烦，恶心，脉左寸平，左关尺细，力不足。予以上方去甘草，石菖蒲6g、远志6g、加元参30g。

三诊五剂后自觉痰多，胸闷，脉右寸偏沉滑，左关浮弦大。以陈皮9g、半夏9g、茯苓9g、枳壳9g、桔梗9g、香附9g、白芍24g、夏枯草18g、川贝母9g、女贞子30g、旱莲草30g。

四诊痰减，胸闷轻，继以蠲痰清肝散结之剂，月余复查甲状腺肿消失。

按语：属于祖国医学瘿瘤之类疾患，多因情志内伤，饮食及水土失宜等而使气痰瘀三者壅结颈前，发为瘿瘤。肝主疏泄，脾主运化，情志不遂时，肝气郁结，气机郁滞，进而影响脾，脾运化不利，湿聚成痰，痰气交结，壅于颈前而发生颈胀，颈前肿块。川贝母辛平，甘苦微寒，散心胸郁结之气与连翘同服主治项下瘿瘤；香附辛微苦，甘微寒，利三焦，解六郁，舒忧愁不乐；夏枯草苦辛寒，入肝经，散瘿结气；石菖蒲辛苦而温，芳香而散开心孔，利九窍；远志苦辛微温，入心肾肺经，安神益智祛痰消肿；白芍抑肝敛阴；桔梗宣畅三焦，载药上浮；元参壮水制火，以补热耗之阴。三诊痰多，胸闷，右寸偏沉滑，左关浮弦大，**此为痰饮郁滞，肝肾阴虚**，予以川贝母、枳壳、桔梗理气，二陈蠲痰、女贞子、旱莲草滋补肝肾。继以蠲痰清肝散结之剂而痊。

案二 ≫ **痰火气滞**：崔某 女 31 岁 1980 年 11 月 3 日就诊

查体发现甲状腺有数个结节，大的有 2cm，局部不适，自觉胸闷，烦躁，恶心，时有心慌，脉数，右寸沉洪滑，右关弦滑，左寸沉滑，左关浮弦，**此为痰火气滞**，法以清豁理气。以川贝母 9g、枳壳 9g、黄连 6g、黄芩 10g、木通 3g、夏枯草 24g、白芍 24g、生牡蛎 30g、桔梗 9g、连翘 12g、橘红 9g、半夏 9g、生香附 9g、射干 6g。

再诊三剂后自觉胸闷及恶心减轻，心慌，烦躁，脉数减，继用上方，川贝母 6g、黄芩 6g。

三诊三剂后胸闷消失，烦躁心慌减轻，身重，头晕。脉右寸沉滑，左关尺弦大。**此为痰湿气滞**。以半夏 9g、橘红 9g、茯苓 12g、炒白术 9g、生香附 9g、竹茹 9g、连翘 12g、桔梗 9g、枳壳 9g、女贞子 30g、旱莲草 30g。

四诊五剂后身轻，头晕减，继以消痰散结之剂二月后，复查结节消失。

按语：痰火其气凝滞，日久血阻，痰气壅滞结于颈前故颈前肿块偏硬，也可出现声音嘶哑，呼吸吞咽不利。以川贝母、枳壳、桔梗、香附理气；夏枯草、连翘清热散结；半夏、橘红祛痰；黄连、黄芩、木通清热；白芍、生牡蛎抑肝清热；射干清热祛痰。三诊患者身重，头晕，其脉右寸沉滑为痰湿郁滞，左关尺弦大为肝肾阴虚。法以消痰散结。以茯苓、白术以健脾；半夏、橘红蠲痰；枳壳、桔梗、香附理气；二至以补肝肾。继以消痰散结之剂而病愈。

发 斑

 ›››气郁风湿热：王某　男　61 岁　1967 年 11 月 6 日某医院
会诊。

反复发冷发热半年余，下肢经常出现红斑，口干不欲饮，胸闷，小便
黄赤，舌苔白厚腻苔，脉寸沉，关尺浮弦洪滑，**此为气郁风湿热**，法以疏
解。方以石菖蒲 9g、郁金 9g、炒栀子 6g、川贝母 9g、桔梗 6g、杏仁 9g、
桑叶 9g、菊花 9g、薄荷 9g、滑石 12g、芦根 30g、竹茹 9g、香豆豉 9g、木
通 3g、黄芩 6g、竹叶 9g、连翘 12g、双花 18g。皮肤可以拧出痧点，建议
外用刮痧法治疗。坚以清热利湿之剂，月余未再犯病。

按语：朱肱《活人书》："发斑有两证。温毒热病皆有斑也。温毒
发斑者，冬时触冒寒毒，至春始发，病初在表，或已发汗吐下，而表证
未罢，毒气未散故发斑。……又冬月温暖，人感受乖戾之气，冬未即病，
至春或被积寒所折，毒瓦斯不得泄，至天气暄热，温毒始发，则肌肉斑烂，
瘾疹如锦文……。"此例反复出现发冷发热，下肢红斑已半年，现证为
口干不欲饮，胸闷尿黄，舌苔白厚腻，其脉寸沉为气郁，关尺浮弦滑，
浮弦为风，弦滑为湿热。脉诊相参，**此症为气郁风湿热**。风与湿热相搏
故可出现寒热感。湿邪蒙蔽清窍则胸闷。湿内盛则舌白腻，热则液不升
而口渴，湿饮内留而不欲饮。湿热之邪使病情缠绵，其阻滞气机则脉沉。
表证未净，邪气未散故可出现红斑。以薄荷、桑叶、菊花清热宣风；竹叶、
连翘、双花清热散结；滑石、黄芩清热祛湿；香豆豉、栀子清久郁之热；

木通清心热，使热邪下行；石菖蒲、郁金、川贝母、桔梗、杏仁理气解郁。用刮痧法可使久郁之热邪外散，奇效甚佳。

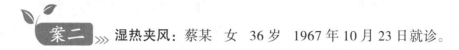 **案二** >>> **湿热夹风**：蔡某 女 36岁 1967年10月23日就诊。

身疼，发冷发热，不定处起红斑，硬而肿痛，以下肢多见，右大腿外侧发木跳疼，口干不欲饮水，病已十八年，久治不愈，近几年病情加重，胸闷，身体沉重，小便频数而量少，色赤红，大便干，脉濡，右寸关按之洪滑数，**此为湿热夹风**，法以清热利湿宣风。予以炒枳壳6g、竹叶9g、连翘12g、生石膏18g、杏仁9g、通草6g、半夏6g、陈皮6g、滑石12g、炒薏仁30g、芦根30g、忍冬藤18g、木通3g、防己9g、蚕沙12g、桑枝24g。

再诊三剂后，红斑减少，身不定处作疼，胸不闷，小便仍频数量少，头疼，舌黄白苔，脉濡滑。以桑叶9g、菊花9g、竹茹9g、连翘12g、杏仁9g、滑石12g、炒薏仁30g、炒枳壳6g、芦根30g、防己9g、蚕沙12g、防风6g、秦艽6g、地肤子30g、半夏6g、陈皮6g。

三诊四剂后，身轻快，疼痛轻，不发热，痰多，咳嗽，头稍疼，红斑未再出，小便频数减少，胸闷心烦，舌薄黄苔，脉濡，右寸按之洪滑，**此为湿热夹风**。以上方加冬瓜子30g、黄芩6g、炒栀子6g、香豆豉9g。

四诊三剂后，头疼、下肢疼减轻，右上肢发板，肩关节痛疼，右项部发板，胸闷痰多，呼吸时右胸痛，腹胀耳鸣，小便频数减少。脉洪滑数减。上方去黄芩、冬瓜子、栀子、豆豉，加桔梗6g、通草6g。

五诊三剂后，右上肢及肩关节不痛，身沉重，近三天流涕鼻塞，头疼身疼，恶寒，脉濡，**此为感冒**，法以宣散。桑叶9g、菊花9g、薄荷9g、苏叶9g、桔梗6g、竹叶9g、连翘12g、杏仁9g、芦根30g、滑石12g、通草6g、半夏6g、陈皮6g、炒薏仁30g。

六诊三剂后，左小腿肚有一块青硬疼，腹胀，头疼身疼，鼻塞流黄涕，有时发烧，右下肢外侧发麻减轻，但感发痒，脉濡，右寸沉，**此为胃郁，外感不净**，法以和胃宣感。以上方加陈曲9g、麦芽9g。

七诊三剂后，自觉症状已减轻，仅感痰多黏稠，胸闷气短，大便干，面不热，小便多，色清，脉缓和，右寸偏沉似洪滑，右关浮弦滑，**此为胃热痰火，气分滞**。予以桔梗6g、炒枳壳6g、半夏6g、黄芩6g、炒栀子6g、芦根30g、竹茹9g、滑石12g、佩兰叶12g、杏仁9g。

八诊三剂后，未再出红斑，未有明显不适。

按语：此例其病因与上例雷同，但症状有出入，上例只是有寒热感及红斑，而此例以身疼，皮肤出现红斑肿痛，右腿发木跳痛明显，其脉濡为湿，右寸关按之洪滑数，数为肺胃热盛，滑为痰。因此用药也有不同。以生石膏清肺胃之热；滑石、薏仁、防己清热利湿；竹叶、连翘、木通清心热；通草行水利湿；二陈祛痰饮；枳壳、杏仁行气解郁；桑枝、忍冬藤清热通络；蚕沙祛风湿止痛。坚守清热利湿宣风之法症状消失。

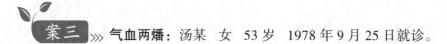 **气血两燔：**汤某　女　53岁　1978年9月25日就诊。

皮肤有红斑已二十余年，皮肤红斑呈散在梅花形，逐渐扩大，疼痛并肿胀明显，以面部四肢较多，服药后可以逐渐变暗成棕色，再逐渐变为正常，每次发作发烧，下午热重，口干欲饮，四肢无力，关节疼，开始十余年犯一次，以后发作频繁，十余天或一个月犯一次。检查血沉快，血常规白细胞增高，未查到红斑狼疮细胞，曾在北京等各地皮肤科检查未确诊。舌胖，脉数，两寸洪，左关浮弦，右关洪滑，**此为气血两燔**，法以清卫透营。生石膏60g、知母10g、白芍20g、丹皮10g、元参20g、大青叶20g、犀角10g、生地20g、竹叶10g、连翘12g、双花25g、甘草3g。禁忌辛辣之品。

再诊三剂后，手脚热轻，口干欲饮，关节痛，每次发作与劳累急躁有关，脉两寸洪，右关浮弦，左关尺弦洪。生石膏60g、知母10g、犀角10g、生地20g、白芍20g、丹皮10g、元参20g、竹叶10g、连翘12g、大青叶18g、甘草3g、双花25g。

三诊六剂后，体力稍好，口干减仍欲饮，手脚热轻。脉两寸洪稍减，左关弦洪。改生石膏45g、犀角6g。

四诊六剂后，热减身轻，自觉几年来未有过的舒适，脉两寸洪减，左关浮弦洪减。予以生石膏 30g、知母 12g、丹皮 10g、元参 20g、白芍 20g、生地 20g、竹叶 10g、连翘 12g、双花 25g、甘草 3g、大青叶 20g。带药回京继服。服用三十余剂未有不适。

按语： 反复出现皮肤红斑，伴有发热，口干欲饮，其脉数为热邪盛，两寸洪为心肺热盛，左关浮弦为肝热、营血热。右关洪滑为胃热。**此为温热之邪扰营，使气分和营分邪热炽盛，此为气血两燔。** 气分热故发热，口渴欲饮，身痛乏力，营血热则出现红斑。以白虎汤清气分之热；犀角地黄汤：犀角、生地、丹皮、白芍凉血化瘀，清热养阴；元参壮水制火；大青叶泄心胃热毒，治热狂阳毒发斑；竹叶、连翘、双花清心肺之热。继以清卫透营之法而愈。

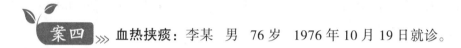

案四 》》 **血热挟痰：** 李某　男　76 岁　1976 年 10 月 19 日就诊。

手臂反复出现紫斑已一年余，患者关节痛多年，常用乌头类等药，理疗针灸效果不显。胸闷气短，口腔臭味重，口干需不停饮水，小便频数不净，大便尚可，双臂及手背有大小不一的紫斑，既往患有高血压病，前列腺增生。脉数，左寸关浮弦数，右寸关浮弦滑，**此为血热挟痰，** 嘱其停用外方，法以凉血清痰热。方以半夏 9g、黄芩 9g、黄连 6g、双花藤各 12g、花粉 24g、知母 12g、犀角 9g、丹皮 9g、元参 24g、生地 24g、大青叶 25g、白赤芍各 9g、白薇 9g、木通 6g、竹叶 9g、竹茹 9g、芦根 30g。

再诊三剂后，胸闷已减，口腔出现溃疡，痛疼重，外用锡类散，内服元参 30g、双花 15g、丹皮 9g、生地 12g、大青叶 12g、黄芩 9g、黄连 6g、白芍 12g、白薇 12g、竹茹 9g、芦根 30g。

三诊五剂后，口腔溃疡痛减，手臂的紫斑无新发，腰腿痛明显，左脉浮弦细。生白芍 60g、甘草 10g、石斛 15g、炒薏仁 30g、茯苓 9g、杜仲 24g、桑葚 15g、熟地 24g、生地 24g、元参 30g、天冬 12g、麦冬 12g、沙参 12g、泽泻 9g、牛膝 9g、龟板 15g、鳖甲 12g。

四诊五剂后，自觉腰腿部舒适，痛疼稍减。予以上药加玉竹 12g、续断 15g，三剂加工为蜜丸，每次 9g 日三次。

内科

五诊二月后腰腿痛疼基本消失。继予养阴滋育之剂调理。

按语：此例关节痛多年，常服用乌头类热药及热疗后，出现皮肤紫斑，胸闷气短，口臭，烦渴，小便频数，其脉数为热盛，左寸关浮弦数为心肝热，血分热，右寸关浮弦滑为肺胃热挟痰。辛苦大热的乌头治风湿使热邪横肆，使热邪入里达营血，热邪迫血妄行而出斑。热邪耗伤津液故烦渴，热邪燔津为热痰，热痰滞胸中因此感胸闷气短。以犀角地黄汤加赤芍清热凉血；大青叶泄心胃热毒化斑；元参清热滋水；竹叶、木通、双花清心热；半夏、黄连、黄芩清热蠲痰利胸膈；白薇利阴下水；芦根、竹茹清胃热，双花藤清热通络。再诊口腔出现溃疡，痛重，胸闷减，**此为邪热外散**，外用锡类散，内服凉血清热之剂。三诊红斑无新发，腰腿痛明显，脉左浮弦细，**此为肝肾阴亏**，予以丸剂以养阴滋育疾病而痊。

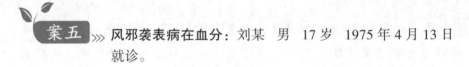

案五 >>> **风邪袭表病在血分：**刘某　男　17 岁　1975 年 4 月 13 日就诊。

发烧腹痛，全身皮肤出现散在的出血点，伴有恶心、关节痛已五天，曾去某医院诊断为过敏性紫癜，给予激素及消炎药，其家长担心使用激素副作用，要求使用中药治疗，脉浮弦数，**此为风邪袭表，病在血分**，予以疏风凉血。以荆芥 6g、防风 6g、白芍 12g、茅根 60g、芦根 30g、竹茹 9g、赤芍 12g、生把叶 15g、元参 24g、生地 12g、紫草 9g。

再诊二剂后，不发烧，不感恶心，食欲差，去荆芥、防风。上方加丹皮 9g、荷梗 12g、麦稻芽各 12g。

三诊五剂后，食欲稍好，仍感关节痛。白芍 30g、甘草 3g、茅根芦根各 30g、竹茹 9g、赤芍 12g、生把叶 15g、丹皮 9g、元参 24g、生地 12g、牛膝 9g。

四诊七剂后未再发现新的出血点。继用凉血清热之剂十余剂而愈。

按语：发烧腹痛，皮肤有出血点，其脉浮弦数，浮弦为风，数为热，**此为病在血分，外感风邪**。热邪迫血妄行，则出现出血点。感受风邪束表故发热，身痛，恶心。以生地、赤芍、白芍、紫草清血分之热；元参壮水制火祛斑；茅根清热消瘀血；荆芥通利血脉祛风、防风搜肝祛风；芦根、竹茹、杷叶清热止恶。再诊不发烧，不恶心，食欲差，去防风、荆芥祛风之品，加麦芽、稻芽、荷梗以复胃之清和之气。丹皮以凉血，但此药恶心时不用。三诊关节痛重，重用白芍加甘草以益阴柔肝，缓急止痛。坚守清热凉血之法而愈。

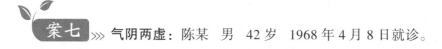

案六 >>> **血热挟感：**张某　男　36岁　1956年10月6日就诊。

全身皮肤有出血点二月余，曾在某医院检查诊断为血小板减少性紫癜，今感寒热不适，脉左浮弦细偏数，**此为血热挟感**，法以凉血清宣。予以桑叶9g、麦冬9g、元参18g、鲜芦根30g、丹皮6g、生地18g、生白芍9g、竹茹9g、菊花9g、连翘9g、双花12g、竹叶3g、甘草3g、薄荷5g。

再诊三剂后寒热已退，脉弦细，予以麦冬12g、元参24g、丹皮6g、生地18g、生白芍18g、双花9g、芦根18g、竹茹10g、连翘12g、甘草3g。继以养阴凉血之剂二月余，皮肤未再出现出血点，去医院检查，血小板计数恢复正常。

按语：全身皮肤有出血点二月余，伴有寒热不适，脉左浮弦细偏数，浮弦为外感风热，弦细数为阴血热。阴血热迫血妄行而致皮肤有出血点，感受风热故有寒热感；风热邪促使阴血热盛，以致出血点明显。以薄荷、桑叶、菊花、竹叶、连翘、双花清宣风热；丹皮、生地、白芍清热凉血；麦冬滋育心肺之阴，以金生水之意，元参壮水制火以育阴；芦根、竹茹清肺胃之热，凉血。寒热去，继以养阴凉血法而愈。

案七 >>> **气阴两虚：**陈某　男　42岁　1968年4月8日就诊。

牙龈及皮下出血已半年余，曾在当地医院住院检查诊断为再生障碍性贫血，用了多种药物，症状不缓解，来青请中医治疗。患者时感头晕乏力，活动时心悸气促，大便干，面色㿠白，口唇无血色，指甲不华，全身皮下有散在出血点，舌色苍白，无苔，脉寸虚，左关尺弦大，**此为气阴两虚**，法以益气生血，滋肾养髓。方以黄芪60g、当归12g、白芍12g、炒白术9g、甘草3g、党参30g、生熟地各24g、何首乌24g、枸杞12g、大枣四枚、麦冬12g、五味子9g、天冬12g。

再诊服药三剂，自觉稍舒适，时有鼻衄，大便干。予上方加丹皮12g、元参18g、肉苁蓉12g。

三诊三剂后，鼻衄已止，感发冷咽痛，身痛恶心，脉浮弦，**此为外感**。予以薄荷9g、牛子9g、桑叶9g、菊花9g、桔梗9g、甘草3g、元参12g、双花12g、苏叶6g、芦根25g、竹茹9g、竹叶9g、连翘12g、马勃6g。

四诊二剂后，不冷，身不痛，咽痛减，继服一剂。

五诊自觉乏力头晕，皮下有新出血点，鼻衄量多，脉浮数，**此为热侵血分**，法以清热凉血。犀角9g、赤白芍各12g、元参24g、生牡蛎30g、女贞子30g、旱莲草30g、茅根60g、小蓟30g、生地24g、丹皮9g。

六诊三剂后，鼻不出血，皮下无新出血点，仍感乏力头晕，心悸，大便干，脉虚，关尺弦细，仍以补气生血，滋肾养髓法。黄芪60g、党参30g、当归12g、白芍12g、炒白术9g、茯苓9g、甘草3g、熟地24g、何首乌24g、枸杞12g、大枣四枚、麦冬12g、五味子9g、元参25g、丹皮12g、肉苁蓉12g。

七诊五剂后，自觉体力稍好，未再有出血之处，因工作需要返回吉林，予以处方党参30g、黄芪60g、白术9g、茯苓9g、甘草3g、熟地30g、何首乌30g、元参24g、肉苁蓉12g、枸杞12g、大枣四枚 g、麦冬12g、天冬12g、丹皮12g、当归9g、白芍12g、女贞子30g、旱莲草30g。研细末为蜜丸。每丸9g日二次。避免感冒，不能劳累。

八诊服药半年，自觉体力好，复查骨髓穿刺及血常规，较前好转。

按语： 此例再生障碍性贫血患者，以贫血，皮下出血，头晕乏力明显，其脉寸虚为气虚，左关尺弦大为肝肾阴虚。气虚血不行而不能摄血，故皮下有出血、贫血，心悸气短，乏力头晕。肝肾阴虚，阴津匮乏而使病人症状加重，阴液不足以润便故大便干结。以四君子汤加黄芪以补气；当归补血汤：黄芪、当归以补气生血；生脉散：党参、麦冬、五味子补气，收敛耗散之气以生津；生熟地、白芍、何首乌、枸杞、天冬补肝肾育阴。三诊发冷咽痛，身痛，脉浮弦，**此为外感**，以清宣法清除外邪。五诊皮下出现新出血点，鼻衄，脉浮数，**此为热入血分**，以犀角地黄汤清热凉血养阴；元参、二至育阴清热；茅根、小蓟清热止血；生牡蛎清热补水。继以补气生血，滋肾养髓之法使病情稳定。

再障的患者机体免疫力差，经常有感染的情况，以上呼吸道感染较多见，此时需要根据病情及时调节方剂，以防病邪入里。

咽 痛

 阴虚火盛： 王太太　35 岁　1952 年 8 月 19 日就诊。

咽喉肿痛已三天，咽喉内红肿明显，脉数，左弦细，右寸浮大，**此为阴虚火盛，宜养阴清热。** 方以麦冬 9g、桔梗 6g、甘草 3g、丹皮 6g、生白芍 9g、元参 24g、菊花 9g。

再诊咽喉痛减，月经适来，胸腹胀，小腹作痛，左关浮弦，右寸沉，右关浮弦，**此为肝旺胃肠气滞。** 以生香附 5g、枳壳 5g、甘草 1.5g、广木香 3g、生白芍 12g、当归 5g、青皮 5g、槟榔 5g、香橼皮 3g、薄荷 1.5g。三剂痊愈。

按语： 咽喉肿痛，脉数，右寸浮大为火盛，左弦细为阴虚。**此为阴虚内热过盛，虚热循经而上扰，而致咽喉肿痛。** 以元参、白芍、麦冬、丹皮养阴清热；甘桔散：桔梗、甘草清上焦利咽；菊花清热宣风。再诊适来月经，胸腹胀，关浮弦为肝旺，右寸沉为胃肠气滞。以当归、白芍养血舒肝；青皮、香橼皮疏肝理气宽胸；香附、枳壳、木香、槟榔理气宽胸；薄荷辛散搜肝气。

 风热袭喉： 董某　女　18 岁　1956 年 7 月 3 日就诊。

发热咽喉肿痛，西医检查为急性扁桃体炎两天，脉浮弦数，**此为风热袭喉，法以清散。** 方以牛子 9g、薄荷 9g、桔梗 6g、浙贝母 9g、生栀子

9g、生石膏 30g、黄芩 9g、甘草 3g、山豆根 6g、竹叶 3g、板蓝根 6g、连翘 12g、双花 24g、赤芍 9g、香豆豉 9g、桑叶 9g、菊花 9g。五剂而愈。

按语：此例咽痛，其脉浮弦数为风热袭喉，风热犯表，热郁肌腠，卫表失和，故发热，热灼咽喉而致咽喉肿痛。予以辛凉解表，桑叶、菊花、竹叶、连翘、双花以清宣，桔梗合甘草宣肺利咽；栀子、生石膏、黄芩、板蓝根清热邪；栀豉清久郁之热；山豆根苦寒，清热解毒，利咽消肿；赤芍清热凉血止痛；浙贝母、连翘清热散结。

案三 >>> 阴虚风热：周某　女　49 岁　1967 年 11 月 18 日就诊。

咽疼化脓，吹锡类散脓点消失，但红肿，日暮咽痛，头晕，大便数日一行，脉左寸浮洪滑，右寸浮洪濡，关尺无力，此为阴虚风热咽痛，法以养阴清散。予以元参 30g、桔梗 6g、甘草 3g、生地 12g、赤芍 9g、桑叶 9g、菊花 9g、竹叶 9g、连翘 12g、双花 24g、芦根 30g、竹茹 9g。三剂后咽痛消。

按语：咽痛红肿，其脉关尺无力此为阴虚，左寸浮洪滑为感受风热。阴虚内热，又感受风热，两热加重热灼咽喉则咽部红肿，日暮痛疼。阴虚火浮虚热上蒙头窍故头晕。以元参壮水制火，生地、赤芍清热凉血；甘桔散清热利咽；桑叶、菊花、竹叶、连翘、双花清热散结宣风；芦根、竹茹清热。

案四 >>> 气郁火盛挟感：于某　男　32 岁　1952 年 10 月 20 日就诊。

咽痛声嘶哑，咳嗽已四天，脉左浮数，右寸沉数，此为气郁火盛挟感，法以清热解郁。予以薄荷 9g、桔梗 9g、川贝母 9g、甘草 3g、黄芩 6g、鲜芦根 18g、竹叶 3g、板蓝根 9g、连翘 12g、双花 18g、桑叶 9g、元参 18g、赤芍 9g、菊花 9g、丹皮 6g、生栀 6g、杏仁 9g。

再诊二剂后，咽喉不痛，声仍嘶哑，咳嗽。仍以上法四剂后症状已消失。

按语：咽痛，声音嘶哑，咳嗽，其脉数为火盛，右寸沉为气郁，左浮为外感风热。内火盛，又感受风热，热邪犯肺故咳嗽，热邪灼伤咽喉以致咽痛声嘶。以栀子、黄芩、板蓝根清热凉血，丹皮清热散结；赤芍清热凉血；元参除无根之火；川贝母、桔梗、杏仁解肺郁，利咽止咳；加以清宣之剂火熄，热清，气机条达病愈。

案五 ≫ **心肺火盛：** 王某　男　23岁　1951年3月4日就诊。

咽喉肿痛一周，口仅能开一缝，口渴痰多，汗出额热，脉寸洪滑而缓，右寸偏沉，**此为心肺火盛**，法以清热祛痰。方以生石膏60g、知母12g、花粉24g、射干9g、山豆根9g、川贝母18g、栝楼18g、旋复花9g、竹叶9g、连翘12g、银花24g、栀子9g、黄芩9g、桔梗6g、甘草3g。

再诊服一剂咽痛减，口可张开，舌短少，苔黄尖赤，脉两寸浮洪滑，前方加广犀角6g。

三诊服二剂后，痰少汗止，额不热，舌形大正常，苔微黄，脉右寸洪，去广犀角。

四诊服三剂后，咽肿痛大减，口渴也减轻，舌白苔，主以轻清余热，竹叶9g、连翘12g、银花18g、生石膏18g、知母9g、花粉12g、射干5g、山豆根5g、桔梗6g、甘草3g。服三剂而痊愈。

按语：咽喉肿痛，痰多，脉寸洪滑而缓，右寸偏沉，**此为心肺火盛气滞**。火邪燔津为痰，痰火阻遏气机，故脉缓而沉。火邪熏蒸则口渴，汗出。火与痰搏结而致口难以张开，咽喉肿痛。以白虎汤加黄芩、栀子、连翘、竹叶、双花清心肺之火邪；川贝母、桔梗、旋复花理气蠲痰；射干泄实火，祛痰结；合山豆根、桔梗清热利咽。花粉、栝楼清热祛痰生津。再诊舌尖赤，两寸浮洪滑，**为心宫热盛**，加用广犀角以清心热。继以清热蠲痰之品病愈。

喉痹

 案一 >>> **外感邪结喉部：**林君之女　17岁　1950年4月2日出诊。

一周前患喉痹，某医谓一阴一阳结发为喉痹，以大剂苦寒稍加宣散药，服之喉愈闭，喉科专医诊为春季阴虚火升，主以养阴清肺二剂。病人呈昏迷状态，其父以为无生望，请我诊治，患者面色不浮红，呼吸困难，咽喉肿闭，不显红肿充血之状，鼻不断流清涕很多，呼之不应，去其被，则知急以手摸被自覆，皮肤滑无汗，颈部似强不柔，舌白薄苔，脉浮弦而缓滑，**此为外感风邪结闭於喉部**，宜散太阳阳明经之风邪。方以羌活9g、紫苏叶9g、防风9g、葛根9g、桔梗9g、甘草3g、橘皮6g、前胡9g。服一剂汗出而愈。

按语：患者患喉痹，先用苦寒药服后喉痹加重，又用养阴清肺之品，出现昏迷状，其面色不浮红，可排除热邪袭喉及阴虚火浮。恶寒，皮肤无汗，颈部似强不柔，脉浮弦缓滑，浮缓为感受风邪。风邪外侵，卫气被遏，则恶寒恶风，颈部似强不柔。风邪袭肺故呼吸困难，清涕很多。因误用苦寒、养阴之药，邪气乘卫阳虚弱而渐入阳明经则无汗而咽干。此为太阳阳明经感受风邪。以羌活味薄，入太阳经合防风祛风；苏叶香温散寒，发汗解肌；葛根轻扬升发入阳明经，发汗解肌；甘桔利咽；橘皮升降气机；前胡以畅肺解风寒。

嚏

 案一 >>> **风热挟湿气郁**：赖某　男　28岁　1951年8月4日就诊。

打喷嚏时感头目牵脊皆痛，胸闷时不发作，气冲逆时发作而胸部舒适，病已半年，中西医医治无效，脉两寸沉数，两关浮弦数，**此为风热挟湿，胸气郁遏，法以疏解**。方以川贝母9g、桔梗9g、枳壳9g、佩兰叶9g、滑石9g、鲜芦根24g、鲜石菖蒲9g、连翘12g、菊花9g、桑叶9g、双花18g、香豆豉9g、牛子9g、薄荷9g、甘草3g。

再诊头部症状减轻，感胸闷，大便不畅而湿泄，脉稍缓，右寸沉，右关浮。予以佩兰叶9g、藿香梗6g、枳壳9g、槟榔9g、六一散9g、香豆豉9g、炒薏仁24g、桑叶9g、广木香6g。

三诊胸下仍不通，脉两寸沉，左关滑，右关浮滑，予以通阳。鲜石菖蒲9g、半夏6g、薤白9g、杏仁9g、栝楼30g、郁金9g、香豆豉9g、桑叶9g。

四诊不嚏，胸闷，头重，仍以疏解法。佩兰叶9g、枳壳9g、杏仁9g、川贝母15g、芦根9g、桑叶9g、菊花9g、鲜石菖蒲9g、郁金9g、连翘9g、双花9g、薄荷5g、六一散9g、桔梗9g。一周后胸舒，头清。

按语：此例打喷嚏时牵头目背痛，胸闷，其脉浮弦数为感受风热，两寸沉为肺气郁遏。风热束肺窍，热气撩于肺中而上冲，其气发于胸中而上出于鼻故嚏。热气激于脊而上冲循脊而上，出脑顶之巅而出于鼻，故打喷嚏时头目牵脊背痛。喷嚏打出使气机畅通，肺气畅通则胸不闷。以川贝母、枳壳、桔梗、石菖蒲理气解郁；芦根、滑石以清热利湿；加以辛凉解表清宣之剂。再诊胸闷，大便不畅而湿泄，其脉右寸沉为胸气肠气皆滞，脉缓为湿盛。以六一散、薏米清热利湿；枳壳、槟榔、广木香理气解滞；藿香开胃化湿；佩兰叶去除污浊之气。三诊胸下不通，似有痛疼感。寸沉关浮，**其为胸阳不通**，予以栝楼半夏薤白汤加杏仁以通胸阳；石菖蒲、郁金解心郁。四诊未再打喷嚏，仍有胸闷，以疏通气机，清宣之剂而愈。

头 痛

 案一 >>> **阴虚肝肺热：** 成某　女　22 岁　1956 年 9 月 9 日就诊。

头痛，终日恍惚，痛重时则恶心，目花心烦，急躁，病已二年，经中西医治疗不效，脉数，左浮弦，右洪大有力，**此为阴虚，肝肺热，**法以清热镇肝。方以生石膏 30g、竹茹 9g、桑叶 9g、鲜芦根 30g、生石决明 30g、生栀子 9g、丹皮 9g、生白芍 24g、珍珠母 30g、菊花 9g、元参 60g。当归龙荟丸 6g 先服。

再诊二剂后，头痛烦躁已减，继用养阴镇肝清热法。元参 30g、生石膏 30g、桑叶 9g、菊花 9g、生白芍 18g、鲜芦根 30g、竹茹 9g、生栀子 9g、丹皮 9g、生石决明 24g、珍珠母 18g。

三诊二剂后，自觉头目清，继用清热养阴法。元参 30g、生石膏 24g、知母 12g、竹茹 9g、桑叶 9g、菊花 9g、生白芍 18g、丹皮 9g、生栀子 9g。

四诊三剂后，清热养阴继用三剂诸证皆无。

按语： 头痛伴目花，心烦已二年，其脉数为热，左浮弦为肝热阴虚；右洪大有力为肺热，气分热。热邪耗阴，阴液消耗致阴虚，肝热其肝阳上亢上扰清窍而致头痛、目眩。肝热心宫亦热故心烦。肺热使症状加重，气分热其胃气亦热，故痛重时可有恶心，口渴欲饮等症状。以石决明、珍珠母平肝潜阳；丹皮、栀子清肝热；白芍、元参育阴；生石膏清肺热；桑叶、菊花清热宣风；芦根、竹茹清胃热；当归龙荟丸清肝热。继以育阴清热法而愈。

案二 》》》 **肝旺风热气郁**：赵某　男　46岁　1955年6月19日就诊。

头痛胸闷，烦躁不安，大便干结已半月余，曾用疏散之剂不效，脉左寸关浮弦数，左尺浮数，右寸关沉洪滑，**此为肝旺风热**，**气机郁滞**，法以疏郁抑肝宣风清热。方以生香附9g、川贝母9g、栝楼18g、竹茹9g、桑叶9g、鲜芦根30g、地肤子30g、川连6g、菊花9g、黄芩6g、生石决明30g、赤芍9g、红花5g、黄柏6g、酒军9g、竹叶3g、连翘12g、生栀子6g、丹皮6g、忍冬花9g。

再诊三剂后，胸闷烦躁稍减，大便一次，粪不甚干。以川贝母6g、栝楼18g、竹茹9g、桑叶9g、鲜芦根18g、地肤子24g、川连6g、菊花9g、黄芩6g、生石决明24g、赤芍9g、红花5g、黄柏3g、竹叶3g、连翘9g、生栀子6g、丹皮6g、忍冬花6g。

三诊二剂后，头痛已消失。继用川贝母6g、栝楼18g、竹茹9g、桑叶9g、鲜芦根18g、川连6g、黄芩6g、生石决明18g、竹叶3g、连翘9g、丹皮6g、栀子6g、忍冬花6g。二剂而愈。

按语：头痛胸闷，烦躁，大便干结，用疏散之剂不效，其脉左寸关浮弦数此为肝旺风热，右寸关沉洪滑为胃肠热气机郁滞，热邪燔津为痰，左尺浮数为下焦热。肝藏血，肝热气郁血分亦郁滞，肝主风，肝热风易动，肝阳旋绕而头痛。肝热其子心亦热，心宫热故烦躁不安。痰热滞胸故胸闷不适。胃肠热，气机郁滞，则大便干结。以黄连、黄芩、丹皮、栀子、竹叶、连翘清心肝之热；石决明平肝；丹皮、赤芍、红花活血，合地肤子、桑叶、菊花宣风清热止痛；酒军引苦上行至巅，驱热而下清肠热；川贝母理气合栝楼祛痰热，解胸闷；黄柏清下焦之热。

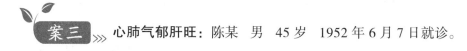 **案三** 》》》 **心肺气郁肝旺**：陈某　男　45岁　1952年6月7日就诊。

头昏痛，胸闷叹息，易惊已半月余，脉两寸沉，两关浮，**此为心肺气郁肝旺**，法以清肝解郁。方以佩兰叶9g、桔梗9g、川贝母9g、枳壳9g、竹茹9g、生香附9g、郁金9g、菊花9g、桑叶9g、鲜芦根18g、石决明

18g、生牡蛎 12g、石菖蒲 9g、生栀子 5g、丹皮 5g、生白芍 12g。

再诊头感轻，继以理气抑肝清热疏散法。生白芍 12g、生栀子 6g、丹皮 6g、牡蛎 12g、石决明 24g、石菖蒲 9g、双花 12g、郁金 9g、连翘 12g、生香附 9g、川贝母 9g、枳壳 9g、竹茹 9g、桔梗 9g、鲜芦根 24g、梅花 5g。

三诊自觉颜面部松弛，系病减，嘱其时常鼓励自己，使精神愉快。继用石决明 24g、丹皮 3g、生栀子 3g、梅花 5g、生白芍 12g、枳壳 6g、黄芩 5g、川贝母 9g、桑叶 9g、生香附 9g、桔梗 6g、鲜芦根 18g、竹茹 9g。三剂后诸证消失。

按语：此例头昏痛，胸闷，其脉两寸沉为心肺气郁，左关浮为肝旺，肝阳上僭。心肺气郁，气机不畅以致胸闷叹息，肝旺肝阳上僭而致头昏痛，易惊。以川贝母、枳壳、香附、石菖蒲、郁金、桔梗解心肺之气郁；石决明、生牡蛎平肝抑肝；白芍、丹皮、栀子清肝热育阴；桑叶、菊花、芦根、竹茹清热熄风。以理气清肝法而愈。

案四 》》》　**气郁肝旺**：陈某　男　47 岁　1953 年 1 月 13 日就诊。

头胀痛，心口闷，口干已一周，脉左寸沉数，左关浮弦数，右寸沉，右关浮弦数，**此为气郁肝旺**，法以镇肝理气。方以枳实 9g、广木香 6g、吴茱萸水炒黄连 6g、竹茹 9g、生栀子 9g、生白芍 18g、石决明 24g、丹皮 9g、郁金 9g、石菖蒲 9g、茯苓 9g、牡蛎 18g、生香附 9g。

再诊一剂后，脉左寸沉，两关浮弦，右寸沉滑，以镇肝理气祛痰。半夏 6g、枳实 9g、生香附 9g、茯苓 9g、陈皮 9g、甘草 3g、石菖蒲 9g、生白芍 18g、牡蛎 18g、紫白石英各 15g、石决明 24g、菊花 9g、桑叶 g、郁金 9g。

三诊一剂后，脉左寸浮。去石菖蒲、郁金。继服上药。

四诊一剂后，右寸偏沉滑。陈皮 6g、半夏 6g、生香附 6g、茯苓 9g、生白芍 12g、牡蛎 15g、紫白石英各 12g、石决明 18g、桑叶 9g、菊花 9g、甘草 3g。服后诸恙皆失。

按语：头胀痛，心口闷，脉两寸沉为气郁，左关浮弦数为肝旺，右关浮弦数为胃热。肝旺肝阳上亢故头痛，肝热侮脾胃，脾胃热，脾胃失其升降，则心口闷不适。以石决明、牡蛎以镇肝；紫白石英镇心降逆利肝，润肺肾；吴茱萸水炒黄连清肝热和胃；丹皮、栀子、白芍清肝敛阴；枳实、木香、香附、石菖蒲、郁金理气解郁。继以镇肝理气蠲痰之法而痊。

案五 >>> **肝旺胃热：** 闫某　女　31岁　1955年5月28日就诊。

上午额面目闷冒，隐痛，至夜则安，伴有胸闷而感热，恶心已有月余，服用各种药物不效，脉左关浮弦，右寸关浮洪滑，**此为肝旺胃热**，法以镇肝清热。方以白蒺藜9g、桑叶9g、生白芍9g、半夏6g、鲜芦根30g、竹茹9g、石决明30g、薄荷9g后入、生杷叶9g、川连6g、菊花9g、黄芩9g、梅花5g。

再诊一剂后，诸症稍减。继服上方三剂症状全无。

按语： 此例额面目闷冒，隐痛，伴胸闷而热，其脉左关浮弦为肝旺肝阳上僭，右寸关浮洪滑此为胃热，热则生痰。肝旺肝阳上僭而头痛，痰热滞胸则胸闷而感热，胃热胃气不降故感恶心。以石决明平肝；白蒺藜入厥阴肝经，宣散肝经风邪，能破郁散结，使肝气条达；白芍抑肝敛阴；梅花疏肝解郁开胃；薄荷搜肝气；半夏、黄连、黄芩清热祛痰解胸闷，止恶心；芦根、竹茹、生杷叶清胃热降逆；桑菊清热宣风。

案六 >>> **肝胃热挟痰：** 彭某　女　28岁　1955年5月12日就诊。

头痛头晕半月余，曾在医院检查血压偏高，未作处理，只是嘱其好好休息，保证睡眠继续观察随诊，脉左浮弦数，右寸浮弦滑，右关浮弦，**此为肝胃热挟痰**，法以宣风清肝胃蠲痰。方以薄荷9g后入，钩藤9g后入，竹叶3g、石决明30g、生栀子6g、丹皮6g、桑叶枝各9g、菊花9g、半夏6g、陈皮9g、桔络9g、鲜芦根30g、竹茹9g、天竺黄9g、茯苓9g、元参18g。

再诊二剂后，感恶心，舌苔黄白，以宣风热清肝胃。桑叶枝各9g、菊花9g、石决明30g、生栀子6g、竹叶3g、丹皮6g、半夏6g、天竺黄9g、

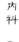

竹茹 9g、陈皮 9g、川连 6g、黄芩 9g、鲜芦根 30g、薄荷 9g 后入、钩藤 9g 后入、茯苓 9g。二剂后头痛头晕已消失。

按语：头晕头痛半月，其脉左浮弦数，右关浮弦为肝胃皆热，右寸滑为痰。与上例同为肝胃热，热痰生。此例脉数热盛，可出现风动，在清肝胃热方剂中，加宣风之品：钩藤、桑菊，加元参以壮水制火，天竺黄去风热，豁痰镇肝。使肝胃热得以清除，诸证皆失。

案七 »» **气郁肝旺痰火**：刘太太　38 岁　1952 年 4 月 29 日就诊。

头内响如蟋蟀鸣，以左侧重，觉得头跳动则减轻，胸闷气短，恶心，感到咽喉有异物走动，吐酸有二年多，备尝各种药物无效，脉两寸沉，左关浮弦，右关浮，**此为气郁肝旺痰火**，法以理气清肝祛痰。方以生香附 9g、竹茹 9g、川贝母 9g、远志 6g、陈皮 9g、吴茱萸水炒黄连 6g、茯苓 9g、石菖蒲 9g、石决明 24g、枳壳 9g、半夏 6g、梅花 5g。

再诊郁邪未解，前方加味生栀子 6g、杏仁 9g、菊花 9g。

三诊症状明显减轻，坚以理气清肝祛痰法加减，一月余症状消失。

按语：头内响，胸闷恶心，吐酸，其脉两寸沉为气郁，左关浮弦为肝旺，右寸脉宜沉而洪滑为痰火。肝旺肝阳上扰清窍而致头响。肝木克土，故出现吐酸。热邪燔津为痰，痰热阻滞气机使胸气不畅则感胸闷气短，上至咽喉感有异物。以川贝母、香附、枳壳、石菖蒲、远志理气解郁；石决明、梅花平肝疏肝；吴茱萸水炒黄连清肝热制酸；川贝母和二陈祛痰热。

案八 »» **湿郁**：李某　女　32 岁　1957 年 5 月 18 日就诊。

头痛昏沉，全身乏力沉重，上腹部有胀闷感，恶心已半年余，曾在某医院检查为血管性头痛，用过中西药物只是暂时有效，过后如旧，舌稍胖，白薄苔，脉右寸缓滑，**此为湿郁**，法以祛湿开郁。方以苍术 9g、厚朴 9g、陈皮 9g、半夏 9g、茯苓 9g、枳实 6g、藿香 6g。

再诊服药二剂后，头痛昏沉感明显减轻，再服二剂诸证皆无。

按语： 头痛昏沉，乏力，腹胀闷，其脉右寸缓滑，**此为痰湿郁滞。** 脾失健运，湿浊生痰，痰浊阻遏经隧，清阳不展故头痛昏沉。痰浊黏腻阻滞气机则腹胀闷，痰浊上逆，胃失和降，故恶心。脾主四肢，湿郁而感全身乏力沉重。以平胃散解湿郁健脾；二陈加茯苓蠲痰淡渗祛湿；枳实理气调达气机；藿香去湿和胃，去浊气。以蠲除痰湿，理气解郁而病除。

案九 >>> **风热：** 崔某 男 36岁 1955年2月20日就诊。

头面部肿胀且痛已三天，不发烧，脉浮弦数，**此为风热之邪郁而未散，** 法以清宣之。方以牛子9g、木通9g、薄荷9g、鲜芦根30g、滑石9g、香豆豉9g、生栀子9g、黄芩9g、竹叶3g、连翘12g、蝉蜕6g、双花18g、竹茹9g、桑叶9g、菊花9g、浮萍9g、桔梗6g。三剂头面部肿胀消。

按语： 此例头面部肿胀，其脉浮弦数，**此为感受风热，热邪郁滞未散。** 风热郁滞上炎清窍，脉络拘急而致头面部肿胀且痛。以薄荷、牛子辛凉解表；蝉蜕、浮萍散风解表；桑菊合竹叶、连翘、双花清宣；栀豉清久郁之热；黄芩、滑石清热利湿；木通清热使热邪下行；桔梗载药上浮。

案十 >>> **内热受风：** 刘某 女 26岁 1955年4月26日就诊。

身热头痛，血压升高三天，脉浮弦数，**此为内热感受风邪，** 法以清宣。方以苏叶9g、牛子9g、薄荷9g、黄芩6g、桔梗6g、香豆豉9g、生栀子6g、竹叶3g、连翘12g、双花12g、芥穗5g、桑叶9g、菊花9g、竹茹9g。二剂身热退，头痛消。

按语： 身热头痛，其脉数为内热，浮弦为感受风邪。"正气存内，邪不可干"。内热盛最易感受外邪，该例感受风邪，风性善动，风性轻扬，易于侵犯机体经络肌表，合内热而致身热头痛。以黄芩、栀子、豆豉、竹茹清内热；苏叶、牛子、薄荷、荆芥穗祛风解表；桑叶、菊花、竹叶、连翘、双花清宣；桔梗载药上浮。

案十一 >>> 肝阳横厥：毛某 男 26岁 1952年12月1日就诊。

左侧头痛，耳痛，胸下发烧已一周，左寸数，左关浮弦数，右寸沉滑数，右关浮弦数，**此为气瘀肝阳横厥**，法以理气清热。方以生香附9g、枳实壳各6g、吴茱萸水炒黄连6g、竹茹9g、生白芍15g、生栀子6g、丹皮6g、双花18g、茯苓9g、当归龙荟丸6g。三剂而愈。

按语： 此例其脉左寸数为心热，左关浮弦数为肝火盛，右寸沉滑数为气郁，右关浮弦数为胃热，**此为气瘀肝阳横厥**。肝郁气滞，郁而化火，肝火上逆心火亦盛，心肝火盛，其阳气升动太过故出现头痛、耳痛，肝热犯胃以致胸下发烧。以枳壳、枳实、香附理气解郁；吴茱萸水炒黄连清肝热；丹皮、栀子、双花清心肝之热；白芍清肝热敛阴；当归龙荟丸清肝胆火旺。气畅热清痛止。

案十二 >>> 气郁挟风：张太太 29岁 1952年5月12日就诊。

右侧头痛，身亦痛，伴有胸闷恶心已三天，脉浮弦，右寸沉，右关浮，**此为气郁挟风**，法以理气祛风。枳壳6g、杏仁9g、生香附9g、竹茹9g、菊花9g、防风5g、薄荷9g、桑叶9g、荆芥5g、鲜芦根12g、川贝母9g、炒薏仁15g。二剂痛止。

按语： 此例头痛、身痛，其脉浮弦为感受风邪，右寸沉为肺气郁滞。感受风邪上炎清窍而致头痛，脉络拘急感全身痛疼。肺气郁滞则胸闷。气郁化火，胃受热故恶心。以川贝母、杏仁、薏仁肃肺开胸气；枳壳、香附解郁理气；芦根、竹茹清胃热；薄荷、荆芥、桑叶、菊花、防风清热祛风。

案十三 >>> 肝阳上逆：曲老太太 78岁 1952年8月30日就诊。

卧则头痛，小便频而不利已一月余，脉左关浮弦，尺滑，**此为肝阳上逆，水湿滞**，予以镇肝祛湿。方以石决明30g、茯苓9g、泽泻9g、炒薏仁

24g、生白芍 24g、甘草 3g、紫石英 15g。六剂症状消失。

按语：此例头痛，小便频而不利，其脉左关浮弦为肝阳上逆，尺滑为水湿滞。患者年事已高，肝阴不足，肝阳上逆上扰于清窍则头痛，膀胱气化不行，水湿滞于下故小便不利。以石决明、白芍、紫石英抑肝降逆；茯苓淡渗除湿；泽泻入膀胱利湿行水、薏米扶土抑木淡渗利湿。肝逆潜降，水湿通畅病愈。

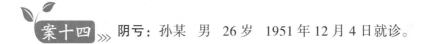

案十四 ≫≫ 阴亏：孙某　男　26 岁　1951 年 12 月 4 日就诊。

后头及太阳穴处痛疼，耳闷口渴已一周，脉左寸浮数，左关浮弦细数，右寸数，右关浮弦数，右尺数，**此为血中阴亏**，**津乏**，予以育阴。方以麦冬 15g、桑叶 9g、沙参 15g、天花粉 15g、生地 18g、元参 30g、生白芍 18g、鲜石斛 9g、龟板 18g、天冬 12g。连服半月后症状消失。

按语：此例头痛，耳闷口渴，其脉数为热盛，左关浮弦细数为血中阴亏。此为热耗阴液，津液匮乏以致肝之虚阳上扰清窍而头痛，肾开窍于耳，肝肾阴亏则耳闷，津液匮乏则口渴。以育阴液为主，阴液复，病邪自然消退。以元参滋水制火；生地、白芍育血中之阴；龟板补心滋阴潜阳；石斛滋育阴分，天冬清金滋阴；沙参、麦冬滋育心肺阴分以生水；天花粉清热生津；桑叶甘寒凉血，润燥。

案十五 ≫≫ 肝火气滞兼风湿：孙先生　35 岁　1952 年 4 月 25 日就诊。

右额及面部作痛，项及肢体不适已五天，脉左寸浮数，左关浮弦数，右寸沉数，右关沉弦数滑，**此为肝旺气滞**，**风湿病**，法以清肝理气祛风湿。方以广木香 5g、枳壳 6g、黄芩 6g、桑叶 9g、木通 5g、鲜芦根 24g、滑石 9g、菊花 9g、炒薏仁 24g、生栀子 6g、生白芍 15g、丹皮 6g、秦艽 9g、防风 6g、石决明 18g、生香附 9g、防己 5g、桑枝 9g。

再诊三剂后痛减，继用上方三剂痛止，无不适。

按语：额面部痛疼，其脉数为热，左寸浮数为心宫热，左关浮弦为肝火盛，为感受风邪，右寸关沉为气滞，右关弦滑为脾受肝剋。肝火盛其子心宫亦热，肝火旺上蒙头窍故头及面部作痛，脾受肝制约，肝火盛时，脾之运化水湿失调，肝主风，风湿合热邪侵络故项及肢体不适，上蒙清窍使头痛明显。以石决明、白芍抑肝；丹皮、栀子清肝热；枳壳、木香、香附理气解郁，加用薏仁、滑石、黄芩、防己清热利湿；桑叶、菊花、防风、秦艽祛风湿止痛；木通清心宫之热使热邪下行；桑枝清热通络。

案十六 ≫ **胃郁肝肾虚**：王某　女　40岁　1967年1月23日就诊。

头疼三个月，伴有腰腿疼、上肢疼，以左侧为重，目干而疼，目泪多，口干不欲饮，大便干，呃气，曾在某医院诊断为神经性头痛，服用西药效果不明显，脉左关尺无力，右寸滑，右关沉，**此为胃郁肝肾虚**，法以养肝肾理气解郁。予以当归9g、川芎5g、生地9g、白芍9g、枸杞9g、女贞子24g、菊花12g、陈皮6g、苍术9g、陈曲9g、知母12g、桑枝18g、制何首乌18g、元参9g。

再诊三剂后，头疼稍减，无呃气，脉右关平，去苍术、陈曲。带药回家服用十余剂头疼已消失。

按语：此例头痛，腰腿痛，其脉左关尺无力为肝肾虚，右寸滑，右关沉为胃郁脾湿。肝肾虚弱，精血不足使其髓海失养故头痛，"肝主身之筋膜"，肝血虚筋膜不得濡养则腰腿痛。脾与胃相为表里，脾为湿土，胃气郁使脾胃之升降机能失司，脾土运化水湿无力，故湿盛，湿邪黏滞，蒙蔽清阳而致头痛明显而持久。以四物汤：当归、白芍、地黄、川芎以补血和血养筋膜；枸杞、女贞子、何首乌、元参、知母滋补肝肾；苍术甘温辛烈，燥胃强脾，升发阳气；陈皮燥湿和胃理气；陈曲开胃化水谷。

案十七 ≫ **气郁风热挟湿**：白某　男　26岁　1967年11月23日就诊。

后头疼，目发胀，食欲不振，病已两年，有时下肢青紫，同时伴有胸闷，口咽发热，不欲饮水，舌苔薄，中部黄润滑苔，苔边有小红点，服用温散温胃等多种药物不效，脉右寸沉滑，左关尺浮弦滑，**此为气郁风热挟湿，法以理气清风热**。予以炒枳壳6g、佩兰叶12g、芦根30g、滑石12g、桑叶9g、菊花9g、竹叶9g、连翘12g、竹茹9g、银花18g、陈皮6g、地肤子30g。

再诊三剂后，有时胸闷烦躁，口咽干，不发热，脉两寸沉，右关浮弦濡，左关尺浮弦滑缓和。上方加石菖蒲9g、郁金9g、桔梗6g。

三诊三剂后，纳食有味，但量不多，精神较前好，无胸闷烦躁，下肢未再不适，睡眠稍好，后头仍疼，舌白挟黄湿滑苔见化，脉左浮弦，右寸濡滑，前方化裁。佩兰叶12g、芦根30g、滑石12g、桑叶9g、菊花12g、竹叶9g、连翘12g、竹茹9g、银花18g、地肤子30g、桔梗6g、炒栀子3g、陈曲9g、麦芽9g、炒薏仁15g、通草6g、杏仁9g。

四诊四剂后，口干，鼻干衄血，大便干，食欲差，头后部疼，口干不欲饮，脉左浮弦偏细，右脉濡，右关沉弦滑。方以桑叶9g、菊花9g、竹叶9g、连翘12g、女贞子30g、旱莲草30g、元参12g、芦根30g、竹茹9g、陈曲9g、麦芽9g、佩兰叶12g。

五诊三剂后，头疼减轻，鼻衄减少，咽仍干，食欲差，睡不沉，梦多，脉左浮弦，右濡，右关弦滑。予以菊花9g、竹叶9g、女贞子24g、旱莲草24g、炒黑栀子6g、元参12g、芦根30g、竹茹9g、佩兰叶12g、连翘12g、桑叶9g、生牡蛎30g、炒薏仁15g、茅根30g、炒侧柏叶12g。

六诊三剂后，头稍疼，鼻衄不明显，咽鼻发干，食欲未见进步，大便干，有时欲咳，舌似黄润滑苔，脉左浮弦，右部缓和，法以滋阴清胃。生地12g、元参12g、女贞子18g、旱莲草18g、菊花12g、炒栀子5g、炒黑栀子5g、竹茹9g、生杷叶30g、生牡蛎30g、芦根30g、荷梗6g、麦芽6g、荷叶9g、炒侧柏叶12g、茅根30g。五剂后，无明显不适。

按语：头痛，食欲不振，胸闷，口干不欲饮逾两年，其脉左关尺浮弦滑，浮弦为风，右寸沉滑为气郁挟湿。"风为百病之长"，风邪与温药合之，风热生，故头痛，风热与湿邪相合湿热滞胸，气机不畅而致胸闷，湿热相蒸故苔黄，热邪使津液不升而感口干不欲饮。以枳壳解胸理气；桑叶、菊花、双花、竹叶、连翘清宣；地肤子清热宣风止头痛；滑石清

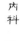

热利湿；芦根、竹茹清胃热和胃。再诊两寸沉**为心肺气郁**，加用石菖蒲、郁金、桔梗以解心肺之郁。四诊出现鼻衄，口干，大便干，食欲差，脉左浮弦偏细，为热耗阴而阴分不足，右关沉弦滑为胃热食滞，方中女贞子、旱莲草、元参滋育阴分；芦根、竹茹清胃热；陈曲、麦芽消导和胃。继以清热育阴和胃而愈。

案十八 >>> 阴虚君相火旺：张某　男　35 岁　1967 年 11 月 16 日就诊。

头频疼发胀，眩晕，头轻脚重，心烦发慌一周，患有高血压病已一年余，脉寸浮洪，关尺浮弦，**此为阴虚肝旺君相火盛**，法以清育。予以知母 12g、黄芩 6g、炒栀子 6g、竹叶 9g、连翘 12g、元参 18g、生白芍 9g、制何首乌 18g、生地 12g、生牡蛎 30g、牛膝 9g、珍珠母 30g、生龙骨 30g、炒枣仁 12g、女贞子 18g。六剂后无不适。

按语：头痛头晕，心烦心慌，脉寸洪为君火盛，关尺浮弦为肝旺相火盛而阴分虚。君相火盛，上扰清窍而使头痛头晕，火盛扰心窍故心烦心慌，君火与龙雷之火相煽耗阴液以致阴虚，阴液无力以制阳光以致头频疼，眩晕，头重脚轻，心烦不适症状加重。以黄芩、栀子、竹叶、连翘清君相之火；元参、生地、知母、何首乌、女贞子、白芍滋补肝肾阴；生牡蛎、龙骨、珍珠母清肝抑肝；枣仁宁心安神；牛膝补肝肾，引药下行。

案十九 >>> 脾湿盛：刘某　女　28 岁　1967 年 12 月 4 日就诊。

头痛头晕，晕时恶心，有时劳累心跳则晕，全身沉重，病已两月余，脉濡，右寸滑，**此为脾湿生痰**，法以健脾利湿。予以半夏 6g、陈皮 6g、炒白术 9g、炒薏仁 30g、天麻 6g、荷叶 9g、苍术 9g、炒陈曲 9g。六剂而愈。

按语：头痛头晕，身沉重，脉濡滑**为脾湿盛**。脾主运化水湿，脾郁其湿郁生痰，痰湿困扰清阳故头痛头晕，脾胃运化不调，故出现恶心，湿邪沉滞于经络而感全身沉重。以苍术、白术健脾燥湿，前者升发胃阳；二陈祛痰和胃；薏仁淡渗利湿健脾；天麻强阴通血脉，疏痰治诸风眩；

荷叶助脾胃升发胃阳；陈曲健脾治痰和胃。

案二十 ≫ **气郁火盛：** 袁某　女　54 岁　1967 年 11 月 3 日就诊。

头热痛发晕，上腹部发热难受，寒热往来，脉右寸沉，关尺浮弦，**此为气郁火盛，肝脾不舒**，法以解郁去火，疏肝和脾。予以桑叶 9g、菊花 9g、薄荷 6g、柴胡 6g、当归 9g、白芍 18g、白术 9g、茯苓 9g、陈皮 6g、甘草 3g、竹茹 9g、广木香 6g、香附 9g、炒栀子 6g、黄芩 6g。五剂而瘥。

按语： 头热痛，上腹部不适，寒热往来，右寸沉为气郁，关尺浮弦为肝脾不和。气郁生火，火郁上蒙头窍则头热痛发晕，热郁而不解故寒热往来，肝木疏脾土，脾胃功能才能正常运转，肝脾不调，气机郁滞而使上腹部不适。以栀子清心肝之郁火；黄芩清中焦之实火；竹茹清胃热；逍遥散以疏肝和脾；广木香、香附理气解郁；桑叶清肝润燥；菊花制火而平木，木平则风息火降。

案二十一 ≫ **阴虚：** 李某　女　27 岁　1967 年 11 月 7 日就诊。

头疼梦多，眩晕目花，面热泛红，心烦多思虑，脉左关尺浮弦细，右寸滑大，右关弦大，**此为阴虚**，予以育阴。以知母 9g、百合 12g、生地 12g、石斛 9g、元参 18g、女贞子 18g、生牡蛎 30g、生龙骨 30g、合欢皮 6g、炒枣仁 12g、生白芍 9g。服药十余剂后症状明显减轻。继以养阴之剂十余剂后瘥愈。

按语： 头痛，眩晕，面热，其脉左关尺浮弦细，右寸滑大，**此为阴虚**。肝藏血，肾藏精，肝肾同源，肝肾阴分虚，阴虚使虚阳上扰头窍而致头痛头晕，虚阳上浮故面红而热。肝为将军之官，肝阴虚而肝热，故心烦多思虑。以育阴抑肝之法，以元参、生地、女贞子、石斛、知母、白芍滋补肝肾；牡蛎、龙骨抑肝安神；百合养阴润肺清心安神；合欢皮解郁和血宁心；枣仁宁心安神。

内
科

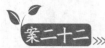 **心肾虚**：叶某　男　21岁　1967年12月5日就诊。

头额胀痛，记忆减退，疲倦，腹胀疼，睡不沉，梦多汗出，脉左寸沉，左关尺浮弦，右关沉滑，**此为心肾虚，胃不和**，予以补心肾和胃。以远志6g、龟板12g、生龙骨30g、生牡蛎30g、陈曲9g、麦芽9g、广木香5g、炒枣仁12g、女贞子30g、石菖蒲9g。

再诊三剂后，腹部不胀，眩晕失眠，合目梦多，心慌心烦，手足发麻，大便干，脉左寸沉，左关浮弦大，右寸滑大无力，**此为阴亏，心肾虚**。予以石菖蒲9g、远志6g、制龟板12g、元参18g、生牡蛎30g、知母12g、炒枣仁12g、生龙骨30g、女贞子24g、生地12g、生白芍9g、合欢皮6g、百合12g。

三诊三剂后，症减，继以养阴补心肾之剂服用月余痊愈。

按语：头额痛，腹部胀痛，其脉左寸沉宜无力，为心虚而气不畅，左关尺浮弦宜噢，为肝旺肾阴不足，右关沉滑为胃气滞，胃不和。肝旺耗阴阴分虚，阴虚无水以升，不能制约心阳故睡不沉，头痛，梦多汗出。胃气滞胃不和，胃的升降机能失司，出现腹胀不适。以枕中丹：龟板补心肾潜阳，龙骨益心肾安魂镇惊，菖蒲舒肝脾，利九窍解郁，远志通肾气上达于心，强志益智；生牡蛎清肝抑肝；女贞子补肝肾，广木香理气解郁；陈曲、麦芽和胃消导。继以养阴补心肾之剂而痊。

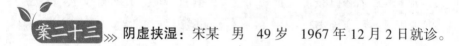 **阴虚挟湿**：宋某　男　49岁　1967年12月2日就诊。

头疼以左侧疼重，麻木感明显已二十余年，初起由于遗精，记忆减退，背部发板，易惊，头疼睡则减轻，梦多，头疼时嗜睡，喜热怕风，感冒加重，天气变化时加重，大便日二次，稀便，有时咳嗽吐痰，脉左寸沉，关浮弦噢，右寸濡，**此为阴虚夹湿**，法以育阴健脾利湿。予以石菖蒲9g、远志6g、制龟板18g、车前子6g、生龙骨30g、生牡蛎30g、女贞子30g、炒薏仁30g、煅石决明30g、炒白术9g。服用十五剂后症状明显改善。

按语：头痛麻木感已逾二十余年，其脉左寸沉为心气郁，关浮弦噢为肝肾阴虚，右寸濡为湿。肝主情志，欲火发于肝，肝阴虚性欲易动，因此可有遗精。肾阴精髓不足则脑空健忘，头痛。肝肾阴虚挟湿而致头痛伴麻木感。湿郁生热，湿热侵肺络故咳嗽，肺内湿热容易感冒，感冒可使症状加重。以枕中丹加石决明、牡蛎、女贞子抑肝补肾；薏仁清热利湿扶土，抑木；车前子淡渗清热强阴益精；白术健脾利湿。

案二十四 >>> 湿热夹风：俞某　女　50岁　1967年12月8日就诊。

头疼头晕，项发紧沉重，胸闷气短，查白细胞2万以上，反复发作病已半年余，曾到各大医院检查不能确诊，有时恶心，有时忽然心烦，汗出后心烦消失，口干不欲饮，目紧不欲睁，身体沉重，恶风怕热，舌白苔而滑，脉右部濡，右寸滑，左寸浮洪滑，关浮弦，**此为湿热挟风**，予以清热利湿祛风。以桑叶9g、菊花9g、竹叶9g、连翘12g、银花18g、炒栀子6g、香豆豉9g、薄荷9g、半夏6g、陈皮6g、炒枳壳6g、竹茹9g、杏仁9g、通草6g、滑石12g、炒薏仁30g、芦根30g、炒桑枝24g。

再诊四剂后，头疼头晕减轻，心烦减少，出汗亦少，目感轻松，仍怕风，自觉身有力，查白细胞降为正常。无白苔，脉濡，右寸沉取滑，左部浮弦。仍以上方六剂，无明显不适，血常规正常。

按语：头痛头晕，胸闷半年余，其脉右部濡滑为湿热，左脉浮弦为风，寸洪滑为心宫热。湿热之邪熏蒸上窍而感头痛头晕。湿热阻滞气机而致胸闷气短，扰及脾胃故身体沉重，时有恶心。热盛液不升故口渴，湿盛内留则不欲饮。湿热夹风邪，风邪并热邪，热愈炽，则感恶风怕热。热邪扰心，心宫受伤而感心烦，汗出使风邪得以由表而出，热邪得以缓解，心烦自然消失。其湿热胶缠使病情缠绵持久。以滑石、薏仁、通草清热利湿，使热邪下行；杏仁、枳壳调达气机宽胸；栀豉清久郁之热；竹叶、连翘、双花合栀子清心热；芦根、竹茹清脾胃之热；桑叶、菊花、薄荷宣风清热。湿热得以清除，风邪熄而病愈。

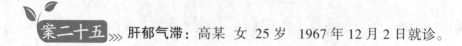

案二十五 ≫≫ **肝郁气滞：**高某 女 25 岁 1967 年 12 月 2 日就诊。

恶心头疼，出凉汗，有时精神不振，劳累后明显，小腹疼三个月，以右部疼重，疼时牵扯腰疼，有时腿肚发胀，脉右寸浮滑，右关沉，左关尺沉弦耎，**此为肝郁胃气滞**，暂以调气和胃肠。以半夏6g、陈皮6g、竹茹9g、广木香6g、香附9g、炒陈曲9g、炒麦芽9g、炒青皮6g、炒元胡6g、炒枳壳6g、炒薏仁15g。

再诊二剂后，无恶心头疼，腹痛已减轻。继以上方三剂症状消失。

按语：头痛，小腹痛，其脉右寸浮滑为痰饮，右关沉为胃气滞，左关尺沉弦耎为肝气郁。肝郁化火上扰于头脑故头痛，肝气郁滞经络使下腹部痛疼，劳累后肝火更胜故劳累后症状加重。肝郁其疏泄脾胃功能失司，脾胃气郁滞，水湿运化失调，水湿凝聚为痰饮而致恶心，腿肚发胀。以广木香、香附、青皮、元胡、枳壳疏肝理气止痛疼；二陈祛痰饮和胃气；炒薏仁健脾利湿清热；竹茹清胃热；陈曲、麦芽和胃。

案二十六 ≫≫ **伏暑：**翁某 男 61 岁 1979 年 6 月 5 日就诊。

多年来因为工作紧张头痛疼，以眼球前额明显，痛重时恶心呕吐，每次犯病持续一周时间，服用止痛药物可以缓解，食欲尚可，口苦，口干欲饮，时有胸闷不舒，血压90/60毫米汞柱。舌苔白黄而腻，既往四十年前因肺结核咯血行左侧肺叶切除术，此后合并支气管扩张、肺气肿，经常心跳120次／分，喜饮茶，曾在上海服用当地中医药方中附子约八两，脉右寸濡洪滑，右关浮弦，左关浮弦，**此为伏暑**，予以清宣。以姜半夏10g、黄芩10g、黄连6g、芦根30g、竹茹10g、生杷叶30g、滑石12g、佩兰叶12g、桑叶10g、菊花10g、竹叶10g、连翘12g、地肤子15g、麦芽10g。

再诊服药七剂后，头痛未再发作，食欲稍好，口苦，睡眠差，胸闷以阴天明显，无腹胀，舌苔白黄腻，质红，脉左寸洪弦滑，左尺弦大，右寸濡洪滑兼弦，右关浮弦滑。姜半夏10g、黄连10g、黄芩10g、杏仁10g、冬瓜子30g、生薏仁30g、芦根30g、竹茹10g、生杷叶30g、麦芽10g、竹叶10g、连翘12g、双花20g、滑石12g、佩兰叶12g、茵陈12g、桑叶10g、菊花10g。

三诊服药四剂后，头痛消失，食欲可，睡眠差，仍感胸闷，脉左寸濡浮弦滑，左关浮弦，右寸濡洪滑兼弦，右关浮弦滑。以姜半夏10g、黄连10g、黄芩10g、芦根30g、滑石12g、竹茹10g、佩兰叶12g、竹叶12g、连翘12g、茵陈20g。

四诊六剂后，胸闷已减，头不痛，痔疮复发，左寸稍虚弦滑，左关浮弦，右寸洪弦滑，右关浮弦滑。以桑叶10g、半夏10g、黄连10g、黄芩10g、茵陈20g、芦根30g、竹茹10g、菊花10g、槐角6g、滑石12g、佩兰叶12g、生杷叶30g、竹叶10g、连翘12g。六剂后，无不适。

按语： 患者因工作紧张头痛头晕多年，犯病时口苦，胸闷，口干欲饮，舌苔白黄腻，其脉右寸濡洪滑，右关浮弦，左关浮弦，**此为伏暑**。此为感受暑热后未能及时清除，又用多量附子辛热之剂，使邪热得以潜伏，热邪上蒙清窍而感头额痛疼。热邪攻心而感心慌心跳。热邪伤于脾胃以致恶心呕吐。热邪燔津为痰，痰热滞胸故胸闷不舒。以滑石、薏仁清理暑热；半夏、黄连、黄芩清热蠲痰宽胸，止恶心；芦根、竹茹、杷叶清胃热降逆；佩兰叶祛除污秽之气；地肤子清热祛风；桑菊、竹叶、连翘清宣。继以清宣之法痛止。

案二十七 >>> **肝旺湿热挟痰：** 陈某 男 47岁 1979年7月19日就诊。

头痛头晕已三年，曾在当地医院检查诊断为神经性头痛，二年前患冠心病，现自觉头痛头晕，胸闷偶有胸痛，睡眠不好，经常服用安定，舌白滑腻苔，脉左寸浮洪滑弦，左关浮弦，右寸弦洪滑，右关浮弦滑，尺弦滑大，**此为肝旺湿热挟痰**，予以镇肝清利湿热祛痰。以芦根30g、滑石12g、佩兰叶12g、茵陈12g、煅石决明30g、炒川楝子10g、泽泻10g、炒白术10g、茯苓10g、竹叶10g、竹茹10g、姜半夏10g、黄连6g、栝楼30g、女贞子30g、旱莲草30g。

再诊六剂后，头痛头晕已减，睡眠尚可，稍有胸闷，烦躁，脉左寸滑，左关尺弦大，右寸滑大，右关尺弦大。以竹叶 10g、茯苓 25g、炒川楝子 10g、女贞子 30g、麦冬 10g、沙参 30g、五味子 10g、炒枣仁 10g、枸杞 15g、生地 12g、元参 12g。

三诊服用十二剂后，有时胸闷痛，右寸沉洪滑，右关沉弦，左寸洪滑，左关尺弦大，以姜半夏 10g、黄芩 10g、黄连 6g、苍术 6g、厚朴 6g、陈皮 10g、茯苓 10g、煅石决明 30g、炒川楝子 10g、元参 10g。

四诊五剂后，劳累后自觉腹胀胸闷，烦躁，睡眠不好，面色光亮，脉右寸洪滑，右关沉，左关浮弦。予以煅石决明 30g、炒川楝子 10g、女贞子 30g、旱莲草 30g、生龙骨 30g、生牡蛎 30g、炒枣仁 12g、竹叶 10g、茯苓 10g、生石膏 25g、元参 30g、陈曲 10g、麦芽 10g。服用十余剂后，无不适。

按语：头痛头晕伴有胸闷，其脉左寸浮洪滑弦，左关浮弦为肝旺心热，右寸弦洪滑，右关浮弦滑，为湿热挟痰，尺弦滑大为肾阴不足。肝旺肝阳上扰脑髓而感头痛头晕。肝旺其疏泄脾胃之机能失司，脾运化水湿不利，湿合热邪滞胸，热邪生痰，痰浊阻滞气机故胸闷痛。以石决明、川楝子清热抑肝；半夏、栝楼、黄连小陷胸汤蠲痰清热宽胸；芦根、滑石、茵陈、茯苓、泽泻清热利湿，使热下行；茯苓、白术健脾利湿；女贞子、旱莲草以滋育热耗肾液。再诊胸闷烦躁，其脉左寸滑，为水气凌心，左关尺弦大，右寸滑大，右关尺弦大为阴虚。以茯苓、竹叶清心；沙参、麦冬、五味子育肺气；女贞子、生地、元参、枸杞滋阴；川楝子清肝；枣仁醒脾助阴。三诊胸闷痛，右寸沉洪滑，右关沉弦，为气郁痰热，左关尺弦大肝旺，肝肾阴不足。以姜半夏、黄连、黄芩清痰热；平胃散燥湿通脾，行气和胃；石决明，川楝子以清肝；元参壮水制火。继以镇肝育阴清热而痊。

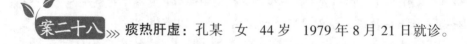

案二十八 >>> **痰热肝虚：** 孔某　女　44 岁　1979 年 8 月 21 日就诊。

每次月经来潮血压高，头痛头晕，睡眠尚好，月经过后半月感舒适已五六年，易激动，生气时明显，小便可，有时胸闷恶心，月经来时持续不断，脉左寸浮弦滑，左关无力，右寸浮弦洪滑，右关浮弦，**此为痰热肝**

虚，法以蠲痰疏肝育阴。予以姜半夏10g、黄连6g、栝楼30g、柴胡6g、当归10g、白芍25g、茯苓25g、炒白术10g、竹叶10g、女贞子30g、旱莲草30g。

再诊六剂后，头晕，全身无力，血压220/100毫米汞柱，用降压药，脉左寸关浮弦，左尺虚，右寸滑大，**此为阴虚肝旺**。以枸杞30g、菊花12g、麦冬10g、沙参20g、熟地30g、山药12g、茯苓10g、山萸肉10g、泽泻10g、丹皮10g、五味子10g、女贞子30g、煅石决明30g、炒川楝子10g。

三诊六剂后，头晕，全身无力已减轻，脉右寸滑大，左关尺弦细。予以麦冬10g、沙参20g、女贞子30g、旱莲草30g、炒川楝子6g、生地20g、元参20g、枸杞12g、白芍10g。连续服用二十余剂未再犯病。

按语：患者月经来潮头痛头晕，易激动，时有胸闷，其脉右寸洪滑为痰热，左关无力为肝虚。肝藏血，肝虚时肝血不足，故月经来潮时精血明显不足以育养脑髓，故头痛头晕明显。经后肝血得以修复而感舒适。肝虚其阳盛，肝虚疏泄失职，脾之运化不利，水湿与热合化为痰热，痰热上扰清窍而感头痛头晕。痰热滞胸故感胸闷恶心。以小陷胸汤清热蠲痰开结；逍遥散疏肝和营，二至补益肝肾，滋阴充液。再诊脉左寸关浮弦为肝旺，左尺虚为阴虚，右寸滑大为肺阴不足。以沙参、五味子、麦冬滋育心肺阴分，收敛耗散之气；六味地黄汤加女贞子、枸杞滋补肝肾；石决明、川楝子清肝热抑肝；菊花制火平木。继以滋育肝肾而愈。

眩 晕

 >> 血虚：王某　女　26岁　1952年6月28日就诊。

结婚已三年，常头晕头痛，有时心口痛，生气则发，月经量少，来时腰痛，脉两寸缓，左关虚缓，**此为血虚**，法以补血益肝肾。当归9g、杜仲18g、川芎3g、生白芍9g、砂仁炒熟地12g、枸杞9g、菟丝子9g、续断9g。

再诊二剂后，上方当归15g，加陈皮6g、神曲9g。

三诊三剂后，头部舒适，腰不动不痛，上腹时有串痛，恶心，病虽已轻，但工作久立伤腰，应注意休息。方以广木香5g、半夏6g、陈皮9g、当归15g、砂仁6g、生白芍9g、杜仲18g、川芎6g、熟地12g、续断12g、枸杞9g、菟丝子9g、神曲9g、麦芽9g、茯苓9g。五剂而愈。

按语：头晕痛，其脉左寸缓，左关虚缓，**此为肝血虚**。肝藏血，血虚不能上荣脑海则头晕头痛。肝主疏泄，肝血不足，其疏泄之职不能，而致心口痛。精血之不足濡养腰筋，血海亏虚，故月经量少，腰痛。以四物汤：当归、白芍、川芎、熟地补血和血调经；枸杞、菟丝子补肝肾；杜仲、续断补肝肾强筋骨；砂仁炒熟地，以免熟地腻膈。继以理气补肝肾、益精血而瘳。

>> 气虚血亏：葛小姐　29岁　1951年8月21日就诊。

头晕痛，不眠，不欲食，不能用脑，手足心发热已半月余，脉左寸虚，左关浮弦虚，尺浮，右寸浮虚，**此为气虚血亏**，予以补益。方以当归9g、川芎6g、大枸杞6g、龟板24g、生地18g、麦冬9g、知母9g、酸枣仁12g、党参9g、於术9g、茯苓9g、甘草3g、生白芍12g。

再诊二剂后症减，上方加沙参15g、天冬9g、生白芍18g。

三诊二剂后眠安，头晕痛，左寸虚，**此为血虚头痛**。以当归9g、川芎6g、枸杞6g、生白芍12g、生地18g、菊花9g。

四诊上方生白芍18g，加车前子5g、元参18g、茯苓9g。

五诊二剂后眼花，头巅顶痛，脉左寸浮数，左关浮弦数，尺浮数，右寸沉，**此为气郁肝旺**。以生白芍18g、生栀子6g、丹皮6g、菊花9g、元参15g、生香附9g、桑叶9g、石决明24g、枳壳6g、甘草3g、桔梗6g、薄荷9g、芥穗2.4g。三剂后症消。

按语：头晕痛，不欲饮食，手足心热，其脉右寸虚为气虚，左寸虚，左关浮弦虚，尺浮为血亏。气为阳，血为阴，阴阳互根，气血相互资生，《素问》："血气不和，百病乃变化而生。"气虚其脾胃升降机能失常，故不欲饮食。脾气不足其转化水谷为精气，输送于全身之能力受限，精血生成障碍而致血亏。气血虚不能上荣，脑失所养而发头晕痛。血亏而现虚热，因此手足心发热。以八珍汤专治气血两虚之品，其四君子以补气，其四物汤以补血和血；枸杞、龟板补肝肾，知母清金滋水；麦冬滋育心肺之阴，以生水之意；酸枣仁汤：枣仁、川芎、茯苓、知母、甘草养血安神。

 案三 >>> **气郁肝旺胃不和**：王某　男　51岁　1952年9月6日就诊。

饭后感闷不消化，头昏沉，眠起头痛半月余，脉左关浮弦，右寸沉，**此为气郁肝旺胃不和**，予以理气疏肝调胃。方以生香附9g、枳实6g、苍术6g、茯苓9g、生白芍9g、牡蛎18g、神曲9g、麦芽9g、石决明24g、广木香5g、陈皮9g。

再诊二剂后，饭后闷消，稍恶心泛酸，发烧，头昏痛，予以抑肝调胃。石决明24g、梅花5g、牡蛎18g、竹茹9g、吴茱萸水炒黄连3g、茯苓9g、陈皮 9g、生杷叶 9g。

三诊二剂后头昏轻，恶心，脉左关弦，右寸滑，右关沉，予以祛痰调胃抑肝。石决明 24g、牡蛎 18g、半夏 6g、陈皮 9g、竹茹 9g、神曲 9g、麦芽 9g、吴茱萸水炒黄连 3g、砂仁 5g、厚朴 3g、枳实 5g。二剂后无明显不适。

按语：《素问》："诸风掉眩皆属于肝"。患者头昏沉，饭后感闷不消化，其脉左关浮弦为肝旺，右寸沉为气郁。肝旺肝阳升动于上，扰于头目故发头昏头痛。肝旺其疏泄脾胃之能力失调，脾气郁滞故感饭后闷而不消化。以石决明、生牡蛎、白芍清肝抑肝；生香附、广木香、枳实理气解郁；苍术燥脾升发脾阳；陈皮理气健脾，燥湿和胃；神曲、麦芽以消导和胃。

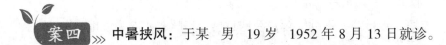

案四 >>> **中暑挟风：**于某　男　19 岁　1952 年 8 月 13 日就诊。

神昏，腹痛，头热，胸闷气短两天，脉左寸浮数，右寸沉数。**此为中暑挟风，气分郁遏，**法以清热宣散。方以佩兰叶 9g、枳壳 6g、川贝母 9g、竹叶 3g、连翘 12g、鲜芦根 18g、双花 9g、益元散 9g、炒薏仁 18g、菊花 9g、香豆豉 9g、薄荷 9g、桑叶 9g。

再诊一剂后，神清，胸畅，惟头痛身倦，脉右寸浮数，**此为气畅风热发，**予以清宣。牛子 9g、黄芩 9g、香豆豉 9g、桑叶 9g、桔梗 6g、薄荷 9g、陈皮 9g、鲜芦根 24g、竹叶 3g、连翘 12g、生栀子 9g、双花 6g、益元散 9g、竹茹 5g。二剂后诸症皆消失。

按语：夏月感头热神昏，胸闷气短，其脉数为热，左脉浮为风，右寸沉为气分郁滞。**此为感受暑热挟风，气分郁遏。**暑热首先犯肺，故感胸闷气短，风邪煽动热邪上扰头窍，故神昏，头热。气分郁遏，使脾胃之气升降不利则现腹痛不适。此例可有口干不欲饮水及舌苔白腻的症状，因此方剂中用益元散清利暑热（湿）；薏仁清利湿热；佩兰叶芳香化浊；川贝母、枳壳理气解郁；薄荷、桑叶、菊花、双花、竹叶、连翘清宣；豆豉疏散解表，治寒热，解胸闷。再诊右寸浮数，**此为气机通畅，**而风热症状明显，予以清热宣散之法病愈。

案五 >>> **湿盛肝旺胃气不调**：薛某　男　57岁　1952年6月10日就诊。

头晕恶心，口干倦睡，面色发青已半年余，在某医院检查未查明原因，脉左关浮弦，右寸滑，右关沉，**此为湿盛肝旺，胃气不调**，法以镇肝祛湿和胃。方以法半夏6g、陈皮9g、藿香6g、苍术9g、厚朴5g、神曲9g、茯苓9g、石决明18g、牡蛎12g、泽泻9g、紫豆蔻5g。

再诊一剂后，面色稍有红色，头晕减，仍以和胃抑肝法。苍术9g、神曲9g、陈皮9g、紫豆蔻5g、石决明18g、茯苓9g、泽泻9g、法半夏6g、厚朴5g、牡蛎12g、藿香6g、紫白石英各9g。

三诊二剂后，头晕，微恶心，心感慌，脉左寸浮数，**此为郁解火发**，法以清宣。桑叶9g、竹茹9g、鲜芦根24g、竹叶3g、益元散9g、连翘12g、菊花9g、双花9g、炒薏仁24g。

四诊一剂后仍以清宣法。上方加生栀子6g、双花18g、黄芩6g、益元散12g、芦根30g、薏仁30g。二剂而痊。

按语：此例其脉左关浮弦为肝旺，右寸滑为痰湿，右关沉为胃气滞。肝旺其肝阳上腾扰神故头晕，肝旺其疏泄脾胃之机能失调，脾运化水湿能力失利致水湿盛，水湿盛则感倦睡，头晕。湿盛湿郁为痰，痰湿黏腻阻碍气机之正常运转。以石决明、牡蛎清肝镇肝；平胃散：苍术、陈皮、厚朴燥湿健脾理气除满；法半夏燥湿化痰和胃；藿香化湿和胃止呕；紫豆蔻化湿消痞，行气开胃；茯苓、泽泻淡渗利湿。三诊心感慌，脉左寸浮数，**此为气郁解而火发**，以清宣之法而痊。

案六 >>> **气滞肝胃火盛**：孙太太　36岁　1952年6月16日就诊。

阵发性头晕，伴有全身无力，上腹部不适，口臭已二十天余，舌尖赤，脉左寸沉，左关浮弦数，右寸沉数滑，右关浮数，**此为气滞肝胃火盛**，法以清热理气。方以生香附9g、枳实6g、竹茹9g、龙胆草6g、郁金9g、广木香5g、川连6g、黄芩9g、生白芍12g、生栀子9g、鲜芦根18g、茯苓

9g、陈皮 5g、半夏 9g、泽泻 6g。

再诊二剂后脉数已减，仍以理气宣肝清胃。桑叶 9g、桔梗 6g、枳壳 6g、竹茹 9g、鲜芦根 24g、石菖蒲 9g、竹叶 3g、菊花 9g、连翘 12g、双花 9g、郁金 9g、龙胆草 3g。继以清热理气之剂而愈。

按语：此例其脉两寸沉为心肺气滞，左关浮弦数为肝旺，肝火盛，右关浮数为胃火。肝火盛气热升腾扰头脑而致头晕，热耗气力而现全身乏力，肝火盛其子心火也盛故舌尖赤，肝热势必伤及脾胃，胃为容纳水谷之地，热邪蒸腾腐化水谷故现口臭。以半夏、黄连、黄芩、栀子、龙胆草清心肝之热；黄芩清中焦实热；芦根、竹茹清胃热；二陈祛痰和胃；香附、枳实、郁金、广木香理气解郁；白芍清肝敛阴；茯苓、泽泻淡渗清热。

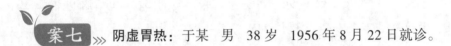

案七 ≫ **阴虚胃热：**于某 男 38 岁 1956 年 8 月 22 日就诊。

头晕，目花发涩，口干一月余，脉左关弦细，右关浮，**此为阴虚胃热，法以清育。**方以当归身 9g、鲜石斛 9g、天花粉 18g、元参 30g、女贞子 18g、生熟地各 12g、大枸杞 6g、桑叶 9g、菊花 9g、生杷叶 9g。

再诊二剂后口干轻，再以养阴生津之剂。当归身 9g、川芎 5g、生熟地各 9g、元参 30g、桑叶 9g、生白芍 9g、天麻 6g、大枸杞 6g、菊花 9g、女贞子 18g、鲜石斛 9g、天花粉 18g。

三诊二剂后病虽减轻，仍宜滋养。当归 15g、川芎 5g、熟地 15g、大枸杞 9g、元参 30g、女贞子 30g、麦冬 15g、生白芍 9g、天花粉 24g、沙参 18g、鲜石斛 9g、天麻 6g。

四诊病已明显好转，继以滋育半月后症状消失。

按语：头晕目花，其脉左关弦细为肝肾阴虚，右关浮为胃热。肝肾阴虚虚阳上亢，上扰清窍而致头晕，肝主目，肝阴液不足育润双目以致目花发涩。肝木克土，肝阴虚使胃热耗津，津液不足而感口渴。以元参、生熟地、石斛、女贞子、枸杞、当归身育养阴液；生杷叶和胃降气，气下火降；花粉清热生津；桑叶清肝润燥；菊花制火平木。继以养阴生津之剂而愈。

 >>> 阴虚脾虚：贾某　女　23 岁　1956 年 8 月 24 日就诊。

头昏目花，左目明显，右侧头疼已四五年，产后五个月白带多，带色呈黄白色，脉左弦细，右关奥，**此为阴虚脾虚**，法以养阴健脾。方以桑叶 9g、麦冬 9g、沙参 12g、石斛 9g、玉竹 9g、生地 12g、元参 12g、扁豆 9g、生白芍 30g、芡实 15g、山药 15g、黄柏 3g、地骨皮 6g、女贞子 12g。

再诊三剂后易惊，睡眠不好，左关浮弦细，继以养阴安神。玉竹 9g、生白芍 30g、芡实 15g、女贞子 15g、扁豆 9g、炒山药 15g、炒褐黄柏 3g、石斛 9g、龟板 12g、生牡蛎 30g、元参 15g、生龙骨 9g、生地 18g、车前子 3g。坚守养阴健脾之法月余后痊愈。

按语：头晕头痛，目花，白带多，其脉左弦细为阴虚，右关奥为脾虚。阴虚相火偏旺，上扰脑髓而致头昏头疼，目花。脾虚其运化失职，湿浊停聚，湿与热结而致下焦湿热损及任带脉，其约固无力而致带下。以沙参、麦冬、元参、生地、白芍、女贞子育阴；玉竹、扁豆、芡实、山药补脾气固精；黄柏清相火，补肾水，坚肾润燥；地骨皮泻肝肾之虚热。以养阴健脾之剂病愈。

 >>> 阴虚火浮：陈某　男　26 岁　1952 年 4 月 26 日就诊。

头晕身倦，面赤，皮肤干燥，口干唇赤，脉左浮弦细，**此为阴亏火浮**，予以滋阴。方以麦冬 18g、沙参 24g、玉竹 9g、石斛 6g、生地 12g、生白芍 12g、元参 18g、甘草 3g、天花粉 9g、桑叶 9g。

再诊二剂后仍感头晕，脉左浮弦细。予以沙参 18g、石斛 9g、龟板 18g、茯苓 9g、生白芍 18g、牡蛎 15g、女贞子 9g。一周后头晕身倦已恢复正常。

按语：此例面赤，口干唇赤，其脉左浮弦细为**阴虚火浮**。肝肾阴亏，阴分亏虚，失于滋养虚热内生上逆头窍，因而出现头晕身倦，面赤。以沙参、麦冬、生地、白芍、石斛、元参、玉竹育阴；天花粉清热生津；

桑叶甘寒清肝润燥。再诊仍感头晕，加用龟板、牡蛎补肝肾潜阳而愈。

 案十 >>> **阴虚肝旺受惊**：姜某　女　35岁　1952年10月22日就诊。

一周前受惊后，感头晕耳沉，齿龈双目发红，脉左关尺细，右关弦滑，**此为阴虚肝旺受惊，法以养阴清热**。方以生栀子3g、丹皮3g、竹叶3g、元参18g、石决明18g、牡蛎12g、生地18g、竹茹9g、天竺黄9g、生白芍12g。

再诊二剂后病已减轻，予以上方加生香附9g、生栀子6g、丹皮6g、茯苓9g、泽泻6g。一周后症状已消失。

按语：《素问》："惊则心无所依，神无所归，虑无所定，故气乱矣。"此例其脉左关尺细为阴虚，右关弦滑为肝旺胃热。患者素禀阴虚，受惊后惊则动心，亦伤及肝胆。"肝藏血，血舍魂"。肝阴虚肝血不足，营血不足，则魂不能舍，故易受发生惊吓。阴虚肝旺，虚热上浮则感头晕，耳沉，目赤。以元参、生地滋阴；白芍抑肝敛阴；石决明、牡蛎清肝镇肝；丹皮、栀子清肝胆之热；栀子和竹叶清心；竹茹清胃热；天竺黄清心豁痰定惊。

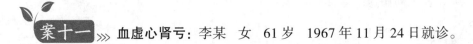 **案十一** >>> **血虚心肾亏**：李某　女　61岁　1967年11月24日就诊。

头晕发木，抬头最易晕倒已半年余，左胁有时跳动不适，目视不清，心烦，面色枯黄，唇甲不华，口干，血压210/60毫米汞柱，脉两寸虚，左关浮弦奭无力，**此为血虚，心肾亏，肝阳上僭，法以养血补心肾**。方以当归12g、炒白芍12g、生熟地各9g、枸杞9g、元参24g、女贞子24g、生牡蛎30g、牛膝9g、制何首乌12g、知母12g、沙参9g、麦冬9g、天冬9g、石斛9g、珍珠母30g、紫白石英各12g。

再诊三剂后，头晕发木，抬头晕已减轻，脉左寸虚，关尺浮弦，右寸见敛有力。以当归12g、炒白芍12g、生熟地各9g、枸杞9g、元参24g、女贞子24g、生牡蛎30g、牛膝9g、制何首乌12g、知母12g、沙参9g、天冬

9g、石斛9g、珍珠母30g、紫白石英各12g。继以养血滋阴潜阳法二月后而愈。

按语： 此例头晕，左胁不适，其脉左寸虚为心虚血虚，左关浮弦奊而无力为肾亏，肝旺肝阳上僭。心主血脉，其华在面，血虚不能上荣于脑髓而头晕发木，面色枯黄，唇甲不华。肾亏其子肝木阴分亦亏，肝阴亏虚肝阳上僭，则感心烦、头晕明显。肝阴亏经脉失养而内风动故左胁跳动不适。肝主目，肝阴不足濡养二目则目视不清。以四物汤去川芎以养血；元参、枸杞、女贞子、何首乌、石斛以补肝肾阴；知母、天冬制金生水；沙参、麦冬补心肺之阴制肝；珍珠母、牡蛎清肝镇肝；紫石英甘平入心肝血分而润补肝；白石英甘温重润肺，寓意金生水。继以养血滋阴潜阳之剂而愈。

案十二 》》 气阴虚肝肾不足：王某 男 26岁 1967年11月9日就诊。

有时突然头晕，视物旋转欲倒，恶心呕吐，卧则昏沉睡眠，卧两三天逐渐见好，每月发作三四次，自幼即有眩晕病，近半年加重，经常晨起头晕，恶心不欲纳食，梦多，口渴，曾在医院检查诊断为"发作性眩晕"，"神经性眩晕"，服用多种西药效果不明显，左关尺濡弱无力，右寸虚大，右关弦大无力，**此为气阴虚肝肾不足**，法以益气滋补肝肾。方以当归9g、炒白芍9g、生熟地各9g、枸杞9g、女贞子60g、制何首乌12g、元参18g、生牡蛎30g、石斛9g、五味子9g、党参12g、沙参18g、天冬9g、麦冬9g、竹茹9g、陈皮6g。

再诊三剂后，头晕不明显，不恶心，在刷牙时感恶心，身无力，睡眠好，纳食见好，口不渴，但感唇发干，右寸脉收敛，左关尺较有力，予以上方加玉竹18g，党参无货，改用童参9g。

三诊三剂后，服药后感舒适，今晨头晕恶心，不欲饮食，脉左关浮弦，右寸虚大，右关浮弦大。上方加芦根30g、生把叶30g。

四诊四剂后，基本不头晕，只是夜间下班后感稍晕，仅晨起恶心一时，纳食见好，右寸脉见敛，左关尺弦大，去生把叶。

五诊头不晕，精神好，痰多，右寸偏沉，右关浮弦洪，左关尺浮弦偏数有力，**此为胃热挟痰**。佩兰叶 12g、炒枳壳 6g、芦根 30g、陈皮 6g、竹茹 9g、生杷叶 30g、蒲公英 18g。

六诊三剂后，食欲好，嘱其服女贞子 60g/ 每日，服用二月余未再犯病。

按语： 患者头晕多年，其脉右寸虚大为气虚，右关弦大无力为胃阴虚，左关尺濡弱无力为血不足，肝肾不足。此例素禀体弱气虚，肝肾不足，"气为血之帅，血为气之母。" 肺气虚无力推动血脉运行，肝肾不足其精血虚不能濡养脑海故眩晕。肺阴虚肺脏失于滋养，虚热耗气以致肺气更虚。胃阴虚胃中有虚火故恶心不欲食，口渴。肝肾不足，其虚阳上浮而使头晕反复发作，一旦卧床休息后症状可以缓解。以生脉散收敛耗散之气；沙参、麦冬滋育肺阴；生熟地、当归、白芍以养血；何首乌、女贞子、枸杞、元参、石斛、天冬滋补肝肾；牡蛎清肝抑肝；竹茹清胃热；陈皮能泻能补，可升降胃气。

案十三 ⟫⟫ 阴虚肝阳上僭：王某　男　57 岁　1967 年 11 月 23 日就诊。

头昏眩晕二年，频发后头疼，转头时头晕重，左腿麻木感，汗多，口干咽热，在医院确诊为高血压病，血压为 160/100 毫米汞柱，脉右寸滑大，右关弦大，左部浮弦硬，**此为阴虚肝阳上僭**，予以养阴潜阳。以知母 12g、石斛 9g、生牡蛎 60g、元参 30g、生地 12g、当归 9g、生白芍 9g、女贞子 24g、制何首乌 18g、牛膝 9g、珍珠母 30g、龟板 12g、沙参 12g、麦冬 12g。

再诊服十一剂后，纳食很好，头昏眩晕减轻，头疼减，左腿仍麻，口咽干减轻。脉浮弦奥。上方加百合 12g。

三诊服用上方十余剂症状消失。

按语： 眩晕头痛，其脉左部浮弦硬为阴虚肝阳上僭；右寸滑大，右关弦大为肺胃阴虚。肝阴虚肝阳上僭，升动于上，扰于头目故眩晕头痛，汗多。肾为诸脏之根，阴阳之本，主任督二脉，任脉达于咽喉，肾阴虚故口干咽热。阴虚其阴液不足，血分不足以荣养经脉，故感腿麻木。以元参、石斛、女贞子、何首乌、龟板、知母滋阴；生地、当归、白芍养血育阴；牡蛎、珍珠母清肝潜阳；沙参、麦冬滋育心肺阴分，以金生水之意；牛膝补肝肾使药力下行。临床观察加用百合治疗阴虚肢体疼痛效果好。

案十四 ≫ 阴虚肝阳上僭：王某 男 42岁 1967年11月13日就诊。

四月前发现血压高，服药后较稳定，一月前因劳累血压又高，经常失眠，易寤寐少，眩晕头痛，食欲不振，恶心梦多，大便干，舌赤嫩，脉左关尺浮弦似急，左寸偏沉，右关浮弦，**此为心气郁，肾阴虚，肝阳上僭**，法以镇肝滋阴解郁。予以知母12g、石斛9g、竹茹9g、石菖蒲9g、远志6g、炒枣仁12g、元参24g、女贞子24g、生地12g、生白芍9g、制何首乌12g、生牡蛎30g、炙龟板9g、生龙骨30g、牛膝9g。

再诊三剂后，血压正常，睡眠见好，眩晕较前减轻，右偏头痛，脉左寸浮无力，左关尺浮弦较硬，右寸沉。以知母12g、生香附9g、菊花12g、钩藤12g、炒枣仁12g、元参24g、女贞子24g、生地12g、生白芍9g、制何首乌12g、生牡蛎30g、生龙骨30g、牛膝9g、当归9g、龟板9g。

三诊三剂后，眩晕减轻，不恶心，纳食有进步，睡眠不好，寐则梦多，后头痛，大便不干，脉左寸浮无力，左关尺浮弦大缓和，右寸虚大。以知母12g、石斛9g、石菖蒲9g、远志6g、炒枣仁12g、元参24g、女贞子24g、生地12g、生白芍9g、制何首乌12g、生牡蛎30g、龟板9g、生龙骨30g、牛膝9g、沙参12g、五味子9g、天冬9g。

四诊三剂后，有时头疼睡不沉，脉寸虚无力，关尺浮弦大。以知母12g、炒枣仁12g、元参30g、女贞子30g、生地12g、生白芍18g、制何首乌18g、当归9g、生牡蛎60g、生龙骨30g、牛膝9g、龟板9g、紫石英15g。

五诊三剂后，血压稳定，劳累则感头昏，右偏头痛，睡眠好，大便有时干，脉左关尺浮弦，右关尺弦大缓和，寸浮大。知母12g、炒枣仁12g、元参30g、女贞子30g、生地12g、生白芍18g、制何首乌18g、当归9g、生牡蛎 60g、生龙骨 30g、牛膝 9g、龟板 9g、紫石英 15g、沙参 12g、百合 12g。十余剂后，症状基本消失。

按语： 此例与上例同为阴虚，肝阳上僭，而此例其脉左寸沉为心气郁。因为症状不同，用药也有出入。此例因劳累后出现一系列症状。劳则生火，本系阴虚之质，火邪使阴精内损，肾阴不足肾阳蒸腾乏源，无水以升，不能制约心阳而致心肾不交故出现失眠。肾水生肝木，因肾水不足肝阳无以制约，则肝阳上僭，故头痛头晕。火邪伤胃以致恶心，食欲不振。以枕中丹：龟板、龙骨、石菖蒲、远志益智补心肾；龟板滋阴潜阳益肾；牡蛎、龙骨益肾安魂镇惊；何首乌、白芍、生地、元参、女贞子、石斛、知母滋补肝肾；酸枣仁养血安神；竹茹清胃热。继以镇肝滋阴而痊。

案十五 >> **阴虚肝阳上僭相火旺：** 李某 男 38 岁 1967 年 11 月 3 日就诊。

眩晕心跳发惊，心烦易怒，有时咽干无津，上腹部疼呈热辣感，口渴欲饮，患血压高二年，脉左部浮弦数，右寸浮洪滑数而硬，右关偏沉，**此为阴虚肝阳上僭相火旺**，法以清育。方以生牡蛎 60g、元参 30g、制何首乌 18g、牛膝 9g、知母 12g、蛤粉 15g、生石膏 18g、珍珠母 30g、生白芍 9g、竹叶 9g、连翘 12g、炒栀子 6g、黄芩 6g、广木香 6g、陈皮 6g。

再诊三剂后，眩晕心跳发惊已减轻，上腹部不感热辣，咽部有津液，仍有心烦气短，脉平，左浮弦，寸弦洪，右寸浮洪滑，右关浮弦，以前方化裁。去广木香加紫白石英各 9g。

三诊三剂后，睡眠好，心下跳，面部有些胀，昨日流涕，口渴，脉左浮弦数，右寸浮洪滑数，**此为感冒邪热未净。**予以薄荷 9g、桑叶 9g、菊花 9g、竹叶 9g、连翘 12g、香豆豉 9g、炒栀子 6g、银花 12g、生石膏 18g、知母 12g、芦根 30g、竹茹 9g、苏叶 9g。服二剂后感冒好后，继服再诊的方剂。

四诊三剂后，浮肿消失，心跳轻，稍有眩晕，有时心烦，脉数，两寸浮洪滑，关尺浮弦硬，**此为阴虚火旺肝阳上僭。**以生牡蛎 60g、元参 30g、蛤粉15g、知母12g、生石膏18g、竹叶9g、连翘12g、炒栀子6g、黄芩6g、制何首乌18g、紫白石英各15g、女贞子24g、牛膝9g、珍珠母30g。

五诊三剂后，一般情况好，感睡不安，脉关尺弦奕，两寸浮洪弦。以上方加生地9g、当归9g。六剂症状消失。

按语：患者头晕，心跳发惊，其脉左部浮弦数，浮弦为肝阳上僭，数为相火盛，右寸浮洪滑数而硬为气分热盛，热耗阴，阴分亏故脉现硬，右关沉为气滞。此为本素阴虚，肝阳上僭相火盛而感心烦易怒。热耗阴分更显不足，上扰头脑而致头晕，咽干无津。相火盛扰动心君，使心宫受热以致心跳发惊。君相火盛，灼热肺脏使气分热而耗津，故感口渴欲饮。火邪扰胃使上腹部热辣感。以元参、何首乌、白芍、知母滋阴清热；生石膏合知母清气分热生津；白芍清肝热敛阴；竹叶、连翘、栀子清心热，黄芩清中焦实火；木香、陈皮理气和胃；生牡蛎、珍珠母、蛤粉清肝热镇肝。

案十六 >>> 气阴两虚：李某　男　52岁　1967年11月3日就诊。

头晕胸难，休息后见好，劳累后睡眠不好则心慌，在医院检查尿糖高，脉左寸滑大，左关弦大，右寸虚大按之滑大，**此为气阴两虚**，法以益气育阴。予以沙参30g、党参9g、甘草3g、炒白术9g、天冬9g、当归身9g、石斛9g、天花粉12g、生地9g、炒枣仁12g、女贞子18g、生牡蛎30g、元参9g、百合12g、知母9g。

再诊三剂后，头晕胸不难，有时疼，劳则全身难受，口干睡眠好，右寸虚大，右关弦虚，左关浮弦奕，**此为肝脾两虚，气阴不足**。以沙参30g、党参9g、五味子6g、麦冬9g、天冬9g、当归9g、生白芍9g、生地9g、炒白术9g、甘草3g、玉竹15g、大枣肉2枚、炒枣仁12g、女贞子18g、生牡蛎30g、元参9g。

三诊三剂后，精神好，头晕减轻，身感有力，两腿轻松，胸疼次数减少，口不干，脉左关弦大，右寸浮取已敛，沉取大，右关弦大。以上方加石斛9g，继续服用二十余剂症状明显好转。

按语：《灵枢》："上气不足，脑为之不满，耳为之苦鸣，头为之苦倾，目为之眩。""髓海不足，则脑转耳鸣，胫酸眩冒，目无所见，懈怠安卧。"此例头晕胸难，其脉左关弦大为阴虚，左寸滑大心阴虚，右寸虚大按之滑大为气阴虚。此例阴虚表现在多脏器，肺阴不足而感胸难。心肝阴虚其精血不足则感睡眠不好，心慌。气虚阴虚皆可致脑髓不足而眩晕。以四君子汤去茯苓加沙参、麦冬、五味子、玉竹补气阴，以收敛耗散之气；四物汤去川芎，合石斛、元参、女贞子、天冬育阴；酸枣仁益肝安神；大枣肉益气敛阴；生牡蛎以补肾安魂。

案十七 ⟫⟫ 气阴两虚：孙某　男　42 岁　1979 年 7 月 7 日就诊。

头晕胸闷一年余，自觉头晕血压不稳定，胸闷走上坡路明显，自觉气冲至咽部，记忆力减退，曾做心电图为右束支传导阻滞，脉右寸虚散，左寸虚大兼滑，左关尺弦细，**此为气阴两虚**，法以益气育阴。予以党参30g、五味子 10g、麦冬 10g、沙参 30g、竹叶 10g、女贞子 30g、枸杞 30g。

再诊六剂后，汗出多，睡眠差，脉左寸虚大，左关尺弦大，右寸虚大，以党参 30g、麦冬 10g、五味子 10g、沙参 30g、炒枣仁 12g、柏子仁 10g、生地 20g、元参 20g、女贞子 30g、枸杞 30g、炒川楝子 6g、浮小麦 30g、黄芪 30g。

三诊六剂后，胸闷憋气头晕已减，自觉有力，睡眠梦多，吃冷饮不适，腹胀，左寸弦滑，右寸虚大弦滑偏沉，右关濡弦滑，以党参 25g、茯苓 20g、炒白术 10g、苍术 10g、草果 6g、陈皮 10g、建曲 10g。

四诊三剂后，胸闷，怕吃冷食，脉两寸濡滑，左关弦爽，右关濡弦滑，**此为湿郁**，以苍术 10g、陈皮 10g、厚朴 10g、白术 10g、茯苓 25g、杏仁 10g、苏梗 6g、草果 6g、建曲 10g、薏仁 30g。

五诊三剂后，胃部舒适，右下腹不适，右下肢麻木，既往患有慢性阑尾炎，脉左寸弦滑，左关弦滑，左尺浮弦滑，右寸濡滑，右关弦滑，以苍术 10g、白术 10g、茯苓 10g、泽泻 10g、薏仁 30g、草果 10g、独活 6g、防己 10g、蚕沙 30g、广木香 10g、枳壳 10g、桂枝 10g、大豆卷 30g。

六诊四剂后，服冷食无明显不适，右下腹部痛轻，活动量大时感右腰部疼痛，下肢麻木较轻，脉左浮弦，右寸沉，右关濡滑，以广木香10g、香附10g、苍术10g、陈皮10g、建曲10g、冬瓜子30g、红藤30g、炒川楝子10g、炒元胡10g。

七诊三剂后，血压不稳定感头晕。脉左寸虚大弦，左关尺浮弦大，右寸沉滑，右关浮弦，以广木香10g、香附10g、煅石决明30g、炒川楝子10g、麦冬10g、沙参20g、元参20g、生地20g、枸杞20g、女贞子30g。

八诊三剂后，右下腹稍痛，下肢无力，下午感血压不稳，面部发红，脉左寸浮弦，左关尺弦大，右寸沉濡滑，广木香10g、香附10g、冬瓜子30g、生白芍25g、丹皮10g、苍术10g、炒川楝子6g、炒元胡6g、枸杞20g、女贞子30g、元参10g、生地10g、当归6g。六剂后无明显不适。

按语：与上例同为气阴两虚，但用药不尽相同。此例右寸虚散，主以生脉散加沙参以补肺气，收敛耗散之气。左寸虚大兼滑，此为心气虚有水湿之象，故以女贞子、枸杞以补益肝肾，而不用滋腻之品。再诊汗多，睡眠不好，两寸脉虚大为心肺气虚，卫外无力，肌表不固，故汗多，肝肾阴虚，魂失所养则睡不宁，以浮小麦养心止虚汗；柏子仁补心脾，润肝肾，安神止汗；左寸脉不滑可加用元参、生地滋阴。三诊因吃冷饮而感腹胀，左寸弦滑，右寸虚大弦滑偏沉，右关濡弦滑，以四君子汤加苍术燥湿升发胃阳；草果辛热香散，暖胃健脾。临床观察吃冷饮而胃不和用苍术、草果效果较好。四诊吃冷饮后，胸闷，寸脉濡滑，右关濡弦滑，**此为湿郁**，以平胃散加茯苓、白术、薏仁以健脾利湿，加杏仁以除风散寒，行痰润燥消积。五诊右下腹不适，右下肢麻木，其脉弦滑为风湿，以二术、泽泻、薏仁、防己、大豆卷祛湿；木香、枳壳理气解郁；桂枝温经通络；独活、蚕沙祛风湿。七诊头晕其脉左关尺浮弦大，右寸沉滑，**此为阴虚肝旺气滞**，以沙参、麦冬、元参、生地、枸杞、女贞子补阴，石决明、川楝子清肝抑肝；木香、香附调气解郁。八诊右下腹稍痛，下肢无力，脸红，脉左寸浮弦，左关尺弦大为肝旺阴虚，右寸沉濡滑湿郁，以白芍清肝敛阴；女贞子、元参、生地、当归育阴；金铃子散疏肝解郁；广木香、香附理气止痛；冬瓜子清肺通肠；丹皮破积血通经脉；苍术燥湿解湿郁。

案十八 >>> **血虚**：徐某　女　20 岁　1967 年 11 月 8 日就诊。

头晕头疼，走路急则心跳，夜间下肢发冷，疲乏无力，气喘发惊，大便较干，面色㿠白，指甲白，脉浮洪滑无力，**此为血虚**，法以补气养血。予以黄芪 12g、当归 9g、党参 9g、炒白术 9g、炙甘草 3g、炒白芍 9g、熟地 9g、女贞子 24g、旱莲草 24g、炒阿胶 9g。

再诊三剂后，面色及指甲较有红色，头不疼，心不慌，仍有头晕，饭后腹部堵似难受，腰疼，脉平，寸洪滑，关尺较有力，上方黄芪 6g、加玉竹 30g、大枣四枚、半夏 6g、陈曲 9g、麦芽 9g。连续服用十余剂已康复。

按语：头晕头痛，其脉浮洪滑无力，**此为血虚**。血为气之母，气赖血依附，血载气以行，血虚气无以附，遂固之而虚。血虚其脏腑失于濡养故出现头晕，头痛，气短，乏力，面色㿠白。以当归补血汤：黄芪、当归补气生血；四物汤去川芎以补血和血；四君子汤加玉竹去茯苓以补气，指有形之血，不能速生，无形之气，所急固之，女贞子、旱莲草补肾阴；阿胶补血滋阴。

案十九 >>> **君相火旺**：刘某　男　77 岁　1967 年 12 月 17 日就诊。

头晕沉重，恶心胸闷，不欲纳食，胁稍疼，病已一年余，上腹部发烧，易惊心跳，脉两寸浮洪滑动，关浮弦，**此为君相火旺**，法以清调。竹叶 9g、炒栀子 6g、黄芩 6g、珍珠母 30g、半夏 6g、橘红 6g、竹茹 9g、芦根 30g、桑叶 9g、菊花 9g、炒枳实 6g。

再诊三剂后，自觉稍好，继服三剂。

三诊头晕胸闷轻，时有心慌，脉两寸浮洪滑，左关浮弦，橘红 9g、半夏 9g、黄芩 9g、珍珠母 30g、竹叶 9g、栀子 9g、芦根 30g、竹茹 9g。六剂后症状消息。

按语：此例其脉左寸浮洪滑动为君火旺，左关浮弦为相火盛，右寸浮洪滑动为痰热。君相火旺上扰头目而致头眩，君火旺则易惊心跳，相火旺则感胁疼。火邪扰动肺脏，热则生痰，热痰充斥于肺以致胸闷，热伤脾胃故易恶心，上腹部发烧，不欲纳食。以栀子、竹叶、黄芩清心肝之热；珍珠母清肝镇肝；半夏、橘红、黄芩清热痰；芦根、竹茹清胃热；桑叶清肝润燥；菊花平肝降火祛风；枳实疏肝理气。

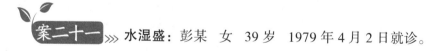

案二十 ≫ **脾郁湿盛：** 王某　女　23 岁　1968 年 1 月 9 日就诊。

头晕胀半月余，头有时作疼，右腿外侧麻疼，有时浮肿，嗜睡但睡不着，精神不振，食欲差，白带多，身沉重，大便时干时稀，近几天咳嗽有白黏痰，脉濡沉滑，**此为脾郁湿盛**，予以健脾祛湿郁。予以炒白术 9g、苍术 9g、半夏 6g、炒薏仁 30g、炒陈曲 9g、陈皮 6g、杏仁 9g、荷叶 9g、山药 12g、蚕沙 12g、防己 6g。服药五剂后症状消失。

按语： 头晕胀，腿麻，浮肿，其脉濡沉滑。濡滑为脾湿，沉为气郁。脾喜燥，脾气郁其水湿运化失司，导致水液内停，因而出现浮肿，肢体麻木，身沉重。液聚为痰，痰浊蒙蔽清阳而感眩晕，痰湿停阻中焦，故气机不畅，脾气不健，阳气不振，则嗜睡，精神不振。湿浊流注下焦伤及任带，任带不固而致带下，痰湿蕴肺故咳嗽有痰。以白术、苍术、薏仁健脾利湿；山药补脾胃生津；二陈祛痰；防己、蚕沙利湿祛风；杏仁、薏仁肃肺止咳；荷叶助脾胃，升发阳气。

案二十一 ≫ **水湿盛：** 彭某　女　39 岁　1979 年 4 月 2 日就诊。

反复头晕呕吐已七年，七年前突发头晕恶心呕吐，到医院检查诊断为神经性呕吐，静脉点滴药物后即好转，此后经常发作，开始每年犯一两次，近一年一两个月发作一次，发作时感头晕头痛，全身沉重乏力，脉右寸濡滑，尺滑，**此为水湿盛**，法以健脾祛湿。予以陈皮 10g、姜半夏 10g、茯苓 30g、炒白术 12g、泽泻 12g。禁忌茶酒，水果少吃，适当运动。服用十余剂后，未再发作。

按语： 头晕呕吐多年，其脉右寸濡滑，尺滑，此为水湿盛。此例同上例，皆因脾虚其运化水湿失调，痰湿而生，此例尺脉滑，此为水湿在下焦，因此用药与上例都以健脾利湿蠲痰之法，不同在于加用泽泻以行水利小便。嘱其饮食注意，及多运动，有利水湿之运化。立法用药合理，几味药便有效。

案二十二 >>> **阴虚火浮：** 陶某　男　50岁　1967年11月21日就诊。

眩晕，血压170/140毫米汞柱，面赤红，泛热如酒醉，口渴便干，右半身麻木疼痛三月余，汗出右半身，脉右寸滑大，左关尺浮弦细，**此为阴虚火浮，法以滋阴镇肝息风。** 予以知母12g、石斛12g、生白芍9g、元参30g、生地12g、女贞子30g、牛膝9g、菊花12g、钩藤12g、制何首乌18g、炒桑枝30g、麦冬18g、花粉18g、生牡蛎30g、蛤粉18g。

再诊三剂后，右半身麻木减轻，眩晕减，口渴，大便不干，四肢无力，面赤红消失，右寸滑大减，关尺浮弦不细。上方加沙参12g。带药回家继续服用半月，停药观察，来信症状消失。

按语： 此例眩晕，面赤，肢体麻木痛疼，其脉右寸滑大为肺阴不足，左关尺浮弦细为阴虚火浮风动。阴虚虚阳上腾扰动脑海而感眩晕，虚火上浮故面赤红，泛热如酒醉。肺阴不足感口渴便干。阴液亏虚，经脉失养，虚风内动，而致肢体麻木痛疼。以元参、生地、女贞子、何首乌、白芍、沙参、麦冬滋补阴分；石斛滋育五脏，知母、花粉滋阴生津；菊花、牡蛎、钩藤、蛤粉平肝息风；桑枝清热养津通络。

案二十三 >>> **肝旺冲心痰阻胸中：** 祝某　男　54岁　1978年7月6日就诊。

半年来经常感到头晕隐痛，胸闷气短与天气变化有关，易激动。既往患冠心病四年，半年前作脑血流图提示脑动脉硬化，脉左寸关浮弦，右寸濡弦滑，右关浮弦，**此为肝旺冲心，痰阻胸中，法以抑肝通胸阳。** 予以栝楼30g、半夏10g、薤白10g、石决明30g、炒川楝子10g、竹叶10g、茯苓

25g。

再诊六剂后，自觉胸闷隐痛减，脉左寸濡弦滑，左关浮弦，右寸沉，右关浮，两尺滑。上方加杏仁10g、泽泻12g、陈皮10g、炒白术10g。

三诊连续服用十二剂后，胸闷减稍有早搏，头晕烦躁，有时无力，脉左寸虚，左关尺弦奂，右寸濡虚大，**此为肝旺气阴两虚**。予以党参25g、五味子10g、麦冬10g、沙参25g、煅石决明30g、炒川楝子10g、女贞子30g、枸杞30g、生地20g、元参20g、白芍25g。服用十剂后，感体力稍好，头晕胸闷已消失。

按语： 头晕隐痛，胸闷，其脉左寸关浮弦为肝旺冲心，右寸濡弦滑为痰阻胸中。肝旺肝阳上腾伤扰脑髓而致头晕隐痛，肝阳上扰心脏，故胸闷气短，甚至出现心绞痛症状。痰湿阻滞胸阳以致胸闷气短明显，也可出现胸痛，以石决明、川楝子清肝镇肝；栝楼、薤白、半夏以通胸阳散结，祛痰宽胸；竹叶清心缓脾；茯苓补心脾行水。再诊右寸沉，两尺滑，为**气滞水湿盛**，上方加白术、泽泻健脾行水；杏仁理气豁痰，陈皮合半夏蠲痰饮。三诊头晕烦躁，无力，其脉寸虚大为气虚，左关尺弦奂为阴虚，**此为肝旺气阴两虚**，除用镇肝滋阴之剂，加补气之品而愈。

案二十四 >>> **肝旺气阴两虚：** 王某　男　53岁　1979年5月30日就诊。

一月前患脑血管痉挛，肢体活动基本恢复正常，感头晕烦躁，脉两寸虚大，关尺浮弦细，**此为肝旺气阴两虚**，法以益气养阴抑肝。予以党参20g、麦冬10g、五味子10g、桑叶10g、菊花25g、煅石决明30g、炒川楝子10g、钩藤10g、丹皮10g、白芍10g、桑枝15g、当归10g、女贞子30g、元参30g、秦艽10g、芦根30g、竹茹10g。

再诊服药后感舒适，大便较干，两寸虚大，关尺弦细无力，生熟地各20g、元参25g、当归10g、肉苁蓉10g、女贞子30g、枸杞20g、白芍10g、丹皮10g、沙参20g、麦冬12g、知母12g。

三诊六剂后，服药症状见好，有时烦躁，脉左寸浮弦虚大，左关尺弦细而奂，右寸虚大，右关尺浮弦细，以煅石决明30g、炒川楝子10g、桑叶

内
科

10g、菊花 20g、秦艽 10g、生地 20g、元参 30g、当归 10g、女贞子 30g、白芍 10g、丹皮 10g、沙参 20g、麦冬 12g、知母 10g、桑枝 15g、枸杞 30g。

四诊无明显不适，脉左寸虚大，左关尺弦奭，右寸收敛有力。生地 20g、女贞子 30g、枸杞 12g、沙参 20g、麦冬 10g、当归 6g、白芍 10g、元参 20g、炒川楝子 10g。服用十余剂后，病情稳定无不适。

按语：头晕烦躁，其脉两寸虚大为气虚，关尺浮弦细为肝旺阴虚。气虚其气化作用失调，代谢营养物质难以转化为血液及阴津，血之不足使肝藏血不足而现肝阴不足，肝阳旺盛。肝旺气阴两虚皆可使脑髓失养而致头晕。以生脉散加沙参补气并温煦阴液，当归、白芍养血；元参、女贞子、枸杞、麦冬、生地、肉苁蓉滋阴；石决明、川楝子清肝热镇肝；桑叶、菊花、钩藤、芦根、竹茹清热熄风。继以益气养阴之剂病情稳定。

案二十五 >>> **痰热气滞**：王某　男　50 岁　1979 年 5 月 3 日就诊。

十余年来感头晕耳鸣，失眠，最近二年加重，全身无力，血压不高，医院诊断为脑动脉硬化，近四年来经常感上腹部胀闷不适，有时发热，大便稀，先干后稀，有泡沫，食欲尚可，口苦，脉右寸洪滑，右关沉弦滑，左寸沉，左关浮弦，**此为痰热气滞**，予以辛开苦降法。予以姜半夏 10g、黄连 6g、黄芩 10g、陈皮 10g、茯苓 20g、滑石 12g、川朴 6g、防风 6g、白芍 10g、车前子 6g、神曲 10g、麦芽 10g。禁忌辛辣。

再诊四剂后，上腹部稍舒适，大便尚可，头胀痛，舌麻痛，脉右寸洪滑，左寸偏沉，左关浮弦。予以连翘 12g、黄芩 10g、栀子 10g、竹叶 10g、桔梗 10g、薄荷 3g、甘草 3g、桑叶 10g、菊花 10g、黄连 6g、半夏 10g。

三诊头晕舌麻痛，上腹部胀痛，进食后嗳气，耳鸣，睡眠尚可，脉左关尺弦细，右关浮弦滑。上方加生地 20g、元参 20g、莲子心 10g、竹茹 10g、生杷叶 30g、花粉 20g、山豆根 10g。

四诊六剂后，口苦，舌麻，左寸浮洪，右寸浮洪滑，右关浮弦滑，以凉膈散加减：连翘 12g、栀子 10g、竹叶 10g、黄芩 10g、薄荷 3g、大黄 10g、芒硝 10g、甘草 3g、双花 25g。

五诊三剂后，舌涩发板，胸闷，无力烦躁，口干欲饮，大便可，脉左寸洪大，左关弦大，右寸洪大。予以生石膏30g、花粉20g、元参20g、竹叶10g、麦冬10g、知母10g、石斛10g、生地20g、黄连10g、黄芩10g、白芍12g。四剂后无不适。

按语： 此例长期劳思过度，精髓枯涸之下，其有形之痰与无形之火，交固于胸中，痰热阻滞气机，上扰头目而头晕，耳鸣，失眠，痰火滞胸会感胸闷，上腹不适，以陈皮、厚朴、半夏辛开；黄连、黄芩苦降，使痰与热分离；茯苓、滑石、车前清热利湿；白芍清肝敛阴；防风搜肝泻肺；陈曲、麦芽和胃消导。再诊头胀痛，舌麻痛，其脉右寸洪滑，左寸沉，左关浮弦，**此为热在上焦**，以凉膈散加减。桔梗甘草载药于上，清热于膈上，甘缓下行。三诊头晕舌麻痛，上腹胀痛，耳鸣，其脉左关尺弦细，右关浮弦滑，**此为肝肾阴不足**，**心宫热**，**胃热**，以生地、元参滋阴，莲子心清心热；竹茹、杷叶清胃热降逆气；花粉清热蠲痰生津；山豆根泻心火。五诊胸闷，舌涩，口渴欲饮，其脉两寸洪大，左关弦大，**此为肺热伤胃津**，以白虎汤加用清热滋阴之品而愈。

案二十六 >>> **肝旺气郁痰湿：** 马某　男　58岁　1979年3月12日会诊。

头晕痛，左侧肢体无力沉重已六天住院，某医院诊断为脑供血不足，冠心病，予以改善心脑血管供血药物，有时感胸闷，腹胀痛，下肢痛疼，脉缓，左寸浮弦，左尺弦滑，右寸偏沉濡滑，右关弦滑，**此为肝旺气郁痰湿盛**，法以理气平肝祛痰湿。方以川贝母10g、枳壳6g、桔梗6g、陈皮10g、姜半夏10g、茯苓10g、桑叶10g、菊花25g、炒川楝子6g、炒元胡6g、广木香6g、香附6g、栝楼30g、杏仁10g、车前子6g、丹皮10g、栀子10g。

再诊二剂后，头晕胀痛，痰多，胸闷腹胀，肢体麻木，脉缓，左寸濡洪滑，左关浮弦，左尺弦滑，右寸浮洪滑，右关偏沉弦滑，予以平肝息风和胃。姜半夏10g、杏仁10g、薏仁30g、通草6g、滑石12g、茯苓25g、白豆蔻6g、厚朴6g、连翘12g、桑叶10g、菊花10g、秦艽10g、钩藤 12g、芦根 30g、白芍 30g。

三诊三剂后，肢体麻木减，仍感头晕胀痛，胸闷腹胀，大便不畅，烦躁，梦多痰多，脉左寸浮洪弦滑，左关浮弦滑，左尺浮弦滑，右寸濡洪滑，右关偏沉弦滑，予以陈皮 10g、姜半夏 10g、杏仁 10g、薏仁 30g、连翘 12g、菊花 25g、桑叶 10g、白芍 30g、秦艽 10g、钩藤 12g、厚朴 6g、广木香 6g、槟榔 6g、白豆蔻 10g、滑石 12g、通草 6g、茯苓 12g、竹叶 10g、桑枝 15g、煅石决明 30g、炒川楝子 6g、竹茹 10g、生枇叶 30g、佩兰叶 12g。

四诊三剂后，四肢麻木已消失，仍有胸闷腹胀，烦躁，头晕，大便不畅，脉左寸浮濡滑，左关浮弦，右寸濡洪滑，右关偏沉弦滑。以煅石决明 30g、炒川楝子 10g、钩藤 12g、菊花 25g、秦艽 10g、杏仁 10g、厚朴 10g、半夏 10g、黄连 6g、栝楼 30g、茯苓 25g、豨莶草 12g。

五诊四剂后，胸闷减轻，稍有腹胀，头晕，皮肤有小红色皮疹，痒甚（药物过敏所致）。左寸浮洪弦滑，左关浮弦滑，右脉浮弦滑。以防风 6g、荆芥 6g、竹叶 10g、连翘 12g、桑叶 10g、菊花 12g、陈皮 10g、茯苓 12g、煅石决明 30g、炒川楝子 10g、芦根 30g、竹茹 10g、秦艽 10g、地肤子 30g。

六诊三剂后，皮疹已退，稍有头晕腹胀，大便尚可，脉左寸濡，右寸濡弦滑，关弦滑，尺弦滑，以镇肝息风祛痰湿。煅石决明 30g、炒川楝子 10g、菊花 25g、秦艽 10g、白芍 25g、苍术 10g、豨莶草 20g、泽泻 12g、白术 10g、茯苓 25g、厚朴 10g、陈皮 10g、半夏 10g、车前子 10g、丹皮 10g。

七诊六剂后，自觉身上有力，稍有头晕，脉左关浮弦，右关弦滑，以白术 10g、苍术 10g、厚朴 6g、陈皮 10g、半夏 10g、茯苓 25g、泽泻 12g、豨莶草 10g、秦艽 10g。服六剂后，基本无明显不适。

按语：头晕痛，左侧肢体无力沉重，其脉缓为湿，左寸浮弦为肝旺，右寸偏沉濡滑，右关弦滑，为气郁痰湿盛。肝旺上扰头窍，痰湿邪蒙蔽清阳皆可引起头晕痛。肝经络于下腹而感痛疼。痰湿郁滞于胸感胸闷，水湿郁滞故感肢体沉重。以川贝母、枳壳、桔梗、木香、香附理气解郁；川楝子、元胡平肝止痛；丹皮、栀子清肝热；半夏、陈皮、栝楼蠲除痰湿；车前子清肝热，淡渗利湿；桑叶、菊花平肝宣风。继以理气平肝去痰湿而愈。

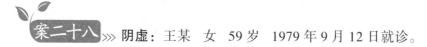

案二十七 >>> 风湿： 王某　女　53岁　1979年6月5日就诊。

　　四年来经常头晕，全身浮肿，沉重，口干欲饮，汗出恶风，近一周肩关节痛疼，舌苔稍腻，脉缓，左寸濡滑，右寸关濡滑，右尺滑。**此为风湿，法以祛风利湿。**予以桂枝汤加减：桂枝10g、白芍10g、白术12g、茯苓20g、苍术10g、泽泻12g、生姜二片、大枣二枚、甘草3g。服用十余剂后症状消失。

　　按语： 此例头晕已逾四年之久，虽经几个医院治疗效果不明显。其脉缓为风，右寸关濡滑为脾湿。脾湿盛其运化水湿能力下降，水湿滞留而致全身浮肿，沉重，湿郁蒙蔽清阳而感头晕。感受风邪，风邪与湿邪相搏骨关节痛，风邪使其表已虚，故无力固摄汗液而恶风。以桂枝汤加术祛风湿，和营卫；茯苓、白术、苍术健脾利湿；泽泻淡渗利湿。风去湿退病愈。

案二十八 >>> 阴虚： 王某　女　59岁　1979年9月12日就诊。

　　头晕烦躁已二年余，二年来经常感头晕，烦躁，全身肌肉酸疼，无恶心呕吐，无失眠耳鸣，平时血压不高，脉两寸滑大，两关尺弦大，**此为阴虚证，**予以濡养阴液。以百合12g、生地12g、沙参30g、麦冬10g、川楝子6g、当归6g、白芍10g、元参20g、女贞子30g、枸杞12g。百合适用于阴虚肌肉痛。嘱其多服，半年余病人无明显不适。

　　按语： 头晕烦躁二年，其脉两寸滑大，关尺弦大，**此为阴虚证。**阴虚其阴液不足以濡养脑髓及肌肉而致头晕，烦躁，肌肉酸疼。以生地、元参、沙参、麦冬、枸杞、女贞子滋育阴分，当归、白芍补血滋养阴液；川楝子清肝热；百合养阴润肺治阴虚肌肉痛疼。

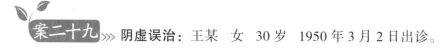

案二十九 >>> 阴虚误治： 王某　女　30岁　1950年3月2日出诊。

　　眩晕，项及四肢感觉发硬，逐渐强硬，但关节尚能随意活动已月余，前医之方以桂枝汤加天花粉，六帖后，证未减，食欲不振，肌肉日渐消瘦，又以针灸治疗，医者以身体虚羸，针法所忌，灸之则可，灸之七日后，发热汗出，口渴咽干，大便干若羊屎，每日仅饮稀粥二三碗，邀我诊治，患者大肉已脱，面呈深红，唇干声嘶，舌淡红而干，背部及四肢扪之微热有汗，胸腹无汗，扪其皮肤干燥如扪纸状，六脉浮弦强硬急数，**此为阴虚误治**。其夫要求处方，虽不救也无憾，法以甘寒濡润，药用沙参 12g、麦冬 9g、天冬 9g、花粉 12g、石斛 12g、甘草 3g、生地 12g、嫩桑枝 15g、桑椹梨汁一杯、甘蔗汁一杯调入药汁频服。

再诊发热出汗及咽干减轻，并能增加饮食，皮肤扪之仍如纸状，不现湿润，其脉同前状，治之虽然得法，症状也有些见好，但真阴津液枯涸无药回生，其夫次日持某医处方用大剂老山人参，商我可服否，患者家素贫，时向借贷，因谓之病人不药必亡，药之亦亡，病已至无生理，死者无生，生者负债难以为生，医者斯何居心，果五日而殁。

按语：此例眩晕，自觉身体发硬，经前医治疗症状加重，消瘦明显，发热汗出，口渴咽干，大便干，其脉六脉浮弦强硬急数，此病由阴亏，津液失润四肢，一误辛热，再误于火灸，火力虽微，内功有力，以致阴津枯涸，难以挽回。服用甘寒濡润之剂，虽然症状有所缓解，但其脉无明显改善，病已无回天之力，无药可救，此时不要勉强用特贵重之药，以免造成家庭负债过重，可见医者仁义之心。

阴 虚

 >>> **阴虚火炎**：李某　男　25岁　1952年3月4日就诊。

患者身高体壮，喜运动精于武术，平素无烟酒及不良嗜好，三个月以来因事情绪不宁，渐感面部热烘烘如饮酒状，眩晕烦躁，日夜不定时发作，脉寸浮滑大，关尺脉弦细，**此属阴虚火炎，法以壮水制火**。主以元参一味用量30g，服二剂，病势不见，以其身体高大，用元参60g，服二剂，症状减轻，寸脉滑大见敛，再服四服而疾消失。

按语：患者面部热如饮酒状，眩晕烦躁，其脉寸浮滑大，关尺弦细，此为阴虚火炎。阴虚不能制阳，阳气亢盛上浮而致眩晕，烦躁，面部红。以重剂元参以壮水制火而愈。

阳 盛

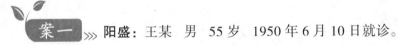

案一 >>> **阳盛：** 王某　男　55 岁　1950 年 6 月 10 日就诊。

自述三年以来经常眩晕，心中迷乱，烦躁不安，于凉风处较好，子午时特别烦躁若狂一小时，初病时，用凉水洗头面，虽欲狂但心中不惑，半年后虽用凉水洗头面仍烦躁欲狂，身体较强壮，面色赤红，脉两尺滑数搏指，左关浮弦，以年过五旬因何阳亢若比，主以滋阴降火兼以镇肝方：知母 12g、盐水炒黄柏 9g、生地 30g、元参 60g、龟板 24g、煅石决明 30g、铁落 120g 服六帖，狂及眩晕减轻，而烦躁依然，问妻室身体健康情况如何，患者仰天痛哭，云已丧四年了，问起何不再续，谓其子作梗，劝其子为其续娶，次年来谢云，回家服药二十帖见效，但病根未除，自续了伴侣，两个月后其病如洗，并能劳动持家，诊其脉缓和，阳需阴济，自然之理也。

按语： 此例禀赋过强，阳气偏盛，故欲续娶，以滋阴降火镇肝之剂症状虽稍减轻，烦躁依然，了解其家庭情况并做好其子的工作，继续服药症状消失，可见医者不仅治病，而且要学会做好思想工作，使病人有舒心的生活环境，因而病情有好转。

类中风

案一 ≫≫ **气血虚**：张某　男　54岁　1952年10月24日就诊。

七年前左前臂屈不能伸，局部发凉，外侧有汗，内侧无汗，不欲饮食，左脉偏关，右寸虚，**属于偏枯，气血虚**，予以补气血。方以党参9g、於术6g、茯苓9g、当归9g、桂枝9g、生白芍9g、石菖蒲9g、甘草3g、生黄芪9g。

再诊十剂后前臂屈伸稍改善，两侧温度基本相同，无汗出。继用补气血之药，二月余症状明显好转。

按语：《内经》："营虚则不仁。卫虚则不用。"此例患偏枯病程时间较长，其脉虚，**为气血亏虚**，络脉空虚，筋脉失养，故肢体屈不能伸，卫气虚则汗出，脾气虚则不欲饮食。以四君子汤加黄芪以补气；黄芪、当归、白芍以生血补血；桂枝、白芍以宣风固表和营卫。以益气补血之剂病情好转。

案二 ≫≫ **血中阴亏**：刘某　女　54岁　1950年12月5日就诊。

左半身不遂，下肢肿胀，胸闷，时有头晕已半月，脉左寸浮大数，左关涩，左尺虚，右寸浮大数，**此为血中阴亏**，予以补血育阴。治以二冬各15g、沙参15g、於术15g、当归12g、生地24g、白芍15g、川芎6g、枸杞9g、女贞子9g、牛膝6g、秦艽9g。

再诊五剂后，胸闷肢肿已减，脉两寸沉数，左关尺浮弦，右关大，**此**

为气机郁滞挟痰。治以丝瓜络 9g、枳壳 9g、知母 12g、桔络 5g、二冬各 9g、沙参 15g、於术 15g、丹参 3g、石菖蒲 9g、当归 9g、生地 18g、秦艽 9g、生白芍 24g、女贞子 9g、菊花 9g、枸杞 6g、牛膝 6g。

三诊继以养血中之阴，半年后身体基本恢复。

按语：半身不遂，伴有头晕胸闷，其脉左寸浮大数，左关涩，左尺虚，此为血中阴亏。右寸浮大数为肺气阴虚。《灵枢》："营气者秘其津液，注之于脉，化以为血。"血体为阴，血受纳于水谷，通过脾胃化生为精气，上输于心肺，注之于脉，化而为血。血有赖以营气之参与，营气为水谷之精华所化生，营气分布于血脉中，为血的组成部分。营血之不足无力濡养脑髓及肢体以致头晕，肢体不遂。肺阴之不足而感胸闷不适。以四物汤补血和血；女贞子、枸杞、天冬、牛膝补肝肾益精血；沙参、麦冬补心肺阴分以顾肝肾；於术甘补脾温和中，补气生血；秦艽养血荣筋。再诊其脉两寸沉数，左关尺浮弦，右关大，**此为气机郁滞挟痰**，上方中加枳壳以理气，桔络通络理气化痰，石菖蒲开心窍豁痰。继以养血中之阴身体基本恢复。

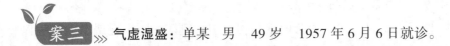

案三 **气虚湿盛：**单某 男 49 岁 1957 年 6 月 6 日就诊。

右手不灵，身体麻木不适已三天，曾在医院检查诊断为脑血栓形成，脉左弦细，右寸关虚滑，**此为气虚湿盛，疲劳过度**，法以益气健脾利湿。方以党参 9g、白术 9g、茯苓 9g、炒薏仁 30g、炒杜仲 15g、泽泻 12g、女贞子 24g、甘草 3g、半夏 6g、陈皮 9g。

再诊十剂后，右手已恢复正常，仍宜益气健脾利湿通络之剂，以白术 9g、苍术 9g、茯苓 9g、党参 9g、泽泻 9g、炒薏仁 30g、桔络 6g、炒杜仲 15g、甘草 3g、女贞子 24g、半夏 6g、陈皮 6g。二月后无明显不适。

按语：此例患者在发病前加班半月，未能及时休息，三天前出现右手不灵，身体麻木，其脉左弦细为肝肾阴分不足，右寸关虚滑为气虚湿盛，疲劳过度。脾气虚其水湿运化机能下降，故肢体麻木，营卫之气出于脾胃，中焦气虚络脉空虚，故出现肢体活动失灵。以四君子汤加苍术益气健脾；二陈祛痰饮；薏仁、泽泻利湿；女贞子、杜仲补肝肾；桔络通络化痰理气。

 案四 >>> **中风误治：**王老太太　84 岁　1952 年 9 月 25 日出诊。

言语不利，四肢麻木已五天，病人不愿去医院，前医予以服用人参再造丸等药，症状加重，不欲饮食，神昏，脉两寸浮数，两关浮弦数如刃，**此为中风之象**，两关脉如刃，属于危象，嘱家人准备后事，家人恳求再三，勉以育阴息风之剂以试之。方以桑叶 9g、麦冬 9g、沙参 18g、於术 9g、生白芍 9g、秦艽 9g、石斛 5g、元参 12g、桑枝 9g、鲜芦根 18g、竹茹 9g、菊花 9g、甘草 3g、炒薏仁 18g。

再诊二剂后，病人神清，感到稍好，食欲少进，只是脉象并无改变，果几天后病故。

按语：此例年已耄耋，素禀为阴亏之质，阴亏风动，出现言语不利，肢体麻木，前医用补气活血之品，微火助燃，病情加重以致神昏，其脉浮弦数如刃，此为热盛耗津，津液已竭，此已无胃气，病情已属中风危象，虽然医者予以育阴息风之剂，病人神清，食欲少进，但脉象未改善，此为病人毫无生机。

案五 >>> **血虚风动挟痰：**宋太太　42 岁　1955 年 2 月 2 日就诊。

左半身麻木，活动不灵已半月余，伴有头晕，恶心乏力不适，曾在医院检查诊断为脑血栓形成，服用活血化瘀之剂，无明显改善，脉左浮弦奕，右寸滑，**此为血虚风动挟痰饮**，法以养血息风蠲痰通络。方以半夏 9g、桔络 9g、陈皮 9g、桑叶 9g、桑枝 18g、菊花 9g、元参 30g、当归 12g、生白芍 18g、女贞子 12g、茯苓 9g。

再诊五剂后，肢体麻木感已减轻，继用上法。当归 15g、生白芍 18g、元参 24g、女贞子 18g、桑叶 9g、桑枝 18g、枳壳 6g、半夏 6g、陈皮 9g、桔络 6g、茯苓 9g、竹茹 9g。

内科

三诊十五剂后，麻木感基本消失，肢体稍可以活动。继以养血息风蠲痰通络法，二月后病人基本可以下地活动。

按语：此例其脉左浮弦哭为血虚，右寸滑为痰饮。肝血不足，筋脉失养，血虚无以荣络，则出现肢体麻木，活动不灵，血虚无以荣养脑髓而致头晕，无痰不作眩，痰饮也可引起头晕。以当归、白芍育阴血；女贞子、元参育阴；二陈祛痰饮和胃；枳壳理气；茯苓甘温补心脾；桑叶、菊花平肝宣风；桑枝、桔络宣风通络。

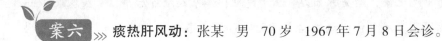

案六 >>> **痰热肝风动：**张某　男　70岁　1967年7月8日会诊。

头晕胸闷，左侧肢体活动不灵一天，在某医院检查诊断为脑血栓形成，予以静脉点滴维脑路通，胞二磷胆碱，口服川芎嗪、降压药、及扩血管药物等，既往患有冠心病、高血压病十余年。患者面色红，口干欲饮，胸闷，小便可，未大便，脉左浮弦滑，右寸洪滑，右关浮弦，**此为痰热，肝风动，**法以清热蠲痰息风通络。方以姜半夏9g、黄连6g、栝楼24g、花粉12g、陈皮9g、天竺黄12g、芦根30g、竹茹9g、桑叶9g、菊花9g、钩藤9g、丝瓜络9g、女贞子30g、旱莲草30g、元参30g、石决明30g、茯神9g。

再诊一剂后，患者时有幻觉，感到空中有人走动，舌尖赤，脉左寸沉有力，上方加石菖蒲9g、远志9g、生栀子6g、莲子心9g、犀角粉2g冲服。

三诊一剂后，病人三天未大便，予以半夏9g、黄连6g、栝楼24g、黄芩9g、陈皮9g、芦根24g、竹茹9g、川军12g、桑叶9g、茯神9g、菊花9g、钩藤9g、丝瓜络9g、女贞子30g、旱莲草30g、生杷叶9g、莲子心9g、竹叶3g、羚羊角粉2g冲服，犀角粉2g冲服。

四诊一剂后，大便两次，粪不干，病人感神清舒适，头晕胸闷已减。继服上药。

五诊三剂后，头晕胸闷已消，大便正常，肢体稍能动，脉左浮弦，右寸滑，右关浮弦滑，**此为肝旺风动挟痰，**仍以清肝热蠲痰息风通络之品。羚羊角粉2g冲服、桑叶9g、菊花9g、钩藤9g、陈皮9g、半夏6g、黄连6g、芦根15g、竹茹9g、生杷叶9g、生白芍24g、元参24g、女贞子30g、旱莲草 30g、天竺黄 9g、丝瓜络 9g、生桑枝 15g。

六诊三剂后，继以清热熄风通络育阴法，三月余病人可以搀扶下地走动。

按语：患者患有高血压、冠心病多年，突然肢体不灵，胸闷头晕，其脉左浮弦滑为肝热风动，右寸洪滑为痰热。肝热耗伤阴液，以致阴虚阳亢，水不涵木，浮阳不潜，阴不制阳，肝阳气升动无制，亢而化风故出现头晕，肢体不灵，面红。热盛生痰，痰热滞胸则感胸闷。以石决明清肝热镇肝；元参、二至滋阴清热；小陷胸汤清热蠲痰解胸；桑叶、菊花、钩藤、芦根、竹茹清热熄风；花粉清热生津祛痰；天竺黄清热镇肝，蠲痰息风；丝瓜络清热通络。再诊病人出现幻觉，舌尖赤，左寸沉而有力，**此为心宫热盛**。心藏神，心宫热盛扰神而出现幻觉。方剂中加犀角清心泻肝，栀子、莲子心清心热；远志、石菖蒲解心郁安神。三诊三天不大便其脉右关弦滑而有力，**此为肠中有燥粪**，加川军清肠热去燥结；羚羊角粉清心肝之热息风。五诊胸闷已消，加用白芍以清肝敛阴，临床观察，胸有痰热而感胸闷，不用白芍，因为此药有收敛逆气的作用，这样会使胸闷明显，一旦痰热消，胸闷除，可以使用白芍已达到清肝敛阴分的作用。

案七 >>> **脾郁痰湿：**郭某　女　52 岁　1967 年 11 月 23 日就诊。

全身麻酸痛已十月余，初起由左股外侧拳头大小麻木疼，头晕发沉，身沉重，上腹部颤动难受发木，脉濡，右寸滑，右关沉弦滑，左关尺沉细滑，**此为脾郁痰湿**，法以健脾祛痰湿。以炒枳壳 6g、半夏 9g、橘红 9g、炒薏仁 30g、苍术 9g、炒陈曲 9g、炒桑枝 30g、广木香 6g、防己 9g、蚕沙 12g。

再诊三剂后，左股外侧不麻但痛疼，脉迟缓濡，右寸浮滑，**此为寒湿**。以麻黄 6g、桂枝 6g、半夏 6g、陈皮 6g、甘草 3g、炒白术 12g、苍术 12g、炒薏仁 30g、神曲 9g、附子 3g。

三诊二剂后，不眩晕，左股疼减轻，右腿如鼓泡状，上肢发紧，失眠，下肢不肿，脉平，弦滑。以炒枳壳 6g、半夏 6g、陈皮 6g、麻黄 6g、桂枝 6g、炒白术 12g、苍术 12g、炒薏仁 30g、陈曲 9g、附子 3g。

四诊二剂后，下肢不疼，发酸发麻，上肢疼，脉平，左关尺沉无力，右寸濡滑，右关弦细滑。**此为脾郁湿盛**。予以炒白术12g、炒薏仁30g、半夏6g、陈皮6g、茯苓皮9g、炒枳壳6g、炒陈曲9g。

五诊三剂后下肢麻酸、抖动皆减轻，上肢仍疼，左臂感热，脉右寸滑。麻黄6g、桂枝6g、炒白术12g、半夏6g、陈皮6g、茯苓皮9g、炒枳壳6g、陈曲9g、甘草3g。

六诊五剂后不眠，下肢抖动，重时腰胯亦动，不抖动时身不麻，大便干，四五天一行，脉右寸滑大，左关尺无力。以知母12g、炒枣仁12g、当归12g、炒白芍12g、熟地12g、生地12g、元参24g、生牡蛎60g、女贞子60g。继以养阴息风法症状消退。

按语：肢体麻痛，头晕，身体沉重，脉濡，右寸滑为痰湿，右关沉弦滑为脾郁。脾主运化水湿，脾郁其运化机能失司，水湿蓄积故身沉，脾主四肢，水湿滞络，经络不通则四肢麻痛。水湿聚凝为痰，痰湿蒙蔽头窍而致头晕。以木香、枳壳理气解郁；二陈祛痰饮；苍术、薏仁、防己、蚕沙健脾祛湿；桑枝通络。再诊左股外侧痛疼，其脉迟缓濡，右寸浮滑。**此为寒湿**。健脾利湿之药中加麻黄散寒、桂枝温经通络、附子散寒祛湿。六诊下肢抖动大便干结，其脉右寸滑大，左关尺无力**此为阴血虚风动**。以四物汤去川芎，加元参、女贞子、知母育阴血息风，枣仁养肝助阴气；牡蛎镇肝清热。继以养阴息风之品症状消失。

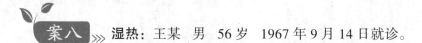

案八 >>> **湿热：**王某　男　56岁　1967年9月14日就诊。

右半身不灵活已半月，伴有头晕，项疼，右侧头疼，手麻木，大便不畅，口干不欲饮，在某医院诊断为弥漫性脑动脉硬化症，高血压病。舌胖，中部有裂纹，黄白厚腻苔，脉濡，右寸滑，**此为湿热症**，法以清利湿热。方以佩兰叶12g、枳壳6g、半夏6g、石菖蒲9g、陈皮9g、滑石12g、芦根30g、薏仁30g、杏仁9g、通草6g、桑枝18g、地肤子30g。

再诊四剂后，右半身感舒适，头胀疼，眩晕，舌苔见化，脉有力。佩兰叶12g、枳壳6g、半夏6g、石菖蒲9g、陈皮6g、滑石12g、芦根30g、薏仁30g、杏仁9g、通草6g、桑枝18g、地肤子30g、桑叶9g、菊花12g、木通5g。

三诊四剂后，服药后头不晕，右半身感灵活，但不服药则感不适，有时烦躁，舌中部有一道黄白腻苔，脉濡滑。佩兰叶12g、石菖蒲9g、半夏6g、陈皮6g、炒枳壳6g、杏仁9g、通草6g、滑石12g、木通3g、炒栀子6g、炒薏仁30g、桑叶8g、菊花9g、桑枝24g、黄芩6g、地肤子30g。

四诊四剂后，舌发麻，右手麻木，左腿发凉，舌白苔中部一条黄厚腻苔。脉濡，左寸偏沉，左关浮弦，右寸洪滑数。以佩兰叶12g、石菖蒲9g、半夏6g、陈皮6g、枳壳6g、薏仁30g、杏仁9g、通草6g、黄芩6g、炒栀子6g、芦根30g、滑石12g、桑叶9g、菊花9g、钩藤12g、桑枝24g、丝瓜络6g。

五诊四剂后，右半身上肢活动正常，下肢发热，左腿发凉，舌不麻，头晕，遇凉风头重脚轻，口干不欲饮水，舌黄厚腻苔消失，脉左部沉弦滑，右寸濡洪滑数。以佩兰叶12g、石菖蒲9g、半夏6g、陈皮6g、炒枳壳6g、黄芩6g、炒栀子6g、芦根30g、滑石12g、炒薏仁30g、杏仁9g、通草6g、豨莶草12g、桑叶9g、钩藤12g、菊花9g、桑枝24g、陈曲9g、麦芽9g。

六诊四剂后，仅感左腿发凉，其他症状已消失。脉左部濡，右寸浮洪滑，右关弦滑。仍用上方。

七诊四剂后，头清爽，左脚背发热，左胸及左背发热，右上肢发麻，脉左部沉弦偏细，右寸濡滑，关弦滑。以佩兰叶12g、石菖蒲9g、半夏6g、陈皮6g、炒枳壳6g、芦根30g、滑石12g、炒薏仁24g、杏仁9g、通草6g、豨莶草12g、炒桑枝30g、防己6g、蚕沙12g、桔梗6g。继以清利湿热症状基本消失。

按语：右半身不灵活，头晕，麻木感，口干不欲饮水，舌黄白厚腻苔，其脉濡，右寸滑此为湿热，热蒸水湿为痰，痰热蒙蔽神窍故头晕，湿热阻滞经络使肢体活动不灵，麻木感明显。以滑石、薏仁、通草、木通、黄芩清利湿热，使热下行；二陈除痰饮；菖蒲、枳壳、杏仁理气解郁；桑枝清热通络；佩兰叶芳香祛浊；地肤子、桑叶、菊花清热祛风。循以理气清利湿热症状消失。

案九 >>> **湿热壅络：** 王某　女　61岁　1967年11月3日就诊。

左半身不灵活，如针刺麻木已一月余，夜间手脚发热，白天手脚发凉，眩晕恶心，口干不欲饮，大便四五天一行，但粪不干，小便频数而量少，色黄赤，身沉重，曾住院治疗半月效果不明显，出院后三天感眩晕时呕吐很多涎沫，舌薄白苔，有黏腻状，脉濡缓，两寸浮洪滑，关尺沉细，**此为湿热壅络**，法以清热利湿通络。方以桑叶9g、菊花9g、竹叶9g、连翘12g、芦根30g、竹茹9g、桑枝30g、半夏6g、陈皮6g、杏仁9g、通草6g、滑石12g、炒薏仁30g、钩藤9g。

再诊三剂后，小便不快，舌黏腻消失，脉左关尺浮弦，右寸滑大，法以养阴潜阳。予以制何首乌12g、元参12g、生牡蛎30g、知母9g、生白芍9g、生地9g、当归9g、花粉9g、菊花9g、钩藤12g、桑枝12g、桑叶9g、女贞子18g、牛膝6g。

三诊三剂后，头不晕，前额感疼，右手发麻，饭后腹不适，脉偏缓，关尺弦细，寸浮弦大。法以养阴息风和胃。制何首乌12g、元参12g、当归9g、生白芍9g、女贞子18g、菊花12g、枸杞子9g、桑枝12g、陈皮6g、麦芽6g、陈曲6g。

四诊，饭后胃舒适。坚以养阴熄风之剂二月余基本痊愈。

按语：肢体麻木，眩晕吐涎多，口干不欲饮，小便频数而量少，舌苔薄白黏腻，脉濡滑，**此为湿热壅络**。同上例以理气清热利湿之法治之，后者再诊其脉左关尺浮弦，右寸滑大，**此为肝旺阴虚**，以何首乌、元参、女贞子、知母、生地、当归、枸杞育阴；生白芍清肝敛阴；牡蛎清肝抑肝；桑叶、菊花、钩藤清热息风；桑枝清热通络。坚守养阴息风之品而愈。

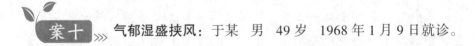

案十 ≫ **气郁湿盛挟风：**于某　男　49岁　1968年1月9日就诊。

右半身疼不灵活已半年，四肢发麻，夜间腿转筋，头疼眩晕，失眠耳鸣，气短胸闷，曾在某医院检查诊断为脑血栓形成，舌灰白腻苔，脉濡，左寸偏沉，左关尺弦滑数，右寸沉，**此为中风，气郁湿盛挟风**，法以清热理气祛风。方以枳壳6g、佩兰叶12g、杏仁9g、桔梗6g、芦根30g、炒薏仁30g、桑叶9g、菊花9g、钩藤12g、豨莶草18g、防风6g、秦艽6g、蚕沙12g、防己9g、桑枝30g、滑石12g、石菖蒲9g、半夏6g、陈皮6g。

坚守清热利湿祛风二月后症状明显改善。

按语：此例患脑血栓已半年，其脉濡为湿，两寸脉沉为心肺气郁，左关尺弦滑数为肝热风动。湿郁痰盛扰动头窍以致头痛眩晕。痰湿黏腻阻滞气机正常运化，致使心肺气郁，故感胸闷气短。湿郁化热，肝热风动，而致肢体麻木，腿转筋。以枳壳、杏仁、桔梗理气宽胸解郁；滑石、薏仁、防己、蚕沙清热祛湿；桑叶、菊花、钩藤清热息风；二陈祛痰饮；防风、秦艽、豨莶草祛风止痛。

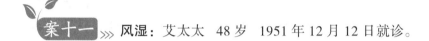

案十一 ⟫⟫ **风湿**：艾太太　48 岁　1951 年 12 月 12 日就诊。

右臂至指麻木作痛，先是大拇指，后全指痛，伴有胸闷气短十余天，脉两寸沉滑，两关浮，**此为素亏，感受风湿之袭，恐有发生偏枯之虞**。予以枳壳 6g、炒薏仁 24g、桑枝 9g、竹茹 9g、桑叶 9g、防己 6g、丝瓜络 9g、鲜芦根 12g、菊花 9g、石菖蒲 9g、广木香 3g、杏仁 9g、佩兰叶 9g、桔络 6g。

再诊一剂后，痛疼已减，脉左寸浮，右寸浮滑，**观其脉象之变，不至发生偏枯**。以法半夏 6g、橘皮络各 6g、枳壳 6g、炒薏仁 24g、桑枝 9g、桑叶 9g、竹茹 9g、防己 6g、丝瓜络 9g、鲜芦根 15g、石菖蒲 9g、菊花 9g、木香 3g、杏仁 9g、佩兰叶 9g、忍冬藤 9g。

三诊一剂后，胸闷已除，夜间气喘，走动亦喘，脉左寸浮，右寸浮，主以宣风祛湿。桑叶 9g、防风 6g、杏仁 9g、甘草 3g、桑枝 9g、石菖蒲 9g、连翘 9g、桔络 6g、丝瓜络 9g、防己 6g、陈皮 6g、厚朴 3g、炒薏仁 24g。

四诊三剂后，气喘大减，臂亦大好，惟大拇指强动则响，主以宣风通络。桑枝 9g、防风 6g、桑叶 9g、甘草 3g、杏仁 9g、连翘 9g、丝瓜络 9g、防己 6g、桔络 6g、法半夏 6g。以生乌头粉蜜调敷指。一周后诸证消失。

按语：上肢麻木伴胸闷，其脉两寸沉滑为气郁湿郁，两关浮为风。患者禀赋素亏，感受风湿，风湿侵袭，留着关节、肌肉，痹阻经络以致肢体麻痛，此症恐有偏枯的可能。湿邪黏腻滞气，使气机不畅，故感胸闷气短。予以枳壳、杏仁、木香、石菖蒲理气解郁止痛；薏仁、防己清热去湿；桑叶、菊花清热宣风；佩兰芳香祛浊；芦根、竹茹清胃热；桔络、桑枝、丝瓜络通络止痛。再诊两寸脉已浮出，上肢痛疼已减，病情稳定继续以理气清热祛湿宣风之剂使其症状消失。

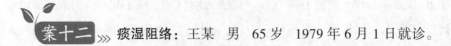 **痰湿阻络：** 王某　男　65岁　1979年6月1日就诊。

右侧肢体麻木一年余，患者既往患有高血压病，脑动脉硬化，血压高达180-190/90-100毫米汞柱，脉两寸濡滑，左关尺弦奥，**此为痰湿阻络，法以祛痰湿通络。** 予以陈皮10g、半夏10g、茯苓25g、地肤子30g、桑枝15g、丝瓜络6g、枳壳6g、竹茹10g、芦根30g、滑石12g、木通3g。

再诊二剂后，面部麻木，头晕，其脉右寸濡滑，尺滑，以陈皮10g、半夏10g、茯苓25g、泽泻10g、炒白术12g。

三诊三剂后，头晕，左侧面部麻木，阴雨天明显，胸闷，脉缓，两寸濡滑，左关弦，左尺弦滑，右关沉弦滑，以三仁汤加滑石12g、炒白术12g、茯苓25g、芦根30g、竹茹10g、陈皮10g。二十剂后麻木感消失。

按语： 肢体麻木，其脉两寸濡滑为痰湿，痰湿阻络致肢体麻木。以枳壳理气运行痰湿；二陈祛痰饮；滑石、茯苓祛湿清热；地肤子祛风利小便；木通清心利小便；桑枝、丝瓜络通络。再诊头晕，面部麻木，脉右寸濡滑为痰湿，尺滑为下焦水湿。以二陈去痰湿；茯苓、白术健脾利湿；泽泻入膀胱利小便，泄肾经，利湿行水。三诊胸闷，面部麻木，头晕，其脉缓为湿，寸濡滑为肺内湿热。右关沉弦滑为脾胃湿郁。脾胃湿郁其升降失司，水湿积聚，故肢体麻木，头晕不适，以阴雨天明显。水湿阻滞气机，气郁生热，肺为湿热所袭，故胸闷。以三仁汤轻清肺气，加滑石清热利湿，茯苓、白术健脾利湿；芦根、竹茹清热，陈皮燥湿和胃。热清湿除症状消失。

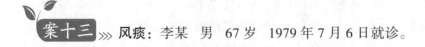 **风痰：** 李某　男　67岁　1979年7月6日就诊。

四年前患脑血栓形成，右侧偏瘫，语言不清，经医院治疗后，目前仅

感语言不清，脉左浮弦，**右浮弦洪滑，此为风痰所致**，法以清热蠲痰息风。予以胆星10g、天竺黄10g、姜半夏10g、黄连10g、栝楼30g、芦根30g、旋复花10g、茯苓12g、桑叶10g、菊花10g、赤芍10g、丹皮10g、秦艽10g、桑枝15g、黄芩10g、羚羊角粉3g分两次冲服。禁忌油腻辛辣之品。

再诊六剂后说话欠流利，有少量痰咳出，痰色黄，脉左寸洪滑兼弦，左关浮弦，右寸弦洪滑。上方去黄芩，加竹叶10g、连翘12g、菊花25g、冬瓜子30g、生薏仁30g。带药出院回当地继续治疗，半年后来信服药三十几剂，说话清楚，尚流利。

按语： 偏瘫后语言不清，其脉左浮弦为肝热，右浮弦洪滑，**为风痰**。患者肝热盛，内风动，风能生热，热壅生痰，风邪挟痰上扰则出现中风之症，虽经治疗，但风痰依然阻窍故语言不清。以羚羊角、丹皮、赤芍、桑叶、菊花清肝热以息风；小陷胸汤合胆星、天竺黄、旋复花清热痰降逆；黄芩合黄连清心肝之热；秦艽苦燥湿，辛祛风，益肝胆，荣筋骨；继以清热蠲痰肃肺之法其症状明显改善。

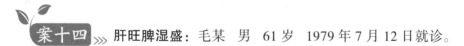 **案十四** >>> **肝旺脾湿盛：** 毛某　男　61岁　1979年7月12日就诊。

患者一年前右侧肢体麻木，眩晕，全身酸软无力半年余，曾到北京某医院检查诊断为脑血管痉挛，服用通脉之类的药物，症状稍有好转，只是感下肢发奘无力，口干不欲饮，面色黑光亮，脉两寸濡滑弦，左关浮弦，左尺弦滑，**此为肝旺脾湿盛**，法以清肝健脾祛湿。予以陈皮10g、姜半夏10g、泽泻10g、茯苓10g、炒白术10g、煅石决明30g、炒川楝子10g、竹叶10g、桑叶10g、菊花10g、桑枝15g。禁忌茶酒辛辣之品。

再诊六剂后，体力稍好，四肢较前有力，口干不欲饮，舌苔薄白，脉两寸濡滑，左关浮弦，以三仁汤加减。

三诊六剂后，无明显不适，口干不欲饮，下肢沉，脉两寸濡滑，两尺滑，以二陈、三仁汤加泽泻、白术。带药回山西服用。

按语： 肢体酸奘麻木，其脉左关浮弦为肝旺，濡弦滑为脾湿盛。肝旺热则风动，风阳上扰乃至眩晕。肝木克土，脾虚其运化水湿失司，痰湿聚生而现肢体㽲无力。湿饮内留不欲饮水。水渍于下焦于肾，故面色现黑。以石决明、川楝子清肝抑肝；陈皮、半夏祛痰饮；茯苓、白术健脾利湿，泽泻泄肾经，行水利小便；桑叶、菊花、桑枝宣风通络。竹叶合茯苓清心热，以除水气凌心。再诊口干不欲饮，寸脉濡滑，**为湿热**。以三仁汤清热利湿理气。续以清热蠲痰利湿而病情稳定。

案十五 >>> 阴虚肝旺气滞：马某 男 48岁 1979年6月20日就诊。

三月前突然眩晕欲倒吐涎沫，血压高达180/120毫米汞柱，约半小时清醒，四肢活动无力，经过治疗，四肢活动恢复，血压正常，但说话不清楚，面红色光亮，脉右寸沉滑，右关尺浮弦兼滑，左寸弦滑，左关尺浮弦㽲，**此为阴虚肝旺气滞挟痰**，法以理气蠲痰抑肝育阴。予以枳壳10g、桔梗6g、川贝母10g、杏仁10g、竹叶10g、茯苓10g、元参60g、白芍12g、枸杞20g、煅石决明30g、炒川楝子10g。

再诊三剂后，吐白色痰块少许，稍带黄色，说话稍清楚，四肢稍有力，左寸弦滑，左关尺浮弦，右寸沉洪滑，右关尺浮弦。以杏仁10g、冬瓜子30g、生薏仁30g、芦根30g、川贝母10g、紫苑10g、桔梗6g、竹叶10g、连翘12g、双花15g、桑叶10g、菊花10g、生杷叶30g、竹茹10g、滑石12g、木通6g、佩兰叶12g。

三诊六剂后，大便一次，稀热，小便频不热，胸闷稍轻，四肢有力，走上坡不感吃力，说话较清楚，近两天自觉感冒不适，脉左寸浮濡洪滑，左关尺弦㽲，右寸浮洪弦，右关浮弦。以牛子10g、薄荷10g、竹叶10g、双花20g、滑石12g、连翘12g、竹茹10g、芦根30g、桔梗6g。

四诊三剂后，吐痰块少量，胸闷已减，说话已清，大便以前为黑色，很费力，逐渐变稠变黄，体力较好，面部光亮浮红已消，脉左寸濡，左关浮弦，右寸濡洪滑。以生石膏30g、竹叶10g、花粉20g、半夏10g、沙参12g、桑叶10g、菊花10g、元参30g、知母10g、麦冬10g。

五诊三剂后，有时胸闷，左寸浮弦，右寸洪滑，右关浮弦。以桑叶10g、菊花10g、竹叶10g、连翘12g、姜半夏10g、黄连6g、栝楼30g、芦根 30g、竹茹 10g、茯苓 10g、生石膏 20g。

六诊三剂后，胸闷减，说话稍好，左寸浮弦洪滑，左关浮弦滑，右寸浮洪滑，右关偏沉弦滑。以姜半夏 10g、黄连 6g、栝楼 30g、厚朴 6g、陈皮 10g、黄芩 10g、杏仁 10g。十剂后说话较清晰。

按语：眩晕，言语不清，面色红光亮，其脉左寸弦滑，左关尺浮弦奔为阴虚肝旺，右寸沉滑，右关尺浮弦兼滑为气滞挟痰。阴虚肝旺，虚火上浮而现面色红亮，虚火上扰头窍而致眩晕不适。气滞挟痰阻滞窍道，故言语不清。以川贝母、枳壳、桔梗、杏仁理气蠲痰；重剂元参滋水以镇阳光；白芍、枸杞滋补肝肾，石决明、川楝子清肝抑肝；竹叶、茯苓清心安神。再诊咳出黄白色痰，四肢有力，言语稍清楚，其脉右寸沉洪滑，**此为肺内湿热**，以千金苇茎汤加川贝母、紫苑、桔梗宽胸蠲痰肃肺，加以清宣之品。继以清热蠲痰理气之剂症状明显好转。

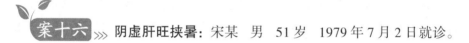
案十六 >>> **阴虚肝旺挟暑：**宋某 男 51岁 1979年7月2日就诊。

三月前患蛛网膜下腔出血，经医院救治病情稳定，但血压不稳定，易激动，烦躁，感疲劳，口渴欲饮，面红，脉左寸虚大，左关尺弦奔，右寸虚大，沉取洪，**此为阴虚肝旺挟暑，法以清热育阴。**予以生石膏 30g、知母 10g、麦冬 10g、沙参 12g、煅石决明 30g、炒川楝子 10g、竹叶 10g、女贞子 30g、枸杞 20g、生地 20g、元参 30g。

再诊六剂后，自觉烦躁，易疲劳，脉左寸虚大，左关浮弦细，左尺弦大沉滑，右寸洪，右关尺弦细。以生石膏 25g、知母 20g、沙参 20g、花粉 20g、煅石决明 30g、炒川楝子 10g、女贞子 30g、旱莲草 30g、生地 25g、元参 25g、白芍 20g、泽泻 12g。

三诊六剂后，一般情况好，血压稳定，仍感心烦，情绪抑郁，口干欲饮，脉左寸弦洪，左关弦细，右寸偏沉洪滑，右关浮弦，**此为阴虚火盛，心火旺，气分滞。**予以生石膏 25g、知母 12g、花粉 20g、桔梗 6g、枳壳 6g、竹叶 10g、连翘 12g、元参 60g、女贞子 30g、旱莲草 30g、白芍 20g、茯苓 20g、煅石决明 30g、炒川楝子 10g。

四诊六剂后，烦躁，口干欲饮，右肩关节痛，脉左寸洪滑，两关尺弦细，右寸沉洪滑。以桔核10g、青皮6g、栝楼30g、元参60g、枳壳6g、桔梗6g、竹叶10g、连翘12g、女贞子30g、旱莲草30g、白芍25g、茯苓20g、姜半夏6g、黄连6g、煅石决明30g。

五诊六剂后，血压不稳，胸不闷，口渴欲饮，右寸滑大，左关尺无力。以生石膏25g、麦冬10g、熟地20g、沙参12g、牛膝6g、元参20g、枸杞10g、川楝子6g、女贞子30g、知母10g。

六诊三剂后，烦躁，睡眠差，今晨腹泻水样便，脉两寸濡滑，**此为脾湿盛**。以车前子6g、茯苓25g、白术10g、陈皮10g、白芍12g、防风6g。

七诊三剂后，腹泻停，烦躁减，血压稳定，脉左寸弦大，左关尺弦大无力，右寸滑大沉洪，右关浮弦。以熟地25g、枸杞25g、牛膝6g、沙参30g、麦冬10g、生石膏25g、元参30g。继以滋阴清热，病情稳定。

按语：患蛛网膜下腔出血，经医院救治后血压不稳定，易烦躁及疲劳，口渴欲饮，面红，其脉左关尺弦爽为阴虚肝旺，右寸虚大，沉取洪为感受暑热。阴虚肝旺其虚阳上扰，合暑热其热盛故烦躁，面赤，热耗气阴则感疲劳乏力，口渴欲饮。以白虎汤清暑热；元参、生地、枸杞、女贞子滋补肝肾；沙参、麦冬补心肺之阴；竹叶清心；石决明、川楝子清肝抑肝。循以清热蠲痰、滋补肝肾使病情稳定。

案十七 >>> 气阴两虚：于某 男 64岁 1979年7月2日就诊。

三月前突感右侧上下肢无力，麻木头晕，搀扶时尚可走路，在北京某医院诊断为脑血栓形成，经用罂粟碱、肉桂嗪、抗栓丸等药治疗好转出院，既往有类似发作二次。现感下肢无力，嗜睡，但睡眠需用安眠药维持，大便干，近日服用长效硝酸甘油，阿司匹林，中药活血化瘀，后用滋阴药物，三七粉2g/日二次，舌干缺津液，脉左寸虚大，左关尺弦大，右寸虚大而散，右关浮弦，**此为气阴两虚**，法以益气养阴。予以党参30g、麦冬10g、五味子10g、沙参30g、枸杞子30g、元参20g、女贞子30g、生地20g、牛膝6g、炒川楝子10g、竹叶10g、炒枣仁12g。带药回北京服用，连续服用一月余，自觉肢体有力，睡眠好。

按语： 中风经过治疗后感肢体无力，嗜睡，舌干无津，其脉寸虚大为气虚，左关尺弦大为阴虚。老年患者久病，肝肾阴虚，其气血无以化生以致气不足，故现无力。阴液无以滋养脑髓则嗜睡，阴津不足无以润燥故舌干无津，大便干。此例舌脉无瘀血之象，前医以活血化瘀，三七粉之类，自然疗效不好。以生脉散加沙参以补气；元参、枸杞、女贞子、生地以顾阴；枣仁补肝胆，宁心安神；竹叶清心；川楝子清肝，牛膝补肝肾引药下行。

案十八 >>> **气阴两虚：** 曹某　女　50岁　1979年5月16日就诊。

一月前突然口角歪斜，右侧肢体活动不灵，血压170/100毫米汞柱，到医院检查诊断为高血压病，卒中，约四五天肢体恢复正常活动，自觉胸闷心慌，睡眠不好，脉左寸虚大，左关浮弦奕，右寸滑大，**此为气阴两虚肝旺**。予以沙参12g、麦冬10g、知母10g、元参20g、当归6g、白芍6g、生地20g、女贞子30g、枸杞30g、炒川楝子10g、煅石决明30g、菊花10g、桑叶10g。

再诊六剂后，未再胸闷心慌，食欲好，睡眠改善，脉两寸虚大，左关尺弦细，**此为气阴两虚**。党参30g、麦冬10g、五味子10g、黄芪30g、竹叶10g、炒枣仁12g、元参20g、枸杞30g、女贞子30g、白芍10g、当归10g、炙甘草3g、大枣三枚。

三诊三剂后，停药半月，最近又犯病，感全身无力，说话不成句，吐字不清，仍在右侧肢体失灵后又恢复正常活动，脉右寸濡，右关沉，**此为湿热**。予以茯苓10g、竹叶10g、杏仁10g、生薏仁30g、半夏10g、陈皮10g、通草6g、滑石12g、白豆蔻10g、川朴10g。

四诊四剂后，精神萎靡，说话欠清晰，神志迟钝，嗜睡，脉左寸沉滑，左关沉，右寸濡滑，右关沉滑，**此为湿热气滞**。以三仁汤加减加桑叶10g、菊花10g、竹叶10g、茯苓10g。

五诊四剂后，自觉全身无力，嗜睡轻，说话稍清晰，身上发凉，怕风，

内科

头不晕，视物不清，下腹部疼，脉左寸虚大兼弦，左关浮弦，右寸濡虚大，右关浮弦滑，**此为气虚肝旺**。予以煅石决明30g、炒川楝子6g、竹叶10g、茯苓20g、炒元胡6g、党参20g、麦冬10g、五味子10g、芦根30g、竹茹10g、桑叶10g、菊花10g。

六诊四剂后，感全身无力，说话稍清，脉两寸虚大兼弦，关尺弦大，**此为气阴不足**。以党参30g、麦冬10g、五味子10g、沙参30g、生地20g、元参20g、女贞子30g、枸杞20g、白芍10g、当归10g、炒川楝子6g。

七诊六剂后，说话稍清，体力稍好，脉两寸洪滑，左关浮弦，右关偏沉，**此为肝旺痰火气滞**。予以陈皮10g、姜半夏10g、竹茹10g、天竺黄12g、旋复花10g、黄连6g、栝楼30g、芦根30g、枳壳6g、茯苓10g、煅石决明30g、川楝子6g、白芍20g、杏仁10g、川贝母10g。服药十余剂后，说话大有改善。

按语：此例患卒中，胸闷心慌，其脉右寸滑大为肺气阴虚，左关尺浮弦奕为肝肾阴虚肝旺。与上例同为气阴两虚，后者沙参代替党参，加用当归、白芍以养血，石决明清肝抑肝。再诊两寸脉虚大，关尺弦细，**此为气阴虚**，方剂中用生脉散加黄芪以补气。三诊全身无力，说话不请，其脉濡为湿热，右关沉为气滞，以三仁汤加减清热利湿理气。五诊患者感乏力，下腹痛，其脉寸虚大为气虚，左关浮弦为肝旺，以生脉散加镇肝息风之品。七诊脉象寸现洪滑为痰火，左关浮弦为肝旺，右关偏沉为气滞，以小陷胸汤加天竺黄、陈皮、旋复花蠲痰清热降逆；川贝、杏仁、枳壳肃肺理气解郁；加镇肝之品。脉理清晰，<u>丝丝相扣</u>，疗效明显。

案十九 >>> 阴虚阳明热：林某 男 60岁 1950年4月8日出诊。

三年前曾患中风已治愈，今晨起忽倾倒床侧，神昏不语，面不赤红，无痰鸣音，左半身不遂，手不紧握，也不松弛，掐其人中十宣，则目睁，以右手挥打，除此刺激，如推动、呼之无表情，舌白苔较干，脉右寸浮洪滑，按之滑甚有力，右关弦洪有力，左部浮弦数而奕，**此为阴虚阳明热**，先以养津清痰下润腑热，方以知母12g、花粉18g、栝楼30g、火麻仁60g、麦冬12g、沙参18g、胆星6g、竹茹9g、天竺黄12g、旋复花9g、鲜石菖蒲3g、秦艽9g、菊花18g、桑枝24g，因无竹沥，青芦菔汁60g调入药汁。

再诊服一剂，舌中后部正中有一条一分宽的黄苔，昨日未大便，也未食入口中染苔之物，**此为腑实之机已露**，宜泄下腑热，加入大黄12g捣碎，以沸开水渍之半小时，绞去汁，调煎药汁服，逾一小时，连下黑色大便二次，又便深黄色粪便二次，能识人，作呼声，左上肢微能活动，脉右寸关较奭，**腑热已泄**，前方去大黄、芦菔汁、胆星、旋复花、天竺黄，加入滋阴凉血息风之品，元参24g、生地24g、丹皮9g、钩藤12g、火麻仁15g。

三诊服三剂后，能语但蹇涩，左腿亦稍微活动，大便每日一二次，但小便只在大便时溺几滴，扪其小腹平坦，脉右寸滑大，左关尺浮弦奭，**此例无溺系热耗津液**，主用甘凉充液，沙参30g、元参30g、知母18g、麦冬18g、天冬12g、花粉24g、甘草梢3g、桑枝24g、秦艽12g、丝瓜络9g、女贞子30g、竹叶9g。

四诊服四剂后，小便通畅、上下肢活动也见进步，脉已见敛，前方调整霍山石斛以助补五脏之阴，沙参24g、麦冬24g、天冬12g、知母6g、花粉12g、霍山石斛24g、生地18g、元参18g、女贞子30g、枸杞9g、秦艽9g、桑枝24g、菊花18g。服三十余剂后身体逐渐恢复正常。

按语：忽然倾倒神昏不语，面不赤红，无痰鸣音，左半身不遂，舌白苔较干，脉右寸浮洪滑，按之滑甚有力，右关弦洪有力，左部浮弦数而奭，病虽属阴虚血热，肝风内动上冲于脑，但左脉奭，痰火又不盛，不似陡急引起发病的主要原因，从右寸关脉有力，似属阳明腑实之象，问其大便情况，只昨日未行，以右脉有力及苔较干，必阳明有热，暗耗津液，热燔津为痰，热气稍微上涌，则引起阴虚待动之肝风。以大剂火麻仁润肠通便，沙参、麦冬、知母养阴生津；花粉清热祛痰生津；栝楼清热蠲痰通便；胆星清热化痰息风；天竺黄清热豁痰凉心；旋复花消痰行水降逆；竹沥清热降火，祛痰利窍；石菖蒲豁痰开窍；青萝菔汁清热化痰消食。再诊舌中后部有黄苔，未大便，**显示腑实之象**，加大黄泄腑热。腑热得以清除后，方剂中去除大黄、莱菔汁、胆星、天竺黄、旋复花，清热祛痰之品，立即加入滋阴凉血息风之剂。三诊大便日一二次，小便量极少，右寸滑大，左关尺浮弦爽，**此为热盛耗津**。适某老医亦来视之，建议通利小便，此例无溺系热耗津液，津液充足小便自行，即古人所谓水到渠成之理，如不滋养津液，以见证治证，因无小便而通利小便，犯渗利伤津之戒，仍主以甘凉充液直至身体恢复。

🌱 案二十 ≫ 肝热痰火误治：李某　男　50岁　1950年4月5日出诊。

突感周身麻木，即卧床休息半小时，出现四肢瘫痪，胸闷口苦，渴欲热饮，二便热灼，屡治无效已四月余，邀我诊治，胸闷腹胀较难忍受，舌质绛，黄白厚苔，脉两寸沉而滑数，左关浮弦数，翻阅前医多用益气活血温通之品，**此为肝热痰火受补锢过甚**，法以理气清热豁痰。方以半夏12g、栝楼30g、黄连9g、黄芩12g、旋复花9g、知母12g、花粉24g、川贝母24g、枳壳6g、生栀子12g、石菖蒲9g、竹茹9g、蛤壳12g、桑枝30g、川楝子9g、羚羊角12g、橘皮9g、莱菔半斤煎汤代水煎药。

再诊服六剂后，胸闷腹胀消失，舌苔薄白微黄，脉仍数，两寸浮洪，左关尺浮弦，方以生栀12g、竹茹9g、石斛24g、花粉30g、知母12g、桑枝30g、蛤壳12g、丝瓜络12g、菊花18g、青果二枚、羚羊角12g、海蜇洗净120g、地粟十枚劈四开，竹叶9g、莱菔半斤煎汤代水煎药，送服当归龙荟丸三丸。

三诊服十六剂后，能起床，可扶持行动，口渴大减，二便不热，舌薄白苔似干，脉右寸滑大，左关尺弦大，**此为肝旺气阴两虚**。法以养气阴柔肝脏，沙参24g、知母12g、石斛24g、花粉24g、麦冬12g、桑枝30g、女贞子30g、生地30g、白芍18g、苁蓉9g。服二十剂，脉和证除。

按语：四肢瘫痪，胸闷腹胀较难忍受，舌质绛，黄白厚苔，脉两寸沉而滑数为痰火气滞，左关浮弦数为肝热。此例本是肝热痰火盛之体，经诸医以温热之药使肝热愈盛，热痰补锢于胸，壅塞气机不得条达，因此出现胸闷腹胀难忍，先以清热豁痰之法，以川贝母、枳壳理气宽胸；小陷胸汤合泻心汤清热豁痰；羚羊角清心肝肺之热息风；栀子、蛤粉、川楝子清肝热；知母、花粉清热生津；莱菔理气化痰，解人参之药力。

再诊胸闷腹胀已除，脉数，左关尺浮弦为肝热，两寸浮洪为心肺皆热，去小陷胸汤及泻心汤，继续清心肝热，加用雪羹：地栗、海蜇以清热痰，加当归龙荟丸清肝热。三诊口渴大减，二便不热，舌苔似干，右寸滑大为肺气阴虚，左关尺弦大肝旺阴虚。以沙参、麦冬滋补肺气阴；白芍、知母、女贞、生地、石斛、苁蓉滋补肝肾，花粉清热生津；桑枝清热通络。

案二十一　>>>　**痰火阻络**：于某　男　76岁　1979年6月2日就诊。

失语已十月余，曾在某医院检查诊断为假性球麻痹，脑动脉硬化，目前说话费力，讲不清楚，四肢活动可，平时痰多，口干不欲饮，脉左寸洪滑，右寸浮洪滑，关弦滑，**此为痰火阻络**，法以清热豁痰通络。予以姜半夏10g、栝楼30g、黄连6g、旋复花10g、丝瓜络6g、桑枝15g、天竺黄10g、桑叶10g、菊花10g、竹茹10g、陈皮10g、枳壳6g、芦根30g、滑石12g、佩兰叶12g、茯苓12g、竹叶10g、连翘12g。

再诊服六剂药后，曾咳出大块黏痰，说话较前明显好转，仍感胸膈闷，脉左寸沉洪滑，左关弦细，右寸洪滑，右关弦滑。以姜半夏10g、黄连10g、栝楼30g、旋复花10g、茯苓10g、煅石决明30g、炒川楝子10g、桑叶10g、菊花10g、芦根30g、竹茹10g、竹叶10g、石菖蒲10g、远志10g、天竺黄10g。服用镇肝祛痰之剂几十剂后，说话较流利，胸闷消失。

按语：失语痰多，其脉两寸洪为心肺热，滑为痰火。心肺火旺，燔津为痰，痰火上阻经络，阻滞窍道而致失语。以小陷胸汤豁痰清热；天竺黄清热祛风豁痰；竹叶、连翘清心热；滑石清热除湿；枳壳理气；桑叶、菊花、芦根、竹茹清热祛风；丝瓜络清热通络。再诊左寸沉为心气不畅，左关弦细为肝旺。以石决明、川楝子清肝镇肝；石菖蒲、远志理气解郁，仍以豁痰清热宣风之剂病情好转。

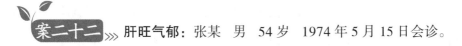 **案二十二**　>>>　**肝旺气郁**：张某　男　54岁　1974年5月15日会诊。

半月前因生气突感头晕，右侧肢体麻木，活动失灵，面部向左侧歪斜，

血压偏高，在某医院检查以"脑血栓形成"住院治疗，血压稳定，肢体活动尚好，但吞咽困难，喝水打呛，采用鼻饲以及静脉点滴药物，持续十余天要求中医会诊。查病人左侧面部出汗多，右侧少，无明显不适，脉左寸沉，左关浮弦，右寸沉弦滑，右关弦，**此为肝旺气郁挟痰**，法以理气疏肝豁痰。以川贝母9g、枳壳9g、杏仁9g、桔梗6g、柴胡6g、当归9g、白芍24g、茯苓18g、炒白术9g、甘草3g、薄荷3g、陈皮9g、半夏9g、菊花9g、郁金9g、石菖蒲9g、珍珠母30g。

再诊三剂后，右寸脉沉减，左寸脉浮，上方川贝母6g，去石菖蒲、郁金。

三诊五剂后，左上肢酸疼，肢体有时抖动，痰多，脉左浮弦，右寸浮弦滑。以煅石决明30g、白芍18g、桑叶9g、菊花9g、柴胡6g、当归9g、茯苓18g、炒白术9g、甘草3g、姜半夏9g、栝楼30g、炒桑枝15g。

四诊六剂后，肢体已不痛，口干欲饮，痰多，面部汗出仍多，以左侧明显，自觉腹部气向上顶达咽喉甚至嗳气，脉两寸浮洪弦滑，两关浮弦洪滑。以姜半夏9g、黄连6g、黄芩9g、生石膏30g、生杷叶30g、竹茹10g、芦根30g、白芍18g、炒川楝子9g、旋复花9g、生赭石9g。

五诊三剂后，自觉咀嚼东西时，尤其是水果之类在咽喉以及食道上段有凉爽的感觉，服六剂后当晚可以口服苹果一只，第两天清晨可以喝米粥一碗，油条一根。继续服用二十余剂后可以正常吞咽食物。

按语：此例脑血栓形成住院治疗后，感吞咽困难，只能靠鼻饲维持生命，同上例也属于假性球麻痹。此例患者脉象左寸沉为心气郁，左关浮弦为肝旺，右寸沉为气郁，弦滑为痰饮，**此为肝旺气郁挟痰**。肝旺其疏泄失司，气血不行，脑髓失养，气机郁滞挟痰阻滞经络故吞咽困难。以川贝母、枳壳、杏仁通达气机；桔梗引药上行；逍遥散疏肝解郁，陈皮、半夏祛痰；郁金、石菖蒲以理气宣窍；珍珠母平肝潜阳。继以煅石决明、白芍、桑叶、菊花养阴息风镇肝；旋复花、姜半夏、栝楼、黄连祛痰火；炒桑枝通络。四诊患者口干欲饮，痰多，自觉腹部气向上顶，嗳气，脉两寸浮洪滑，两关浮弦洪滑，**此为肺胃肝皆热**，以泻心汤：姜半夏、黄连、黄芩清心热祛热痰；生石膏清肺胃之热；白芍、川楝子抑肝清热；代赭石、旋复花以降逆化痰；芦根、竹茹、生杷叶清胃热降逆。以清热蠲痰降逆之剂使症状明显改善。

三叉神经痛

 案一 >>> **风热夹痰滞**：刘某　女　40 岁　1967 年 11 月 18 日就诊。

半月前感冒后，右面部发麻，感觉右牙龈向内抽，头额及牙胀痛，遇风加重，唇很厚，按之麻木，在某医院神经科检查诊断为三叉神经痛，脉左寸浮洪滑，左关尺浮弦，右寸沉洪滑数，右关尺浮弦滑，**此为风热挟痰滞**，法以宣风清热蠲痰。予以炒枳壳 6g、桔梗 6g、半夏 6g、橘红 6g、芦根 30g、佩兰叶 12g、桑叶 9g、菊花 12g、竹叶 9g、连翘 12g、薄荷 9g、钩藤 12g、桑枝 12g、丝瓜络 6g。

再诊服十二剂后，唇活动正常，右面发麻减轻，昨日生气头疼明显，脉濡，右寸沉滑，右关浮弦滑，左关尺沉弦细，**此为气郁湿热夹风**。以炒枳壳 6g、桔梗 6g、竹叶 9g、连翘 12g、半夏 6g、橘红 6g、通草 6g、滑石 12g、炒薏仁 15g、芦根 30g、桑叶 9g、菊花 9g、荷叶 9g、薄荷 5g、桑枝 12g。继以宣风清热利湿之法病愈。

按语：该例三叉神经痛，其脉左寸浮洪滑为心宫热，左关尺浮弦为风邪，右寸沉洪滑数为痰滞，此为患者感受风热邪，风为百病之长，风与热邪相合，邪随风动上壅阳明经而致营卫失调，胃与脾为表里，胃受病，脾亦病，脾运化水湿机能失司，痰湿生，痰湿痹阻与风热邪合化而致面部痛疼、局部麻木。以薄荷、桑叶、菊花、竹叶、连翘清宣；桑菊合钩藤、芦根清热熄风；桔梗、枳壳理气解郁；橘红、半夏祛痰饮；桑枝、丝瓜络清热通络。再诊头痛明显，脉濡滑**为湿热挟风**，以上方加滑石、薏仁、通草清热利湿；荷叶助脾胃，升发阳气。继以宣风清热利湿之法病愈。

 案二 >>> **胆胃郁热：**王某　男　52岁　1967年4月22日就诊。

　　一周前生气后突感面部口唇、连及耳周痛疼，呈阵发性电击样，曾到某医院检查诊断为三叉神经痛，予以维生素B$_{12}$以及镇痛药物治疗，症状不见好转。自觉咽干口苦，烦躁，大便干结，舌红苔黄，脉数，两寸沉，左浮弦，右关弦滑，**此为胆胃郁热，法以理气宣风清热**。予以川贝母9g、枳壳9g、大黄12g、黄芩9g、黄连6g、广木香9g、柴胡6g、芦根30g、竹茹9g、蔓荆子9g、蝉衣6g、石菖蒲9g、远志9g、生栀子9g、双花15g、香豆豉9g。

　　再诊服药二剂后，大便二次，痛疼稍减，但时轻时重，其脉偏数，寸脉浮出，左关尺弦奕，右寸洪，**此为阳明腑热转为经热，阴分不足**。以生石膏30g、知母12g、生地12g、麦冬12g、白芍12g、蔓荆子9g、石斛12g、僵蚕9g、双花15g。

　　三诊三剂后，脉平，左关尺弦奕，以滋育阴液之法二月余而愈。

　　按语：此例面部及耳周痛疼，咽干口苦，烦躁，大便干结，其脉数为热，两寸沉为气郁，左浮弦为肝胆热，右关弦滑胃热。肝与胆相表里，胆具有风木之性，内寄相火，胆火内郁循经上扰，经气不利故现面部痛疼，咽干口苦，烦躁。胆火盛通降不利波及阳明经，阳明腑热，以致大便干结。以川贝母、枳壳、广木香理气解郁止痛；石菖蒲、远志解心郁；柴胡、黄芩、黄连、栀子清肝胆之热；芦根、竹茹清胃热；大黄清阳明腑之热；双花清热散结宣风；蔓荆子、蝉衣清热散风止痛；豆豉疏散解表，除烦止痛。再诊大便已解，痛疼减，脉不沉，偏数，右寸洪，左关尺弦奕，**此为阳明腑热已转为经热，阴分不足**。以白虎汤加息风养阴之剂。继以滋育阴液之法而愈。

气虚血弱： 李某　男　67 岁　1968 年 3 月 12 日就诊。

感冒后感左面部痛疼半月余，曾在某医院检查诊断为三叉神经痛，痛疼呈阵发性，连及左眼及颞部，乏力，食欲差，舌质淡，脉寸虚，左关尺细弱，**此为气虚血弱**，予以益气补血。以黄芪 30g、党参 30g、当归 12g、白芍 12g、蔓荆子 9g、甘草 6g、白术 12g、升麻 6g。

再诊三剂后仍感面部痛疼，其脉右寸偏滑，**此为气血虚挟痰**，原方加陈皮 9g、半夏 9g、胆星 9g、茯苓 9g。

三诊五剂后，其脉虚弱，恪守益气补血之剂三月后症状明显改善。

按语： 此例老年患者患感冒后，出现面部痛疼，其脉寸虚为气虚，左脉细弱为血不足。阳明经为多血多气之经，当气血虚时，最易受到外邪之侵袭，外邪之侵袭络脉失养，筋脉拙急故面部痛疼。以四君子汤去茯苓加黄芪以补气；当归补血汤：黄芪、当归补血生血；合白芍以养血和血；升麻表散风邪，升发火郁，能升阳气，引甘温药上行以补卫气之散而实其表；蔓荆子散风止痛。再诊脉偏滑为挟痰邪，方剂中加二陈、茯苓祛痰饮，胆星祛痰息风。恪守益气补血之法病愈。

内
科

帕金森氏症

 案一 ≫ **肝肾阴虚风动：** 费某　男　67岁　1979年6月22日就诊。

双上肢不自主抖动一年余，以右上肢明显，动作缓慢，心烦，在北京某医院诊断为帕金森氏症，脉两寸虚滑大，两关尺弦细无力，**此为肝肾阴虚风动**，法以育阴清热熄风。予以麦冬12g、沙参12g、白芍10g、天冬12g、枸杞12g、元参30g、生地20g、女贞子30g、生牡蛎30g、川楝子10g、桑枝15g、芦根30g、竹茹10g、羚羊角粉3g。分两次冲服。

再诊六剂后，服药稍好，右寸滑大，左脉弦细。女贞子60g、元参30g、生地30g、天冬10g、桑叶15g、菊花15g、桑枝15g、钩藤12g、沙参20g、麦冬12g、知母12g、芦根30g、竹茹10g、白芍12g、羚羊角粉3g。

三诊服用十二剂后，右手抖动较前轻，右寸滑大，右关弦细而奀。上方加丹皮12g、枸杞30g、元参60g。

四诊服用六剂后，双手抖动减轻，可以自行控制，舌胖而嫩，脉右寸滑大，关尺弦细而奀。上方去丹皮、知母、麦冬。建议带药回北京继续服药。

按语： 上肢抖动明显，其脉两寸虚滑大为气阴虚，两关尺弦细无力为肾水不足，水不能涵木，阴虚风动。此例以肾虚为本，肾藏精，主骨，主髓通脑，肾精亏虚，脑髓失养而致变性，肝主风，主筋，肝阴虚，虚阳上亢而风生，阴液不足，筋失所养则拘急痉挛，抖动。以沙参、麦冬、元参、生地、枸杞、女贞子、天冬、白芍、知母滋补肝肾；牡蛎益肝肾；芦根、竹茹、桑菊、钩藤清热熄风；羚羊角清心肝之热息风。坚守滋阴清热息风之法症状明显改善。

 案二 >>> **阴虚风动：**裴某　男　61岁　1967年12月12日就诊

手抖动已七八年，近二月加重，吃饭喝水需要别人帮助，几年前在某医院检查诊断为帕金森氏症，脉关尺浮弦，寸浮滑大，**此为阴虚风动**，法以滋阴清热息风。予以知母12g、石斛12g、沙参12g、天冬9g、生地12g、元参30g、生白芍12g、女贞子30g、生牡蛎60g、菊花9g、桑叶9g。加服银翘解毒丸六丸。

再诊三剂后，脉同前，继服上方三十剂，复诊手抖动减轻，勉以端碗吃饭。嘱其多服此药。

三诊半年后自觉症状明显改善，因腹泻数次，不欲饮食，乏力，又感手抖动明显，脉左关尺浮弦奥，右关奥无力，**此为肝肾阴虚，脾虚**，以滋补肝肾，健脾之法。茯苓9g、白术9g、於术9g、玉竹12g、沙参12g、天冬12g、元参30g、白芍12g、女贞子30g、石斛12g、知母12g、桑叶9g、菊花9g、生牡蛎45g、炙鸡内金9g。服用二十余剂后症状改善。

按语：手抖动多年，其脉浮为风，关尺浮弦为阴虚风动，寸浮滑大为阴不足。此例类同于上例，同是老年患者，肝肾阴虚而风动，外有感受风热，症状格外加重。以滋补肝肾、清热息风之剂，加银翘解毒丸以清除风热的影响，继续服用育阴息风之剂，症状自然会减轻的。又因腹泻后脾虚，脾虚不能荣脑，脑髓失养而致症状加重。以健脾滋补肝肾之法使症状得以改善。

狂 证

 气郁肝胃火盛：金某　女　32岁　1957年6月8日就诊。

因为邻里纠纷，睡眠不好，渐见精神失常，打骂人已二周，脉左关浮弦数，右寸沉数，右关浮弦数，**此为气郁肝胃火盛，法以理气清热**。方以炒生香附各9g、枳实9g、生军18g、生栀子9g、郁李仁6g、丹皮9g、石决明30g、铁落60g、竹叶3g、天竺黄18g、竹茹9g。更衣丸3g调服。铁落、石决明先煎至一杯，入诸药加水煎取一杯入更衣丸调服。

再诊神情，只是感胸闷腹胀，大便一次量少，脉右滑数，**此为胸有痰热，阳明腑实**。予以黄芩9g、黄连6g、半夏9g、栝楼24g、生栀子9g、丹皮9g、天竺黄18g、枳实9g、生军18g、石决明30g、郁李仁6g、竹叶3g、厚朴9g。

三诊大便数次，胸闷腹胀明显减轻，上方生军9g、枳实6g、厚朴6g。

四诊无明显不适，嘱家属给予舒适环境，尽量不要生气，以免复发。

按语：《素问》："诸狂躁越，皆属于火。"此例因情志不畅而躁狂，其脉左关浮弦数为肝火盛，右关浮弦数为胃火盛，右寸沉数为气郁。情志不畅，气郁化火以致肝胃火盛，火灼津为痰，痰火气互结蒙蔽心窍，则神明逆乱，故出现狂症。以丹皮、栀子清肝热；石决明清肝抑肝；重剂铁落辛平，镇心平肝疗狂；生军入脾胃经，荡涤肠中之燥结；香附、枳实理气解郁；天竺黄清热豁痰定惊；郁李仁润燥滑肠下气；竹叶清心；竹茹清胃；更衣丸以清热通便安神。再诊感胸闷腹胀，右脉滑数**为胸中**

热痰，阳明腑实，以小陷胸汤清热蠲痰解胸；半夏泻心汤清心热祛痰；小承气汤：大黄、厚朴、枳实轻下热结。以清热理气之品使症状消失，病情稳定，但需要有一个良好的环境以免复发。

案二 >>> **肝火盛：** 张某 男 20岁 1955年3月8日就诊。

行动不自主，言笑，易忘，曾到医院神经科检查诊断为精神病，脉左寸关浮弦数，**此为肝火盛**，法以清肝安神。方以生白芍9g、生栀子6g、丹皮6g、竹叶3g、石决明60g、茯苓9g、铁落60g、元参24g、牡蛎9g、龙骨9g、紫白石英各12g、竹茹9g。

再诊痰涎多，脉滑，左寸沉，**此为心气不畅**，以疏郁蠲涎镇肝安神。方以石菖蒲9g、半夏6g、栝楼30g、茯苓9g、旋复花9g、石决明60g、陈皮9g、生栀子6g、郁金9g、竹茹9g、紫白石英各12g、铁落60g、牡蛎9g、元参24g、龙骨9g、胆星6g、丹皮6g、竹叶3g。

三诊以前发作精神失常自不知，今发作自知感胸闷，痰多，睡眠少，法以调郁蠲痰镇逆。方以枳实9g、生香附9g、半夏6g、茯苓9g、陈皮9g、竹茹9g、石决明30g、元参18g、铁落60g、炒枣仁12g、胆星6g、石菖蒲9g、远志6g。月余后精神恢复如常。

按语： 此例脉左寸关浮弦数此为肝火盛，肝木生火，心火也盛，心肝火盛上扰神明而致狂。同上例以清肝热镇肝之剂，加元参壮水之源以镇阳光；紫白石英安神镇心神定惊。再诊左寸沉为心气郁，上方加石菖蒲、郁金以解郁；半夏、栝楼、旋复花、胆星祛除痰涎。三诊神志清，自觉胸闷痰多，睡眠少，其脉宜左寸沉滑，左关浮弦奘，右寸滑，右关沉，**此为肝旺气郁痰盛**。仍以清热镇肝理气之法，加用二陈、茯苓祛痰饮；枳实、香附理气之品，使热清气畅痰消精神如常。

案三 >>> **肝旺胃热痰火盛：** 付某 男 28岁 1976年6月15日就诊。

躁动不安，言出秽语，摔打家具三天，两年前曾因为此症在某精神病院诊断为狂躁型精神病，服用药物，可以控制症状，现因为停药又犯病，口渴喜冷饮，面赤，脉左浮弦，右寸洪滑，右关浮，**此为肝旺胃热痰火盛**，法以镇肝清热蠲痰。方以生石膏45g、知母12g、花粉18g、姜半夏6g、黄连6g、黄芩9g、栝楼24g、丹皮9g、生栀子9g、芦根18g、竹茹9g、元参24g、煅石决明30g、铁落60g。

再诊口渴已减，躁动轻，腹胀，大便未解。上方加生军15g、枳实9g、厚朴9g。

三诊大便三次，神情，舒适，不烦躁，继续清热祛痰。二月余后可以正常工作。

按语：青年患者因感情失意而致病，反复发作数次，每次发病都是躁动不安，口渴欲饮，面赤，其脉左浮弦为肝旺，右寸洪滑为痰火，右关浮为胃热。肝旺其火盛，热火灼津为痰，痰热蒙蔽心窍，扰乱神明而致狂证。热火灼伤肺胃以致口渴欲饮。以石决明、铁落清肝抑肝；半夏、黄连、黄芩、栝楼清热蠲痰；白虎汤清肺胃之热；花粉清热生津祛痰。再诊口渴已减，但出现腹胀，大便未解，**此为阳明腑证**，急加用小承气汤以轻下。继用清热蠲痰病情得以控制，可以恢复工作。

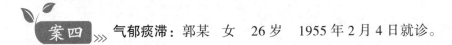

案四 ≫ **气郁痰滞：**郭某　女　26岁　1955年2月4日就诊。

失眠，狂躁不安已三天，既往有类似发作，曾在某精神病院住过院，脉左寸沉滑，右寸滑，右关沉滑，**此为气郁痰滞**，法以疏瀹之剂。铁落120g、石菖蒲9g、枳实5g、炒枣仁12g、半夏9g、生香附9g、陈皮9g、厚朴3g、竹茹9g、茯苓9g、郁金9g。

再诊脉同前，症稍减，继以蠲痰安神。石菖蒲9g、栝楼30g、半夏9g、陈皮9g、旋复花9g、茯苓9g、炒枣仁12g、竹茹9g、枳实6g、生香附9g、铁落120g、石决明60g。

三诊仍以蠲痰安神法，治疗一月余精神恢复正常。

按语：狂躁不安，其脉左寸沉滑为心气郁，右寸滑为痰湿，右关沉滑为脾气郁滞。心脾郁结，痰湿气滞郁而化热以致心神不安，失眠，甚至狂躁症状。以铁落平肝定惊疗狂；石决明平肝潜阳；石菖蒲利心窍祛湿消痰；郁金清心解郁；枳实、厚朴、香附理气解郁；栝楼蠲除热痰；半夏、陈皮蠲痰安神；旋复花消痰行水降逆；茯苓利湿安神；酸枣仁宁心神，竹茹清脾胃之热化痰。

案五 >>> **气郁肝旺痰火盛**：丁某　男　31岁　1967年12月1日就诊。

因昼夜连续干活，突感胸闷难受，烦躁，说话不正常，狂妄，头发胀，脉左寸沉，左关浮弦，右寸沉洪滑，右关弦滑，**此为气郁肝旺痰火盛**，法以理气清热豁痰。以炒枳壳9g、桔梗6g、半夏9g、炒栀子9g、黄芩9g、酒大黄12g、橘红9g、远志6g、郁金9g、栝楼30g、旋复花9g、胆星6g、生香附12g。

再诊胸闷烦躁稍减，说话仍不正常，继用清热祛痰理气之剂。

三诊大便数次，粪软，有热灼感，口渴欲水。去大黄，加生石膏30g、知母12g。

四诊头清，烦躁已轻，脉平，继以清热祛痰之剂，七剂后说话恢复正常。

按语：患者劳累后胸闷，烦躁，狂妄，其脉两寸沉，为气郁，左关浮弦为肝旺，右寸洪滑为痰火，右关弦滑为胃肠热。劳则生火，心肝火盛，痰火生，痰火盛上扰神明而致狂症，痰火滞胸而使胸闷。火扰阳明，阳明腑热，必有燥粪。以枳壳、桔梗、香附理气解郁宽胸；远志、郁金解心郁；橘红、半夏、栝楼、旋复花、胆星蠲除痰饮降逆；黄芩、栀子清心肝之热；大黄清肠之热。三诊大便软，有热灼感，口渴欲饮水，**此为肠中燥粪已除**，气分有热，加白虎汤。以清热蠲痰之剂症状消失。

失 眠

 阴虚火浮：陈某　男　29岁　1955年1月21日就诊。

失眠易惊，烦躁不安已三周，服用安眠药稍好，脉左寸关浮弦细，**此为阴虚火浮**，法以濡养安神。方以麦冬18g、竹茹9g、知母12g、炒枣仁15g、元参24g、生地18g、茯苓9g、甘草3g、肉苁蓉9g、当归6g、生牡蛎18g、丹皮9g、生白芍9g。

再诊四剂后，可以睡眠，法以养血安神。当归9g、柏子仁9g、炒枣仁15g、知母9g、元参18g、生白芍9g、肉苁蓉9g、茯苓9g、甘草3g、生地18g、生牡蛎18g桂圆肉9g。继以养血安神之剂，二周后睡眠好，不惊不躁。

按语：此例失眠，其脉左寸关浮弦细为阴虚火浮。阴主静，阳主动，阳入于阴则寐，阳出于阴则寤。阴虚之质，虚火上浮，阴阳不交而致烦躁不安，失眠。以元参、生地、白芍、当归、知母、苁蓉、麦冬育阴；生牡蛎镇肝潜阳；丹皮清心肝之热；枣仁宁心安神益肝；茯苓安神；竹茹清肺胃之热；甘草以和中。以养血安神之剂而愈。

 气郁肝旺：宋某　男　35岁　1955年3月12日就诊。

一月前生气后，失眠易惊，心烦意乱，服用镇静药物不减，脉左浮弦，**右脉沉，此为气郁肝旺**，法以清调。方以生香附9g、枳实6g、半夏6g、竹茹9g、茯苓9g、石决明30g、生栀子6g、丹皮6g、陈皮9g、桑叶9g、炒枣仁12g、菊花9g、川连3g、竹叶3g。七剂后寝安。

按语：生气后失眠易惊，其脉左浮弦为肝旺，右寸沉为气郁。肝失调达，气郁化火，火可生痰，痰与火邪扰心神则失眠易惊，心烦意乱。以香附、枳实理气解郁；石决明清肝镇肝；丹皮、栀子、竹叶、连翘清心肝之热；桑叶、菊花清肝热宣风；温胆汤：陈皮、半夏、竹茹、枳实清热理气化痰；热清痰除可以安睡。

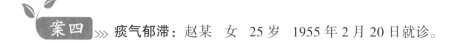

案三 >>> **阴虚肝阳上僭：** 王某　男　31岁　1956年6月24日就诊。

心神不安，无力，失眠已一周，脉左寸沉，左关浮弦细，**此为阴虚肝阳上僭气滞**，法以养阴潜阳理气。方以龟板12g、生石决明30g、元参30g、远志6g、生牡蛎30g、炒枣仁12g、石菖蒲9g、石斛9g、紫白石英各15g、生龙骨9g。

再诊能睡眠，体力差，宜养阴潜阳。元参30g、沙参15g、麦冬18g、生牡蛎30g、石斛9g。月余后，睡眠好，心神安，体力恢复正常。

按语： 失眠，其脉左寸沉为心气郁，左关浮弦细为阴虚肝阳上僭。阴虚阴液无以育养脏腑，故肝阳上僭，"肝藏魂""肝藏血""血舍魂"，肝旺其魂不能舍，故心神不安，肝郁日久内扰心神，使阳不入于阴，则出现失眠。以元参、石斛、龟板滋水补肝肾；沙参、麦冬育阴以金生水；石决明、牡蛎、龙骨、紫白石英清热镇肝；远志、石菖蒲解郁；枣仁益肝安神。

案四 >>> **痰气郁滞：** 赵某　女　25岁　1955年2月20日就诊。

半年前因与他人冲突后，自觉头痛腹痛，身肿，以腿足明显，失眠，心内发烧，易出汗，脉两寸沉，右寸沉滑，**此为痰气郁滞**，法以先祛痰理气。方以旋复花9g、栝楼30g、半夏6g、陈皮9g、茯苓9g、厚朴6g、枳实9g、石菖蒲9g、炒莱菔子6g、郁金9g。七剂后诸恙消失。

按语： 头痛腹痛，身肿，失眠，其脉沉为气滞，右寸滑为痰湿。脾失健运，湿浊生痰，痰浊阻遏经隧，清阳不展则头痛。痰湿盛阻滞气机，水湿运化不畅，故身肿。痰郁生热，邪扰心神则失眠，热郁故感心内发热。

以栝楼清热蠲痰；二陈祛痰饮；旋复花消痰行水降逆；石菖蒲、郁金、厚朴、枳实理气解郁；莱菔子理气祛痰。痰消气畅而愈。

案五 》》》**肝旺胃郁痰火盛：**张某 男 35岁 1967年11月9日就诊。

失眠恶心，头疼稍晕，口干不欲饮水，胸闷烦躁，合目即梦一月余，脉左部浮弦，左寸弦滑，右寸洪滑数，右关沉弦滑，**此为肝旺胃郁痰火扰神，法以理气清热蠲痰。**予以炒枳实6g、半夏6g、陈皮6g、竹茹9g、黄芩6g、黄连3g、炒栀子6g、炒陈曲9g、炒麦芽9g、竹叶9g、生牡蛎30g、生龙骨30g、连翘12g、炒枣仁12g。五剂后，睡眠好，头晕恶心已消失。

按语：失眠恶心，胸闷烦躁，其脉左寸弦滑，左部浮弦为肝旺冲心，右寸洪滑数，为痰火盛，右关沉弦滑为胃气郁。肝旺火盛，其子心宫亦热，心肝火盛邪扰心神而致失眠，合目即梦，烦躁。上扰神明而感头疼头晕。心肝火盛，热邪燔津为痰，痰火盛，痰火壅塞肺气，三焦之气受阻故胸闷，胃气不畅。以黄连、黄芩、栀子、竹叶、连翘泄心肝之热，温胆汤陈皮、半夏、枳实、竹茹和胃祛痰养心安神；生牡蛎、龙骨清肝镇肝；陈曲、麦芽和胃消导；酸枣仁益肝安神。

案六 》》》**湿热：**张某 女 49岁 1967年12月2日就诊。

浮肿目胀，头疼失眠，寐则梦多，肘腕关节疼，前臂发酸，身沉重，胸闷，大便日二次，恶心腹胀，口干不欲饮，小便频数而量少，色黄发热，有时面部发热，无汗恶寒，脉濡缓，右寸沉滑，右关沉弦滑，左寸洪滑，舌鲜明白苔，**此为湿热，法以清热利湿。**予以半夏6g、陈皮6g、通草6g、滑石12g、杏仁9g、炒薏仁30g、陈曲9g、麦芽9g、炒槟榔6g、苏叶6g、竹叶9g、连翘12g、大腹皮9g、桂枝2.4g。

再诊三剂后，浮肿减，身稍轻，无恶寒感觉，胸闷腹胀，口干不欲饮水，大便干，身疼，脉右寸沉洪滑数，右关沉弦洪，左关尺弦滑，**此为气郁湿热肝胃不调。**予以半夏6g、陈皮6g、广木香9g、香附9g、黄芩6g、炒栀子6g、炒莱菔子9g、陈曲9g、麦芽9g、芦根30g、佩兰12g、滑石 12g、栝楼 30g、炒青皮 6g。

三诊三剂后，腹胀闷已消，睡眠已好，身疼已减，脉平，仍以清热利湿祛痰法。半夏 6g、陈皮 6g、黄芩 6g、炒栀子 6g、栝楼 30g、芦根 30g、滑石 12g、佩兰叶 12g、陈曲 9g、麦芽 9g。五剂后，无明显不适。

按语：患者浮肿身沉，头疼失眠，恶心腹胀，口渴不饮水，小便频数而量少，其脉濡滑为湿热，缓为挟风。左寸洪滑为心热，右寸关沉滑为痰气滞。《增评温热经纬》："湿热病属阳明太阴经者多，……始恶寒者，阳为湿遏而恶寒，后但热不寒，反恶热矣。湿蔽清阳则胸痞。……热则液不升而口渴，湿则饮内留而不欲饮。……太阴之表主四肢，阳明之表主肌肉。"湿热之症四肢倦怠，身体沉重，小便量少而数。热邪生痰，痰热邪扰心神而失眠，痰热阻滞气机而感胸闷，腹胀恶心。风热湿相搏故关节痛疼。以杏仁、槟榔理气；薏米、滑石、通草清热利湿；竹叶、连翘清心热；二陈祛痰饮；大腹皮下气宽中，行水消肿；苏叶通心利肺；少量桂枝宣风通络。继以清热利湿解郁之法病愈。

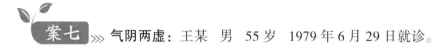

案七 >>> **气阴两虚：**王某 男 55 岁 1979 年 6 月 29 日就诊。

五年前因受刺激心情不畅，经常失眠，经疗养后失眠好转，四年前恢复工作后失眠加重，心悸，食欲增加饭量每天达二斤，去北京检查，诊断为"神经系疾病"，中医诊为"痰饮"服中药四月后，饭量降至正常，但仍失眠，动则气喘，烦躁，心电图正常，脉左寸滑大，左关尺浮弦细，右寸散大，右关尺弦细，**此为气阴两虚**，法以益气养阴。予以生地 20g、元参 20g、当归 6g、白芍 20g、枸杞子 30g、川楝子 10g、竹叶 10g、茯苓 15g、沙参 25g、党参 25g、麦冬 10g、五味子 10g、炒枣仁 12g、甘草 3g、浮小麦 30g、大枣二枚。

再诊六剂后，仍感失眠，晨起出汗，气短，脉两寸虚大，关弦细大，尺无力。予以黄芪 30g、柏子仁 12g、党参 30g、沙参 30g、生地 20g、元参 20g、当归 6g、白芍 20g、枸杞 30g、川楝子 10g、竹叶 10g、茯苓 10g、甘草 3g、浮小麦 30g、大枣二枚。带药回沈阳服用，连续服用三十余剂，睡眠改善，心悸消失。

按语：《景岳全书》："血虚则无以养心，心虚则神不守舍。……以致终夜不寐，及忽寐忽醒，而为神魂不安。"此例失眠烦躁，其脉左寸滑大为心血虚，右寸散大为肺气虚，关尺弦细为肝肾阴虚。肺气虚无力推行血脉，肝肾阴虚其阴液不足，血为阴液，心血虚不能养心荣脉，以致心神不安。以生脉散加黄芪以补气，收敛耗散之气；沙参滋育肺阴；生地、当归、白芍以养心血；元参、枸杞和四物汤以育阴；酸枣仁益肝胆，宁心安神；竹叶、茯苓清心安神；甘麦大枣汤：养心安神柔肝缓急。以益气养阴之法症状消失。

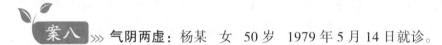 **案八** >>> **气阴两虚：**杨某　女　50岁　1979年5月14日就诊。

一年前患者因受刺激经常失眠，多梦，有时梦中喊叫，近半月精神紧张，晕倒一次，心烦，精神萎靡，全身无力，脉左寸虚大，沉滑大，左关尺弦细而耎，右寸浮弦大，右关弦细，**此为气阴两虚**，法以益气育阴。予以党参20g、五味子10g、麦冬10g、女贞子30g、枸杞子30g、元参30g、生地20g、生牡蛎30g、竹叶10g、炒枣仁12g、茯苓25g、百合12g、浮小麦30g、甘草6g、大枣二枚。

再诊四剂后，较前好转，仍烦躁，耳鸣，左寸虚大，左关尺弦细，右寸滑大，右关尺弦细而耎。原方加沙参30g、煅石决明30g、磁石15g。肾开窍于耳，镇肾气上冲，加养阴之剂更佳。

三诊曾去疗养院疗养二月余，自感食欲好，体力稍好，仍感烦躁，头晕，耳鸣，有时易哭，左寸关浮弦，右寸滑大兼弦，关尺弦大。以煅石决明30g、百合12g、大枣二枚、小麦30g、甘草3g、知母10g、麦冬10g、沙参12g、元参20g、生龙骨30g、生牡蛎30g、竹叶10g、炒枣仁12g。服用二十余剂后，精神舒畅，不烦躁，无明显不适。

按语：此例与上例同为气阴两虚，但症状表现不同，前者以气虚明显而喘，后者以精神紧张，精神萎靡明显。其脉后者左关尺弦细耎为阴液明显不足，右脉弦为肝旺所致。用药方面同用益气育阴之剂，此例以大剂元参壮水之源以除虚烦；甘麦大枣汤加百合养心安神并解除精神症状，其效果明显；石决明、磁石、龙骨、牡蛎以镇肾气上冲并加以养阴之剂疗效更佳。

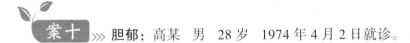

案九 >>> **气郁肝胃不和：**王某　男　44岁　1979年7月8日就诊。

自述神经衰弱二十余年，失眠、头胀、头痛，肝区痛疼，食欲尚可，有时胸痛，服用安眠药才勉以睡三四个小时，脉左关沉弦，右寸关沉弦滑，**此为气分郁滞，肝胃不和**，法以疏肝理气。予以柴胡6g、当归10g、白芍10g、茯苓10g、炒白术10g、甘草3g、广木香10g、香附10g。

再诊六剂后，自觉头痛胀已减，睡眠稍改善。脉同上继服六剂，基本不用安眠药可以睡眠。

按语：此例失眠，头胀痛，肝区痛疼，时有胸痛，其脉左关沉弦为肝气不舒，右寸关沉弦滑为气郁，**此为气郁，肝胃不和**。肝气不舒使肝之疏泄机能失司，故出现肝区痛疼，胸痛。肝之疏泄脾胃功能失调，以致胃气不畅，"胃不和则九窍不利"，故出现头胀痛，失眠。以疏肝理气和胃之法：逍遥散加木香、香附使症状得以改善。

案十 >>> **胆郁：**高某　男　28岁　1974年4月2日就诊。

因其父亡，情绪低落，失眠直视，失神已一月余，脉两寸浮弦滑，左关浮弦滑，**此为胆郁**。以酒浸郁李仁12g、百合10g、知母10g。五剂而愈。

按语：此例因父亡悲伤而致失眠直视，肺主悲，悲伤过度使肺受伤，肺主治节，肺受伤后肺气不利，气病及血，血脉不利而心病，心藏神，心病其心神不宁而致失眠。子（心）病母（肝）受损，肝与胆相表里故胆病。肝病其疏泄机能失司，以致其胆气郁结，胆为清净之府，胆脉络头目入耳，胆病使胆气不宁而致失眠，失神。肝主目，肝胆气结，胆横不下，故失眠直视。以酒浸郁李仁下气，散胆结，使目瞑，百合甘平润肺，宁心清热；知母辛苦寒滑上清肺金而泻火，下润肾燥而滋阴。

脏 燥

 案一 >>> **心脾受伤：** 李某　女　30岁　1950年3月5日就诊。

丧夫一月后，晡寒夜热，咽干咳嗽，常不自主的痛哭流涕，恍惚隔垣见人行走，饮食日减，形销骨立，素畏药，闻药味则吐，脉左关尺弦数，左寸大无力，右寸滑大而数，按之无力，右关臾弱，**此为脏燥，心脾受伤**，法以养心安脾。以甘草3g、小麦30g、大枣二枚、麦冬9g、百合12g、藕60g切片，对患者说既不能服药，也不宜服药，可以用食物治疗，久服自愈，即以小麦、红枣、藕、百合等与其视之，将药汁装入小壶严盖，只令口服，不使鼻闻药味，复一月后，诸疾大减，饮食日增，又服三个月后，而疾痊愈。

按语： 因丧夫悲痛而不自主痛哭，隔墙见人行走，闻药味即吐。其脉左关尺弦数为肝肾热，左寸大而无力为心气血皆虚，右寸滑大而数为肺阴不足，右关臾弱为脾虚。**此为情郁肝旺，肺阴不足，心脾受伤**。肺主悲，悲伤过度则肺阴不足，肺阴不足致咽干咳嗽。脾主思，忧思过度伤于心脾，故不自主痛哭为脏燥。心主神明，心血虚则心神仿佛如有神灵，故隔墙可见人行。脾气不足则食欲减，闻药即吐。医者因人而异，采用食疗，病人可以接受及时治疗。以甘麦大枣汤：小麦生津清燥养心气；大枣、炙甘草养津补中；加百合润肺清热止咳，益气补中；麦冬清心润肺；藕益胃补心，久服令人欢，久服自愈。

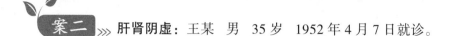 **肝肾阴虚：** 王某　男　35岁　1952年4月7日就诊。

　　因其母病亡二月余，自感心悸不宁，头晕耳鸣，有时意识模糊，烦躁易怒，脉左部弦奭，右寸虚大按之滑大，**此为脏燥，肝肾阴虚**，法以育阴安神。以枸杞12g、女贞子30g、百合12g、元参30g、生地15g、熟地15g、白芍15g、制龟板12g、沙参12g、麦冬12g、天冬12g、鳖甲12g、紫白石英各15g。嘱其久服一月余症状消失。

　　按语： 因母病故，出现烦躁，心悸，意识模糊，其脉左部弦奭为肝肾阴虚，右寸虚大按之滑大为肺气阴虚。肝肾阴虚为津血亏耗，不能育养肝肾，故头晕耳鸣。木火升腾累及心肺而致意识模糊，烦躁易怒，心悸不宁，此为脏燥。以育阴抑肝宁心安神之剂而愈。

内
科

目 疾

 案一 ≫ **风热挟气郁：**苟太太　46 岁　1955 年 5 月 18 日就诊。

右眼皮肿胀，伴有寒热已一周余，曾服用过渗利之剂症状加重，脉左寸浮数，左关浮弦数，右寸数偏沉，**此为风热挟气郁**，法以清散。方以桔梗 6g、生香附 9g、防风 6g、枳壳 6g、甘草 3g、滑石 6g、桑叶 9g、荆芥 6g、薄荷 9g、连翘 12g、双花 18g、菊花 9g、竹叶 3g、生栀子 6g、木通 6g、黄芩 6g、苏叶梗各 6g、蝉蜕 9g。三剂寒热退，肿消。

按语：《原机启微》："风热不制之病：风动物而生于热，譬以烈火焰而必吹，此物类感召而不能违间者也，因热而召，是为外来久热不散感而自生，是为内发内外为邪为病，则一淫热之祸。……"此例眼皮肿，伴寒热，其脉浮弦数为感受风热，右寸偏沉为气郁。风热之邪经渗利而不解，则出现寒热，肿胀。以薄荷、桑菊、竹叶、连翘、双花清宣；荆芥、苏叶、蝉蜕以宣散；栀子合竹叶、连翘、木通清心热，使热气下行；滑石清热利湿；香附、枳壳、桔梗理气解郁；防风理气引经。

 案二 ≫ **肝胃热盛：**葛太太　34 岁　1956 年 10 月 13 日就诊。

双眼突然红肿，流泪涩痛，大便干结两天，脉左浮数，右关实，**此为肝胃热盛挟风邪**，予以清散导热。以当归尾 9g、赤芍 9g、丹皮 6g、生军 12g、甘草 3g、竹叶 3g、连翘 12g、黄芩 3g、生栀子 3g、蝉蜕 9g、防风

9g、桑叶 9g、菊花 9g、桃仁 6g。

再诊一剂后，大便未行，热邪不得下行，予以薄荷 6g、川军 18g、竹叶 3g、连翘 12g、生栀子 9g、丹皮 9g、当归尾 9g、赤芍 9g、桃仁 6g、桑叶 9g、防风 9g、菊花 9g、甘草 3g、黄芩 9g、白蒺藜 9g、芒硝 9g 各包，生蜜 30g。水煎取汁入芒硝蜜调服。

三诊二剂后，大便三次，大便时热灼感明显，双眼红肿痛疼已减，热邪下行，上方川军 9g。

四诊二剂后，双眼红肿明显减轻，大便数次，去川军、芒硝。三剂后双眼恢复正常。

按语： 眼红肿，大便干结，其脉左浮数为肝热盛挟风，右关实为胃热盛，胃家实。《原机启微》："厥阴为木，木生火，母妊子，子以淫胜祸发反魁，而肝开窍于目，故肝受魁而目亦受病也。"肝热盛，肝木侮土，以致胃热盛，火盛出现胃家实。以黄芩、栀子、竹叶、连翘清心肝之热；调胃承气汤：生军、芒硝、甘草清热泻结；当归尾、赤芍、红花、丹皮凉血和血；蝉蜕、防风、桑叶、菊花、白蒺藜、薄荷清肝宣风。热清风息病痊。

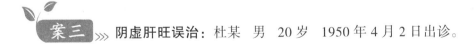

案三 >>> **阴虚肝旺误治：** 杜某　男　20 岁　1950 年 4 月 2 日出诊。

目赤涩流泪，视物不清，头闷微痛，医予蒺藜、荆芥、防风、羌活、蔓荆子、当归等药，服二帖，目疾不减，反而头痛加重，面热如焚，心烦不眠，不欲纳食，另医以为食欲不振用四君子汤加山药、枣仁等，服一帖，烦躁加重，胸部发乱，脘胀而痛，二便不畅，病延二月余。其家长邀我诊之，患者面赤扪之热，口渴欲饮，频吐白黏痰，目赤涩痛，翻眼皮视之有隐隐若沙粒，脉左部浮弦数，右寸滑，以左脉而论，**此为阴虚肝旺误治**，法以滋阴清肝化痰。栝楼 30g、花粉 18g、栀子 9g、丹皮 9g、竹叶 9g、知母 12g、元参 30g、竹茹 9g、炒川楝子 6g、炒元胡 6g、地粟六大枚、海蜇皮洗净 60g。送服当归龙荟丸 9g。外用胆矾 6g、菊花 6g、红花 3g、当归尾 3g 开水冲先熏眼，后温洗眼，服二剂。

再诊便泄三次，黄稀黏粪，胸腹舒，头不痛，欲纳食，面热减，继服二剂。

三诊口不渴，烦躁大减，可安睡，目赤消，涩痛亦减轻，但稍有烦躁，有时面赤有热烘烘的感觉，脉左关尺弦大，右寸浮滑大，方用元参60g、知母9g、花粉12g十余剂而愈，请眼科治疗沙眼，月余亦愈。

按语：目赤视物不清，此为平素阴虚肝旺、沙眼，经用温散之剂使其耗散阴分，动其肝火，又误补锢津为痰，使肝阳横肆而致目赤，视物不清。经曰："五脏六腑之精皆上注于目，而为之精，故治目者以肾为主，目虽肝之窍，子母同一治也。"治以元参、知母滋阴清热；竹叶、栀子、清心肝热；川楝子、元胡疏肝行滞；雪羹合栝楼、花粉清热祛痰；红花、丹皮、当归尾和血；菊花清热宣风；当归龙荟丸清肝热。三诊面赤热，左关尺弦大，右寸浮滑大为阴虚，重用元参以滋水清热，知母制金滋水；花粉清热祛痰生津而病愈。

鼻衄

 案一 >>> **胃热挟感：**姜某　45 岁　1952 年 5 月 22 日就诊。

身痛发热，恶心胸闷，鼻衄病甚重，脉数，左浮，**此为胃热挟感**，予以清宣。桑叶 9g、半夏 6g、川连 6g、竹茹 9g、黄芩 9g、菊花 9g、鲜芦根 30g、竹叶 3g、炒栀子 9g、连翘 12g、双花 18g、薄荷 9g、茅根 30g。

再诊胃热挟感，思虑过甚，病势甚危，甚难治愈，其子恳求主持，勉以疏解清热之剂进之。川贝母 9g、枳壳 9g、佩兰叶 9g、黄芩 9g、木通 9g、鲜芦根 30g、竹茹 9g、桑叶 9g、冬瓜子 9g、竹叶 3g、炒栀子 9g、连翘 12g、双花 24g、薄荷 5g、菊花 9g、鲜茅根 30g。

三诊脉依然，病人虽感稍好，不久果陨。

按语：《疡病大全》："鼻衄者，或心或肺或胃蕴热过极，上干清道而衄也。鼻气通于脑，血上溢于脑故从鼻而出，故名鼻衄。"此例脉数，右关脉宜明显，此为胃热盛，左浮数为外感风热。胃热盛上扰心肺，使心肺皆热，热邪迫血上溢而致鼻衄。又因感受风热故身痛发热，内外二热燔津为痰，故恶心胸闷。此例热邪甚盛，鼻衄病甚，用药以半夏、黄连、黄芩泻心肺胃之热祛痰，竹叶、连翘、栀子清心；芦根、竹茹清胃热；桑叶、菊花、竹叶、连翘、薄荷清宣；茅根清热止衄；川贝母、枳壳、杏仁、冬瓜子理气肃肺。虽然自觉症状稍好，其病脉未有改善故不治而亡。

案二 >>> **温热气郁**：唐某　男　22岁　1967年12月5日就诊。

鼻衄血多，头晕口苦，感心中虚，口渴欲饮，病十余天，初由发热四五天而发生鼻衄，日衄三至四次，胸闷，舌白厚苔，脉左寸洪数，右寸沉洪，右关尺浮弦数，**此为温热气郁鼻衄**，法以清解。方以茅芦根各30g、炒栀子、炒黑栀子各5g、竹叶9g、连翘12g、银花24g、桑叶9g、菊花9g、竹茹30g、生杷叶30g、炒侧柏叶12g、桔梗6g、枳壳6g、黄芩6g、甘草6g。五剂后症状消失。

按语：鼻衄头晕，口渴欲饮，其脉左寸洪数为心宫热盛，右寸沉洪为肺热气郁，右关尺浮弦数为胃热，**此为感受温热之邪挟气郁**。温热之邪首先犯肺，肺为华盖，盖于心脏，肺受热，心脏也受热，岐天师曰"火气郁勃于上焦，不能分散，故上冲而为吐血、衄血也。……"。以竹叶、连翘、栀子清心宫之热，合桑叶、菊花、双花清宣；黄芩清心及中焦之热；桔梗、枳壳理气解郁；芦根、竹茹、生杷叶清胃热；茅根清心肺胃之热，止血；黑栀子清热止血；侧柏叶苦涩微寒，养阴清热止血。热清血止。

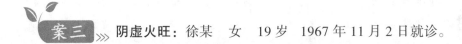 **案三** >>> **阴虚火旺**：徐某　女　19岁　1967年11月2日就诊。

经常鼻衄，夜间出血时多，心烦，去年六月已确诊为血小板减少性紫癜，血小板计数为6.3万/mm³，有时头痛，月经量多，脉两寸洪滑有力，右关弦洪，左关尺浮弦，**此为阴虚火旺**，法以养阴清热。以茅根30g、炒栀子6g、炒黑栀子6g、小蓟30g、生白芍12g、元参18g、生地12g、甘草3g、旱莲草18g、女贞子18g、炒侧柏叶12g、生地炭9g、竹茹9g。

再诊四剂后，未发生鼻衄，头疼不明显，腰疼减轻，左下肢发胀，牙床疼，仍感心烦易怒，脉两寸洪滑减，左关尺无力。上方加天冬9g、沙参9g。

三诊四剂后，腰稍痛，头疼，心烦易怒，脉两寸浮洪数，关尺浮弦。上方生白芍、生地各18g。

四诊四剂后，头疼易怒已减轻，继以清热养阴之剂，半年后复查血小板基本恢复正常。

按语：鼻衄，月经量多，其脉左关尺浮弦宜爽，两寸洪滑有力，为阴虚火旺。阴虚肾水不能制火，故阴虚火旺，火灼伤血脉，故出现鼻衄，月经量多。以元参、生地、白芍、女贞子、旱莲草、天冬、沙参滋补阴液；栀子、竹茹清热；黑栀子、茅根、小蓟、生地炭清热止血。

急性中耳炎一例

 肺与肝皆热：王某　男　28 岁　1978 年 4 月 12 日就诊。

挖左耳后，灌进水，此后耳部疼痛，外耳轻度浮肿，发热，脉左寸濡洪滑，右寸洪滑，右关浮弦，**此为肺与肝皆热，**法以清散。以生石膏 30g、知母 10g、荆芥 6g、防风 6g、车前子 6g、龙胆草 3g、赤芍 10g、柴胡 6g、丹皮 10g、甘草 3g、生地 12g。六剂后痛疼已消失，继续服用三剂后，症状全部消失。

按语：耳痛，外耳热肿，脉左寸濡洪滑，右寸洪滑，右关浮弦，此为肺与肝皆热。耳为肝经络行部位，肝热其邪热结聚耳窍，蒸灼耳部故耳痛，红肿。肺金克木，肺热不能制约肝，肝热更为重，肺热可出现口渴欲饮，故用清肝肺之品。以荆芥、防风消散，通血脉；丹皮、赤芍、龙胆草、车前子以泻肝热；白虎汤清肺胃之热；生地泻热育阴；柴胡入肝经疏肝。肺与肝热清除而愈。

鼻咽癌放疗后一例

 案一 >>> **湿热夹风**：邢某　女　30 岁　1967 年 11 月 18 日就诊。

四月前患鼻咽癌行放疗后，感左上肢及胁疼如抽动，胸背疼，咽干，口渴欲饮，有时不欲饮，舌苔黄白干挟腻，舌前部有小红点，脉两寸浮洪滑，关尺浮弦滑，**此为湿热夹风**，法以清热蠲痰祛风。予以菊花 9g、连翘 12g、芦根 30g、滑石 12g、生石膏 18g、佩兰叶 12g、银花 18g、桑叶 9g、夏枯草 24g、丝瓜络 6g、桑枝 9g、半夏 6g、黄连 6g、栝楼 30g、陈皮 6g。

再诊三剂后，身疼减轻，左上肢及胁未再疼，胸背部不疼，咽干，口渴不欲饮，心烦恶寒，舌白挟黄似腻苔，小红点消失，脉左部浮弦细仍滑，右寸洪滑数，右关沉。以竹叶 9g、菊花 12g、连翘 12g、芦根 30g、滑石 12g、防风 6g、秦艽 6g、佩兰叶 12g、银花 18g、桑叶 9g、夏枯草 24g、薄荷 9g、半夏 6g、炒栀子 6g、黄芩 6g、炒枳壳 6g、陈皮 6g。

三诊三剂后，身仍疼，咽干减，较欲饮水，心不烦，不恶寒，近两天阴雨下肢疼，舌白苔挟浮黄苔，脉右偏数，右寸浮洪滑，右关浮弦滑，左脉平，左关尺沉弦滑。以菊花 9g、连翘 12g、芦根 30g、滑石 12g、生石膏 18g、银花 12g、桑叶 9g、夏枯草 24g、丝瓜络 6g、半夏 6g、黄芩 6g、栝楼 30g、陈皮 6g、防己 9g、蚕沙 12g、竹叶 9g、桑枝 9g、炒薏仁 30g。

四诊三剂后，左腿及左肩疼，咽不干，唇发黏有痰，纳食见好，舌白苔挟浮黄减少，脉平，左寸浮洪滑，左关尺沉弦，右寸沉滑。以竹叶 9g、连翘 12g、银花 12g、夏枯草 24g、炒枳壳 6g、半夏 6g、橘红 6g、佩兰叶

12g、滑石 12g、芦根 30g、炒薏仁 30g、防己 9g、蚕沙 12g、桑枝 24g、丝瓜络 6g。

五诊三剂后，下肢仍疼，沉重感头晕，脉濡偏缓，**此为湿注下焦**。予以炒白术 12g、泽泻 9g、炒薏仁 30g、大豆卷 30g、防己 6g、蚕沙 12g。

六诊三剂后，自觉身轻，身疼不明显。

按语：此例鼻咽癌放疗后，自觉身痛，口干欲饮，有时不欲饮，舌苔黄白干挟腻，其脉两寸浮洪滑为心肺皆热，关尺浮弦滑为挟风邪，**此为湿热挟风**。心肺之热燔津为痰，痰热阻肺可有胸闷不适之症，痰热生而致风动，因而出现上肢及胁部跳痛。湿与热胶滞使病情缠绵不易治愈。以芦根、滑石、生石膏、薏仁清心肺热去湿；竹叶、连翘、双花清心肺之热；桑叶、菊花清热宣风；小陷胸汤加陈皮清热蠲痰解胸；夏枯草清肝散结；桑枝、丝瓜络清热通络。五诊热清后，湿仍存，故下肢痛，身沉重，头晕，脉濡缓，**此为湿注下焦**。予以淡渗利湿而愈。

舌 病

 案一 >>> **阴虚火盛：**马某　女　78岁　1979年11月13日就诊。

患者舌痛有溃疡，反复发作已半年余，近一周加重，曾服用维生素类以及外用药物效果不明显，时好时坏，痛疼重不敢饮食，体重减轻明显，舌质红，舌尖赤，有小溃疡，舌中有薄白苔，脉偏数，右寸滑大，右关浮弦，左寸洪大，左关尺弦奕，**此为阴虚火盛**，法以滋阴清热。以沙参12g、麦冬12g、黄连6g、生栀子6g、丹皮10g、元参15g、赤芍10g、生地25g、白芍12g、石斛12g、熟地12g、竹茹10g、木通1.5g、知母12g、花粉12g、双花15g。外用锡类散，一日三次。

再诊自述服第一剂感痛疼稍减，因家中烦事睡眠不好，服后二剂舌痛加重，舌前三分之一红，呈糜烂状有多个溃疡，病人痛苦状，脉同前，上方加莲子心10g。

三诊病人服用三剂，自觉舌痛明显减轻，来诊前一天病人发现溃疡基本消失，舌尖红，似有一小溃疡，脉不数。上方去木通，黄连3g、栀子3g、莲子心6g。

四诊三剂后，舌痛已消失，去丹皮、赤芍。以育阴清热之剂病愈。

按语：舌痛并有溃疡，其脉数为热盛，左寸洪大，左关弦奕为阴虚心火盛，右寸滑大为肺阴不足，右关浮弦为胃热。心宫火盛消耗阴液，肝肾阴液不足，热更甚，舌为心之苗，热火盛灼伤舌质，故出现多处溃疡。心火盛胃亦热，合痛疼故饮食减少，体重明显减轻。以黄连、栀子、木通、双花、莲子心清心宫之热；元参、生地、熟地、知母、沙参、麦冬、石斛、白芍清热育阴；丹皮、赤芍、生地清肝血之热；花粉清热生津；竹茹清胃热，外用锡类散解毒化腐。热清阴复病愈。

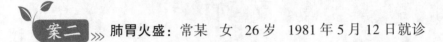

案二 ≫ **肺胃火盛：** 常某　女　26岁　1981年5月12日就诊

舌唇反复出现溃疡已一年余。曾经用外用的药物，消炎药，及中药等效果不著，反复出现多个溃疡，疼痛较重，大便干，两天一次，其舌尖有两个溃疡，下嘴唇有一溃疡，色红。其脉左寸洪，左关浮弦，右寸洪大有力，右关有力，**此为肺胃火盛**。以凉膈散加减以清热，黄芩9g、连翘12g、栀子9g、薄荷3g、大黄12g、芒硝9g冲、甘草3g、双花15g、元参15g、赤芍9g、生地9g。

再诊三剂后大便二次，通畅，肛门处热灼，上方加莲子心9g。

三诊三剂后口腔溃疡明显缩小，痛疼减轻，

四诊三剂后溃疡消失。

按语： 患者反复出现口腔溃疡，疼痛重，大便干，其脉两寸洪为心肺火盛，右关脉有力为胃热，胃家实。肺为华盖，肺热盛，心亦热，舌为心之苗，其舌必为火灼，故出现溃疡，胃热其腑热故大便干。以凉膈散之黄芩、连翘、栀子加莲子心清心肺之热，大黄、芒硝、甘草清胃热，薄荷轻清；双花清心肺之热解热毒；元参、生地育阴清热、赤芍清热凉血止痛。

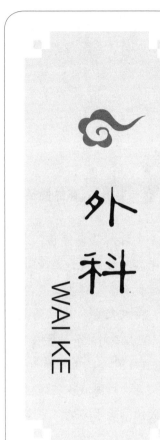

外科
WAI KE

医者读书有眼
病人才能活命
——张国屏

外 科

 >> 邪热侵及肺胃：李某 男 19岁 1967年11月3日就诊。

半月前骑车摔伤，皮肤溃疡，发烧，现在伤口已愈合，但仍发热，下午二时后低烧，至晚六七时体温正常，口渴欲饮，饭后口酸，头昏晕，血常规正常，脉左关尺浮弦，右寸浮洪滑数，右关弦洪，**此为邪热侵及肺胃，伤及阴分，**法以清热育阴。予以生石膏30g、知母9g、桑叶9g、花粉12g、石斛12g、芦根30g、竹茹9g、菊花9g、竹叶9g、连翘12g、双花12g、白薇9g、生牡蛎30g、秦艽6g、甘草3g。

再诊口渴减少，饭后口酸，仍发热，热时头昏晕，身无力，有时口干不欲饮，两寸浮洪，关浮弦，皮肤拧之出瘀点。以桑叶9g、菊花9g、竹茹9g、益元散12g、薄荷9g、连翘12g、双花18g、生石膏24g、芦根30g、竹茹9g、绿豆皮30g、桔梗6g、苏叶9g。

三诊二剂后感身有力，仍轻微发热，口涩，舌薄白腻苔，尖赤，脉关尺浮弦滑，左寸偏沉，右寸浮洪滑。以菊花9g、桑叶9g、薄荷9g、竹叶9g、益元散12g、连翘12g、双花18g、生石膏24g、桔梗6g、半夏6g、枳实6g、陈皮6g、芦根30g、竹茹9g、佩兰叶12g、郁金9g、石菖蒲9g、绿豆皮30g。

四诊二剂后下午二时发热，口干不欲饮水，口不涩，有时恶心，舌白腻苔，脉寸浮洪，关尺浮弦。以薄荷9g、桔梗6g、益元散12g、竹叶9g、连翘12g、双花18g、桑叶9g、菊花9g、芦根30g、苏叶9g、竹茹9g、杏仁9g、通草6g、半夏6g、陈皮6g、炒枳壳3g、茅根30g。

五诊三剂后，有时上午发热，近两天发冷，口酸涩消失，不恶心，寒热往来，口渴欲饮，脉数，左寸浮洪数，关尺浮弦，右寸浮洪滑。以薄荷9g、桑叶9g、菊花9g、生石膏18g、桔梗6g、半夏6g、陈皮6g、栝楼30g、知母9g、益元散12g、竹叶3g、连翘12g、双花24g、芦根30g、竹茹9g、绿豆皮24g、苏叶9g。

六诊二剂后，昨日下午又发热，脉左浮弦，右寸沉，关尺浮弦，**此为邪热未净，气郁重感**。桔梗6g、枳壳6g、苏梗6g、苏叶9g、竹叶9g、益元散12g、芦根30g、竹茹9g、桑叶9g、菊花9g、佩兰叶12g、薄荷9g、忍冬藤18g。

七诊三剂后，无汗，下午仍发热，脉寸浮洪，关浮弦，**为风热未净**。香豆豉9g、炒栀子6g、桑叶9g、薄荷9g、竹叶9g、忍冬藤18g、茅根30g、桔梗6g、芦根30g、竹茹9g。五剂后不热，脉安。

按语：外伤后，伤口已愈合仍发烧，口渴欲饮，其脉右寸浮洪滑数，右关弦洪为邪热侵及肺胃，左关尺浮弦为肝热，阴分不足。热邪伤及肺胃，故口渴欲饮，饭后口酸。热邪燔津为痰，扰及神明而使头晕。肺胃之热反侮肝，热邪耗津以致阴分不足。以白虎汤、益元散清肺胃之热；桑叶、菊花、竹叶、连翘、双花轻清；芦根、竹茹清胃热；花粉清热痰生津；牡蛎清肝抑肝；石斛滋育阴分；白薇苦咸寒对阴虚热盛甚有效；坚守清热蠲痰之法而愈。

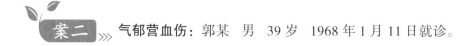 **气郁营血伤**：郭某　男　39岁　1968年1月11日就诊。

半年前跌伤腰部，尿化验蛋白＋，红细胞＋＋＋，医院诊断为肾外伤，经常腰疼，劳累后加重，右胁发木，夜间身疼，两肩疼，脉寸沉，关尺浮弦奘，**此为气郁营血伤**，法以调气和营养肾。方以降香6g、川木香6g、当归12g、赤白芍各9g、川断12g、鸡血藤12g、茜草6g、女贞子9g、旱莲草30g、制何首乌18g、生地30g、生地炭12g、血余炭9g。服药月余恢复正常。

外科

按语：腰部损伤后尿检出现红细胞，腰痛，其脉寸沉为气郁，关尺浮弦芤为营血伤。肝藏血，营血伤使肝之疏泄机能失司，故出现胁痛发木，营血伤故脉络不畅故腰痛、身痛，不堪劳累。以当归、赤白芍、生地、茜草和营血；女贞子、何首乌、旱莲草、川断以养肾；降香行气活血，木香以调气止痛；生地炭、血余炭和血止血；鸡血藤活血通络。

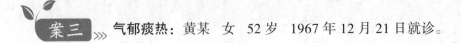

案三 >> **气郁痰热：**黄某　女　52岁　1967年12月21日就诊。

颈下肿物一年余，近半月感疼，伴有头痛，心跳，胸痞闷，烦躁，面部浮肿，手发胀，左踝部走动时发板，腹胀，大便日二三次软便，舌中有薄黄苔，脉左寸浮洪滑数，左关尺浮弦，右寸沉洪滑，右关沉弦，**此为瘿瘤，气郁痰热**，法以理气清热蠲痰。以桔梗6g、炒枳壳6g、半夏6g、炒栀子6g、黄芩6g、生香附9g、竹叶9g、佛手花6g、桑叶9g、菊花9g、夏枯草12g、陈皮6g。

再诊五剂后上述症状已减，脉右寸沉滑，关浮弦。以桔梗6g、枳壳6g、半夏6g、炒栀子6g、黄芩6g、生香附12g、栝楼15g、元参9g、佛手花6g、竹叶9g、桑叶9g、菊花9g、夏枯草12g。继以服药一月余肿物明显缩小。

按语：颈下肿物属于祖国医学瘿瘤范畴。《外科大成》："夫瘿瘤者，由五脏邪火浊气，瘀血痰滞，各有所感而成。"此例颈下肿物伴有头痛，心慌，胸闷，面肿，舌薄黄苔，右寸关沉为气郁，右寸脉洪滑数为痰热，左寸浮洪滑数为心肝热。**此为瘿瘤，由气郁痰热而致**。心肝热故感心慌，头痛、烦躁。热邪燔津为痰，痰热滞胸以致气机不畅而感胸闷。脾气郁滞其运化水湿不能，故面部肿胀，腹胀，大便次数多。脾主四肢故手发胀，关节发板。以桔梗、枳壳、佛手花、香附理气解郁；半夏、陈皮、黄芩、栝楼清痰热祛湿；栀子清心肝之热，使热邪下行；桑叶、菊花清热宣风；夏枯草清肝散结；元参育阴清虚热。以理气清热豁痰之剂使肿物明显缩小。

案四 ⟫⟫⟫ **肾虚**：许某　女　34 岁　1967 年 12 月 17 日就诊。

左股部多发深部脓肿，在医院诊断为慢性骨髓炎，于 9 月 8 日切开引流，伤口未愈，流黄色黏液，伴有腰痛，脉虚缓，左尺无力，**此为肾虚**，法以补益肝肾，填精壮骨。予以熟地 24g、鹿角胶 5g、女贞子 24g、当归 12g、菟丝子 18g、玉竹 24g、制何首乌 24g、菊花 12g。三剂药，研面蜜为丸，每丸 9g，早晚各一丸。连服用半年，来信伤口愈合，体力恢复。

按语：股部多发脓肿病逾多日，经过切开引流，伤口未愈，其脉虚缓，左尺无力，**此为肾虚**。肾主骨，生髓，久病伤肾，久病耗气伤精，精亏则肾虚，肾虚则骨不固。以熟地、女贞子、何首乌、菟丝子、当归、鹿角胶滋补肝肾；玉竹补中益气，益阴润燥；菊花益金、水二脏；以填精壮骨之剂为蜜丸长期服用而瘥。

 案五 ⟫⟫⟫ **闪挫气郁化热**：赵某　男　21 岁　1967 年 11 月 11 日就诊。

今年夏天抬土闪挫左腰及腿外侧，局部麻痛，左下腹痛，左腿沉重，脉左寸滑数，左关尺弦数，右寸关沉，**此为闪挫气郁化热**，法以理气清热通络。方以降香 6g、广木香 9g、当归 9g、赤芍 18g、枳壳 6g、连翘 12g、生地 18g、忍冬藤 18g。半月后来信，症状基本消失。

按语：因闪挫伤感腰腿麻痛，下腹痛，其脉右寸关沉为气郁，左寸滑数为心热，左关尺弦数为肝热。此例为外伤后气郁，久郁化热以致心肝热，肝络于下腹故下腹痛。心主血，肝藏血，心肝热，使血亦热，气郁血热使脉络不畅而致局部麻痛，沉重不适。以降香行气活血止痛；广木香、枳壳理气解郁；当归、赤芍和血养血；生地和血凉血；连翘清心热散结；忍冬藤清热通络。

 案六 ⟫⟫⟫ **外伤气滞挟痰**：李某　女　62 岁　1967 年 12 月 17 日就诊。

五天前右胸碰伤，感胸痛，有时作响，经常感右食指冷疼，咳嗽痰多，脉右寸沉滑，**此为外伤气滞挟痰**，法以理气豁痰通络。予以炒栀子6g、半夏6g、橘红6g、降香6g、桔梗6g、广木香6g、丝瓜络9g。服用七剂后痛止。

按语：患者外伤胸痛后其脉右寸沉滑，沉为气滞，滑为痰湿。此为痰湿盛之体其脾运化水湿不调，水湿化为痰液，痰湿黏浊阻滞气机合外伤气血不畅故胸痛，咳嗽痰多。痰湿盛阻络则感食指冷疼。以降香行气活血止痛；广木香理气解郁；桔梗开胸膈滞气，止咳祛痰；半夏、橘红祛痰饮；炒栀子清热祛痛；丝瓜络化痰通经络。

案七 >>> **营卫不和湿盛：**唐某　男　30岁　1967年11月28日就诊。

半年前右足背被打，服用接骨药，后拍片无骨折，为骨质疏松，脚上午发白，下午发紫黑而疼，夜间痛重，现在颜色不定时改变，时白，时红紫黑，以红紫黑色疼痛重，脚肿硬，右大趾及脚背疼较重，纳食少，睡眠少，脚发凉，汗出恶风，身沉重，医院外科诊断为"红斑性肢疼痛"，神经科诊断为"植物血管机能障碍"，脉浮缓，寸濡，**此为外伤营卫不和，湿注作痛**，法以和营卫祛湿。以桂枝9g、白芍9g、甘草3g、生姜二片、大枣二枚、炒白术9g、炒薏仁30g、乳香6g、降香6g。始终坚守和营卫祛湿法，二月后症状缓解。

按语：右足外伤后肿痛，皮肤颜色不定时变化与痛疼有关，汗出恶风，身沉，其脉浮缓为风，寸濡为湿盛。此例为外伤后卫虚营弱，营卫不和则汗出恶风，皮肤颜色不定时改变。湿盛，湿着局部故身重作痛。以桂枝汤加白术以和营卫，健脾祛湿；薏仁淡渗健脾利湿；乳香调气和血，舒筋止痛；降香行气活血。恪守和营卫祛湿之法而愈。

案八 >>> **肾虚脾湿盛：**杨某　男　57岁　1967年11月30日就诊。

左腰下有包块，劳累则疼，曾做膀胱镜示左肾无功能，痰多，脉弦滑，左尺无力，**此为肾虚脾湿盛**，法以补益脾肾。予以炒白术9g、山药30g、炒薏仁30g、枳壳6g、半夏6g、陈皮6g、制何首乌18g、女贞子30g。

再诊三剂后，左下腹及腰感舒适，痰减少，小便仍多，脉左弦滑减，右寸沉滑，以炒白术9g、山药30g、炒薏仁30g、枳壳6g、半夏6g、陈皮6g、菟丝子12g、制何首乌18g、女贞子30g。

三诊三剂后，左胁及腰如火燎难受，痰不多，脉左弦滑缓和，右寸沉滑减，炒白术9g、山药30g、炒薏仁30g、炒枳壳6g、半夏6g、陈皮6g、菟丝子12g、制何首乌18g、女贞子30g、车前子6g、地骨皮12g。

四诊二剂后，腰不感火燎，饭后感左腰部如鼓起，脉右寸沉滑，关尺弦滑，以炒白术12g、山药30g、炒薏仁30g、炒枳壳6g、半夏6g、陈皮6g、菟丝子12g、制何首乌18g、女贞子30g、车前子6g、地骨皮12g、茯苓皮9g。

五诊三剂后，一般情况好，左腰部外侧有一包块，有时一阵鼓痛，脉弦滑，右寸沉，炒白术12g、山药18g、炒薏仁30g、炒枳壳6g、陈皮6g、菟丝子12g、制何首乌18g、女贞子30g、车前子6g、地骨皮6g、茯苓皮9g、夏枯草24g、炒白芍9g、当归9g。五剂后症状消失。

按语：腰痛，多痰，其脉左尺无力为肾虚，右脉弦滑为脾湿盛。脾之运化失司其水湿盛，水湿聚凝为痰，因此痰多，肾主水，肾虚时其开合失常，故小便多，腰痛。以白术健脾燥湿；薏仁健脾渗湿；山药补脾肾涩精；何首乌、女贞子、菟丝子补肝肾；二陈祛痰饮；枳壳理气。继以补益脾肾之剂症状消失。

案九 》》 **阴虚肝旺挟暑：**刘某 男 40岁 1979年6月17日就诊。

一月前发生车祸，头部受伤，经治疗后，仍感头晕头痛，阴天较明显，恶心，颈部发硬，出汗多，口干不欲饮，血压高180/120毫米汞柱，医院诊断为"头外伤后遗症"，脉左寸浮弦，左关尺浮弦大，右寸浮洪，右关浮弦滑，**此为阴虚肝旺挟暑**，法以清热育阴。予以生石膏25g、滑石12g、芦根30g、竹茹10g、当归10g、白芍12g、牛膝6g、元参20g、女贞子30g、煅石决明30g、炒川楝子10g、竹叶10g、丹皮10g、杜仲25g、知母10g。

再诊六剂后，服药后头晕减轻，停药半月头晕较重，脉左寸弦大，左关尺浮弦，右寸滑大，右关尺弦细。以生地20g、元参30g、沙参25g、女贞子30g、炒川楝子10g、白芍12g、麦冬10g、枸杞12g。

三诊六剂后，头痛头晕已减，颈部发板，夜间口苦，眼干，视物模糊，右寸浮洪，左寸浮洪弦，左关尺弦大。以生石膏25g、黄芩10g、生地30g、元参30g、煅石决明30g、炒川楝子10g、白芍20g、桑叶10g、菊花10g、竹叶10g。

四诊六剂后，上述症状明显减轻，脉左寸浮弦滑，左关浮弦，左尺弦滑，右寸浮洪，右关浮弦滑。以生石膏25g、黄芩10g、生地20g、元参25g、煅石决明30g、炒川楝子10g、白芍20g、桑叶10g、菊花10g、竹叶10g、茯苓25g、泽泻10g。六剂后，症状基本消失。

按语：此例头外伤反应，头晕头疼，恶心，口渴不欲饮，其脉左关尺浮弦大为阴虚，左寸浮弦为肝旺，右寸浮洪为肺感受暑邪，右关浮弦滑为胃热。肝旺其肝阳升腾于头窍，故头疼头晕，又因感受暑邪合肝旺，使热邪炽盛耗津而现阴虚，热邪扰心迫汗液出，热邪伤肺胃而感口渴、恶心不适。以石决明、川楝子、牛膝镇肝引药下行；白芍、丹皮、当归清肝和肝血；元参、女贞子、枸杞、生地滋补肝肾；沙参、麦冬滋补心肺之阴；生石膏、知母、滑石清热养阴；芦根、竹茹清胃热；竹叶清心。循以清热育阴之品而痊。

案十 >>> **热毒：**赵某　女　39岁　1978年2月6日就诊。

左腹股沟处一肿物两天，局部红肿热痛，全身有寒热感，到医院注射青霉素，症状不减。脉洪数，**此为热毒所致**，法以清散。予以荆芥10g、防风10g、双花120g、皂刺15g、甘草10g。

再诊两剂后寒热除，去荆芥、防风，双花90g、皂刺15g、甘草10g。三剂后寒热退，肿物消失。

按语：腹股沟肿物，红肿热痛，寒热感，其脉洪数**此为火热邪郁结成热毒**。热毒使局部气血壅滞故痛疼，寒热感明显。以荆芥、防风以消散，通血脉；大剂双花清热解毒，为清血热要药；甘草甘缓合双花入血分；皂刺载药直达病处。后三味药对阳性痈肿治疗效果相当好。

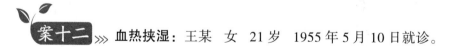 **案十一** >>> **邪热盛**：孙某 女 65岁 1977年5月2日会诊。

左足感染一月余，西医用抗菌素、换药等治疗仍不愈，请中医会诊，患者患有糖尿病十余年，脑血栓五年，患者神志不清，唤之不醒，体温在37-38度左右，左足趾红肿，有少量脓性分泌物，脉浮弦数奭，**此为邪热盛**，法以清热消肿。予以荆芥9g、防风9g、丹皮9g、赤芍9g、菊花30g、双花60g、白薇30g、合欢皮15g、何首乌30g、白蔹9g。

再诊三剂后体温正常，局部红肿稍减，继以菊花30g、双花60g、白薇30g、白蔹9g、合欢皮15g、何首乌30g、当归9g。

三诊十剂后，局部红肿消失。

按语：糖尿病患者足部感染月余，虽经过治疗不效，局部仍有红肿，其脉浮弦数奭，此为邪热盛耗阴，灼伤津血，血行涩滞，故瘀血形成，血脉痹阻导致肢体局部肢端失养形成脉痹，邪热炽盛故全身发热，局部红肿不减。以大剂双花清热解毒，去热邪；菊花散风清热；丹皮和血，凉血而生血；赤芍清热凉血，散瘀止痛；当归和血；荆芥、防风以消散；何首乌补肝肾，益精血；白蔹泻火散结；合欢皮活血消肿；白薇阴虚内热火盛者效果好。

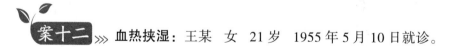 **案十二** >>> **血热挟湿**：王某 女 21岁 1955年5月10日就诊。

右腿起红块硬而作痛，踝部肿胀已一周，曾用消炎药效果不明显，脉左弦滑有力，右濡滑，**此为血热挟湿**，法以清导。鲜芦根30g、滑石9g、炒薏仁30g、双花30g、丝瓜络9g、茯苓9g、赤芍9g、丹皮9g、红花3g、连翘12g。

再诊二剂后有寒热感，脉偏数，法以清解疏散。予以黄芩9g、防风6g、木通9g、鲜芦根30g、滑石9g、赤芍9g、连翘12g、丹皮9g、忍冬花

24g、荆芥 6g、蒲公英 24g。

三诊一剂后寒热退，去荆芥，继服上药。

四诊四剂后，肿块肿胀已消失。

按语：此例右腿红肿痛疼，其脉左弦滑有力为血热，右脉濡滑为湿邪。热邪在血分，血热使局部血瘀而致红肿痛疼。脾湿盛则局部肿胀。以丹皮、红花、赤芍凉血活血；双花清血分热，连翘清热散结；芦根、薏仁、滑石清热使热下行；茯苓淡渗利湿；丝瓜络凉血解毒通络。二诊患者出现寒热，脉数，**此为热邪外散之势**，以防风、荆芥以疏散；黄芩苦寒清热；木通导热下行；蒲公英化热毒消肿。寒热退，继服清热解毒之剂而愈。

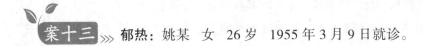

案十三 >>> 郁热：姚某　女　26岁　1955年3月9日就诊。

发烧，右乳房红肿痛两天，曾在某医院诊断为急性乳腺炎，给予注射青霉素，证不减，脉沉弦数，**此为郁热**，法以解郁清热。方以栝楼 30g、浙川贝母各 9g、桔梗 9g、甘草 6g、荆芥 6g、防风 6g、蒲公英 18g、竹叶 3g、连翘 12g、双花 30g、白芷 5g、菊花 9g、牛子 9g、赤芍 9g、薄荷 9g。

再诊二剂后继以消散。浙川贝母各 9g、桔梗 9g、甘草 3g、栝楼 60g、双花 30g、蒲公英 12g、防风 6g、荆芥 6g、赤芍 9g、菊花 15g、当归 6g、连翘 12g、竹叶 3g。

三诊一剂后，局部色减见软，再以消散。川贝母 12g、桔梗 12g、栝楼 60g、甘草 3g、菊花 18g、蒲公英 12g、防风 6g、荆芥 6g、双花 30g、赤芍 9g、当归 6g、连翘 12g、竹叶 3g。

四诊一剂后，予以消散。川贝母 12g、桔梗 12g、甘草 3g、栝楼 60g、赤芍 9g、蒲公英 18g、防风 5g、荆芥 5g、双花 30g、连翘 12g、天花粉 24g、当归 6g、竹叶 3g。

五诊一剂后，肿已见消。栝楼 60g、赤芍 9g、双花 30g、川贝母 12g、桔梗 12g、甘草 6g、当归 6g、蒲公英 24g、天花粉 24g、菊花 9g、连翘 12g。

六诊一剂后，法以清热排脓。川贝母 12g、桔梗 12g、当归 9g、甘草

6g、天花粉 24g、赤芍 9g、蒲公英 24g、连翘 12g、双花 24g。六剂后已愈。

按语： 发热，乳房红肿痛两天，其脉沉弦数，*此为热邪郁滞*。热邪郁滞使气机不畅，热邪不得外达，热郁于气血故局部红肿痛疼。以川贝母辛散郁结，与桔梗解气郁；浙贝母清热散结；防风、荆芥疏散合薄荷、牛子辛凉解表以降温；竹叶、连翘、双花、菊花清宣散结；栝楼清热散结，通乳消肿；蒲公英化热毒消肿核；白芷以宣散；赤芍、当归以活血化瘀；天花粉清热生肌排脓。

案十四 >>> **湿热毒：** 赵某　男　49 岁　1979 年 7 月 11 日就诊。

近四五年患脚癣，经常红肿疼痛，反复发作，脉濡洪滑，*此为湿热毒*，法以清利湿热。予以苍术 10g、黄柏 10g、牛膝 10g、薏米 30g、双花 30g、地丁 90g、芦根 30g、滑石 20g。禁忌酒茶。

再诊服八剂后，已明显好转，局部稍红，脉濡洪滑，上方加茵陈 20g、连翘 12g。八剂后痊愈。

按语： 该患者常年嗜饮酒、喝浓茶，此为湿热之体，脚癣多年，反复红肿痛疼，其脉濡洪滑，*为湿热毒所致*。湿热邪胶缠，热邪轻时，症状不明显，热邪重时其湿热毒下注于足部而致红肿痛疼。以三妙散：苍术、黄柏、牛膝以清湿热下注；大剂双花、地丁清热解毒；芦根、滑石、薏仁、茵陈清热利湿。

案十五 >>> **上焦火盛：** 李某　女　23 岁　1978 年 5 月 24 日就诊。

面部长粉刺四五年，用各种药物治疗效果不效，脉两寸洪，*此为上焦火盛*，予以凉膈散加减。以生石膏 60g、竹叶 10g、连翘 12g、栀子 10g、黄芩 10g、芒硝 10g、大黄 12g、薄荷 3g、甘草 3g。禁忌辛辣之品及无鳞鱼。

再诊三剂后，大便热灼，感舒畅。去大黄、芒硝，继服六剂。面部粉刺逐渐消退。

按语： 面部长粉刺多年，其脉两寸洪为上焦火盛，上焦为心肺所在，

外
科

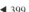

上焦能够布气于周身而有熏肤、充身、泽毛的作用，上焦火盛时面部皮肤失去润泽而出现病变，火邪盛下走胃肠，使之胃肠热可出现大便干结。以凉膈散加减以清祛病邪，面部粉刺亦消失。

案十六 >>> **风热：**马郭氏 46岁 1955年3月9日就诊。

颈部肿痛已二十余天，经医院诊断为急性淋巴结炎，注射青霉素五瓶，六神丸六剂仍肿痛，伴有咽痛身热，脉浮弦数，**此为风热，法以清散。**川浙贝母各6g、桔梗9g、牛子9g、黄芩9g、木通9g、鲜芦根18g、薄荷9g、防风6g、荆芥6g、竹叶3g、连翘12g、桑叶9g、双花12g、菊花9g、甘草3g。

再诊一剂后，肿处见稍消，咽仍闷，吞咽食物时则痛，仍以清散。牛子9g、薄荷9g、桔梗9g、黄芩9g、浙川贝母各6g、山豆根6g、生栀子9g、竹叶3g、连翘12g、鲜芦根18g、双花12g、甘草3g、防风6g、木通6g、荆芥6g、僵蚕6g。

三诊一剂后，肿处已消了一半，咽仍痛。浙川贝母各6g、桔梗9g、薄荷9g、牛子9g、黄芩9g、鲜芦根12g、木通9g、甘草3g、山豆根6g、竹叶3g、生石膏24g、生栀子9g、连翘12g、僵蚕6g、双花18g、防风6g、荆芥6g。

四诊一剂后，仍以清散。僵蚕6g、牛子9g、桔梗9g、浙川贝母各6g、黄芩6g、甘草3g、鲜芦根15g、木通9g、板蓝根9g、竹叶3g、生栀子9g、生石膏24g、连翘12g、双花24g、防风6g、荆芥6g、薄荷9g、蝉蜕6g。

五诊二剂后，肿处大消，感胸腹闷，法以消散兼以调胃。薄荷9g、僵蚕6g、牛子9g、浙川贝母各6g、桔梗9g、枳实6g、陈皮9g、厚朴5g、竹叶3g、连翘12g、双花24g、砂仁5g。三剂后肿消痛除。

按语：颈部肿痛，伴有咽痛身热，其脉浮弦数，浮弦为风，数为热，**此为感受风热所致。**风热相搏故身热，热毒壅结则颈部淋巴结肿痛及咽喉痛疼。以薄荷、牛子、荆芥、防风宣散风热；竹叶、连翘、双花、菊花、桑叶清宣；川贝母、浙贝母清热散结，桔梗合甘草、山豆根利咽；黄芩、栀子、木通苦寒清热；生石膏清热解肌；僵蚕祛风散结；蝉蜕散风清热利咽。坚以清热祛风散结肿消。

案十七 >>> **内热郁滞**：印某　男　65岁　1980年10月12日就诊

左下肢红肿十余天，曾在某医院诊断为丹毒，注射青霉素一周症状稍减，自觉局部肿痛，胸闷，大便不畅，脉偏数，两寸沉，左关弦爽，**此为内热郁滞**，法以清热解郁。以川贝母15g、杏仁10g、桔梗10g、枳壳10g、枳实10g、石菖蒲10g、远志10g、丹皮10g、赤芍12g、白芍12g、柴胡3g、花粉20g、双花30g、地丁30g、蒲公英20g、生薏米30g、姜半夏10g。五剂。

再诊服药后自觉胸部舒畅，左下肢痛减，大便从未有过畅通，大小便热灼感明显，以川贝母10g、枳壳10g、桔梗10g、石菖蒲10g、远志10g、丹皮10g、赤芍12g、白芍12g、双花30g、地丁30g、蒲公英30g、生薏米30g、黄芩10g、木通3g、连翘12g。五剂。

三诊下肢痛减，局部色暗红，稍肿，右寸沉洪滑，右关沉弦滑，左寸沉弦滑，左关弦爽，左尺洪，方以黄柏6g、知母12g、芦根30g、滑石12g、枳壳10g、桔梗10g、石菖蒲10g、郁金10g、川贝母10g、厚朴10g、陈皮10g、生薏米30g、杏仁10g、赤芍10g、丹皮10g、生桑枝15g、双花20g、蒲公英20g、竹茹10g。五剂。

四诊局部痛疼明显改善，继以清热理气祛湿之剂十余剂痊愈未再复发。

按语：此例下肢红肿痛，其脉偏数为热，两寸沉成为气机郁滞，**此为内热郁滞**。内热郁滞其热毒深重，热毒使气机郁滞，血脉不畅故出现局部红肿热痛。以川贝母、枳壳、桔梗、杏仁、石菖蒲、远志、枳实理气；丹皮、赤芍、白芍以解血瘀；双花、地丁、蒲公英清热毒，薏米祛湿清热，柴胡以疏肝。再诊胸畅，大便通，气机郁滞已减，大小便热灼显示内热有出路，继用清热理气活血之剂，病情转归。

脉管炎

 >>> **阴虚火盛**：王某　男　49 岁　1968 年 5 月 12 日就诊。

右小腿发凉，麻木，走路突感痛疼明显，需休息一下痛疼稍减才能走动，病已半月余，曾在某医院检查诊断为血栓闭塞性脉管炎，右足皮肤紫红色，发热，足背动脉搏动摸不清，脉左弦细数，**此为阴虚火盛**，血脉壅积不通，予以养阴清热。以四妙安用汤：金银花 90g、元参 90g、当归 60g、甘草 30g。

再诊服用十五剂后，自觉痛疼已逐渐减轻，局部红紫色已减轻，继续服用三十余剂，痛疼明显减轻。

三诊停药外出半月，自觉右足痛疼，足背动脉搏动摸不清，局部温度凉，稍肿，色黯，其脉右寸濡滑力不足，左关尺奭，**此为湿盛**，气血不足。以炒薏米 30g、茯苓 30g、炒白术 15g、泽泻 12g、当归 12g、红花 9g、黄芪 18g、牛膝 9g。

四诊服用十剂后，感觉局部痛疼减轻，继用健脾利湿，益气养血之剂半年后恢复正常。

按语：血栓闭塞性脉管炎属于中医脱疽范畴，早在《内经》记载"发于足指，名曰脱疽，其状赤黑，死不治。不赤黑，不死。不衰，急斩之，不则死矣。"《外科正宗》阐明其发病原因"夫脱疽者，外腐内坏也，此因平昔浓味膏粱熏蒸脏腑，丹石补药消烁肾水，房劳过度气竭精伤，多致阳精煽惑，淫火猖狂，其蕴蓄于脏腑者，终成燥热火症，其毒积于骨髓者，众位疽毒阴疮。……"此例足痛，局部发热，脉左弦细为阴虚，数为火盛。阴虚阳火盛其阴液耗损，火毒积郁骨髓而致病发。以大剂双花清热解毒，元参滋阴制火，当归活血散瘀，甘草清解百毒，久服以使阴分得以补充，热火得以消退，痛疼消失。三诊患者外出半月又感右足痛疼，其脉濡滑力不足，为湿郁气不足，左部奕为血不足，以薏米、茯苓、白术健脾利湿；泽泻以利湿行水；当归、红花养血止痛；黄芪利中气健脾胃，牛膝引药下行。继以健脾利湿，益气养血之剂而痊。

案二 》》》 **气虚湿盛**：李某　男　52岁　1969年5月2日就诊。

左足痛疼已一月余，一月前渐感左足痛，走路加重，曾在某医院检查诊断为血栓闭塞性脉管炎，自觉身沉重，乏力，小便清，大便稀，左足色暗红，肿胀，脉左弦奕，右寸缓濡滑无力，**此为气虚湿盛，血脉不足濡养**，法以健脾利湿，濡养血脉。予以炒薏仁30g、茯苓30g、炒白术20g、泽泻10g、当归10g、红花6g、黄芪20g、牛膝6g。

再诊服药十五剂后，局部疼痛减轻，身轻，外出停药一月，自觉左足又感痛疼，足趾有的溃破，有少量分泌物，时有发冷发热，脉数，两寸虚大。予以生炙黄芪各30g、生炙甘草各6g、荆芥10g、防风10g、白芷10g、川贝母10g、白薇10g、桔梗10g。

三诊十剂后，左足溃破处已愈合，局部痛疼稍减，脉左关尺虚而无力，**此为阳虚**。以阳和汤为主：熟地30g、鹿角胶30g、肉桂3g、炙甘草3g、麻黄1.5g、炮姜3g、附子3g。

四诊服用六剂后，痛疼减轻，脉右寸濡滑。以炒薏仁30g、生薏仁30g、茯苓30g、炒白术12g、泽泻10g、当归10g、红花6g、牛膝6g。服用三十余剂后左足痛疼消失。继以健脾利湿活血之剂病情得以控制。

按语：足痛，身沉重，乏力，大便稀，其脉左弦奕为血脉不足，右寸缓濡滑而无力，为脾虚湿盛。脾气虚其运化水湿失司，故身体沉重，乏力，局部肿胀，大便稀，脾气虚输布精微无力，气血不生血脉不足，血脉不足以濡养肢体则出现局部病变。以黄芪当归补气以生血；茯苓、

外科

◀ 403

白术、薏仁健脾利湿，合泽泻以行水；当归活血散瘀；红花活血生新血；牛膝引药下行。再诊因为停药后左足痛，局部溃破有寒热感，脉数，两寸虚大，*为气虚挟风邪*。以防风、荆芥、白芷祛风散表；生炙黄芪、甘草以补气生肌生血；川贝母散结除热收敛疮口；白蔹散结，生肌止痛；桔梗宣通气血，养血排脓。三诊其脉左关尺虚而无力*为阳虚*。以阳和汤熟地温补营血；鹿角胶填补精髓；附子、炮姜、肉桂温通；麻黄开腠理以达表。继以健脾活血之药而愈。

遗 精

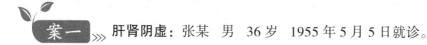

案一 >>> **肝肾阴虚：**张某　男　36岁　1955年5月5日就诊。

　　遗精，神昏，腰酸不适已三月余，脉左寸浮，左关浮弦细，左尺数，**此为肝肾阴虚**，法以清神固精。方以竹叶3g、莲子心6g、生白芍18g、知母6g、黄柏3g、龟板18g、石斛9g、金樱子6g、芡实12g、生地12g、元参12g。十剂后痊愈。

　　按语：遗精其脉左寸浮为心热，左关浮弦细为肝肾阴虚，左尺数为肾热。此为劳心过度心宫有热，热耗阴液，肝肾阴液不足，君火盛其相火亦盛，肾水不能上济于心，水亏火旺扰动精室故遗精、神昏、腰酸不适。以竹叶、莲子心清心热；生地、白芍、元参、龟板、石斛、知母补肝肾滋阴；黄柏泻相火以补肾；金樱子、芡实益肾固精。

案二 >>> **肝肾阴虚气不足：**高某　男　32岁　1957年5月29日就诊。

　　遗精末时感痛疼已二月，曾服用地黄丸类药物不效，舌尖赤，舌中无苔，脉左弦细，右虚奀，**此为肝肾阴虚，气不足**，应予以三才封髓之法。方以党参9g、天冬15g、知母9g、干生地15g、黄柏6g、龙骨9g、牡蛎18g、石斛9g。以此法服用，二月后症状消失。

　　按语：遗精服用六味地黄丸不效，脉左关尺弦细为肝肾阴虚，右虚奀为气不足，因此仅用地黄丸滋补肝肾效果不著。肝肾阴虚相火妄动扰动精室，气不足其固摄能力不足则遗精。用三才封髓丹：党参、天冬、干生地、黄柏去砂仁、甘草以泻火坚阴，固精封髓；龙骨、牡蛎益肾收敛；石斛以补五脏之阴，知母泻火润肾，服用二月后而愈。

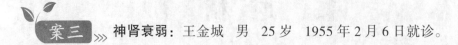 **案三** 》》 **神肾衰弱：**王金城　男　25岁　1955年2月6日就诊。

多梦而遗精一年余，曾服用多种药物不效，脉左浮弦，左尺数，右寸奭，**此为神肾衰弱，法以清育。**竹叶3g、莲子心5g、麦冬9g、龟板18g、知母6g、黄柏3g、石斛9g、牡蛎12g、龙骨9g。服用月余，恢复正常。

按语：梦多遗精，其脉左浮弦，左尺数为肝旺，心肾热，右寸奭为肺阴不足。心主神，肝藏魂，肾藏志，心火盛耗阴，故心神不安梦多。肝旺肝阳上僭，魂魄不安。肾热，火邪消耗阴液，扰动精室则遗精。以竹叶、莲子心清心热安神，知母、黄柏滋肾清热；麦冬滋阴润肺清心；龟板、牡蛎、龙骨三甲镇摄补肝肾，石斛育阴。

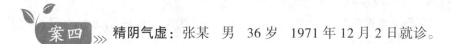 **案四** 》》 **精阴气虚：**张某　男　36岁　1971年12月2日就诊。

自幼手淫遗精，此后小便及睾丸抽搐，劳动时抽搐加重，阴茎有时稍能勃起，但形很小，病已20余年，脉浮虚，尺沉取洪滑偏数，**此为精阴气虚，法以益肝肾固精。**予以天冬9g、沙参9g、生熟地各9g、女贞子30g、枸杞9g、菟丝子12g、淫羊藿18g、山药24g、巴戟天9g、沙苑蒺藜9g、当归9g、炒白芍9g。

服药五剂后，自觉稍好，继以此方三剂作蜜丸，一日二次，每次9g，三月余症状全部消失。

按语：此例遗精，其脉浮虚，尺脉沉取洪滑偏数，此为精阴气虚。患者年少多年手淫，精液耗损太多，肾气及肾阴虚弱则肾不固摄，精关不固而遗精，肾为肝之母，肾阴不足，其肝阴也不足，肝主筋，肝阴不足而现局部抽搐，甚者可出现痛疼。以生熟地、枸杞、女贞子、菟丝子滋补肝肾，当归、白芍养血填精；沙参补肺气清肝益脾肾；天冬清金益水之上源；山药益肺补肾；淫羊藿、巴戟天补肾阳；沙苑蒺藜温补肝肾固精。以蜜丸长期服用而愈。

案五 >>> **肾虚：**张某　男　29岁　1967年12月17日就诊。

梦遗五年，阳痿腰疼，阴茎发凉，有时头晕，目花咽干，脉右寸滑大，右关弦大，左关浮弦，左尺弦耎无力，**此为肾虚**，法以补益肝肾固精。予以沙参12g、天冬9g、生地12g、熟地12g、芡实9g、石斛9g、金樱子12g、五味子6g、煅龙骨9g、煅牡蛎9g、女贞子18g、淫羊藿12g、巴戟天6g。带药回家服用一月余，来信自觉症状明显改善。

按语：梦遗五年，阳痿腰痛，头晕，其脉右寸滑大，右关弦大为气阴虚，左关浮弦为肝旺，左尺弦耎无力为肾虚。此为遗精多年其精气虚损，阴液亏耗，表现为肺阴不足，肝阴不足，肾阴阳皆虚，肾虚则出现头晕、咽干、腰酸、阴茎发凉。肝主目，肝旺阴不足则目花，头晕明显。以沙参、天冬、生熟地、女贞子、石斛滋补肝肾；淫羊藿、巴戟天补肾阳；五味子收敛固涩；龙骨、牡蛎补肝肾收敛；金樱子固精秘气；芡实益肾固精。

外
科

早 泄

 案一 ≫≫ **心气两虚：**郭某　男　30岁　1952年6月18日就诊。

阳举时则泄，易惊已半年余，多次服用肾气丸不效，脉左寸虚，右寸虚，**此为心气皆虚**，宜补之，属于难治之症。方以当归9g、党参9g、柏子仁9g、酸枣仁9g、山药24g、芡实12g、金樱子6g。

再诊三剂后，自觉症状稍减，改用蜜丸服用，半年后恢复正常。

按语：早泄易惊，多次服用肾气丸不效，其脉左右两寸皆虚，此为心气皆虚。气虚其肾固摄功能下降，故易早泄，心主血，心藏神，心气虚时血脉运行无力则易惊。此例非肾阳不足，因此用肾气丸不效。以党参补气；山药补脾肾益肺涩精；金樱子、芡实益肾固精；当归养心血，酸枣仁补肝胆醒脾，宁心安神；柏子仁补心脾润肾，养心安神。

 案二 ≫≫ **阴亏湿盛：**张某　男　39岁　1952年10月30日就诊。

小便前有精液，股酸痛，口渴，小便频已三月余，服用地黄丸不效，脉弦奭细，**此为阴亏湿盛**，法以养阴祛湿。方以龟板6g、生白芍30g、秦艽9g、牛膝6g、石斛9g、山萸肉12g、丹皮9g、茯苓9g、芡实12g、山药12g、泽泻9g、砂仁炒熟地24g、金樱子6g、女贞子9g、旱莲草9g、车前子5g。十五剂后症状消失。

按语：此例其脉弦奭细，**为肝肾阴虚**，**脾湿盛**。肝肾同源，肝肾阴虚其肾关封藏失固，脾主运化水湿，脾不足其运化机能失司，故水湿盛，其摄纳失司则便前有精液，股痛，小便频数。以六味地黄丸：熟地、山茱萸、山药、茯苓、泽泻、丹皮以滋补肾阴；龟板、白芍、女贞子、旱莲草、石斛滋补肝肾；以砂仁炒熟地去除其滋湿作用，泽泻、茯苓、车前淡渗利湿；山药健脾肾固精；金樱子益肾固精；秦艽养血荣筋止痛；牛膝补肝肾引药下行。

阳 痿

 >>> 肝肾阴虚肾热： 方某　男　34 岁　1955 年 3 月 14 日就诊。

阳痿一年余，口渴，咽痛不适，曾用各种偏方不效，脉左关弦细，左尺偏数，**此为肝肾阴虚肾热**，法以滋阴清热。方以元参 24g、生白芍 9g、知母 9g、龟板 18g、黄柏 3g、石斛 9g、丹皮 6g、天花粉 12g。连续服用二十剂，自觉明显好转。

按语： "肾藏精，开窍于前阴"，"前阴者，宗筋之所聚"。此例阳痿其脉左关弦细为肝肾阴虚，左尺偏数为肾热。肝肾阴虚故宗筋失养出现阳痿，肾阴虚阳盛，则口渴咽痛。以元参、知母、龟板、石斛滋阴；生白芍敛阴平肝；丹皮、黄柏清肝肾之热；天花粉解渴生津。

案二 >>> 脾肾虚： 江某　男　22 岁　1967 年 12 月 22 日就诊。

小便及大便后流黏液及白汁，阳痿十余天，脉左关浮弦无力，右部较虚，**此为脾肾虚**，法以健脾养肾。予以炒白术 9g、山药 12g、莲子 9g、益智仁 6g、甘草 3g、菟丝子 12g、当归 9g、炒白芍 9g、芡实 9g、金樱子 9g、淫羊藿 12g、女贞子 18g、炒薏仁 15g。

再诊三剂后稍有好转，予以上方三剂为蜜丸，服用二月余已愈。

按语： 患者年轻因其母病，思虑过度，饮食不佳使脾肾受损，脾胃运纳失常，肾失固摄之力，故出现便后流黏液，阳痿。以白术、薏仁健脾利湿，山药、芡实、莲子健脾益肾固精；当归、白芍以营血；益智仁暖脾温肾固精；菟丝子、金樱子、淫羊藿、女贞子以补肾固精。

小便不利

 案一 >>> **阴虚肝郁**：王某 女 45岁 1965年4月6日就诊。

小便涩痛，反复发作已一月余，三天前医者予以渗利之药，自觉发热头痛，口渴不饮，小便量少，难以睡眠，脉细数，**此为阴虚肝郁化热生风**，以育阴清热生津。方以白薇10g、生栀子10g、炒川楝子12g、知母10g、花粉15g、紫苑5g、麦冬25g、石斛25g、菊花15g。五剂而愈。

按语：此例因小便涩痛误用渗利之品而发生病变，其脉细数，**此为阴虚肝郁化热生风**。此例为阴虚之质，肺阴虚金水不能滋生，水道不畅故小便涩痛。肝郁化火故发热头痛。以白薇性寒，苦泄咸降，治阴虚火动，内热生风；知母、花粉、麦冬、石斛滋阴生津，主要滋养肺肾之阴，使上源清，津液生，津液足而小便自行，即所谓水到渠成之意；生栀子解郁热合紫苑通调水道，下输膀胱；菊花味甘，治风热内炽，平擦制火，养肺益肾，使肝清风息，火降热除并治头痛；楝实解肝郁，泻肝热，引热下行。

由此例可见阴虚津弱者，切忌用渗利之药，否则津液涸，无水可行，渗利之药反而损伤阴津。

 案二 >>> **肺胃火盛**：丁太太 35岁 1951年12月26日就诊。

口渴喜饮，唇焦，小便频少而胀，阴痛已一周，脉浮数，**此为肺胃火盛，膀胱热**，宜清上源。生石膏30g、知母12g、麦冬12g、鲜芦根30g、甘草梢 3g、竹叶 3g、连翘 12g、生栀子 6g、天花粉 18g、双花 12g、竹茹 9g。五剂后，无明显不适。

按语：口渴喜饮，唇焦，小便频，其脉宜右寸关浮数，**此为肺胃火盛**，火耗伤阴津，故口渴喜饮，唇焦。膀胱经与肾经交，火邪使膀胱受热，肾经亦热，肾主前阴，故阴痛，尿频而量少。宜清肺胃水之上源，以白虎汤清肺胃之热；竹叶、连翘、生栀子、双花清心肺之热；芦根、竹茹清胃热；知母、花粉、麦冬清热生津。热清津复，症状自然消失。

案三 >>> **心肺热盛：**姜某 女 36岁 1956年9月2日就诊。

小便频数，量少而不快已三日，脉左浮数弦，右寸浮洪数，**此为心肺热盛**，法以清之。方以知母 9g、生石膏 18g、竹叶 3g、生栀子 6g、黄柏 6g、芦根 30g、木通 6g、连翘 12g、双花 18g、生白芍 9g、甘草梢 3g、赤茯苓 12g、海金沙 6g、生地 12g、鲜萹蓄一把。四剂后病愈。

按语：小便频数量少，其脉左浮弦数心火，右寸浮洪数为肺热盛。心火盛其热移于小肠故尿频而不畅，肺热其通调水道之机能失调，以致水道不利。以生石膏清肺胃之热；竹叶、木通、生地、甘草梢为导赤散清心经之热，利水养阴；合连翘、栀子清心热；芦根、双花清心肺之热；白芍、黄柏清相火育阴；赤茯苓清热利水；海金沙甘淡，入肝肾经，清热解毒，利尿通淋；萹蓄清热利水。

案四 >>> **心与膀胱热：**姜某 女 16岁 1952年12月11日就诊。

数年小便频少，时好时坏，脉左寸实，左尺有力，**此为心与膀胱热**，主以清之。竹叶 3g、连翘 9g、生栀子 6g、茯苓 9g、知母 6g、黄柏 3g、泽泻 6g、生地 12g、木通 5g、甘草梢 3g。

再诊二剂后，小便恢复正常，加鲜芦根 18g。二剂后无明显异常。

半月后又犯病，较前轻，继予清心与膀胱之热。生地 18g、知母 9g、木通 5g、生栀子 6g、甘草梢 3g、竹叶 3g、连翘 9g、黄柏 3g、泽泻 6g、茯苓 9g、鲜芦根 18g。服用十天后，未再犯病。

按语： 数年小便频数，其脉左寸实，左尺有力，此为心与膀胱热。君火盛，其肝肾受邪，其相火亦盛，膀胱与肾相表里，膀胱亦热，君相火盛，其热邪使水道疏泄不畅，病情随着热邪之轻重而时好时坏，宜滋阴清火为法，以导赤散以滋阴清热利水；木通、栀子、连翘清心热；黄柏、知母清热滋肾；茯苓、泽泻淡渗利水，热清阴复而瘥。

外科

血 尿

 阴虚：孙某　男　46岁　1967年11月2日就诊。

三年前行左肾癌切除，因转移到膀胱，今年4月作膀胱部分切除，于9月30日尿血一月余，现感身难受，头痛遗精，大便干燥，脉右寸滑大，左关尺弦大，**此为阴虚，法以滋阴。**方以天冬12g、生地12g、沙参12g、当归9g、女贞子18g、旱莲草18g、莲须9g、肉苁蓉12g、黑芝麻12g、夏枯草30g。

再诊五剂后，复查小便无血尿。继以滋阴补益药物，连续服用一月余，病情稳定。

按语：尿血，其脉右寸滑大，为肺阴虚，左关尺弦大为肝肾阴虚。病逾三年，做过两次手术，病邪消耗阴液，以致阴分亏虚，阴虚其水不能制火而内热，上蒸头窍而头痛，下扰动精室而遗精，津液不足以润泽则大便干燥。以天冬、沙参、生地滋阴；肉苁蓉、当归、黑芝麻养阴润便；女贞子、旱莲草育阴，合生地、莲须清心益肾固精止血；夏枯草清肝散结治淋。

案二 >>> **肝旺心肺热：** 周某　女　32岁　1967年11月2日就诊。

　　脐周部痛疼，劳重时则溺血，伴有腰痛已一年余，小便发热，有时频而量少，尿道痛，烦躁不安，口渴欲饮，脉寸浮洪滑，关弦，**此为肝旺心肺热**，法以清热养阴。予以生白芍9g、白薇9g、炒青皮9g、竹叶9g、连翘12g、生地12g、炒栀子6g、灯心草1.5g、木通3g、甘草梢1.5g、芦根30g、茅根30g、天冬9g、沙参9g。水煎热服。

　　再诊三剂后，无腹痛，继以清热养阴之剂，七剂后，症状消失。

　　按语：《诸病源候论》："心主于血，与小肠吻合，若心家有热，结于小肠，故小便血也。"《金匮要略》："肺热移于下焦，热在下焦，则尿血。"**此例尿血为肝旺心肺热**，心主火，肺主气，肝藏血，主疏泄，疏泄失职，郁而生热，肝热下移膀胱而致尿血，心肝肺三藏因热皆可引起血尿，予以导赤散清心热滋阴利尿；合连翘、木通、灯心草清心，心热得以清降，火克金其肺热亦得到改善；栀子清三焦之热引热下行；沙参、天冬、生地、白芍、白薇育阴清热；芦根清水之上源，上通水道，下输膀胱；白茅根清热止血；青皮疏肝解郁。

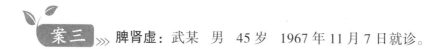 **案三** >>> **脾肾虚：** 武某　男　45岁　1967年11月7日就诊。

　　全身乏力，小便色白已二月余，在某医院检查诊断为乳糜尿，经西药治疗效果不明显，脉弦奚，右寸虚，**此为脾肾虚**，法以补益脾肾。予以炒白术9g、山药30g、芡实12g、车前子6g、菟丝子12g、莲子9g、五味子9g、覆盆子9g、党参12g、炒薏仁15g。

　　再诊连续服用三十剂，服药期间无乳糜尿，不服药时有白色尿，脉弦奚缓和，继以炒白术9g、山药30g、芡实12g、车前子6g、菟丝子12g、莲子9g、五味子9g、覆盆子9g、炒薏仁30g、玉竹9g、童参18g。以健脾肾之剂连续服用，半年余未再出现乳糜尿。

　　按语：该例尿白病逾已久，其脉弦奚，右寸虚，此为脾肾虚。脾胃为生化之源，肾为藏精之所，脾虚其运化无权，肾亏封藏失司，故精微下泄，清浊不分，下经膀胱则小便浑浊色白。以健脾益肾之法，童参、党参、白术、玉竹温补脾气；五味子益气滋肾；山药、莲子、薏仁、健脾益肾固精；车前子淡渗膀胱强阴益精；菟丝子、覆盆子补肝肾固精；芡实益肾固精。健脾益肾之剂长期服用，使脾气充足，肾气强壮而病愈。

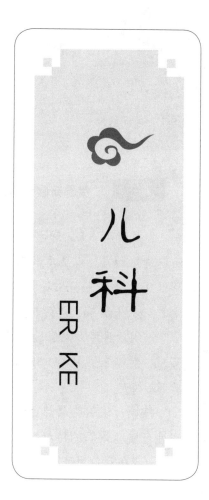

儿科

ER KE

医者读书有眼
病人才能活命
——张国屏

暑 热

 伏暑新感胃滞：娄某　男　10岁　1955年10月2日就诊。

发热腹痛一天，脉左寸浮数，右寸浮数，右关沉，**此为伏暑新感胃滞，法以清热和胃。**以益元散5g、竹叶1.5g、桑叶5g、连翘6g、双花5g、鲜芦根9g、陈皮5g、生石膏12g、知母5g、桔梗3g、紫豆蔻3g、神曲5g、麦芽5g、牛子5g、薄荷5g、竹茹5g、黄芩3g、生栀子3g。

一周后再诊，大便后有血一周，有时腹痛，**此为肠热气滞。**予以生白芍5g、黄芩5g、甘草1.5g、槐花5g、广木香2.1g、双花炭5g、地榆2.1g。三剂后痊愈。

按语：伏暑为暑热或暑湿病邪引发的秋冬季的急性外感热病，其发病具有暑邪致病的特点，起病急，病情重，病势缠绵难解，初起病即在气分，或在营分里证。此例发热腹痛，脉数为感受热邪，浮为新感的表症，沉为胃气滞。予以生石膏、益元散、知母清理暑热；竹叶、连翘、双花、芦根清热；牛子、薄荷辛凉解表；黄芩、栀子苦寒清热；紫豆蔻开胃消食；陈曲麦芽以消导；桔梗载药上行。再诊服药后出现便血，**为热气下行肠热气滞，**以黄芩汤：黄芩清肠中之热；白芍舒挛止痛；双花炭清热止血；地榆、槐花入下焦除血热；广木香降气，热清气调而愈。

 中暑胃滞：孙某　女　3岁　1953年8月17日就诊。

咳嗽并泄泻两天，脉数，右寸关沉，**此为中暑胃滞消化不良，法以清**

暑和胃肠。方以益元散 3g、竹叶 1g、连翘 3g、双花 3g、川贝母 3g、枳壳 2.1g、陈皮 3g、炒薏仁 9g、神曲 3g、鲜芦根 6g、生杷叶 3g。

二剂泄泻止，仍咳嗽。川贝母 3g、杏仁 3g、枳壳 2.1g、生薏仁 9g、鲜芦根 6g、生杷叶 3g、陈皮 3g、桔梗 5g。四剂后咳停泄止。

按语：患儿中暑胃滞消化不良，在临床上很常见，症状可多见发热咳嗽，汗出，上腹部不适，泄泻，食欲不振等等。此例其脉数为热，右寸关沉，此为肺胃气滞，肺热气郁其肃降失司故咳嗽，胃气郁脾气亦郁，其运化水谷不利，则出现泄泻。以川贝母、枳壳、杏仁理气止咳；益元散、炒薏仁清利暑湿，芦根、双花、连翘、竹叶以清热；陈皮、生杷叶和胃降气，神曲以消导去积。

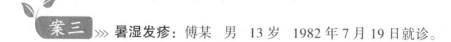

案三 >>> **暑湿发疹：**傅某　男　13 岁　1982 年 7 月 19 日就诊。

夜间发热无汗，体温 37.5℃左右，咳嗽无痰三天，发现手足心及臀部有散在的小疱疹，周围发红，水泡不甚明显，口干不欲饮，有时欲饮，医院予以阿奇霉素及抗病毒的药物服用，症状不减，舌尖有一溃疡周围色红，脉数，左寸偏沉，左关浮弦，右寸虚大，右关浮弦滑，**此为暑湿发疹，法以清宣。**予以牛子 9g、薄荷 9g、佩兰 12g、滑石 12g、芦根 30g、竹叶 10g、连翘 12g、双花 15g、生石膏 15g、知母 12g、竹茹 10g、杏仁 10g、川贝母 9g、桔梗 10g、石菖蒲 10g、香豆豉 10g。外用锡类散涂舌尖。二剂。

再诊皮疹已干不明显，夜间心跳快，呼吸急促，体温 38℃，无汗，患者因为舌尖痛疼不欲饮食，拒绝涂抹外用药物，急查血常规、心肌酶、心电图都在正常范围。其脉数，两寸滑大，左关浮弦，右关浮弦�，予以沙参 25g、麦冬 20g、石斛 15g、生地 20g、天冬 5g、丹皮 12g、双花 15g、杏仁 10g、桔梗 10g、知母 12g、赤芍 10g、生石膏 15g、花粉 15g、芦根 30g、竹茹 0g、石斛 15g、甘草 6g、白芍 12g。外用柿霜。

三诊三剂后体温正常，食欲差，予以清和汤以和胃，芦根 30g、石斛 15g、竹茹 10g、生杷叶 30g、荷梗 10g、炒麦芽 10g、麦冬 12g、生地 12g、沙参 15g、天冬 12g、甘草 6g。三剂后痊愈。

按语： 此例发热无汗，口干有时不欲饮，手足臀部有皮疹，**此为暑湿伤肺，肺郁卫气受伤而发疹。** 予以清凉解表，清理暑热，体温仍不降，心率快，此为久郁之热发疹，使气液耗伤，故热势不减。故重用麦冬、天冬、生地、石斛、知母、沙参等甘凉濡润之剂使之阴液得以修复；双花，生石膏、丹皮、白赤芍清热，杏仁、桔梗利肺，气液修复而病愈。近几年发现的手足口病在治疗上采用了中药治疗方法疗效很好。

案四 ≫ **暑热挟风：** 曹某 男 12岁 1951年8月2日就诊。

三天前发热无汗，口渴不欲饮水，有时口渴欲多饮水，舌白苔尖赤，脉两寸浮洪数，**此为暑热挟风，法以清宣。** 方以薄荷9g、益元散12g、竹叶9g、连翘12g、银花18g、芦根30g、竹茹9g、生石膏12g、知母6g、桑叶9g、菊花9g。

再诊服一剂，再诊仍发热，皮肤扪之似有汗，视其胸腹有散在发生白疹，光亮如水晶，方以佩兰叶12g、滑石12g、竹叶9g、芦根30g、连翘12g、银花18g。

三诊服一剂后，患者仍发热，白疹出现很少，胸闷憋气，大小便闭结，口渴不欲饮水，脉左寸浮洪数，右寸沉数，患者呻吟反转不宁，家属惶惶不安，我诊审再三，**此为暑热锢则发热，热宣疹发则症状自退，** 法以清暑热舒展气机，方以滑石12g、竹叶9g、连翘12g、银花18g、豆豉9g、栀子9g、佩兰叶12g、、川贝母15g、桔梗9g、杏仁9g，舒展气机使郁结热邪外透。

四诊服一剂后，汗出热减，胸腹腋下遍发白疹密布，胸舒二便通畅，续服滑石9g、佩兰9g、竹叶3g、连翘12g、银花12g、芦根30g，清其余热，服六剂后白疹消失，体温正常而头发脱落。

按语： 此例暑热挟风，准确为暑湿暑热兼有之，以清理暑热（湿）之法。再诊发热，胸腹部出现白疹，其光亮如水晶，**此为肺邪得以宣散，** 继以清热利湿之法。三诊患者发热白疹很少，胸闷憋气，大小便闭结，其脉右寸沉数，**此为暑邪锢于肺经，** 肺主气，气郁热壅，气机不畅，故胸闷憋气，肺与大肠为表里，肺热气郁不行则大便闭结，肺气郁，热不降，则肺失通调水道下输膀胱的功能，因此小便不通，以滑石清理暑湿；竹叶、连翘、双花、豆豉、栀子清解郁热；佩兰其气清香，辛能发散郁热；川贝母、桔梗、杏仁舒展气机，使郁结热邪外透。继以清其郁热而瘳。

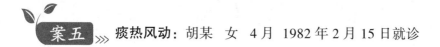 **案五** >>> **痰热风动**：胡某　女　4月　1982年2月15日就诊

阵发性抽风已一周，十天前曾感冒发烧，服药后退烧，发现患儿时有眼球向左侧斜视，伴有舌头在口腔中搅动，做咀嚼状，时间约1分钟左右即停，反复发作，一天有十余次，曾到某医院检查CT、脑电图无异常，予以癫痫药物治疗，症状不减。见患儿汗出多，皮肤未见红疹，舌苔白厚腻，舌质不红，脉数，模糊不清，右部似有弦滑，**此为痰热风动**，法以清热豁痰息风。予以生石膏5g、知母2g、陈皮2g、半夏2g、胆星1g、川贝母粉1g、芦根5g、竹茹2g、陈曲1g、麦芽1g、佩兰叶2g、菊花2g、钩藤2g、栝楼2g、羚羊角粉0.3g冲、紫雪0.5g冲服。

再诊一剂后抽搐次数减少，脉显现出左浮弦数，原方加双花5g、桑叶2g、竹叶1g、连翘3g。

三诊仍有抽搐，打喷嚏，舌尖红，舌苔白，右寸虚大，左浮弦数，予以生石膏5g、知母2g、栝楼2g、天竺黄3g、桑叶2g、菊花2g、连翘3g、钩藤2g、竹叶2g、双花5g、花粉2g、滑石1g、木通0.5g、川贝母粉1g冲、羚羊角粉0.3g冲、紫雪0.5g冲。三剂后抽搐止。

按语：虽然时值冬季，但患儿家房间温度高达27～32℃，家人怕受凉，给患儿加上被子，周围用被子围起挡风，衣服加厚。其脉数为热，右部弦滑，弦为风，滑为痰，**此为热邪熻津为痰，痰热风动**。以白虎汤清热，川贝母、半夏、胆星、栝楼、天竺黄理气祛痰热；芦根、竹茹、桑菊、钩藤清热祛风；羚羊角粉清肝热息风；紫雪清热解痉；木通、连翘、竹叶清心。热清风止。

儿科

百日咳

 案一 >>> **外感时疫之邪：** 姜某　男　7岁　1951年10月31日就诊。

身热咳嗽，痰色微绿，病已二个月，在医院检查诊断为百日咳，舌苔黄，脉左寸浮数，右寸浮数，**此为外感时疫之邪**，法以清热宣散。以牛子5g、桔梗3g、黄芩3g、浙贝母5g、杏仁5g、薄荷5g、竹叶3g、连翘6g、射干3g、陈皮3g、厚朴2.1g、甘草1.5g、双花6g、冬瓜子5g。

再诊二剂后，头热，咳嗽甚剧，重时呕吐，脉同前，主以清宣疏解。浙川贝母各5g、桔梗3g、黄芩5g、桑叶5g、薄荷5g、牛子5g、竹茹5g、鲜芦根12g、竹叶3g、菊花5g、杏仁5g、连翘6g、双花9g、冬瓜子5g、前胡3g。

三诊三剂后，仍咳嗽，痰色黄白，头及身不热，舌苔白，脉平，上药去薄荷、牛子、黄芩，继服三剂。

四诊咳嗽已减，痰量很少，不欲饮食，上方加荷叶5g、稻麦芽各5g。

五剂后，食欲好，很少咳嗽，白痰量多，去荷叶、稻麦芽，加荸荠六个、淡海蜇20g。连续服用五剂症状消失。

按语： 百日咳历代中医著作中都有记载，因其具有传染性故称为"疫咳"，又因其痉挛陈发性咳嗽亦称为"顿咳"、"顿呛"、"顿嗽"。此例病已二月余，身热咳嗽，痰色微绿，舌苔黄，脉浮数，**此为外感时疫之邪**，其邪由口鼻而入，其疫毒之邪热，灼伤肺脏，以致肺脏失于清肃，故身热咳嗽。予以薄荷、牛子辛散；竹叶、连翘、双花、黄芩清热；浙川贝母、杏仁、桔梗、冬瓜子肃肺止咳；射干清热消痰散结；雪羹清热祛痰消食；厚朴燥湿祛痰下气。荷叶、稻芽、麦芽健脾和胃。

案二 >>> **心肺热盛：**孙某　女　4岁　1952年11月27日就诊。

咳嗽二月余，伴有咽喉痛疼，曾在医院检查诊断为百日咳，服用多种抗菌素及止咳药，症状不缓解，脉左浮数，右寸滑数，**此为心肺热盛，宜清之。**方以川贝母5g、杏仁5g、竹茹5g、鲜芦根12g、射干3g、炙紫苑5g、竹叶3g、连翘6g、冬瓜子6g、桔梗3g、桑叶5g、双花5g、菊花5g、生栀子3g、黄芩3g、法半夏3g。一日分三次服用。连服七剂。

再诊咳嗽已减，咽喉痛疼轻，继以上药，连续服用七剂后，咳嗽止。

按语：咳嗽二月余，伴有咽喉疼痛；其脉左浮数，为心宫热盛，右寸滑数为肺热邪盛，津液被灼为痰液，火邪上炎而致咽喉疼痛，肺热痰生，肺气不得清肃以致咳嗽不止。以竹叶、连翘、黄芩、栀子清热清心肺三焦之热；川贝母、杏仁、冬瓜子、紫苑、桔梗清肃肺气；半夏燥湿祛痰散结；桑叶、菊花、双花清宣；芦根、竹茹清理肺胃之热，射干清热解毒祛痰利咽。心肺热清，症状消失。

惊

 外感惊热：殷某　男　2岁　1952年6月23日就诊。

发烧咳嗽，发惊两天，脉浮数，**此为感冒惊热，以清宣之**。牛子3g、薄荷3g、钩藤2.4g、桔梗2.1g、浙贝母3g、杏仁3g、前胡2.1g、竹茹3g、鲜芦茅根各6g、竹叶1.2g、连翘5g、双花3g。五剂后症状消失。

按语：《幼科铁镜》"惊生于心，痰生于脾，风生于肝，热生于肺，热盛生风，风盛生痰，痰盛生惊，疗惊必先豁痰，祛痰必先祛风，祛风必先解热……"。此例发烧咳嗽，脉浮数，为感受热邪而致，热邪犯肺，肺热故咳嗽发热而痰生，肺与心毗邻，肺热心宫亦热故发惊。以薄荷、牛子解表热；竹叶、连翘清心热；浙贝母、桔梗、杏仁、前胡肃肺止咳祛痰；芦根、茅根、竹茹清肺胃之热；双花清心肺之热；钩藤清心热，祛惊风。

 因惊感热：王某　男　11月　1955年7月15日就诊。

发热口渴，发惊一天，脉数，左浮弦，右洪大，**此为因惊感热，法以清散**。方以益元散1g、薄荷1g、钩藤1g、生石膏1.8g、桔梗0.6g、牛子1g、竹叶0.6g、桑叶1g、鲜芦茅根各5g、竹茹1g、连翘1.2g、杏仁1g、浙贝母1g、菊花1g、蝉蜕1g。

再诊一剂后，热减，法以清解。牛子1g、薄荷1g、连翘1.2g、钩藤0.6g、鲜芦根5g、竹茹1g、益元散1g、双花1g、鲜茅根5g、桔梗0.6g、生石膏2.4g、桑叶1g、菊花1g、竹叶0.6g、杏仁1g、知母1g。

三诊二剂后，热退。

按语： 婴儿最易受惊吓，此例因惊吓后又感受热邪，其脉数为热，左浮弦为风，右洪大为肺热。风热邪首先犯肺，肺胃热而致发热口渴。肝主风，风热使心肝热，心肝热灼津为痰，痰热而致发惊。以生石膏、益元散清热邪；薄荷、牛子、蝉蜕辛凉解表；竹叶、连翘清心宫之热；桑叶、菊花、钩藤宣风清热；芦根、茅根、竹茹清肺胃之热；杏仁、桔梗、浙贝母肃肺祛痰。

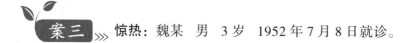 **惊热：** 魏某　男　3岁　1952年7月8日就诊。

发热伴发惊三天，脉数，左寸关浮弦，右寸关浮滑，**此为惊热**，法以清肝热祛痰。石决明6g、丹皮3g、竹叶1.5g、连翘3g、竹茹3g、天花粉5g、陈皮2.4g、川连1.8g、茯苓3g、天竺黄3g。分两次服用。三剂各恙皆消。

按语： 此例发热发惊，脉左寸关浮弦数为肝热，右寸关浮滑数为热痰。此为肝热其魂不能舍而易惊。肝热扰伤脾胃，脾胃热痰易生，痰热扰神，亦易惊。以石决明清肝镇肝；丹皮清心凉血；竹叶、连翘、黄连清心热，此谓实则泻其子之意；天竺黄凉心清肝豁痰；花粉清热豁痰生津；竹茹清胃热；陈皮和胃理气。

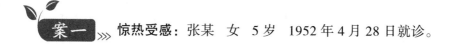 **惊热受感：** 张某　女　5岁　1952年4月28日就诊。

受惊吓后七八日，四肢无力，今发热足冷，咳嗽，脉左寸浮数，右寸沉数，右关浮数，**此为惊热受感**，法以清宣。佩兰叶3g、枳壳2.4g、川贝母3g、杏仁3g、竹茹3g、鲜芦根6g、竹叶1.2g、桑叶3g、连翘5g、双花3g、黄芩3g、菊花3g、薄荷3g、钩藤2.1g、广犀角0.6g。

二剂后，热退足温，咳嗽减轻，继以清宣法，三剂痊愈。

按语： 此例受惊吓后发热，咳嗽，其脉数为感受热邪，左寸浮数为

儿
科

心宫热，右寸沉数为肺热气郁。心宫热盛足冷为热益深，厥益深。肺热气郁故咳嗽。以犀角凉心，泻肝清胃热；竹叶、连翘、双花清心热；川贝母、枳壳利肺解郁；川贝母、杏仁肃肺止咳；芦根、竹茹、钩藤、桑叶、菊花清热祛风；薄荷辛凉解表。

鼻衄

 案一 》》 **心肺火盛：**孙某　男　7 岁　1952 年 5 月 12 日就诊。

咳嗽鼻衄已两天，脉左寸浮数，右寸关浮数，**此为久感，心肺火盛，法以清解。**牛子 5g、杏仁 5g、浙贝母 5g、竹茹 5g、鲜芦根 9g、竹叶 1.5g、桑叶 5g、连翘 6g、炒栀子 3g、双花 5g、鲜茅根 9g、桔梗 1.5g、前胡 1.5g、甘草 1.5g。

再诊二剂后，鼻衄止，仍咳嗽，以疏肺镇咳。川贝母 5g、桔梗 3g、杏仁 5g、竹茹 5g、桑叶 5g、竹茹 5g、鲜芦茅根各 9g、竹叶 1.5g、菊花 5g、连翘 6g、冬瓜子 5g、炙紫菀 5g、双花 5g、炒栀子 3g、枳壳 3g、生杷叶 5g。四剂后咳止。

按语：患者患感多日，咳嗽鼻衄两天，其脉左右两部皆浮数为感受风热，左寸浮数为心宫热，右寸关浮数此为肺胃火盛。心肺火盛，脾胃受累，胃亦热，热火迫血上溢而致鼻衄，以浙贝、川贝母、杏仁、桔梗、前胡、芦根清肃肺气；竹叶、连翘、栀子清心热；芦根、竹茹清肺胃之热；

茅根清心肺之热解瘀止血；牛子清宣。

案二 >>> 内热盛挟感：郭某　女　4岁　1952年10年12日就诊。

身发热无汗，鼻衄，咳嗽两天，舌尖赤，舌中苔黄，脉浮弦数，**此为内热盛挟感**，法以清宣。方以炒栀子3g、鲜芦茅根各9g、竹茹3g、桑叶3g、香豆豉3g、竹叶0.9g、连翘5g、牛子3g、薄荷3g、生石膏6g、黄芩3g、浙贝母3g、杏仁3g、双花3g、广犀角0.3g冲服。

再诊有汗而热，有时无汗，**此为气血两燔，风邪未尽解**，主以清剂。生石膏9g、麦冬3g、生地6g、知母3g、黄芩2.4g、鲜芦茅根各9g、竹茹3g、竹叶0.3g、连翘5g、双花3g、浙贝母3g、广犀角0.6g、香豆豉3g。

三诊汗出热退，继以清解。咳嗽鼻衄已除。

按语：身热无汗，舌尖赤，苔黄，脉弦数为内热，浮为外感。内热盛挟外感风热，二热迫血妄行以致鼻衄，以薄荷、牛子、竹叶、连翘、双花、桑叶清宣，广犀角、生石膏、黄芩泻热邪；芦根、竹茹清肺胃之热；栀豉清久郁之热；浙贝母、杏仁肃肺气止咳；茅根清心肺止血；再诊有汗而热，有时无汗，**此为气血两燔，风邪未解**，以清气分之热，加生地、麦冬清热并补充热邪耗散的阴液。

温 热

 >>> 温热伤阴：迟某 女 13岁 1967年12月5日就诊。

初两眉中间疼，经热猪肉熨之有效，感腰疼腿疼，心烦喜食凉，牙龈衄血，口渴便干，合目即梦，恶热易汗，病已一月，脉两寸浮洪，关尺浮弦，**此为温热伤阴，心肺火盛**，法以清热养阴。生地12g、生石膏18g、天冬9g、知母9g、花粉12g、石斛9g、竹叶9g、连翘12g、银花18g、茅根30g、炒栀子6g、芦根30g、竹茹9g、桑叶9g、菊花9g、元参12g。九剂后症状消失。

按语：此例初起只是因外感头痛经热熨后，其脉两寸浮洪为心肺热，关尺浮弦为热伤阴。此为热邪首先犯肺，肺气热盛故口干、恶热汗出、喜凉食，热邪不得清解。肺与心毗邻，心为火脏，心藏神，感受热邪后出现心烦、合目即梦。热邪消耗阴分故便干。心主血，血热出现牙龈衄血。予以生石膏、知母、银花清肺热；竹叶、连翘、栀子清心热；芦根、竹茹清肺胃之热；元参壮水制火，清无根之火、育阴凉血；生地甘苦大寒，入心肾泻内火，清燥金，凉血滋阴；天冬甘寒入肺肾，清金降火益水之上源；茅根除伏热消瘀血；桑叶甘寒凉血；菊花益金、水二脏，以制火而平木，木平则风息火降。热清阴复而愈。

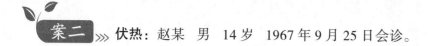 **伏热：** 赵某　男　14岁　1967年9月25日会诊。

身倦三四日，突然四肢厥冷，恶寒发热，头痛以偏左侧痛较多，渴欲饮，口有臭味，神志清，大便较稀，日便二至四次，小便色白，但臊臭味很大，舌苔黄厚，六脉伏，模糊不清，**证系伏热**。患者为独生子，告知家属，此病势重，热邪内伏，在治疗过程服药后必有昏迷谵语，发热便泄等恶象，不应惊慌失措，需服从治疗，做好周密护理，病自可愈。法以清解。方以葱白6g、香豆豉9g、栀子9g、川贝母24g、杏仁9g、枳壳6g、石菖蒲9g、黄连6g、黄芩9g、银花25g、芦根30g、竹叶9g、连翘12g、生石膏24g、地栗八大枚，切四瓣，海蜇洗净60g。

再诊服一剂后四小时，出现神昏谵语，四肢稍温，身仍热扪之皮肤发涩，似有汗意，口臭尤重，小便色赤，舌苔仍黄，尖赤，脉两寸沉滑数，关尺弦数，**此现邪热开始外透**。前方加郁金9g、广犀角9g先煎半小时，加栝楼30g、竹茹9g服药四小时后，出现展转反侧，似烦躁状，逾一刻时间，出汗遍身，四肢温暖，逐渐入睡，寐六小时。

三诊醒起神清，身热有汗，头痛恶心，吐白黏痰，口渴多饮，脉两寸浮洪滑数，关尺浮弦数，**热邪由里向外已见透散，但内热挟痰**，以桑叶9g、菊花9g、香豆豉9g、炒栀子9g、竹叶9g、连翘12g、银花24g、川贝母12g、花粉24g、芦根30g、竹茹9g、橘皮6g、生石膏24g、知母9g、黄连6g、黄芩9g、半夏9g、地栗八枚、淡海蜇60g。服药前大便红水一次，服药后不恶心，一夜大便红水四次。

四诊一剂后，次晨诊，身稍热有微汗，口渴无臭味，苔虽黄较前薄，诊脉弦数，**是伏热下趋宣泄**，方用白头翁6g、黄连6g、秦皮6g、黄柏6g、黄芩9g、生白芍18g、滑石6g、石斛12g、花粉24g、知母9g、银花24g。

五诊服三帖，热退汗减，便红水消失，日便粪一二次，小便无臊臭味，但身倦懒言，左侧头痛，小便欲解不畅，舌中后部微黑燥，脉左关尺弦大，左大于右，右寸滑大，**此是热邪伤阴**，以西洋参6g、元参18g、生地18g、白芍9g、沙参18g、麦冬12g、知母9g、花粉12g、石斛12g、炒川楝子 6g。

六诊服二剂舌苔黑燥消失，但头左部仍痛，原方加生牡蛎 30g、桑叶 9g、菊花 9g、女贞子 30g、旱莲草 30g，二帖小便通畅，头痛停止，脉现缓和，又服三贴，嘱其注意饮食调养预防感冒，休息两月始复健康。

按语：此例伏热气机郁遏，突然四肢厥冷，六脉伏，模糊不清，此所谓热益深，厥益深，况患者口味臭，小便色虽白而气味臊臭，更足证为内热甚重，服用葱白发汗解肌以通上下之阳气；栀子、香豆豉清理久郁之热；川贝母、杏仁、枳壳以理气解郁；石菖蒲解心郁祛痰；黄连、黄芩苦寒清热燥湿；生石膏、知母、芦根、双花清肺胃之热，竹叶、连翘清心宫之热；地栗、海蜇为雪羹清热祛痰生津，石斛养五脏之阴。再诊服用清解之剂后，出现神昏谵语，四肢稍温，皮肤似有汗意，口臭重，小便赤，脉象显出两寸沉滑数，关尺弦数，*此为热邪仅初步向外透，即现神昏，其伏热之甚可知。*此时上方加犀角凉心泻肝，清胃中大热，祛风利痰解毒；栝楼清热祛痰宽胸；郁金凉心热，散肝郁；竹茹清热化痰除烦。服药后遍身出汗，四肢温，可以入睡。三诊醒后神清，身热有汗，头痛恶心，吐白黏痰，口渴多饮，脉两寸浮洪滑数，关尺浮弦数，*热邪由里向外已见透散*，脉数滑为内有热痰，予以二陈加泻心汤：半夏、黄连、黄芩、花粉、雪羹以清热痰，川贝母清热痰理气，栀豉、双花、芦根、竹叶、连翘清热。口臭消失，但大便红水数次，*此为热邪下趋宣泄*，四诊用白头翁汤：白头翁、黄柏、黄连、秦皮以清热化湿，凉血止泻；黄芩汤：黄芩、白芍以清热止泻；滑石寒泻热，降心火，下走膀胱而行水道；银花清热解毒。五诊红水止，神倦懒言，舌中后部微黑燥，*此为热伤津予以养阴清热之剂。*六诊舌苔黑燥已消，头左部痛疼，脉左部应弦，*此为肝阳上僭。*予以生牡蛎以镇肝；桑叶、菊花清热宣风；二至以养阴病情得到缓和，继续调养而愈。

麻 疹

 热在气分：赵某　男　2岁　1952年4月25日就诊。

三日前发烧，昨日出疹，身热咳嗽而喘，眼结合膜充血，畏光，脉数，右寸洪，**此为麻疹，热在气分**，法以清宣。以牛子1g、薄荷1g、蝉蜕2.1g、竹茹2.4g、鲜茅根9g、浙贝母3g、竹叶1g、连翘5g、双花3g、鲜芦根6g。

再诊一剂后，热减，全身疹出，仍咳嗽，杏仁1g、桔梗1g。一剂后症状减。

三诊又因受凉发热，咳喘，口渴，舌质红，有白苔，两寸洪滑数，**此为气血两燔**，急予清卫透营。犀角1g、生石膏3g、元参6g、丹皮2g、知母5g、双花5g、竹叶1g、白薇1g。

四诊二剂后，热退，咳喘已减，舌质不红，舌苔薄白。继以清气分之药而病愈。

按语：患者发烧出疹，咳嗽，眼结膜充血而畏光，此为麻疹。中医称为"麻毒"，亦称"痧疹"，属于"温病"范畴。此例脉数，右寸洪，**此为麻毒时邪经口鼻，伤及肺卫，其热邪仍在气分**。以牛子、薄荷、蝉蜕辛凉解表；竹叶、连翘、双花清宣散结；浙贝母、杏仁、桔梗清热肃肺；芦根、竹茹清肺胃之热；茅根清心肺胃之热。二剂后热减，疹出。三诊因受凉后又发热，咳喘，口渴，舌质红，脉洪滑数。表明气分之邪渐入营血，**此为气血两燔**，病情较重，急予生石膏、知母、竹叶、双花清气分之热；予犀角清肺胃之热；双花、丹皮清血分之热；白薇清内热；元参滋阴制火。四诊热邪由营血向外透达，继用清气分之剂而愈。

热毒甚重时，宜用犀角清热解毒，但是用犀角必须掌握用药时机，如表邪未解使用犀角清里热，会犯"表邪未解不可清里之戒"，清里易使表邪内陷，表邪未解热毒炽盛时，必须在解表药中酌用犀角，迫汗出表解，热毒炽盛时用犀角是最为有效的。

案二 >>> 疹后邪热入肺：仲某　男　2岁　1952年5月19日就诊。

患麻疹治疗后已退烧，咳嗽重，脉右寸浮数，**此为疹后邪热入肺**，法以清肃肺气。方以川贝母3g、竹茹3g、鲜芦根6g、竹叶0.9g、连翘5g、双花5g、杏仁3g、炙紫菀3g、鲜茅根6g、桑叶3g、冬瓜子5g。分四次服用。继以清肺热治愈。

按语：此例麻疹治疗后，仍咳嗽明显，其脉右寸浮数，**此为邪热入肺**，该病症为热邪盛逗留于肺，虽然已经退热但咳嗽重，予以清肃肺气。川贝母、杏仁、冬瓜子、紫菀肃肺；竹叶、连翘、桑叶清宣；芦根、茅根、双花、竹茹清肺胃之热，肺热得以清肃咳嗽止。

案三 >>> 余热未净重感：王某　男　11月　1955年5月6日就诊。

麻疹退烧后又发热喘咳，脉浮数，**此为疹后余热未净，重感**，法以清散。牛蒡子1.2g、薄荷1.2g、生石膏2.4g、桔梗0.9g、竹叶0.6g、鲜芦茅根各5g、连翘1.2g、双花1.2g、杏仁0.9g、前胡0.9g、浙贝母0.9g、桑叶1.2g、苏叶0.9g。水煎频服。

再诊一剂后，喘除仍咳嗽，法以清解。牛蒡子0.9g、薄荷0.9g、生石膏2.4g、杏仁0.9g、知母1g、鲜芦茅根各5g、桔梗2.1g、竹茹0.9g、双花1.2g、浙贝母0.9g、连翘0.9g、桑叶0.9g、菊花0.9g、竹叶0.9g、甘草0.9g。水煎频服。

三诊一剂后，稍咳，法以清解。桔梗0.9g、杏仁0.9g、鲜芦茅根5g、桑叶 0.9g、菊花 0.9g、竹叶 0.9g、连翘 0.9g、竹茹 0.9g、甘草 0.6g。咳喘已止。

按语：麻疹退烧后又发热喘咳，脉浮数，**此为重感**。麻疹治疗后体温已正常，又出现发烧咳喘，此因疹后余热未净，更易感受外邪，余热合外感风热使肺受热灼，肺失清肃，故发热咳喘。以生石膏、知母清肺胃之热；薄荷、牛子、苏叶辛散；竹叶、连翘、双花、桑叶、菊花清宣；杏仁、浙贝母、前胡、桔梗肃肺止咳；芦根、茅根、竹茹清热。热邪得以清解，肺得以清肃，热退咳喘止。

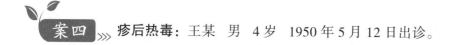 **案四** ➤➤ **疹后热毒：**王某　男　4岁　1950年5月12日出诊。

患麻疹后发热不解，痰嗽口渴，中西医治疗月余不效，诸医以此证预后不良，邀我诊之，患儿面色微红，身热扪之全身有汗，阵发性咳嗽，吐白黏痰，口渴喜凉饮，大便正常，小便色白，热灼有臊臭味，舌质鲜红，薄苔似干状，脉数，两寸浮洪数，按之滑大，关尺弦大，**此为疹后热毒**，法以清热滋阴，肃肺生津。生石膏 24g、知母 9g、麦冬 9g、生地 18g、银花 18g、茅根 30gg、芦根 30g、冬瓜子 18g、杏仁 6g、生苡仁 18g、花粉 12g、生枇杷叶 18g。

再诊服一剂后，遍身发生散在红色不规则斑块，发热减轻，又服二剂。

三诊热退身凉，斑块消失，脉平，右寸浮滑大而奭，去石膏、生地，加沙参 12g 以育养肺阴，服五剂，痰嗽口渴逐渐消失而愈。

按语：患麻疹后发热不解月余，舌质鲜红，薄苔似干，其脉数，两寸浮洪数，按之滑大，关尺弦大，**此为疹后热毒耗阴**，肺失清肃以致痰嗽。此证虽属重症，但用药得当还是可以治愈。以白虎汤清肺胃之热；双花、芦根、茅根清热；千金苇茎汤合杷叶肃肺降气；麦冬、生地、知母、花粉、沙参清热育阴生津。热清阴复，肺得以清肃而病瘳。

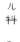

脘 痛

 心胃火盛： 郝小姐　12岁　1952年12月19日就诊。

心口痛，吐逆，涎多两天，曾在医院检查诊断为胃炎，脉左寸浮数，左关浮弦，右寸浮数滑，右关浮数，**此为心胃火盛**。法以清热祛痰。方以半夏3g、川连5g、黄芩6g、竹茹6g、生栀子6g、竹叶3g、连翘9g、生白芍9g、鲜芦根12g、栝楼15g、旋复花5g、生杷叶6g。三剂症状消失。

按语： 心口痛，其脉左寸浮数，左关浮弦为心肝火盛，右寸浮数滑，右关浮数为胃火盛。心火盛使肝胃火气也盛，火盛燔津为痰。肝胃火盛使肝的疏泄机能过度，使脾胃升降机能失司，因而出现脘痛、吐逆、流涎。以连翘、竹叶、栀子、黄连、黄芩清热；小陷胸汤清热痰；芦根、竹茹、杷叶清胃热；旋复花祛痰降逆；白芍清肝敛阴。

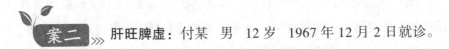 **肝旺脾虚：** 付某　男　12岁　1967年12月2日就诊。

自幼下午四时至夜间十二时上腹疼，疼时身汗出，小腹发胀，有时头晕，一月前有两次便血，偶有呃气泛酸，喜食热物，曾确诊为十二指肠球部溃疡，脉关尺浮弦，右寸大，**此为肝旺脾虚**，法以疏肝健脾。予以柴胡6g、当归9g、炒白芍12g、炒白术9g、甘草9g、炮姜6g、乌贼骨12g、生牡蛎18g、炒元胡6g、炒青皮6g。

再诊三剂后，腹不疼，腹胀已减，不呃气泛酸，夜间小腹胀较前减轻，脉左浮弦，右寸偏沉，关尺浮弦。予以上方加炒莱菔子6g、广木香6g。四剂后未再疼痛。继以疏肝健脾之剂，未再复发。

　　按语： 上腹痛，伴小腹胀，喜热食，其脉关尺浮弦为肝旺，右寸大宜无力，此为脾气虚。肝旺失于疏泄，而致腹痛，肝经循于下腹故下腹胀。肝热伤络而致便血。脾阳虚弱故喜热食，脾虚不能升清而致呃气。以逍遥散以疏肝和营；牡蛎清肝镇肝；青皮、元胡疏肝理气止痛；乌贼骨通血脉去寒湿；白术健脾利湿；炮姜温经散寒。继以疏肝健脾之剂而愈。

食　滞

 内热患感： 李某　男　8岁　1952年6月9日就诊。

　　发热咳嗽一天，伴有呕吐一次为所进的食物，脉左寸浮数，右寸浮滑数，右关沉数，**此为内热患感挟食滞**，法以清宣消食。以牛子5g、香豆豉5g、薄荷5g、桑叶5g、桔梗3g、杏仁5g、浙贝母5g、竹茹5g、鲜芦根12g、连翘6g、双花5g、益元散5g、神曲5g、陈皮3g、麦芽5g、前胡3g、黄芩3g、菊花5g。分两次服用。

　　再诊二剂后身微热，咳嗽，脉左寸浮数，予以清散。牛子5g、薄荷5g、桔梗3g、前胡3g、浙贝母5g、杏仁5g、竹叶5g、竹茹5g、连翘6g、桑叶5g、菊花5g、双花5g、黄芩3g、生栀子3g、甘草1.5g、鲜芦根9g、鲜茅根9g、陈皮3g。分两次服用。

　　三诊一剂后，脉平，去薄荷、牛子，继服上药三剂，诸证消失。

儿科

按语：发烧咳嗽伴有呕吐，其脉数为热，浮为风，右关沉为食滞。此为患儿有内热，感受风热并挟食滞。内热之质最易感受外来之邪，风热首先犯肺以致发热咳嗽，热邪伤胃，使患儿食欲差，消化差易积食，食滞则呕吐。以清热宣风消食为法：薄荷、牛子辛凉解表；竹叶、连翘、双花、桑叶、菊花以清宣；杏仁、浙贝、桔梗、前胡以肃肺止咳；香豆豉疏散解表清热；黄芩、益元散清热利湿；芦根、竹茹清胃热；陈皮、陈曲、麦芽消导和胃。

风 湿

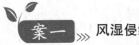

案一 >>> **风湿侵络：**王某 男 10岁 1955年5月9日就诊。

全身痛疼以关节痛明显，服用抗风湿药物稍好，但服药肝胃不适，舌苔黄白，脉左浮弦，右浮弦滑，**此为风湿侵络**，法以通络宣风湿。方以桑叶枝各5g、桔络5g、丝瓜络5g、防风5g、羌活5g、广犀角1.2g、竹叶3g、大豆卷6g、连翘6g、秦艽5g、炒薏仁24g、黄芩5g、鲜芦根24g、竹茹5g、滑石5g、木通5g。六剂后痛疼消失。

按语：此例关节痛疼，脉左浮弦为风，右浮弦滑为胃热脾湿，**此为风湿相搏，侵及关节脉络**，故全身关节痛疼。胃热脾湿反侮肝，故肝胃不适。以广犀角、芦根、竹茹、黄芩清胃热；防风、羌活、秦艽祛风湿止痛；大豆卷、薏仁、滑石祛湿清热；竹叶、连翘、木通清心热；桑枝、桔络、丝瓜络通络。

案二 >>> **湿盛：**王某　女　12岁　1967年11月8日就诊。

下肢发麻，沉重拖不动，夜间如被压状，似如转筋已四月余，脉濡滑，**此为湿盛**，法以健脾祛湿。予以炒薏仁30g、炒白术9g、蚕沙12g、防己6g、苍术9g、炒陈曲9g、陈皮6g。

再诊三剂后，夜间下肢不感如压状，上坡时腿不感劳累，不沉重，但发麻发酸，小腹疼，脉濡，右寸沉，右关弦滑，左关弦。炒薏仁30g、炒白术6g、蚕沙12g、防己6g、苍术9g、炒陈曲9g、陈皮6g、青皮6g、广木香6g、香附9g。

三诊三剂后，腿有时发酸，无其他明显不适。以炒薏仁30g、炒白术6g、蚕沙9g、防己6g、苍术9g、陈皮6g、炒陈曲6g。三剂后停药即可。

按语：患者下肢发麻而沉重，其脉濡滑为湿盛。脾主四肢，脾湿盛，故四肢感沉重。以苍白术燥湿健脾；薏仁、防己清热利湿；蚕沙祛风胜湿；陈皮燥湿健脾理气；陈曲和胃调中。继以理气祛湿之品而痊。

胸　闷

案一 >>> **心胃热盛气滞：**杨某　女　5岁　1955年2月21日就诊。

胸闷心慌，痰多，口干不欲饮水三天，舌尖赤，脉左寸浮弦有力，右寸沉滑，右关浮弦，**此为心胃热盛气滞**，法以清热解郁祛痰。方以广犀角 0.6g、竹叶 3g、连翘 6g、益元散 5g、生栀子 3g、旋复花 5g、杏仁 5g、桔梗 3g、鲜芦根 12g、竹茹 5g、天竺黄 5g、双花 5g、栝楼 9g、黄芩 3g、薄荷 3g、浙贝母 5g、桑叶 5g。以水二杯煎犀角、旋复花、天竺黄煎至一杯，加入诸药加水煎之，取汁半杯，分二次服，相隔二小时再服第二次。三剂而痊。

按语：此例胸闷心慌，舌尖赤，脉左寸浮弦有力为心火。右寸沉滑为气滞挟痰，右关浮弦为胃热。以犀角凉心泻肝，清胃中大热，芦根、竹茹清胃热止呕逆；浙贝母、桔梗、栝楼、杏仁解郁祛痰清热，旋复花消痰降气；双花、连翘、竹叶清热散结；栀子清心肺之热；黄芩清中焦之热；益元散清热利湿镇心神；天竺黄甘微寒，凉心经，去风热利窍豁痰；桑叶燥湿祛风，薄荷以宣之。热去滞消病除

外 感

案一 >>> **外感风邪：** 王某　女　9 岁　1956 年 6 月 10 日就诊。

发热咳嗽，鼻塞流涕，咽喉痛，身痛一天，脉浮弦数，**此为外感风邪**，法以宣感疏肺。方以苏叶 5g、牛蒡子 5g、薄荷 5g、桔梗 3g、杏仁 5g、鲜芦根 9g、甘草 1.5g、前胡 5g、竹叶 1.5g、浙川贝母各 3g、连翘 5g、桑叶 5g、菊花 5g、双花 5。三剂痊愈。

按语： 外感风邪，脉浮弦数，**此为风热**，热邪首先犯肺，出现发热咳嗽，鼻塞流涕，咽喉痛疼，以苏叶、薄荷、牛子辛凉解表；连翘、竹叶清心散结；桑叶、菊花清热宣风；浙川贝母、杏仁、桔梗、前胡肃肺止咳祛痰；甘桔散：甘草、桔梗清上焦治咽痛；芦根、双花清肺胃之热。

案二 >>> **风热：** 孙某　女　4 岁　1952 年 5 月 12 日就诊。

面肿咳嗽已一月余，脉两寸浮数，**此为风热**，法以清宣。方以蝉蜕 2.4g、薄荷 3g、牛子 3g、浙贝母 4g、杏仁 3g、桔梗 1.5g、桑叶 3g、鲜芦茅根各 6g、甘草 0.9g、竹叶 0.9g、连翘 3g、双花 3g、前胡 1.5g。四剂而愈。

按语： 以上两例都是外感风热，肺先受邪而咳嗽，都以清热肃肺，辛凉解表为法。此例用蝉蜕甘咸体轻，散风除热，利咽透疹，退翳解痉；茅根甘寒入心及脾胃，除伏热利小便，治肺热喘急内热。可见病因相同，表现不尽相同，用药也有所区别。

>>> **外感内热盛：**郭某 女 4岁 1952年6月18日就诊。

咳嗽发热，时起风疹已两天，脉左寸浮数，**此为内热盛，受感，法以清散。**方以鲜芦茅根各9g、桔梗3g、前胡3g、浙贝母5g、杏仁5g、桑叶5g、竹茹5g、黄芩3g、牛子5g、竹叶1.5g、连翘6g、双花6g、薄荷5g、钩藤3g、蝉蜕3g、生石膏9g。

再诊二剂热退，去牛子、薄荷。继服三剂咳止，风疹退。

按语：风疹由热邪从口鼻而入，郁于肺卫，蕴于肌腠与气血相搏，发于肌肤而得。此例内热盛又感受外邪出现风疹，必有口渴、发热、咳嗽，脉左寸浮数，心火盛，可出现发热风动之象。予以牛子、薄荷、蝉蜕辛凉解表；生石膏解肌止渴，治发斑发疹；竹叶、连翘、双花、芦根、茅根、竹茹清热；黄芩苦入心，寒胜热，泻中焦实火；浙贝母、杏仁、桔梗、前胡以肃肺，桑叶、菊花、钩藤清热息风。

 >>> **痰火盛胃滞：**马某 男 1岁半 1952年1月1日就诊。

素患有支气管炎，今发热，食后呕吐，抽搐，咽喉有曳锯声，脉左寸滑数，右寸沉滑，**此为痰火盛，胃滞感冒，**当针少商、少冲、合谷穴位，灌入莱菔汁。方以薄荷3g、钩藤2.4g、川贝母2.4g、桔梗1.8g、天竺黄2.4g、陈皮2.4g、半夏1.8g、神曲2.4g、麦芽2.4g、鲜芦根5g、竹叶0.9g、连翘3g、杏仁2.4g、桑叶2.4g、菊花2.4g、枳壳1.8g，莱菔汁三杯煎服。

再诊热退，未再抽搐，咽喉有痰鸣声，咳嗽，脉右寸沉滑数，以清热祛痰。以川贝母2.4g、杏仁2.4g、桑叶2.4g、菊花2.5g、枳壳1.8g、竹叶0.9g、芦根5g、连翘3g、陈皮2.4g、半夏1.8g、桔梗2.4g、双花5g。三剂。

三诊咳嗽已减轻，咽喉痰鸣声已消失，继以清热祛痰法连续服用七剂痊愈。

按语：此例素有支气管炎，今发热，食后呕吐，抽搐，脉滑为痰，数为热，**此为素有痰火新感兼胃滞，**痰火盛可出现痰热风动而抽搐，胃气滞可有发热，食后呕吐。急以针刺少商、少冲及合谷穴以清心肺之热，灌入莱菔汁以清痰热消食。继以川贝母、桔梗、杏仁理气止咳祛痰；天竺黄甘而微寒，凉心经，去风热利窍豁痰；陈皮、半夏理气化痰和胃；桑叶、菊花、钩藤清热宣风、清热止痉；芦根、竹叶、连翘清热散结；薄荷以宣散，继以清热蠲痰之剂而愈。

凡一切外感疾患，痰火盛者，治至痰火大减后，最易发生动则喘的症状，因热邪伤阴，肺失清肃，其脉右寸多浮洪或滑大，尺部无力，或弦大、弦细，常用药物：沙参 24g、蛤粉 12g、生薏仁 30g、芦根 30g、杏仁 9g、冬瓜子 30g、百合 12g、天冬 12g、熟地 18g～24g。熟地开水泡十分钟取汁去渣，以汁入煎，即是所谓浊药轻投方法，如口渴加知母、花粉、麦冬、石斛。儿童酌量。

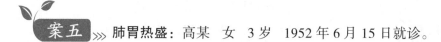

案五 >>> **肺胃热盛**：高某　女　3 岁　1952 年 6 月 15 日就诊。

反复感冒咳嗽一月余，脉右寸浮滑数，右关浮数，**此为肺胃热盛**，法以清之。予以牛子 5g、浙贝母 5g、黄芩 3g、杏仁 5g、桑叶 5g、桔梗 3g、菊花 5g、竹叶 1.5g、鲜芦根 9g、连翘 5g、陈皮 3g、双花 5g、竹茹 9g。日分二次服用。

再诊二剂后，咳喘除，发热无汗，口渴，**此为内热未净重感**。方以桑叶 5g、香豆豉 5g、桔梗 3g、杏仁 5g、浙贝母 5g、生石膏 9g、竹叶 1.5g、连翘 6g、双花 5g、竹茹 3g、鲜芦茅根各 9g、知母 5g、菊花 5g、广犀角 0.6g、蝉蜕 3g、牛子 5g、薄荷 5g。日分二次服用。

三诊三剂后，热退咳嗽，不欲食，**此为肺胃热**，法以清之。桑皮 3g、杏仁 5g、地骨皮 3g、冬瓜子 6g、桑叶 5g、竹茹 5g、生杷叶 5g、竹叶 1.5g、连翘 6g、菊花 5g、鲜芦根 9g、甘草 1.5g、桔梗 3g。日分二次服用。坚以清热五剂后，咳止，食欲好。

按语：脉右寸浮滑数为肺热，右关浮数为胃热，肺胃热盛更易反复感冒咳嗽，以浙贝母、杏仁、桔梗理气肃肺止咳；黄芩泻中焦之热，芦根、竹茹、双花清肺胃之热；竹叶、连翘清热散结；桑叶、菊花清热祛风；牛子疏风散肺。二诊咳喘止，发热无汗口渴，以热邪未净重感仍以辛凉解表，清热肃肺之法，加广犀角清心肝胃之大热；生石膏、知母以清肺胃之热除口渴使热退，继以清热肃肺法而瘳。

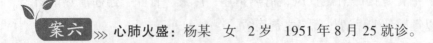 **心肺火盛：**杨某　女　2岁　1951年8月25就诊。

经常"感冒"，感之则喘咳已三月余，脉浮数，右寸浮数，**此为心肺火盛患感，易成哮喘病，法以清宣。**方以牛子3g、薄荷2.4g、前胡1.5g、桔梗1.5g、甘草0.9g、浙贝母2.4g、杏仁2.4g、连翘3g、双花2.4g、黄芩0.3g、生栀子0.3g、桑皮0.6g。继以清宣法，连续服用十余剂后，未再感冒咳喘。

 心肺火盛挟感：孙某　男　5岁　1951年8月25日就诊。

咳嗽发热，咽喉痛一天，舌尖赤，脉左寸浮数，右寸浮数，**此为心肺火盛挟感，法以清宣。**予以前胡3g、浙贝母5g、竹叶1.5g、桔梗3g、桑叶5g、竹茹3g、芦根5g、连翘6g、双花5g、杏仁5g、生栀子1.5g、黄芩1.5g、益元散5g、牛子5g、薄荷5g、甘草3g。

再诊一剂后，热退，咽痛减，仍咳嗽，脉数减，去薄荷，加炙紫苑5g。

三诊二剂后，咳嗽大减，继服上药二剂咳嗽止。

按语：以上两例病因都为心肺热盛，心肺热盛者更易感受外邪，病邪首先犯肺，出现咳喘而且反复发作。应以清心肺之热，连翘、栀子清心之热；黄芩清肺胃之热；双花清心肺之热；浙贝母、杏仁、桔梗、前胡肃肺止咳；桑白皮甘辛而寒泻肺火，下气行水止嗽，治肺热喘满；牛子、薄荷以宣散。后者可有口干不欲饮水，此为邪热挟湿，予以益元散以清热利湿，以甘桔散清热利咽喉。

案八 >>> **外感热入心宫:** 李某 男性 9岁 1968年2月5日就诊。

春季患感,身热无汗,精神不振,舌缩少,白苔尖赤,脉两寸浮洪数,**此为感风热,热入心宫**,法以宣散清解。方以广犀角3g、竹叶9g、连翘12g、银花18g、生栀子6g、甘草3g、豆豉9g、薄荷9g、牛蒡子9g、芦根30g、竹茹9g。

再诊服一剂后,汗出热减,舌已能伸出到齿外,脉浮弦,以桑叶9g、菊花9g、竹叶9g、连翘12g、银花18g、芦根30g、竹茹9g。三剂而愈。

按语: 患者发热无汗,两寸浮洪数,**此为感受风热,热邪在心肺。**舌为心之苗,舌缩,舌尖赤皆为心宫热盛。急以广犀角清心肝胃之大热;竹叶、栀子、连翘清心火,芦根、竹茹、双花清肺胃之热,薄荷、牛子宣散表邪,一剂后再诊汗出热减,舌可以伸出,其脉浮弦,**此为心热得以清除,风热依存**,继以清宣而愈。

哮 喘

 案一 >>> **风热：**芦某 女 12 岁 1955 年 2 月 1 日就诊。

哮喘咳嗽，夜汗多已两天，脉左浮数，右寸沉数，右关浮数，**感受风邪**，法以清散。方以香豆豉 6g、薄荷 6g、牛蒡子 6g、杏仁 6g、前胡 6g、浙川贝母各 6g、竹叶 3g、鲜芦根 12g、竹茹 6g、桔梗 5g、连翘 6g、双花 6g、甘草 3g、苏叶 6g、黄芩 3g、枳壳 5g、益元散 5g。五剂后咳喘止。

按语：此例左寸浮数为感受风热，右寸沉数为肺气滞。风热外袭，内犯于肺，肺气壅实，清肃失司以致咳喘。以薄荷、牛子、苏叶辛凉解表，清风热，桑叶、菊花、双花、竹叶、连翘予以轻清宣风；川贝母、浙贝母、桔梗、杏仁、薏仁宽胸肃肺；芦根、竹茹轻清心肺之热，外邪得以宣散，肺气得以畅通，咳喘止。

泄 泻

 案一 >>> **肠热气滞：** 高某　男　10月　1952年8月17日就诊。

腹泻绿水便，一天四五次，脉左寸浮数，右寸关滑数，**此为肠热胃滞，法以清热和胃肠。**予以益元散2.4g、川连1.5g、黄芩2.4g、陈皮1.5g、砂仁1.5g、神曲2.4g。一剂后泄泻止。

按语： 此例脉数为热，右寸关滑为胃滞。适逢八月，正是暑天，患儿感受暑热，热邪滞留肠中，肠道的传导失司，热邪使消化机能失调故大便次数多。以益元散清暑利湿，黄连、黄芩清肠热；砂仁、陈皮理气和胃；神曲消导健脾，方法正确，效果立竿见影。

癫 痫

 肠热：刘某 男 12岁 1955年1月17日就诊。

素有癫痫病，脐左侧痛，夜惊，小便赤涩，脉左寸关浮弦，右关沉有力，**此为肠热气滞，法以清导。**以生军18g、丹皮9g、竹叶3g、冬瓜子15g、川楝子9g、桃仁9g、连翘12g、忍冬藤18g、生栀子9g、芒硝9g冲入。

再诊二剂后腹不痛，夜惊已减，再以清热安神以治癫痫，川连9g、黄芩9g、生军15g、元参30g、竹叶3g、生栀子9g、生白芍18g、丹皮9g、生石决明30g、生龙骨9g、生牡蛎18g、竹茹g。坚以清热安神用药二月余，未再犯病。

按语：患儿自幼患有癫痫病，其左侧腹痛，其脉左寸关浮弦为心肝热，右关沉而有力为肠热气滞。肠热气滞肠中有燥粪，腑气不通故腹痛，腑热则肝亦热，"肝藏魂"，"肝藏血，血舍魂。"肝热使魂不能舍而易惊，肝疏泄失司，心宫热则小便赤涩。先以清肠热理气。以生军、芒硝清肠热软坚；竹叶、栀子、连翘清心肝热；栀子合丹皮、川楝子泻肝热；冬瓜子润肺通肠；桃仁润肠通便；忍冬藤清热解毒通络。再诊腹痛、夜惊已除，其右脉已平，左脉仍浮弦，**此为心肝热甚，肠热已减。**以清热安神治癫痫。以川连、黄芩、栀子、竹叶清心肝之热；生军清肠热；石决明、龙骨、牡蛎镇肝安神；元参滋水清火。热清神安未再犯病。

案二 >>> 痰热风动：傅某　男　13岁　1967年11月15日就诊。

　　自四岁发烧抽风，晨起发作，经治疗见好，四年未犯，于今年十月又发作，晨起抽风二三分钟，重则三四分钟，沉睡发呻吟时眼发直，手拘急抽风，昏迷不省，口无沫，牙关紧闭，经常欲舌抵唇，睡眠手足搅动，舌白厚腻苔，前部薄白苔，尖赤，脉两寸浮洪滑数，关浮弦，左大于右，**此为痫症，痰热风动**，法以清热豁痰息风。以竹叶9g、连翘12g、桑叶9g、菊花9g、芦根30g、竹茹9g、竹沥9g、半夏6g、橘红6g、胆星6g、栝楼30g、旋复花9g、黄连5g、炒栀子6g、珍珠母30g、生牡蛎30g、天竺黄9g。

　　再诊二剂后，症状减轻，继予清热祛痰息风之剂加减二十余剂，随访未再发作。

　　按语：此例表现为抽风，昏迷不醒，牙关紧闭，属于"痫症"，其脉数为热，左寸浮洪滑数为心宫热盛，右寸浮洪滑数为痰热，关浮弦，左大于右为肝热风动。此为心肝火盛熻津为痰，痰热盛则风动，痰热扰之神明，神明无主而出现神志不清，肝热风动故手足抽搐，牙关紧闭。以小陷胸汤蠲痰清热；陈皮、胆星、竹沥、旋复花清热祛痰降逆；天竺黄清热蠲痰，清心肝定惊；竹叶、连翘、、桑叶、菊花轻清；生牡蛎、珍珠母镇肝潜阳安神；芦根、竹茹清肺胃热消痰，热清痰除风息而病愈。

发 斑

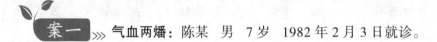

案一 >>> **气血两燔**：陈某　男　7岁　1982年2月3日就诊。

半月前发烧全身有出血点，鼻衄，在某医院就诊，检查对多种食品过敏，诊断为过敏性紫癜并住院治疗，出院后，继续服用激素，检查尿常规红细胞++，白细胞+，诊断为紫癜肾。患儿面色㿠白，圆月脸，不发烧，皮肤未发现有出血点，牙龈及鼻腔皆没有出血，饥饿感很明显，到处寻食物吃，脉数，右寸浮洪滑，左部浮弦滑，**此为气血两燔**，宜清卫透营，予以广犀角3g、生地15g、丹皮15g、赤芍15g、白芍15g、芦茅根各30g、竹茹9g、生杷叶25g、生石膏9g、知母9g、小蓟30g、侧柏叶30g、元参24g、大青叶9g。水煎分两次服用。

再诊三剂后，饥饿感稍减，脉同前，继服三剂。

三诊三剂后，到医院复查尿常规正常，主治医生给予激素减量，患儿饮食量明显减少，面部显得收敛，脉数减，上方去侧柏叶及小蓟，继续服用上药。三月余激素停用，患儿恢复正常。

按语：患儿皮下出血，鼻衄、血尿，其脉数，右寸浮洪滑，左浮弦滑，**此为气血两燔**，邪热盛由表及里，由气分入血分。气分热，肺胃热盛出现饥饿感，邪热入血分则出现血证的现象，治宜清卫透营。以犀角地黄汤加元参清热凉血；白虎汤清肺胃气分之热；白茅根、小蓟、侧柏叶、大青叶清热凉血止血；芦根、竹茹、生杷叶清肺胃之热。热清血止。

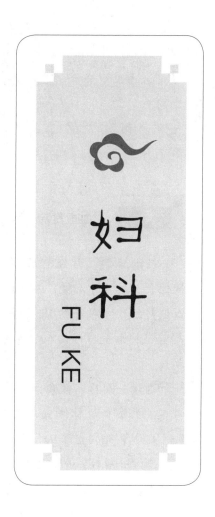

妇科
FUKE

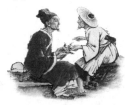

医者读书有眼

病人才能活命

——张国屏

月经后期

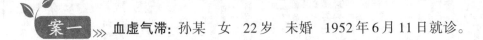

案一 ≫ **血虚气滞：**孙某　女　22岁　未婚　1952年6月11日就诊。

经水后期，月经前后小腹痛、腰痛，有血块色淡已二年，伴有不欲饮食，脉左寸沉缓，左尺虚，右寸沉，**此为血虚气滞**，法以理气和胃补血调月经。方以丹参18g、当归9g、川芎6g、杜仲9g、广木香5g、生白芍9g、神曲5g、砂仁6g、生香附9g、陈皮9g、麦芽9g、菟丝子9g、益母草9g。

再诊一剂后，欲食，以补血调经理气和胃。当归9g、生白芍9g、川芎6g、丹参9g、杜仲9g、生香附9g、生地9g、陈皮9g、广木香6g、神曲9g、益母草9g、麦芽9g、砂仁5g。

三诊一剂后，身倦无力，不欲饮食，食之则胀，脉左寸沉缓，左关虚，左尺滑，右寸浮虚，予以补气血和胃调经。以前方去生地，广木香减半，加党参9g、於术6g、菟丝子9g、茯苓9g。

四诊一剂后，感恶心，脉左寸虚，右寸虚滑，右关虚，以补气血和胃祛痰调经。以党参9g、半夏6g、於术9g、甘草3g、陈皮6g、茯苓9g、广木香1.5g、砂仁1.5g、当归9g、川芎5g、杜仲9g、菟丝子9g、生白芍9g、丹参9g。

五诊二剂后，感有力，仍宜补气血和胃祛痰调月经。党参9g、半夏6g、於术9g、甘草3g、茯苓9g、广木香2.1g、砂仁2.1g、红花2.1g、当归9g、川芎5g、杜仲9g、生白芍9g、丹参9g、神曲9g。

六诊二剂后，心烦，心慌，上腹不适，脉左弦，右关沉，**此为胃气滞消化不良**。半夏 6g、陈皮 9g、炒栀子 9g、神曲 9g、麦芽 9g、吴茱萸水炒川连 3g、砂仁 5g、竹叶 3g、连翘 12g、广木香 3g。

七诊二剂后，腹部舒，仍不快，气短，以补气和胃。党参 9g、半夏 6g、陈皮 6g、於术 9g、茯苓 9g、广木香 3g、砂仁 3g、神曲 9g、麦芽 6g、甘草 3g。

八诊二剂后，胃不舒，**系胃虚弱消化不良**。於术 9g、党参 9g、陈皮 5g、茯苓 9g、神曲 6g、麦芽 6g、半夏 5g。

九诊二剂后，胃能消化但不舒，无力气短，脉右寸虚，**此为气虚弱，予以补气**。党参 9g、炙鸡内金 9g、於术 9g、甘草 3g、炙黄芪 9g、茯苓 9g、陈皮 5g。五剂后无不适，适月经来潮无腹痛腰痛。

按语：月经后期、经水前后伴有小腹痛，有血块色淡，其脉左寸沉缓，左尺虚为血虚肾不足，右寸沉为气滞消化不良。营血不足及肾不足，冲任二脉不充，血海不能按时充盈则月经推迟，血为气滞，血液运行涩滞血瘀，故出现经来有血块，伴有小腹痛，血虚不能营养腰筋，因而伴有腰痛。以四物汤去地黄之滋腻，加丹参、益母草以养血活血通经；广木香、砂仁、香附理气解郁止痛；菟丝子、杜仲补肝肾壮腰筋；陈曲、麦芽、陈皮和胃消导。三至五诊右寸虚滑，以上方加四君子汤以补气；二陈以祛痰饮；治疗中始终以补气血理气和胃病愈。

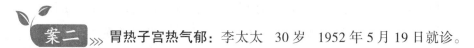

案二 >>> 胃热子宫热气郁：李太太　30 岁　1952 年 5 月 19 日就诊。

婚后一年余，月经两个月来一次，量少，不欲食，身倦，吐酸呃逆，头昏气短，脉左尺滑数，右寸沉数，右关浮数，**此为胃热子宫热，气郁，应以清胃热解郁**。以苏梗 6g、川贝母 6g、川连 9g、竹茹 9g、生杷叶 9g、茯苓 9g。

再诊一剂后，左尺滑数，右寸浮数，**此为热盛，应宣之**。吴茱萸水炒川连 6g、竹茹 9g、黄芩 9g、生杷叶 9g、茯苓 9g、黄柏 5g。三剂后月经来潮，无不适。

按语：月经两个月来一次，经量少，不欲食，身倦，吐酸呃逆，其脉左尺滑数为子宫热，右寸沉数，右关浮数为胃热气滞。热邪伤胃，胃腑脉络气血壅滞，故不欲食，呃逆吐酸，热邪耗气并上逆头窍而致头昏气短。冲脉起于胞宫，循行并于足少阴，隶属阳明，又通于厥阴，胃足阳明热气滞，使冲脉受热，胞宫热并气郁，气滞使血脉不畅，故月经延迟。应先治胃热气郁，以黄连、竹茹、生杷叶清胃热降逆；川贝母理气解郁，苏梗和胃下气；茯苓益脾胃。再诊左尺数，右寸浮数，**此为气郁已解，热邪仍盛**。以黄连、黄芩、黄柏清三焦之热；吴茱萸水炒黄连清肝热，竹茹、杷叶清胃热，热清气畅，月经自然来潮。

案三 >>> 气血虚：车太太　21 岁　1952 年 5 月 19 日就诊。

身倦不欲饮食，腰痛，月经后期腰腹痛甚，脉左虚，右关滑，**此为气血虚，法以益气养血**。方以党参 9g、於术 6g、茯苓 9g、丹参 18g、甘草 3g、当归 9g、川芎 6g、生地 9g、杜仲 9g、续断 9g、赤芍 9g。继以益气养血之剂，服药月余而愈。

按语：此例月经后期腰腹痛，伴有身倦不欲饮食，其脉左虚，为血虚，右关滑宜无力，此为脾气虚。脾为后天之本，气血生化之源，脾主运化，固摄子宫之权，脾气虚弱故身倦不欲饮食，其化源不足而使营血不足，冲任脉不能按时充盛，血海不能如期满盈故月经错后，气血不足以营养腰筋而致腰痛。以四君子汤以补气；四物汤加丹参以补血活血；杜仲、续断补肝肾。以补气养血之法而愈。

案四 >>> 血虚气滞：刘某　女　17 岁　1956 年 7 月 18 日就诊。

月经三月一行，色黑量少，时有腹痛，脉左虚，右脉稍沉，**此为月经不调气分滞，法以和经**。当归 12g、川芎 6g、生白芍 9g、炒阿胶 6g、生熟地各 9g、炒香附 9g、丹参 12g、益母草 12g。坚守和经理气法，十余剂而愈。

按语：月经延期，经量少，伴有腹痛，其脉左虚为血虚，右脉沉为气滞。营血虚少，冲任不足，血海不能充盈故月经后期而量少，血为气滞冲任气血运行不畅，血瘀其经色黑，经脉壅滞而致腹痛。以四物汤加阿胶、丹参、益母草养血活血；香附理气解郁。

案五 >>> **血虚：** 李某　女　21岁　1956年6月24日就诊。

月经延期，色淡，脉左虚，**此为血虚，法以养血。** 当归18g、川芎6g、熟地18g、红花3g、炒白芍9g。三剂。

再诊月事已来，量多，再以养血。红花3g、熟地18g、当归18g、川芎6g、炙黄芪30g、炒白芍9g。十余剂后月经如期。

按语： 此例其脉左部虚为血虚，营血不足以充盈血海故月经延期。以四物汤合黄芪以补养血生血，血足经期如期而至。

案六 >>> **血热：** 李某　女　24岁　1956年7月1日就诊。

月经延期，发热，脉左浮弦数，**此为血热，法以调血清热。** 丹参24g、川连5g、当归9g、益母草12g、地骨皮6g、川芎5g、生地5g、丹皮6g、赤芍9g、黄柏5g、黄芩6g。

再诊热退，继以清调法治之。

按语： 月经晚来适逢发热，其脉左浮弦数，**此为血热。** 患者因其母患病心情抑郁多日，郁而化火以致发热，任冲脉血瘀，故月经推迟。以四物汤合益母草调经；丹皮、赤芍、地骨皮、生地清血热，黄连清血热，黄芩、黄柏清中下焦热；热清经调而病愈。

案七 >>> **阴虚：** 韩某　女　31岁　1955年5月8日就诊。

月经过期而至，经量少，色黑，大便干，足肿热麻，脉左虚，左关尺弦细，**此为阴虚月经不调，法以养阴调经。** 方以麦冬12g、当归12g、生白芍9g、丹皮9g、生地18g、川芎6g、元参18g、牛膝6g、丹参12g、知母

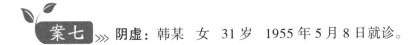

9g、地骨皮 9g。

再诊继续以养阴调经之剂半月后脉平症消。

按语：此例其脉左部虚，左关尺弦细，**此为阴虚**，肾藏精，肾阴不足水不涵木，其子肝阴不足，肝肾阴虚其阴液不足，任冲失于滋养，血海不能及时充盈，故月经延期而量少。阴虚而不能制阳，故足热。阴液不足滋润肠管以致大便干。以四物汤加丹参、元参、麦冬、知母以滋阴液；丹皮活血并清血分虚热，地骨皮凉血清虚热。

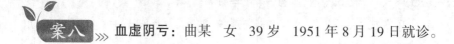 **血虚阴亏：**曲某　女　39岁　1951年8月19日就诊。

头晕痛，身倦，夜热，月经三月未行，有时咳嗽，脉两寸浮缓，左关浮弦缓，**此为血虚阴亏**，予以养血滋阴。方以当归12g、天冬9g、麦冬9g、枸杞9g、生白芍9g、川芎3g、生地15g、丹皮6g、龟板24g、红花1.5g。

再诊三剂后头晕痛，夜热。咳嗽已减轻，继以养血滋阴之剂，服用月余月经来潮，无不适。

按语：月经三月未行，其脉两寸浮缓，左关浮弦缓，此为**血虚阴亏**。阴血衰少，血海不能及时充盈故月经推迟。阴液不足以制阳，故夜热，身倦，虚阳上扰头窍而致头晕痛疼，肺阴不足，虚火灼肺而感咳嗽。以四物汤以养血调经；麦冬、天冬滋补肺阴以生水；龟板、枸杞、生地、白芍滋补肝肾阴；丹皮、红花以和血。阴血充，月经自然而来。

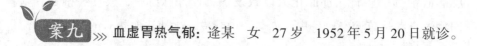 **血虚胃热气郁：**逢某　女　27岁　1952年5月20日就诊。

自诉三月前月经忽变淡，发热，身不快，恶心不欲食，某医诊为漏胎，用补肝肾安胎药次日来经，前有二孕，皆无漏胎象，脉两寸沉，两关浮数，**此病不能确定为孕，有血虚胃热气不调之象，为此治之，虽孕无碍。**方以当归9g、生地9g、川芎5g、生白芍9g、竹茹9g、生杷叶9g、黄芩9g、生香附9g。三剂症状消失。

按语：月经变浅，发热，恶心不欲饮食，其脉两寸沉为气不调，关脉数为胃热，**此为血虚胃热气不调**。患者服用补肝肾保胎之剂，热药使胃热更甚，故发热，恶心不欲饮食。血虚气滞可使月经颜色变浅。以四物汤以养血调经；黄芩、竹茹、生杷叶清胃热降逆，生香附理气解郁。用上药可以改善症状不会影响有孕。

案十 >>> **血虚脾胃湿郁**：陈某　女　18 岁　未婚　1955 年 5 月 8 日就诊。

月经三月一行，量少色黑稠，脉左关虚，右脉缓滑，**此为血虚脾胃湿郁，法以调经和胃**。方以当归 12g、川芎 6g、砂仁 5g、拌炒熟地 12g 同捣、生白芍 9g、半夏 6g、陈皮 9g、苍术 9g、神曲 9g、杜仲 12g、续断 12g。服药半月后月经恢复正常。

按语：月经三月一行，脉左关虚为血虚，右脉缓滑为脾胃湿郁。《女科经纶》："妇人经水与乳，具有脾胃所生。"脾主运化主中气，其气主升，统摄血液，固摄子宫，脾气健运，血旺经调。脾气不足其化源不足，营血不足。脾气运化失司导致痰湿郁滞，以致任冲欠通，血海不能如期满溢，故月经后期而量少。以四物汤养血调经；砂仁拌炒熟地以除熟地之滋腻；二陈祛痰饮；苍术燥湿健脾；神曲散气调中祛痰；杜仲、续断补肝肾。

案十一 >>> **肝肾虚气滞**：刘某　女　20 岁　1967 年 12 月 18 日就诊

月经周期 40～90 天，经前六七天感胸和乳房发胀，脉左关浮弦奥无力，左尺无力，**此为肝肾虚气滞，法以调经理气**。予以广木香 6g、香附 9g、益母草 12g、当归 12g、川芎 6g、柴胡 6g、炒白术 9g、甘草 3g、红花 6g、防风 3g、炒青皮 6g、熟地 12g、炒白芍 12g、女贞子 24g。连续服用十剂，月经来潮无不适，如期而至。

按语：月经后期，经前胸及乳房胀痛，其脉左关浮弦奥无力，左尺无力为肝肾虚，气滞。肝肾同源，为子母之脏，肾藏精，肝藏血，精血互生，同为月经提供物质基础，肝主疏泄，肾主闭藏，一开一合共同调节月经，肝肾虚其精血不足以供血海之充盈，使月经不能如期而至，肝失疏泄故感胸和乳房发胀。以逍遥散加减以疏肝和血；四物汤养血调经；熟地、女贞子、白芍、当归补肝肾；广木香、香附、青皮理气解郁；防风搜肝解郁；红花、益母草和血。

案十二 ≫ **伏暑：** 丁某　女　34岁　1967年11月12日就诊。

月经周期50～60天，经前身倦，经行腹痛很重，经净痛止，经水鲜红，今年夏季头痛眩晕，两胁下痛疼，经常发热，口干不欲饮水，有时口渴欲饮水，恶心，舌薄白苔，满布小红点，脉左寸浮虚大，关尺浮弦，右寸浮洪滑，**此为月经后期，伏暑，应先治伏暑**。方以桑叶9g、薄荷9g、生石膏18g、竹叶9g、连翘12g、双花18g、益元散12g、知母9g、芦根30g、竹茹9g、陈皮6g、炒栀子6g、香豆豉9g、菊花12g。

再诊三剂后，不眩晕头疼，仍恶心发热，右胁尚疼，口干不欲饮水，脉濡，右寸滑，竹叶9g、连翘12g、双花18g、炒栀子6g、香豆豉9g、桑叶9g、菊花9g、芦根30g、竹茹9g、半夏6g、陈皮6g、杏仁9g、通草6g、滑石12g、炒薏仁15g、生石膏18g。

三诊三剂后，自述前疾已愈，舌薄白苔，鲜明，满布小红点，脉两寸浮洪，关尺浮弦，**此为伏暑邪热未净**。桑叶9g、菊花9g、益元散12g、炒栀子6g、竹叶9g、连翘12g、双花18g、芦根30g、竹茹9g、生石膏18g、香豆豉9g、茅根30g。

四诊三剂后，小便发热，舌尖有小溃疡，舌小红点减少，大便稀二三次，脉洪减，**邪热未净**。上方加绿豆皮24g。

五诊又感冒，头疼，发冷发热，口干不欲饮水，脉两寸浮洪滑。苏叶9g、薄荷9g、竹叶9g、连翘12g、双花18g、益元散12g、桔梗6g、芦根30g、桑叶9g、菊花9g、竹茹9g。

六诊三剂后，月经来潮小腹疼，有寒热往来，脉左关浮弦奭，右寸濡弦，**此为肝脾不和，痛经**。方以当归9g、炒白芍12g、柴胡6g、炒白术9g、甘草3g、川芎5g、广木香6g、香附9g、熟地9g、炒青皮6g、炒元胡

6g。三剂后，无不适。随诊月经经期恢复正常。

按语：月经后期头晕头痛，两胁痛，发热，口干不欲饮水，时有欲饮水，恶心，舌薄白苔，满布小红点，脉左寸浮虚大，关尺浮弦，右寸浮洪滑。从症状及脉象可见**为感暑邪内伏，发于秋冬**，热邪内伏故经常发热，时有欲饮水，恶心，热挟湿故口干不欲饮水。应先清理伏暑，然后再调理月经。以白虎汤加益元散清理暑热与暑湿；竹叶、双花、连翘、桑叶、菊花清宣；芦根、竹茹、陈皮清胃热止恶心；栀子、豆豉清理久郁之热，二陈祛痰饮；通草、薏仁清热利湿；伏暑清理后予以调和肝脾月经正常。

月经先期

 》》血热阴亏：丁小姐　27 岁　1956 年 5 月 15 日就诊。

月经一月三行，夜眠不沉，心悸已二月多，脉左寸关弦细数，右寸奭，**此为血热阴亏**，法以清育之。方以生地 18g、生地炭 9g、带心麦冬 18g、沙参 18g、竹茹 9g、生白芍 18g、竹叶 3g、牡蛎 12g、甘草 3g、石决明 18g、荷叶 3g。

再诊一剂后，睡眠好，继以育阴，石斛 5g、竹茹 9g、甘草 3g、沙参 15g、带心麦冬 15g、生地 12g、生地炭 9g、生白芍 18g、牡蛎 12g。以育阴法服用十余剂后月经如常。

按语：名师朱丹溪曰"经水不及期而来者，血热也。"此例月经一月三行，其脉左寸关弦细数，此为血热，心肝阴分亏虚，右寸奭为肺阴不足。素体阴虚，阴液亏虚，虚热内生，热伏于冲任，血海不宁故月经先期而至。心藏神，肝藏魂，心肝阴虚心失养以致心悸，肝阳上僭故夜眠不沉。以沙参、麦冬滋补心肺之阴以金生水之意；生地、生地炭滋补心阴清血热；石斛补五脏之阴；白芍抑肝敛阴；竹叶清心；石决明、牡蛎平肝潜阳；荷叶活血散瘀；甘草和中；竹茹清上焦之热，凉血。热清阴复月经如常。

案二 >> 阴亏火浮：张太太 54岁 1952年10月23日就诊。

月经淋漓不断，时有血块，经来时寒热而喘，手心热，中消，脉左寸浮数，左关弦，右寸浮数，**此为阴亏火浮，法以滋阴降火**。方以生地9g、生地炭15g、麦冬18g、沙参24g、石斛9g、竹茹9g、甘草3g、龟板18g、鳖甲9g、生白芍18g、茯苓9g、天花粉9g。

再诊一剂后，中消，食之后感腹胀，脉数减，右寸洪滑，右关偏沉弦，**阴分见安，胃滞，心肺胃火盛**。以生石膏18g、麦冬9g、沙参9g、半夏6g、川连6g、黄芩9g、陈皮9g、茯苓9g、神曲9g、竹茹9g、鲜芦根18g、竹叶3g、知母9g、茯神9g。

三诊一剂后，感胀轻，加紫豆蔻5g、厚朴3g。

四诊热减，有时头昏晕，左寸浮数，以清热抑肝。生石膏18g、麦冬9g、沙参9g、半夏6g、川连6g、石决明24g、黄芩9g、陈皮6g、茯苓9g、竹茹9g、鲜芦根18g、竹叶3g、知母9g、牡蛎15g、桑叶9g、菊花9g。四剂后无明显不适。

按语：月经淋漓不断，手心热，寒热感，其脉左寸浮数，左关弦宜弦细或弦奘，**此为阴虚火浮**。虚火上浮于肺，肺受邪感寒热而喘。热邪蒸腾于脾胃，脾胃受热邪故出现中消善饥多食。虚热损伤阴络冲任不固，故阴道出血。以麦冬、沙参、生地、石斛、龟板、鳖甲、白芍滋阴降火；竹茹清肺胃之热，凉血；天花粉清热生津。再诊善饥多食，食后腹胀，脉数减，**此为阴亏火浮已减**，右寸洪滑，右关偏沉弦为肺胃火盛，热痰生，胃气滞。以生石膏、知母、芦根、竹茹清肺胃之热；黄芩、黄连、竹叶清心火；二陈加茯苓祛痰饮；陈曲以消食祛滞。四诊头晕，左寸浮数宜弦，**显心肝热盛**。加以石决明、牡蛎、桑叶、菊花清热抑肝之品而愈。

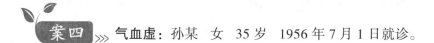

案三 >>> **暑热蒸动**：李某　女　35岁　1953年7月17日就诊。

停经一周又行，色黑紫色，有血块，伴有口渴欲饮，平素二十几天一行，脉浮数，**此为暑热蒸动月经**，法以清暑热。桑叶9g、生石膏18g、沙参9g、知母9g、竹茹9g、鲜芦根24g、菊花9g、益元散9g、竹叶3g、连翘12g、生白芍12g、双花9g、炒栀子9g、荷叶9g、莲子心9g、生地9g。三剂而安。

按语：停经一周又行，伴口渴欲饮，脉数，此时正值暑热天气，**此例为感受暑热**，热邪蒸动任冲二脉，冲任不固故阴道流血，热耗阴液而致经色黑紫，有血块。暑热犯肺烧灼津液故口渴欲饮。以白虎汤、益元散清暑热，合竹叶、连翘、双花、桑叶、菊花清宣，栀子、莲子心清心热；生地、白芍、沙参滋补阴液；荷叶散瘀生新血。

案四 >>> **气血虚**：孙某　女　35岁　1956年7月1日就诊。

月经提前，来时量少色黑，经去带来，腰部痛疼，脉左虚，右寸虚滑，**此为气血虚**，法以益气养血法。当归12g、川芎5g、续断12g、熟地12g、炒杜仲12g、扁豆6g、肉苁蓉9g、生白芍9g、党参9g、山药12g、炒白术6g、半夏6g、陈皮6g、荷叶9g。六剂。

再诊一月后经来过多，法以养血育阴。当归身12g、生黄芪18g、生白芍18g、生地12g、生地炭9g、麦冬12g、党参9g、蜜炙白术6g、甘草3g。

三诊服药三剂，经来过多已减，昨日仅来几点，身感有力，再以益气养血之剂。当归身15g、生黄芪30g、生白芍18g、荷叶9g、生地炭9g、生地12g、党参15g、蜜炙白术6g、炙鸡内金12g、甘草3g、桔白3g、煅炭莲房二个。

四诊仍以益气养血法。生黄芪30g、当归身15g、生白芍18g、续断15g、荷叶9g、桔白6g、生地炭各9g、党参15g、甘草3g、炙鸡内金12g、山药12g、蜜炙白术9g。服药半月而愈。

按语： 月经提前，经量少，其脉左虚为血虚，右寸虚滑为气虚挟痰。脾胃为后天之本，气血生化之源，脾主运化，主中气，其气主升，统摄血液，固摄子宫，脾气健运血循常道，血旺经调，脾气虚弱气血生化之功失司，血分不足，固摄子宫无力故出现月经提前，精血不足濡养腰筋故腰痛。脾气运化水湿不足故经去带下，痰湿盛。以四物汤合四君子汤加减以补气血；山药以补脾肾固精；杜仲、续断、肉苁蓉补肝肾壮腰筋；扁豆补中宫；二陈去痰湿；桔白苦甘温，和胃。

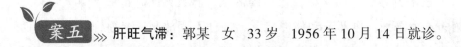 **肝旺气滞：** 郭某　女　33岁　1956年10月14日就诊。

月经提前，量少，色黑，感腹部向上冲痛至前胸痛，脉左弦，右沉，**此为肝旺气滞**，法以和经。方以当归12g、生熟地各12g、川芎5g、生白芍12g、砂仁6g、炒桔核9g、炒元胡6g、川楝子9g、炒香附15g。

再诊三剂后腹部冲痛大减，继以和经治之而瘥。

按语： 肝藏血，主疏泄，喜条达，肝经与冲脉交会于三阴交，与任脉交会于曲骨，与督脉交会于百会，肝通过三者与胞宫相通，使子宫藏泻有序。此例月经提前，其脉左弦为肝旺，右沉为气滞，肝旺使肝不藏血，血难固而致月经提前，肝气郁滞其疏泄失司故腹痛、胸痛。以四物汤以养肝血，疏肝；金铃子散合桔核疏肝解郁止痛；香附通十二经，解郁止痛；砂仁破气解郁。

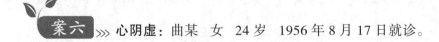 **心阴虚：** 曲某　女　24岁　1956年8月17日就诊。

月经不规律，经来时感心慌不安，脉左弦奕，**此为心阴虚月经不调**，法以安心神调月经。方以丹参9g、当归12g、茯苓12g、竹叶3g、生白芍9g、生地18g、川连5g、川芎5g、麦冬18g、甘草3g、炒元胡6g。

再诊恶心胸闷，脉左浮弦，右寸洪滑，方以丹参、当归各9g、生栀子3g、丹皮3g、生白芍24g、柴胡3g、薄荷5g、半夏6g、川连6g、鲜芦根30g、黄芩9g、竹茹9g、茯苓9g、桑叶9g、菊花9g。继以疏肝清热之品而愈。

按语： 心主血，主脉，心阴虚则热，热灼伤及脉络，血得热易妄行，热减则血止，故出现月经不规律，阴血不足心失所养，因此经来时会感到心慌不安。以当归、白芍、生地、川芎四物汤养心血，竹叶、川连清心热；丹参入心与包络，破宿血生新血，清心；麦冬清心润肺；元胡行血中气滞；茯苓甘温补心脾。再诊左脉浮弦为肝旺，右寸洪滑为痰热。以丹栀逍遥散疏肝清热；半夏、黄连、黄芩泻心祛痰热止恶心；继以疏肝清热之品而愈。

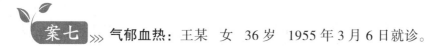

案七 >>> **气郁血热：** 王某 女 36岁 1955年3月6日就诊。

月经提前，色黑紫，经来前后身痛腹痛，脉左浮数，右寸沉，**此为气郁血热，法以清热调经。** 方以广木香5g、川连6g、生香附9g、竹茹9g、当归9g、生白芍18g、生地18g、丹参9g、荷叶6g、川芎5g、黄柏6g、黄芩9g。

再诊三剂后气畅，血仍热，仍以清热调经。荷叶3g、丹参12g、丹皮6g、生白芍18g、当归9g、川连6g、黄芩9g、川芎5g、生地18g、黑香附6g、黄柏6g。继以清热调经半月，月经规律，无不适。

按语： 此例月经提前，其脉左浮数为血热，右寸沉为气郁。气机郁滞，肝气不畅久郁而化热，肝藏血，肝热血亦热，热邪伤及冲任二脉迫血妄行，遂致月经提前，肝气郁结疏泄之职失调，故出现腹痛身痛。以四物汤合丹参以养血和血调经；黄连、黄芩、黄柏清三焦之热；丹皮和血凉血；木香、香附理气止痛；荷叶升发阳气散瘀。气机条达。热邪清除，月经恢复正常。

月经过多

 >>> 血热：刘胡氏 35岁 1952年7月1日就诊。

月经量多三次，脉两寸浮数，**此为血热**，法以清热调经。川连6g、生白芍24g、黄芩9g、炒栀子炭各6g、生地炭各15g、炒褐色黄柏6g、荷叶6g、砂仁5g、陈皮6g、炒香附9g、丹皮9g。服用半月余，再次月经来潮，经量适中。

按语：月经量多，其脉左寸浮数，为心宫热、血热。右寸浮数为气分亦热。心主血，心宫热，血亦热，热邪扰及冲任二脉及血海，乘经行之际迫血下行，故月经量多。心宫热其相火亦热，气分亦热。以黄连、栀子清心宫之热，清血分之热；黄芩清气分热凉血，白芍抑肝敛阴合黄柏清相火；丹皮、生地清热凉血；香附、砂仁、陈皮以理气；荷叶升发。

 >>> 血热：傅某 女 31岁 1956年10月7日就诊。

月经量多伴有腰痛，脉左寸虚而弦，左关弦细，右寸弦滑，**此为血热月经不调**，法以清热调经。当归炭各9g、柴胡3g、生白芍24g、荷叶9g、续断12g、蒲公英炭9g、半夏6g、黄芩6g、生地炭24g。

再诊一月后月经来潮再诊，经量减少，腰痛亦减，又感头痛，食欲差。予以当归9g、炒白芍15g、续断12g、荷叶9g、生地炭15g、炒芥穗炭15g、神曲6g、砂仁5g、麦芽6g、炙鸡内金9g、香附炭6g。五剂痊愈。

按语：月经量多，伴有腰痛，脉左寸虚而弦，左关弦细，此为肝疏泄不畅，血热，右寸弦滑为挟痰邪。肝藏血，主疏泄，肝失疏泄，肝郁而化热，其血亦热，以致迫血下行，故月经量多。肝热侮脾土，故脾胃中焦亦热。以柴胡、当归、白芍以疏肝；黄芩清中焦之热而止血；生地及炭清血热止血；蒲公英炭清热止血；续断补肝肾治腰痛。

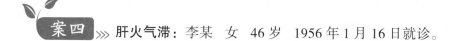 **案三** 》》气分滞血热：谭太太　36岁　1952年9月10日就诊。

经前腰痛，经多色黑，发热无汗，脉左寸数，左关浮弦数，右寸沉数，**此为气分滞血热**。法以调气清热。方以广木香5g、当归9g、川连3g、川芎6g、生香附9g、生地18g、生白芍18g、茯苓9g、黄芩5g、鳖甲9g、丹皮6g。五剂后而瘳。

按语：经前腰痛，经量多，发热，其脉左寸数，左关浮弦数，为心肝热，血分热，右寸沉数为气机郁滞。心肝热盛血分热，故发热，热扰冲任迫血妄行则月经量多。气机不畅不通则痛。以四物汤和血；黄连、黄芩清心肝之热、血分之热；丹皮清心肝之热凉血，去无汗之骨蒸；鳖甲入肝清热除蒸；木香、香附理气止痛；茯苓淡渗清热。

案四 》》肝火气滞：李某　女　46岁　1956年1月16日就诊。

经来二十日未去，脉左寸关浮弦数，左尺浮，右寸关沉，**此为肝火气滞**，法以清肝调气。方以炒香附24g、广木香5g、川连6g、柴胡6g、黄芩9g、生地炭18g、生白芍18g、竹叶3g、炒栀子9g、丹皮6g、炒褐黄柏6g、小蓟30g、荷叶9g、枳实6g。

再诊脉虽见安，仍以清调。柴胡6g、生白芍18g、川连6g、生地炭24g、黄芩9g、炒褐黄柏6g、炒香附9g、小蓟30g、广木香5g、荷叶9g、煅炭莲房二个、炒栀子9g、丹皮6g、当归6g。

三诊经水已去，血分仍热，法以清调。生白芍18g、生地18g、柴胡3g、炒栀子6g、川连6g、炒褐黄柏6g、丹皮6g、黄芩9g、当归9g、竹茹

　　按语： 此例经来多日未去，其脉左寸关浮弦数为心肝火盛，右寸沉为气滞。心肝火盛使血分亦热，肝失疏泄，气机郁滞，邪热迫血妄行以致月经多日未去。以柴胡、白芍、当归疏肝；黄芩、黄连、栀子、竹叶、黄柏清君相之火；生地炭、丹皮清血热止血；木香、香附、枳实理气；小蓟清热凉血止血；荷叶、莲房散瘀止血。

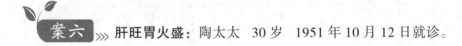

案五 >>> **肝火盛气郁：** 杨某　女　41岁　1955年6月19日就诊。

　　月经来潮时感胸闷，头痛，烦躁不安，左寸沉，左关浮弦滑，右寸浮弦，右关沉，**此为气郁肝旺火盛**，法以清疏。方以石菖蒲9g、郁金9g、生栀子6g、丹皮6g、柴胡3g、生白芍12g、薄荷5g、当归6g、川连3g、黄芩5g、广木香5g、竹茹9g、桑叶9g、炒香附9g、菊花9g、鲜芦根18g。三剂。

　　按语： 此例与上例同为肝火盛气滞，此例其脉左寸沉，为心气郁，右关沉为胃气郁滞。心肝火盛上扰头窍故头痛，烦躁不安。气机郁滞而胸闷。其用药以石菖蒲、郁金解心郁；木香、香附解胃郁；柴胡、当归、白芍疏肝；丹皮、栀子、黄连、黄芩清热；芦根、竹茹清肺胃之热。桑叶、菊花清热平肝；薄荷搜肝气。

案六 >>> **肝旺胃火盛：** 陶太太　30岁　1951年10月12日就诊。

　　月经量多已四日，心腹发烧，脉左寸浮数，左关浮弦数，右寸沉数，右关浮弦数，**此为肝旺胃火盛**，气滞阴亏。方以炒香附5g、竹茹9g、川连3g、生白芍12g、龟板9g、生地炭12g、荷叶3g、知母5g、黄芩6g。四剂后经止，心腹舒。

　　按语： 月经量多，伴有心腹发烧，其脉左寸浮数，左关浮弦数为心肝热，右寸沉数为气机郁滞，右关浮弦数为胃火盛。心肝火盛肝木克土，则胃火盛耗阴津，而现阴分亏，故心腹发烧。以黄连、黄芩、竹茹清心肝胃之热邪；白芍、龟板抑肝顾阴；生地清热凉血；知母清热滋阴。热清阴分复病愈。

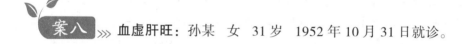 肝旺：戴某 女 46 岁 1955 年 5 月 9 日就诊。

月经多日不净，量不多，脉左浮弦奭，**此为肝旺**，法以养阴抑肝。方以生白芍 18g、荷叶 15g、甘草 3g、生地 18g、竹茹 9g、续断 15g。四剂月经止。

按语： 此例脉左浮弦奭，**此为肝旺**。月经来潮时肝血下注于冲任两脉，当肝旺疏泄失司，使血海定期充盈失调，而致月经多日不净。以生白芍抑肝敛阴，生地入心肾泻内热益肝；竹茹清肺金凉血；甘草和中；续断通血脉补肝肾。

案八 >>> 血虚肝旺：孙某 女 31 岁 1952 年 10 月 31 日就诊。

月经量多伴有腹痛，脉左寸虚，左关弦，右寸沉，**此为血虚肝旺气分滞**，法以和血舒肝理气。方以生炒香附各 9g、广木香 6g、丹皮 9g、桃仁 6g、青皮 9g、生白芍 18g、当归 9g、川楝子 9g、生元胡 9g、茯苓 9g。

再诊三剂后感身痛沉重，炒生香附各 9g、当归 9g、炒薏仁 30g、茯苓 12g、炒元胡 9g、青皮 9g、生白芍 18g、泽泻 9g、丹皮 9g、桂枝 9g、桃仁 9g、川楝子 9g。外用炒蒲黄 15g 频敷脐部。

三诊大便干结，右关有力。生炒香附各 9g、生军 18g、桃仁 9g、丹皮 9g、生白芍 12g、炒元胡 9g、青皮 9g、川楝子 9g、广木香 6g。三剂而愈。

按语： 此例其脉左寸虚为心血虚，左关弦为肝旺，右寸沉为气分滞。血虚血不归经故月经量多，血虚使之肝体失于濡养以致肝旺，肝旺气分郁滞而致其疏泄失司，故月经量多而伴有腹痛。以当归、白芍和血养血；川楝子、元胡、青皮疏肝理气止痛；丹皮清肝和血；香附、木香理气；茯苓补心脾利肝；桃仁舒缓肝气生新血。再诊身痛沉重，其脉宜左浮弦，右沉弦滑，**此为风湿**，方剂中加用桂枝与白芍和营卫以祛风，薏仁、泽泻、茯苓淡渗祛湿。以炒蒲黄外用以止血；三诊中大便干结，右关有力，**此为腑热**，方剂中加生军及疏肝理气之品而愈。

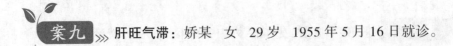 **案九** ≫ **肝旺气滞**：娇某　女　29岁　1955年5月16日就诊。

月经来潮腹痛，量多，脉左弦，右沉，**此为肝旺气滞**，法以理气调经。丹参24g、赤芍9g、红花6g、桃仁6g、当归尾9g、生炒香附各9g、丹皮9g、炒元胡6g。

再诊二剂后感身沉腹胀，脉右沉缓，予以疏郁调气和肠胃。生香附9g、神曲9g、炒莱菔子6g、苍术9g、厚朴5g、陈皮9g、广木香5g、炒栀子9g、川芎5g、枳实6g、砂仁5g。

三诊二剂后其脉右寸滑，予以蠲痰涎调气分。以半夏9g、陈皮9g、苍术9g、神曲9g、枳实9g、炒香附9g、炒莱菔子6g、厚朴6g。

按语：此例肝旺气滞其脉表现为左弦，右沉，肝旺气滞使冲任二脉瘀阻，血不归经，故血量过多，并感腹痛。以香附、元胡疏肝理气；当归、赤芍、红花、桃仁、丹参、丹皮和血调经。再诊身沉腹胀，脉右沉缓，左脉弦，**此为肝旺湿郁**。肝藏血，肝旺气郁，血亦瘀，气郁火胜，其心火盛。肝旺其疏泄脾胃失司，脾运化水谷不利则湿盛，故身沉腹胀。以越鞠丸：苍术燥湿郁，香附开气郁，川芎调血瘀，陈曲消食郁，栀子清火郁；苍术合厚朴、陈皮为平胃散祛湿郁理气；木香、枳实、砂仁理气解郁；莱菔子化痰消食。继以蠲痰涎调气分之剂而愈。

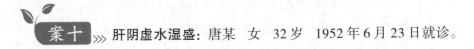 **案十** ≫ **肝阴虚水湿盛**：唐某　女　32岁　1952年6月23日就诊。

这次月经过多，伴腹痛，身沉重，乏力，脉左弦细，右濡，偏沉，**此为肝阴不足，水湿盛**，法以调经利湿。予以生香附炭各9g、炒薏仁24g、茯苓9g、生白芍18g、生地炭12g、泽泻9g、车前子3g。

再诊腹部串痛，小便色绿，月经量减少，脉右关沉，予以广木香5g、枳壳6g、生香附炭各9g、茯苓9g、生白芍18g、车前子3g、泽泻9g、生地炭 12g、炒薏仁 24g、猪苓 9g、於术 6g。

三诊腹部串痛减，小便频，脉左寸平，左关浮弦滑，右关浮弦滑。予以生白芍 24g、於术 6g、车前子 3g、茯苓 9g、生地炭 12g、炒薏仁 24g、生香附炭各 9g。三剂后身轻，腹痛消失。

按语：此例月经量多伴有腹痛，身体沉重，其脉左弦细为肝阴不足，右部濡偏沉为水湿盛气机不畅。肝阴不足，其肝阳偏盛，其疏泄机能失司气机不畅故月经量多，伴有腹痛。脾运化水湿失调则水湿盛，故患者感到身体沉重，乏力。以白芍、生地养肝阴；於术、茯苓、薏仁淡渗祛湿以健脾；泽泻、猪苓、车前子利湿；香附、枳壳、木香理气。

案十一 》》**肝肾虚气分热：**孙某　女　36 岁　1967 年 12 月 23 日就诊。

月经周期 20 ~ 60 天，经来量多，20 ~ 30 天不净，色红，有黑血块，小腹板痛，脉左关尺沉无力，右寸洪数，**此为肝肾虚气分热，以致月经不调经量多，法以养肝肾清热调经。**予以当归 9g、川芎 5g、生地 12g、炒白芍 12g、女贞子 30g、旱莲草 30g、香附 9g、生地炭 12g、黄芩 9g、黄芩炭 6g、莲房炭 30g。

再诊三剂后，经量减少，腹痛轻，继以养肝肾清热之剂调经而痊。

按语：此例行经时间长，月经量多，伴有小腹痛，其脉左关尺沉而无力为肝肾虚，气郁，右寸洪数为气分热。肝肾同源为子母之脏，肾藏精，肝藏血，精血互生，肝主疏泄，肾主闭藏，一开一合共同调节胞宫，使之藏泻有序，经量如常。当肝肾虚时使其功能失调而致月经不规律而且量多，气血不畅血脉郁滞出现血块，小腹痛疼。以四物汤合二至养肝肾；黄芩清气分之热；香附理气止痛；莲房炭活血止血。继以养肝肾清热之剂调经而痊。

案十二 》》**气郁风火：**彭某　女　32 岁　1955 年 3 月 5 日就诊。

胸闷而烦，眼皮肿，月经来潮量多，乳房疼，脉左浮数，右寸沉，右关浮数，**此为气郁风火，法以清疏**。方以佩兰叶9g、枳壳6g、薄荷9g、竹茹9g、鲜芦根12g、生香附9g、桑叶9g、菊花9g、荷叶6g、生白芍9g、竹叶3g、连翘12g、炒栀子9g、蝉蜕6g、牛子9g、广木香5g。五剂而愈。

　　按语：此例胸闷烦躁，眼皮肿，经量多伴有乳房疼，其脉左浮数为心肝热，右寸沉为气郁，右关浮数为胃热。肝主风，心主火，风火相搏故感胸闷而烦，眼皮肿。肝热其疏泄职能失司，冲任二脉血海调节月经量失调以致月经来潮量多。肝气郁滞则乳房疼痛。以栀子、竹叶、连翘清心热；白芍抑肝敛阴；桑叶、菊花、薄荷、牛子、蝉蜕清热疏风；枳壳、木香、香附理气；芦根、竹茹清胃热。热清气畅而愈。

案十三 >>> 肝脾虚：王某　女　29岁　1967年11月21日就诊。

　　三年前人工流产后，月经周期缩短，由30天变为26天一次，经前乳房胀痛，血量多，有血块，色鲜红，近一年经期呈急性贫血面容，经常泛酸，自觉无力，头晕，经妇科诊断为子宫内膜增殖症，既往患有慢性肝炎，现右胁疼，肝大肋下三公分，脾可以扪及，食欲不振，有时恶心，厌肉食，脉左寸滑大，左关尺沉无力，右寸濡滑，右关尺无力，**此为肝脾虚，月经不调，任冲受损**，法以益气疏肝调经。以玉竹30g、大枣肉四枚、半夏6g、陈皮6g、柴胡3g、炒白术9g、甘草3g、当归9g、炒白芍9g、女贞子30g、旱莲草30g、山药12g、生牡蛎30g。

　　再诊三剂后，乳房疼已减，脉较有力，纳食见好。以荷叶9g、玉竹30g、大枣肉四枚、半夏6g、陈皮6g、炒白术9g、甘草3g、当归9g、炒白芍9g、女贞子30g、旱莲草30g、山药18g、生牡蛎30g、柴胡3g。

　　三诊三剂后，腹胀右胁疼，失眠，疲倦较前减少，腿沉重拖不动，脉濡，右寸滑，左部弦濡滑，**此为肝脾虚胃不调**。以玉竹30g、大枣肉四枚、半夏6g、陈皮6g、炒白术9g、甘草3g、当归9g、炒白芍9g、柴胡3g、广木香6g、麦芽9g、陈曲9g、炒枳壳6g、炒枣仁12g、竹茹9g。

　　四诊三剂后，右胁疼已减轻，腹不胀，心慌发惊，胸中如堵状，头晕睡则减轻，梦多，脉左寸濡，沉取滑大无力，左关尺弦奕无力，右寸滑奕，右关濡。以玉竹30g、大枣肉四枚、半夏6g、陈皮6g、炒白术9g、甘草3g、当归9g、炒白芍9g、炒枳壳3g、竹茹9g、生牡蛎30g、生龙骨30g、炒枣仁12g、女贞子30g、旱莲草30g、山药12g。

五诊十剂后，右胁疼已减轻，腹不胀，欲纳食，感消化差，有时泛酸，胸中闷疼很轻，头不晕，上坡感有时心跳，脉较前有力，寸滑大。仍以玉竹30g、大枣肉四枚、半夏6g、陈皮6g、炒白术9g、甘草3g、当归9g、炒白芍9g、炒枳壳3g、生牡蛎30g、生龙骨30g、炒枣仁12g、女贞子30g、旱莲草30g、山药12g、陈曲9g、麦芽9g、沙参18g。

六诊三剂后，胁疼很轻，腹不胀，有时心慌，夜间发热，纳食好，于三天前医生会诊检查肝脾未扪及，脉寸虚沉取滑大。玉竹30g、大枣肉四枚、沙参30g、当归身9g、知母12g、甘草3g、山药18g、炒白术9g、炒枣仁12g、柏子仁9g、竹茹9g、竹叶9g。

七诊再次月经来潮，经前乳房无不适，血量明显减少，体力较前强。

按语：人工流产后，血量多，严重时经期出现急性贫血面容，自觉无力，头晕，食欲不振，脉左寸滑大，左关尺沉无力为肝阴虚，右寸濡滑，右关尺无力为脾气虚。脾胃为后天之本，气血化生之源，脾主运化，主中气，其气主升，统摄血液，固摄子宫之权，脾气健运时，血循常道血旺经调，脾气虚其统摄血液之失司则月经量多，脾气虚受纳水谷能力下降，故食欲不振，乏力。肝阴虚与脾气虚使冲任二脉受损，冲任不固故月经量过多，出现经期时有急性贫血面容。以玉竹、炒白术、山药、甘草补脾气；大枣肉甘温脾经血分，补土益气；半夏、陈皮祛痰饮；柴胡、当归、炒白芍疏肝养血；女贞子、旱莲草、生牡蛎益肝肾。

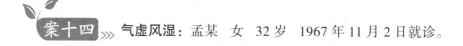

案十四 >>> **气虚风湿：**孟某　女　32岁　1967年11月2日就诊。

患风湿性心脏病已六年，感心慌发乱，吃饭心跳加重，烦躁，全身关节不定处作疼，经常恶寒，睡眠不好，月经前心难受，经行加重，经水量很多，有血块，经后感身体更虚弱，脉濡缓，寸滑大无力，右关弦滑大，

此为气虚风湿，法以益气祛风湿。以党参12g、玉竹24g、炒白术9g、甘草3g、当归身9g、炒枣仁12g、炒防风3g、秦艽6g、炒薏仁30g、荷叶9g。继以益气祛风湿之剂二十余剂，身痛消失，体力稍恢复，经量减少。

　　按语：心慌烦躁，关节痛疼，经行加重，月经量多，经后感到身体虚弱，其脉濡缓为风湿，寸脉滑大无力，右关弦滑大为脾气虚。"气为血之帅，血为气之母"，血赖气的升降出入运动而周流，气能生血，又能行血摄血，气血调和，月经如常。脾气虚，冲任二脉不固，而致月经量多。经量多可致血分不足，因此经后显得身体虚弱。脾主中气，脾气虚，中气不足故心慌，腠理不固，易感受外邪，风湿两邪相搏侵及关节则全身关节疼痛。以党参、玉竹、白术、甘草以益气健脾；当归、枣仁以养血安神；防风、秦艽、薏仁以祛风湿。

月经过少

 案一 ≫ **气滞经不调**：窦某　女　17岁　1956年6月6日就诊。

　　月经不定期，经量少，伴有腹痛，脉左寸虚稍滑，右寸沉，**此为气滞经不调**，法以理气调经。方以广木香9g、当归9g、川芎5g、炒香附9g、丹参30g、赤芍9g、红花6g、牛膝6g、桃仁6g、生地9g、益母草12g、泽兰12g。

　　再诊上腹部胀痛不适，有时吐酸水，以调气和胃。槟榔9g、广木香6g、炒香附12g、神曲9g、麦芽9g、蒲公英15g、吴茱萸水炒川连3g、枳壳 9g、焦山楂 9g、稻芽 9g。四剂而愈。

按语： 月经不定期而量少，其脉左寸虚稍滑为血分不足，血瘀，右寸沉为气机郁滞。心主血脉，心气推动血液在经脉内运行，《素问》："胞脉者属心而络于胞中"，心通过胞脉与胞宫相通。心气不足则胞脉中的血运行不足。气机不畅使血分郁滞故月经量少而腹痛。以四物汤加丹参、红花养血活血；桃仁、益母草、泽兰活血通经；香附、木香理气解郁止痛。再诊上腹部胀痛不适，吐酸水，其脉宜左部弦，右沉而滑，**此为肝胃热气滞**。以吴茱萸水炒黄连清肝热制酸；蒲公英清胃热；木香、槟榔、香附、枳壳理气止痛；神曲、麦芽、稻芽、焦山楂以消导。

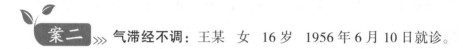

案二 »» 气滞经不调：王某　女　16 岁　1956 年 6 月 10 日就诊。

初次月经量少，伴有腹痛不适，脉左弦滑，右脉沉，**此为月经不调气滞**，予以理气调经。当归尾 9g、赤芍 9g、丹参 30g、带皮桃仁 6g、生地 9g、牛膝 9g、陈皮 6g、制香附 12g、益母草 12g、红花 6g。自加老酒一茶杯入煎。二剂后月经量适中，腹痛已除。

按语： 初次月经量少伴有腹痛，其脉左弦滑，右脉沉**为月经不调气机不畅**，气郁使肝疏泄失调，则冲任血海阻滞，血量少，不通则痛。以香附调气止痛，四物汤加桃仁、红花、益母草、丹参以养血活血调经，牛膝通经引血下行，与老酒煎药行血脉通络。

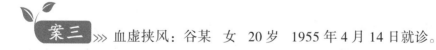

案三 »» 血虚挟风：谷某　女　20 岁　1955 年 4 月 14 日就诊。

月经来潮量少，伴有寒热，头痛，身痛，脉左部虚，左关浮弦缓，**此为血虚挟风邪**，法以和血宣风。方以当归 9g、赤芍 9g、益母草 12g、苏叶 9g、荆芥带穗 9g、桂枝 9g、丹参 9g、川芎 6g、红花 6g、桃仁 6g、炮姜 3g、炙甘草 3g。

再诊寒热退，无头痛身痛，感恶心食欲差，脉右寸滑，右关耎，再以养血和胃。半夏 6g、陈皮 9g、白术 9g、茯苓 9g、生白芍 18g、当归 12g。

三剂后寒热身痛已除。继以调经之剂而愈。

按语：月经量少，伴寒热头痛，脉左部虚为血虚，左关浮弦缓为外挟风邪。营血衰少，冲任血海不足，故月经量少。风者善行而数变，侵及上部及肌肤以致出现寒热头痛、身痛。以四物汤加丹参养血活血；红花、桃仁、益母草活血通络；桂枝、苏叶、荆芥带穗宣风通络止痛；炮姜温经。

 案四 >>> 肝旺： 潘某　女　17岁　1955年4月19日就诊。

月经量少，色黑，腰痛半年余，脉左弦，**此为肝旺**，以养血调经。当归12g、熟生地各15g、川芎5g、生白芍9g、续断18g。

再诊再以调经。生熟地各24g、当归12g、川芎6g、续断24g、炒香附9g、生白芍9g、砂仁5g。

三诊主以调经。当归12g、续断24g、生熟地各24g、川芎6g、荷叶6g、生白芍9g、砂仁3g、炒香附6g。五剂而愈。

按语：月经量少其脉左弦，肝旺消耗阴液，肝肾同源，肾阴不足以濡养腰筋故腰痛，阴液不足则月经量少而色黑。以四物汤加生地以养血育阴而制肝，续断补养肝肾，理筋骨治腰痛。后以养血理气之剂而愈。

案五 >>> 气郁血滞： 李某　女　36岁　1955年2月19日就诊。

月经量少已半年，来潮时伴有腹痛，心悸，脉左寸浮弦，左关涩，右寸沉，右关浮弦，**此为气郁血滞，挟邪热不净**，法以疏调。方以炒香附9g、枳壳6g、丹参12g、红花5g、赤芍9g、益母草12g、丹皮6g、广木香5g、双花9g、茯苓9g、连翘12g、桑叶9g、菊花9g、鲜芦根18g、竹茹9g。三剂。月经来潮，腹痛心悸消失。

按语：月经量少，来潮时伴有腹痛，心悸，其脉左关涩为血滞，右寸沉为气郁，气郁血滞使冲任二脉受伤，故经量少而腹痛，左寸浮弦为感受热邪未得到及时清除，风热之邪上受累及心脏故心悸不适。以丹参、红花、赤芍、益母草、丹皮以活血解瘀；枳壳、木香、香附理气解郁；连翘、桑叶、菊花、双花、芦根、竹茹清理余热；茯苓以淡渗健脾。余热清除，气血通达症状消失。

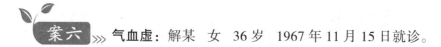 **案六** >>> **气血虚**：解某　女　36岁　1967年11月15日就诊。

月经经水淡红水样，量少，经常腿疼无力，劳动时加重，身不定处疼痛，手指淡白，口干不欲饮，脉左部浮弦，右寸滑大，右关尺濡弦，**此为气血虚，月经不调**，法以补益气血。予以知母9g、沙参18g、炒白术9g、甘草3g、柴胡6g、玉竹30g、大枣5枚、当归9g、川芎5g、炒白芍12g、菟丝子12g、生熟地各9g、女贞子18g。

再诊十余剂后月经如期而至，月经色红，量稍多，体力稍差。继以益气血调经之剂而痊。

按语：《景岳全书》："经血为水谷之精气，和调于五脏，洒陈于六腑，乃能入于脉也。凡其源源而来，生化于脾，总统于心，藏受于肝，宣布于肺，施泄于肾，以灌溉一身……妇人则上为乳汁，下归血海而为经脉。"此例右寸滑大为脾气虚，左浮弦宜弦而无力为肝肾虚，血不足。气血虚时血海不足则月经量少，肾为先天之本，脾为后天之本，两者皆虚以致乏力身痛。以玉竹、沙参、白术、甘草以补气；四物汤加女贞子、大枣、菟丝子、知母以生津润燥补肝肾；柴胡以疏肝归经。继以益气血调经之剂而痊。

闭 经

 案一 ≫ **肝肾亏虚：** 孔某　女　23 岁　1967 年 11 月 10 日就诊。

月经不行已半年余，依靠注射黄体酮及服乙烯雌酚调节，头感麻木胀疼，睡眠不好，梦多，晨起心抖动，左胸难受，舌质嫩，脉寸浮滑大，左关尺无力，**此为肝肾亏，心肺阴虚**，法以补益肝肾。予以沙参 18g、二冬各 9g、生地 9g、知母 12g、炒枣仁 12g、当归 12g、川芎 6g、熟地 9g、炒白芍 9g、女贞子 30g、枸杞 9g、元参 12g、合欢皮 6g。

再诊四剂后，身体有时抖动，左胸难受，头脑发乱，脉滑大，左关尺较有力。沙参 12g、二冬各 9g、生地 9g、知母 9g、炒枣仁 12g、当归 9g、川芎 5g、熟地 9g、炒白芍 9g、女贞子 30g、枸杞 9g、元参 9g、合欢皮 6g、百合 12g。

三诊四剂后，身不抖动，胸难受已减轻，头脑发乱亦减，额感冷疼，月经来潮很好，自觉有感冒意，脉左寸滑，关尺弦，以上方，加清瘟解毒丸六丸。

四诊四剂后，身酸疼，右胁疼，前额疼，耳鸣，胸闷，脉右寸浮滑，**此为痰热挟风**。以栝楼 30g、半夏 6g、黄芩 6g、橘红 6g、桑叶 9g、桔梗 6g、竹茹 9g。三剂后症状消失。继以滋补肝肾之法，二月后月经来潮无不适。

按语： 此例月经不行，其脉寸滑大为心肺阴虚，左关尺无力为肝肾亏。肝肾亏虚其精血不足，精亏血少，冲任血海空虚，源断其流，无血可下故闭经。心主神，心阴虚则心抖动，睡眠不好，梦多。肺阴虚则感胸难。以四物汤加元参、女贞子、枸杞、生地、知母、天冬补肝肾；沙参、麦冬滋补心肺；枣仁补肝肾宁心安神；合欢皮性甘平，入心肝，解郁安神。百合养阴润肺，益气调中。

 案二 >>> **肺肾阴虚**：傅某　女　31岁　1956年6月15日就诊。

二年无月经，多梦，干咳入晚则发，脉左弦细，右寸濡㹥，**此为肺肾阴虚**，法以先养阴润肺。方以麦冬12g、沙参15g、知母6g、生地15g、砂仁炒熟地15g、元参15g、天冬12g、甜杏仁9g。以蜜为丸每日二次，每次10g。半年余，症状消失，月经来潮正常。

按语：闭经已两年，其脉左弦细为肾阴虚，右寸濡㹥为肺阴虚。"胞络者系于肾"，肾阴虚精血不足，血海难以充盈，以致月经不行。肾生髓通脑，肾阴亏虚故多梦，肺阴虚时肺失于润燥而致干咳。以沙参、麦冬润心肺；生熟地、元参、天冬、知母滋补肾阴，杏仁润肺止咳。长时间用药达到滋润肺肾之阴液，以达水到渠成之意。

经行吐衄

 案一 >>> **逆行经气滞:**郝太太　32岁　1952年6月15日就诊。

经到期不行,鼻衄,腰痛,右下腹部作痛,按时感上逆于中腹部胀痛,心跳发烧,大便坚,无汗,脉两寸沉,左尺滑,**此为逆行经,肠气滞**,法以调血理气。方以广木香5g、当归9g、丹参12g、生香附9g、生军9g、丹皮6g、牛膝5g、枳壳9g、赤芍9g、桃仁5g、红花5g。

再诊二剂后,腹胀痛大减,惟感腰痛,脉左寸虚,两尺滑,予以调经利水。当归9g、生白芍9g、生地9g、茯苓9g、菟丝子9g、杜仲9g、泽泻9g、牛膝5g。

三诊二剂后,腰不热,仍痛,予以调经行血。当归9g、川芎6g、赤芍9g、生地9g、茯苓9g、菟丝子9g、杜仲9g、泽泻9g、红花5g、牛膝3g。

四诊二剂后,三个月未行经,昨日来潮,但未上逆,经量少,色黄,小腹胀。以当归9g、川芎6g、生地9g、牛膝6g、赤芍9g、炒元胡5g、广木香3g、生香附6g、红花5g、益母草9g。

五诊二剂后,小腹胀不欲食,**此为气分郁,水分滞**。予以生香附9g、枳壳9g、茯苓9g、泽泻9g、广木香6g、青皮6g、香橼皮6g、苍术6g。

六诊三剂后,仅感中腹部有积块,不欲食,予以养胃理气。枳实6g、於术9g、生白芍9g、香橼皮5g、神曲6g、砂仁5g、广木香5g。四剂而瘳。

按语:《叶氏女科证治》称之逆经、倒经:"经不往下行,而从口鼻中出，名曰逆经。"《万病回春》："错经妄行于口鼻者，是火载血上，气之乱也。"此例经到期不行，确有鼻衄，其脉两寸沉为气滞。经行时冲脉旺盛，气机郁滞化火，血脉受热灼，血热气逆，迫血上溢而致鼻衄。气机不畅，肝之疏泄失司，故腹痛。气郁化火耗伤阴津，故大便坚。以枳壳、香附、木香理气解郁；生军苦寒入肝及大肠经，荡涤肠中之燥结，入血分治鼻衄；当归、川芎、丹皮、丹参、红花、桃仁、赤芍以调经；牛膝通经引血下行。再诊腹痛减，感腰痛，两尺脉滑为水湿。以四物汤活血，加茯苓、泽泻淡渗利水，菟丝子、杜仲以补肾强筋骨治腰痛。再以理气调经而瘳。

痛 经

 气滞：谭女士　36岁　1951年9月28日就诊。

月经前后小腹痛甚，有紫色的血块，脉左寸沉，左关弦，右寸关沉，**此为气滞痛经**，法以解郁调经。方以生炒香附各9g、陈皮9g、砂仁6g、苍术9g、丹参24g、当归9g、川芎6g、生白芍18g、茯苓9g、生地炭9g。

再诊月经来潮腹痛已减，血块已少。继以上方服三剂。再次月经未有痛经。

按语：月经前后小腹痛，其脉左寸沉为心气郁滞，左关弦为肝旺，右关沉为胃气滞。**此为气滞痛经**。气机不畅使冲任气血郁滞，经血不利，不通则痛，故经前后小腹痛，经行不畅，则月经色紫有血块。以香附、砂仁、陈皮理气止痛；四物汤中白芍加量抑肝敛阴，合丹参以和血通经；苍术燥胃，升发胃中之阳气；茯苓淡渗益脾胃。

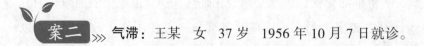 **案二** >>> **气滞：**王某 女 37岁 1956年10月7日就诊。

经净后小腹痛疼，脉左弦，右沉，**此为气滞**，法以调气。广木香5g、炒香附9g、青皮6g、甘草3g、生白芍12g、川楝子9g、炒桔核9g、香橼皮6g、代代花6g、炒元胡6g。服用七剂停药。再次月经净后无不适。

按语：该例与上例同为肝旺气滞，此例为经净后气滞明显，用白芍甘草汤以调和肝脾，缓急止痛；理气之剂用木香、香附、又加用金铃子散、代代花、青皮、香橼皮疏肝理气止痛。

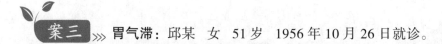 **案三** >>> **胃气滞：**邱某 女 51岁 1956年10月26日就诊。

一年前月经来时红色，青色，伴有腹痛，食后腹胀不适，大便坚，脉右关沉，**此为胃气滞**，法以调气和胃。方以炒香附9g、神曲9g、广木香5g、麦芽9g、香橼皮6g、砂仁6g、炒莱菔子6g、荷叶6g、大腹皮6g、青皮9g、陈皮9g。

再诊腹舒痛减，法以调气和肝胃。炒白芍18g、炒香附9g、神曲9g、广木香5g、香橼皮9g、麦芽9g、砂仁5g、柴胡5g、大腹皮6g、荷叶9g、青皮9g、炒川楝子9g、陈皮9g、当归6g、生栀子3g、丹皮3g、薄荷3g。四剂。

按语：此例月经来潮伴有腹痛，其脉右关沉为胃气滞。气滞使气血失畅瘀阻胞宫，冲任二脉，情志不畅加重壅滞，故月经来潮伴有腹痛，气滞于肠胃则饭后腹胀不适，宜先调气和胃。以香附、木香、砂仁、陈皮以理气止痛；香橼皮、青皮疏肝理气；大腹皮下气宽中；荷叶散瘀；莱菔子理气宽膈。气畅痛减，再以调气和肝胃之剂而愈。

案四 >> **肝郁气滞**：余某　女　28 岁　1979 年 6 月 12 日就诊。

痛经已十余年，面色㿠白，梦多，心烦，月经来潮时痛，有紫黑血块，脉左关沉弦，右寸沉滑，右关浮弦，**此为肝郁气滞**，予以疏肝理气活血。丹参 30g、柴胡 6g、当归 10g、赤芍 20g、茯苓 10g、炒白术 10g、甘草 3g、广木香 10g、香附 10g。连续服用二十余剂后未再痛经。

按语：痛经十余年，其脉左关沉弦为肝气郁滞，右寸沉滑为气滞挟湿。气郁不畅，肝失条达，冲任气血郁滞，经血不利，则出现痛经，血瘀则有血块。肝郁以致脾气郁滞，脾失健运故水谷之精华转化为血液之能力下降，故面色㿠白，出现心烦及梦多。以丹参活血化瘀；逍遥散疏肝健脾，木香、香附理气止痛。

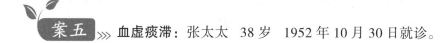 **案五** >> **血虚痰滞**：张太太　38 岁　1952 年 10 月 30 日就诊。

月经提前或延后，有时有血块，色黑而量少，月经来潮时感胸闷胁痛及小腹痛，大便坚，脉虚，右寸浮滑，右关沉，**此为血虚，痰滞**，法以养血祛痰调胃。方以丹参 15g、当归 15g、川芎 6g、生地 15g、生白芍 9g、半夏 6g、莱菔子 9g、陈皮 9g、神曲 9g、砂仁 6g、麦芽 9g、茯苓 9g。

再诊脉右关虚，上方去莱菔子、神曲、麦芽，加於术 9g、甘草 3g。

三诊口渴，脉左关虚，右寸滑，继以养血调经祛痰。丹参 15g、当归 15g、川芎 6g、生地 15g、白芍 9g、半夏 6g、陈皮 9g、茯苓 9g、天花粉 12g。五剂。

按语：月经来潮时感胸闷胁痛及小腹痛，其脉虚，宜左部虚为血虚，右寸浮滑为痰。右关沉为气滞，消化不良。未行经时冲任气血尚能平和，月经来潮时，血虚者血海骤虚导致冲任气血运行不畅，失于熙润而致腹痛。血虚肝失调达，其疏泄失调故感胁痛，小腹痛。肝失调达，其脾失运化以致水湿化为痰饮，故脉滑，痰滞于胸中则感胸闷不适。以四物汤合丹参以养血和血；二陈合茯苓祛痰饮；砂仁燥湿祛痰化食；莱菔子化痰消食；陈曲以消水谷。

>> 血虚痰热：李某　女　31岁　1955年5月11日就诊。

月经二十余天一行，经前胸胀小腹不适，脉左寸虚，右寸洪滑，右关偏沉，**此为血虚痰热**，法以清热蠲痰调经。方以川连6g、栝楼24g、当归9g、炒香附9g、半夏6g、川芎6g、广木香6g、砂仁6g、生地12g、生白芍12g、红花3g。

再诊脉左寸虚，左尺浮，右寸洪滑，以清热调经。川连6g、黄芩9g、生白芍12g、当归9g、黄柏6g、竹茹9g、栝楼24g、川芎6g、生地12g、半夏6g、陈皮6g。三剂后胸腹舒适。

按语：经前胸胀小腹不适，其脉左寸虚为血虚，右寸洪滑为痰热，右关偏沉为胃气滞。肝血虚使冲任二脉及胞宫失养，气机郁滞可致气血不畅故经前小腹痛，痰热滞胸故感胸闷胀不适。以四物汤养血和血；小陷胸汤蠲痰热；香附、木香理气止痛；砂仁燥湿理气。

 >> 血虚肝旺：马某　女　32岁　1956年8月21日就诊。

月经不规律，月经来潮伴有腹痛，脉左寸虚，左关弦，**此为血虚肝旺**，法以调经。方以丹参24g、当归9g、川芎6g、红花6g、益母草12g、生地9g、赤芍9g、桃仁6g、炒元胡9g、茜草6g。

再诊腹痛大减，因生气腹胀，以左侧明显，脉左寸虚，左关浮弦，右寸关沉缓，**此为血虚气郁挟湿**，法以疏调。以当归9g、生白芍18g、柴胡3g、薄荷5g、神曲9g、苍术9g、炒栀子6g、川芎3g、陈皮9g、炒香附9g、厚朴5g、砂仁5g、广木香5g。

按语：痛经其脉左寸虚为血虚，左关弦为肝旺，肝藏血，血虚时，肝脏失养其疏泄之力失衡，故月经来时血虚加重，腹痛。以四物汤和丹参以养血活血；红花、桃仁、茜草以活血；元胡以疏肝止痛。再诊因生气感腹胀，其脉左寸虚为血虚，右寸关沉缓为气郁挟湿。以逍遥散、平胃散、越鞠丸合疏肝理气之剂而病愈。

案八 >>> **气郁血涩：** 李某　女　19 岁　1955 年 2 月 4 日就诊。

月经前后腰腹痛，脉左涩，右关沉，**此为气郁血涩**，法以疏调。方以广木香 5g、桃仁 6g、炒香附 9g、红花 5g、当归 9g、生白芍 9g、川芎 6g、生地 9g、炒元胡 3g。服药半月停药，再次月经前后无腹痛腰痛。

按语： 月经前后感腰痛腹痛，其脉左涩为血分瘀涩，右关沉为气郁。气机不畅，血行失畅，瘀阻子宫冲任二脉，故行经前后腹痛。以四物汤养血活血以调经，元胡疏肝理气；香附、木香理气解郁；桃仁、红花活血化瘀。

案九 >>> **肝脾不舒：** 董某　女　24 岁　1967 年 12 月 2 日就诊。

每行经腹疼，经前乳房胀痛，易怒激动，大便干，脉左关浮弦，右寸关无力，**此为肝脾不舒，痛经**，法以调和肝脾。予以柴胡 6g、炒白芍 18g、当归 9g、炒白术 9g、甘草 3g、生熟地各 9g、元参 9g、炒青皮 6g。

再诊二月后经前无明显不适，月经来潮后感腹痛腿疼，经水挟血块，伴有大便频数，脉关尺无力，**此为脾肾虚痛经**。予以炒白术 9g、甘草 3g、当归 9g、炒白芍 9g、香附 9g、川芎 6g、熟地 9g、女贞子 18g、旱莲草 18g、川断 9g。

三诊二月后，月经痛疼明显减轻，继以补脾肾之剂而愈。

按语： 行经腹痛，脉左关浮弦为肝旺，右寸关无力为脾胃虚，**此为肝脾不舒**。脾为湿土，主运化其性阴凝、板滞，肝为刚脏，体阴而阳用，其性疏泄条达，所谓"肝木疏脾土"。肝旺其疏泄过度，横逆克伐脾土，则脾胃之脉而现无力。肝旺故易怒激动。肝经循乳腺及下腹，经期肝藏之血量减少，经脉失养故乳腺胀痛、腹痛。以逍遥散疏肝健脾；生熟地、元参养肝肾阴；青皮疏肝理气止痛。再诊月经来潮感腹痛腿痛，大便频数。其脉关尺无力**此为脾肾虚**。脾虚运化水湿失司故大便频数。肾虚冲任二脉俱虚，精血本已不足，行经时胞宫任冲失养，故小腹作痛，外府不荣则腰腿痛。以四物加二至以补肾；川断补肝肾理筋骨止痛；白术、甘草以健脾。

案十 >>> **肝肾虚气滞**：李某　女　24岁　1967年10月19日就诊。

月经来潮腹疼发胀，经常头疼，疼前目发花，脉左关尺沉弦细，右寸沉，**此为肝肾虚，胃气滞痛经**，法以补肝肾和胃。以当归9g、川芎6g、炒白芍9g、熟地9g、香附9g、枸杞9g、女贞子18g、陈皮6g、荷叶9g、菊花9g、广木香6g。

再诊三剂后，头不痛，脉右关浮弦。以当归9g、川芎6g、炒白芍12g、熟地12g、香附9g、枸杞9g、女贞子24g、陈皮6g、竹茹9g、荷叶9g、菊花9g、桑叶9g。

三诊三剂后无明显不适。

按语：月经来潮腹痛，头痛目花，其脉左关尺沉弦细为肝肾虚，右寸沉为气滞。肝肾虚精血不足，冲任二脉俱虚，月经来潮更显空虚，子宫冲任失养故感腹痛，精血不足以濡养脑髓则出现头痛。气机不畅使肝失调达则会感腹痛目花。以四物加枸杞、女贞子以补肝肾；木香、香附、陈皮理气；桑叶、菊花抑肝宣风；荷叶助脾胃，活血。

带　下

 案一 >>> **心胃热气滞：**邹太太　39 岁　1952 年 6 月 18 日就诊。

经期未至腹胀白带多，头晕胸痞心跳，脉左寸浮数，右寸浮数，右关沉，**此为心胃热气分滞**，法以清热调气。方以生栀子 9g、连翘 9g、竹叶 3g、陈皮 9g、川连 6g、砂仁 9g、黄芩 9g、桑叶 9g。

再诊连续服用五剂后，头晕胸痞心跳已减，前方加山药 12g、芡实 12g 再次月经来潮时，无不适。

按语：经期未至腹胀白带多，头晕胸痞心跳，脉左寸浮数为心宫热，右寸浮数为肺热，右关沉为胃热气滞。心宫热灼故感心慌，邪热上蒙头窍而头晕。心火克肺金，肺被热熏则感胸痞而气机不畅。脾胃受热邪其升降失司合气机不畅故感腹胀不适，脾失运化故白带多。以连翘、黄连、竹叶、栀子清心热；黄芩清中焦之热；陈皮、砂仁以理气。热清加用健脾之剂而病愈。

 案二 >>> **心肝肾火盛：**林某　女　21 岁　1956 年 9 月 8 日就诊。

腹胀，带色白、黄绿色，经停二月，脉数，左弦数，右寸洪，**此为心肝肾火盛**，法以清调。川连 6g、黄芩 9g、黄柏 6g、炒栀子 9g、陈皮 9g、砂仁 9g、生白芍 24g。

再诊今腹胀减，再以清调。川连 3g、黄芩 6g、黄柏 5g、炒栀子 5g、砂仁 5g、陈皮 6g、生白芍 24g、炒扁豆 9g、炒山药 12g、芡实 12g、车前子 3g、茯苓 9g。服用半月后，月经来潮，腹胀消失，白带少量。

按语：带下为白色、黄绿色，经停二月，其脉数为热，左弦数为心肝肾火盛。邪火耗津损及任冲二脉故经停，损伤任带则带下。肝热其疏泄失利故感腹胀不适。以川连、黄芩、栀子、黄柏清心肝肾之热；白芍抑肝敛阴；陈皮、砂仁以利火邪壅塞之气。再诊加用健脾利湿之剂，热清津回气畅，月经逾期而至，腹胀消失，白带恢复正常。

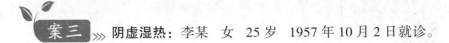 **案三** ⟫⟫ **阴虚湿热：**李某　女　25岁　1957年10月2日就诊。

身胖，白带量多，于半月前腰痛，足心如烙，步履艰难，舌质嫩，有薄黄腻苔，脉右寸浮洪大，按之滑大，右关弦大，按之似滑，左尺滑大，**此为阴虚湿热为病**，法以养阴清利湿热。主以甘露饮：熟地 18g、生地 18g、麦冬 12g、天冬 12g、黄芩 3g、枳壳 3g、茵陈 9g、石斛 12g、生枇杷叶 9g。服六剂。

再诊足心不热，腰痛减轻，行走如常，但白带未已，脉见敛，两关浮弦，舌黄消失，前方加生白芍 24g 服六剂，腰痛愈，仅有点滴白带。

按语：足心热，舌嫩，其脉右寸滑大，左尺滑大为阴虚之症，身胖多湿，舌黄腻苔，右关弦大似滑为湿热。肾阴虚相火偏旺，伤及血络，合之多湿之体伤及任带，任脉不固，带脉失约故带下过多。腰为肾之府，肾阴虚则腰痛，阴虚生内热则五心烦热，故足心如烙。以生熟地、麦冬、天冬、石斛以滋肾阴；黄芩、茵陈清热利湿；生杷叶清胃热降气；枳壳理气。再诊热减加用白芍以敛肝阴。阴复热清湿去病愈。

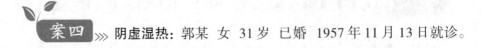 **案四** ⟫⟫ **阴虚湿热：**郭某　女　31岁　已婚　1957年11月13日就诊。

身瘦色黑，腰痛乏力，足心热，黄带量多已三月余，舌白腻苔，脉数，两寸浮滑大，关浮弦兼滑，左尺弦大，按之似滑有力，**此为阴虚湿热较盛**。治以甘露饮加味，熟地 18g、生地 18g、麦冬 12g、天冬 12g、黄芩 6g、枳

壳 3g、茵陈 18g、石斛 12g、生枇杷叶 9g、加黄柏炒褐色 3g、车前子 6g。服药半月，足不热，腰微痛，黄带少。

逾两月再诊，腰感沉重有时微痛，黄带点滴不断，脉右关濡弦滑，尺滑似数，**为脾虚湿热**，方以炒白术 9g、山药 24g、扁豆 9g、芡实 12g、白芍 18g、当归 9g、车前子 9g、黄柏炒褐色 2.4g。服四剂而愈。

按语：此例与上例同为阴虚湿热，但此例脉数为湿热较盛，以甘露饮加黄柏、车前子清下焦之湿热，使黄带减少。再诊腰沉重感，黄带点滴不断，其脉右关濡弦滑，尺滑似数**为脾虚湿热**。脾虚运化失司，水谷之精微不能上输以化血，反聚而成湿，湿而化热流注下焦，伤及任带而致带下过多。湿盛故感腰部沉重。以白术、扁豆、山药、芡实以健脾肾；黄柏、车前清湿热；白芍、当归以养血和血。

 案五 >>> **血虚脾虚**：徐某　女　34 岁　1956 年 10 月 7 日就诊。

腰痛黄带时多时少二月余，脉左寸虚，左尺浮，右寸沉，右关虚，**此为血虚脾虚**，法以养血健脾。方以当归 6g、川芎 3g、生地 15g、生白芍 24g、炒黄柏 5g、车前子 5g、砂仁 6g、陈皮 9g、炒扁豆 9g、芡实 15g、炒山药 15g、茯苓 9g、炒香附 9g、续断 15g、秦艽 9g、杜仲 9g。

再诊三剂后腰痛已减，继以养血健脾。生白芍 24g、生地 15g、当归 6g、川芎 3g、炒黄柏 5g、车前子 5g、砂仁 6g、陈皮 9g、炒扁豆 15g、芡实 15g、炒山药 15g、茯苓 9g、续断 15g。十五剂病愈。

按语：其脉左寸虚为血虚，左尺浮为下焦偏热；右寸沉为气滞，右关虚为脾虚。脾虚其运化水谷不利，聚湿于下焦，伤及任带，血虚使任带二脉失养以致带下过多。血虚腰络失养故腰痛。湿郁而致气机不畅。以四物汤养血；茯苓利湿健脾；芡实益肾祛湿止带；山药健脾胃补肾；扁豆健脾胃化湿；车前、黄柏清下焦湿热，砂仁、香附、陈皮理气；杜仲、续断固肾合秦艽治腰痛。

案六 >>> **血虚脾胃弱：** 王太太　35岁　1952年10月28日就诊。

行经时小腹鼓胀作痛，经色黑淡，早期经来腰痛，不欲食，白带多已二年余，脉左寸沉，左关虚，右寸沉，右关虚，**此为血虚气郁脾胃弱**，法以养血调气健脾。方以於术9g、甘草3g、茯苓9g、生香附9g、当归12g、川芎6g、杜仲9g、续断9g、生白芍9g、砂仁拌炒熟地12g、丹参12g。连续服用二十剂，月经来潮时无不适。

按语： 此例同上例皆为血虚脾虚气滞，此例脾胃弱，脾虚失运则纳少，不欲饮食。下焦不甚热，故用药稍有出入，以白术、茯苓、甘草以健脾胃；四物汤加丹参以养血，杜仲、续断以补肝肾；砂仁暖胃健脾，理气开郁；砂仁拌炒熟地以祛熟地之滋湿。

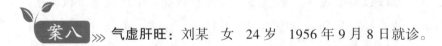 **案七** >>> **血虚气滞：** 于某　女　38岁　1952年10月31日就诊。

小腹痛疼一年余，曾在医院检查诊断为子宫体炎，重时白带多，腰痛，脉左寸虚，左关浮弦，右寸沉实，右关浮弦，**此为肠气滞血虚**，法以养血理气。方以广木香6g、当归6g、生白芍9g、甘草3g、苍术6g、陈皮6g、神曲6g、生香附9g、枳壳6g。服药半月后痛疼消失。继以养血理气之剂一月后白带明显减少，腰痛已愈。

按语： 该例小腹痛白带多，腰痛，其脉左寸虚为血虚，右寸沉实为肠气滞。与上例同为血虚，血虚使子宫、任带失养，故白带多，感小腹痛。气滞可使气血不利，不通则痛，故可出现腹痛症状。以当归、白芍养血；香附、枳壳、木香理气止痛；苍术、陈皮燥湿健脾。

案八 >>> **气虚肝旺：** 刘某　女　24岁　1956年9月8日就诊。

小腹痛以每夜四时则痛已一周，平常白带多，身无力，脉左弦，右虚，**此为气虚肝旺**，法以益气和肝安子宫。方以炒白芍30g、当归9g、炒元胡9g、白术9g、党参9g、甘草3g、芡实15g、炒山药15g、柴胡3g、炒小茴香 6g、青皮 6g。

按语：小腹痛，白带多，乏力，其脉左弦为肝旺，右虚为脾气虚。脾气虚其运化水谷失司，水谷之精微反聚为湿，流注于下焦伤及任带故带下，脾虚中阳不振故四肢沉重乏力。肝旺其疏泄失调则小腹痛。以逍遥散与四君子汤加减以疏肝健脾；青皮疏肝理气止痛；芡实、山药健脾肾固精止带；小茴香暖下焦。

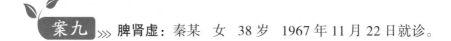

案九 >>> **脾肾虚**：秦某　女　38 岁　1967 年 11 月 22 日就诊。

腰疼失眠，上腹部痛疼，手指脚趾有时疼，有时浮肿，白带多挟黄色，脉两寸虚大，左关尺无力，右关沉，**此为脾肾虚**，法以补肾健脾。予以炒枣仁 12g、玉竹 18g、炒白术 12g、甘草 3g、广木香 6g、陈皮 6g、山药 18g、芡实 9g、当归 12g、炒白芍 9g、菟丝子 12g、炒薏仁 15g、制何首乌 18g、车前子 6g、川断 18g、女贞子 24g。坚守养肾健脾之法而痊愈。

按语：此例腰痛，白带多，其脉两寸虚为气虚，左关尺无力为肝肾虚，右关沉为气滞。**此为脾肾虚**。脾虚脾伤，脾精不守，不能输为荣血而下为白带，脾虚失运，湿郁四肢故时有浮肿，手指脚趾痛。肾阳虚肾气不固，封藏失职，津液滑脱而致带下过多，腰为肾之府，肾虚不能温熙胞宫故腰痛。气机郁滞则腹痛。以玉竹、白术、甘草、山药、芡实以健脾气；何首乌、女贞子、菟丝子、当归、白芍、川断以补肝肾；车前、薏仁淡渗利湿；木香、陈皮理气解郁。

崩 漏

 案一 ≫ **血崩危证：** 王夫人 34岁 1952年10月17日就诊。

去年病血崩，来则是血块，二十日犯一次，今头晕心难易惊，大便干如羊屎，脉左寸浮数，左关浮弦数，右寸浮数，**此为血崩衰弱过甚，病属危证，**勉以育养之剂。麦冬12g、沙参12g、竹茹6g、甘草3g、牡蛎12g、生白芍12g、生地12g、生地炭12g、石决明18g、荷叶3g、元参9g。

再诊二剂后，头晕心悸减轻，因为患者在外地居住，以育养之法，沙参30g、麦冬12g、生地18g、生地炭18g、白芍24g、竹茹9g、甘草6g、元参24g、天冬12g、牡蛎12g、女贞子30g、荷叶6g。加工水丸，每次9g日三次。二月后症状消失。

按语：《景岳全书》："崩漏不止，经乱之甚也"，"崩漏先损脾胃，次及冲任"，"五脏皆有阴虚，五脏皆有阳搏"，"反阳搏必属阴虚，络伤必致血溢"。此例其脉左寸浮数，左关浮弦数，右寸浮数为**阴虚阳浮**。此例因流产后使冲任气血失调，胞脉瘀血，恶血不去新血难以归经，子宫藏泄失度故导致崩漏反复发作，其阴液耗伤严重不足，阴亏至极，阴虚虚火上浮故头晕，心难易惊。阴液不足以润泽故大便干，该病人病情实属病重，已与家属交代，坚持用药以待恢复。以沙参、麦冬滋心肺阴以金生水之意；白芍、生地、元参滋补肾阴；牡蛎咸以软坚，清热补水，为肝肾之血药，收敛浮游之正气，益肾，安魂镇惊；石决明咸平，平肝潜阳；荷叶升发阳气散瘀。坚守以育养之法病愈。

案二 >>> **气血虚崩漏：** 殷某　女　29岁　1967年11月22日就诊。

今年七月行经流血五十余天，停两月余，自一周前又行经至今未止，经水很多，挟大量血块，小腹稍痛，全身无力，食欲不振，曾在某医院检查诊断为子宫功能性出血，脉虚，寸滑大，尺革，**此为气血虚崩漏**，法以补益气血。予以当归9g、川芎6g、生熟地各9g、炒白芍18g、女贞子30g、旱莲草30g、莲房炭30g、炒白术9g、甘草3g、荷叶9g、玉竹18g、乌贼骨12g、柴胡6g、生地炭9g。

再诊三剂后腹不疼，血块减少，舌不发硬，又服他人处方三剂后，腹痛，有血块，舌发硬，面赤，心烦，脉左关浮弦，两寸浮洪滑数，尺革，右关无力。**此为阴虚君相火旺，脾气虚**。以当归9g、川芎5g、生熟地各9g、元参18g、炒白芍9g、女贞子30g、旱莲草30g、莲房炭30g、炒白术9g、甘草3g、荷叶9g、玉竹18g、乌贼骨12g、柴胡6g、生地炭9g、炒栀子6g、莲子心6g。

三诊三剂后，阴道流血减少，腹不疼，面红热已减，心烦消失，舌不硬，脉寸洪滑数减，尺沉取较有力。当归9g、川芎5g、生熟地各9g、元参24g、炒白芍9g、女贞子30g、旱莲草30g、莲房炭30g、炒白术9g、甘草3g、荷叶9g、玉竹18g、乌贼骨18g、柴胡6g、生地炭9g、炒栀子6g、莲子心9g。六剂后，症状基本消失，继续调养。

按语： 此例子宫功能性出血，经血过多，病程较长，使气血损耗过度，故脉虚。脾气伤则食欲不振，乏力。血虚使胞宫、任冲失养感腹痛。以四物加玉竹、白术、甘草以补气血，以达养阴止血；荷叶升发脾阳以化瘀；乌则骨温肝肾和血脉；莲房炭、生地炭化瘀止血；柴胡以疏肝。再诊服药后症状改善，因又服他医温阳之剂，感舌发硬，面赤，心烦，腹痛，左关浮弦，寸脉浮洪滑数此为君相火旺，右关无力为脾气虚，尺脉革为阴虚之象。精血不足其阴分必虚，服用温阳之品，必加重阴液的消耗，阴虚内热盛。舌为心之苗，心火盛故舌发硬，虚阳上浮则面赤，火邪扰心而出现心烦。上方加用元参壮水以散无根浮游之火；栀子、莲子心以清心肝之热。继以育养气血清心之剂而愈。

不 孕

 案一 >>> **肺热血虚：**马太太　30岁　1952年6月4日就诊。

结婚五年未育，经前腰痛及腹痛，月经来时腹痛伴有发热，月经量少而淡，月经过后腹部不痛，口渴喜饮，脉左寸虚，左关浮，右寸浮数，**此为肺热血虚**，法以调经清热。方以当归15g、麦冬18g、川芎6g、生石膏18g、生地15g、知母12g、沙参15g、生白芍12g、杜仲9g、菟丝子9g、甘草3g、天冬12g。

再诊一剂后，左关沉，尺浮，右关浮，以调经滋阴。麦冬18g、沙参15g、天冬12g、天花粉18g、当归15g、川芎6g、生地24g、菟丝子9g、杜仲9g、知母15g、生白芍9g、甘草3g、石斛9g。

三诊一剂后，继以滋阴。麦冬18g、沙参15g、知母12g、天花粉18g、生地18g、天冬12g、生石膏18g、石斛9g。

四诊三剂后，今不热，继以滋阴养血。当归9g、麦冬18g、川芎5g、生地18g、生白芍9g、知母12g、沙参18g、石斛9g、天冬12g、生石膏18g。

五诊一剂后，口不干，继以养血滋阴。生地18g、麦冬18g、川芎5g、当归9g、知母12g、生白芍9g、天冬18g。

六诊三剂后，月经前易头痛，继以养血滋阴。当归9g、川芎5g、生地18g、麦冬9g、元参12g、知母12g、生白芍9g、沙参12g、丹参9g、天冬9g。

七诊一剂后月经来潮，腹不痛，腰痛，经仍少。加丹皮6g、麦冬12g。

八诊三剂后，脉左寸虚，以培补气血。党参 9g、於术 5g、甘草 3g、生白芍 9g、当归 12g、川芎 5g、生地 18g。

九诊三剂后，继以培补气血，上方加沙参 18g，生地 24g、生白芍 12g。年余月经正常，生育一子。

按语： 此例多年不育，其脉左寸虚为血虚，右寸浮数为肺热。血虚经行时血海更虚，胞宫冲任失于濡养故经期腹痛，月经量少而淡，不易受孕。肺热故口渴喜饮，热耗阴津，经期阴血不足，阴虚而生内热故感发热。以沙参、麦冬、天冬、白虎汤清热育阴；四物汤养血和血；菟丝子、杜仲补肾治腰痛。继以滋阴培补气血，阴复气血和，月经恢复正常，喜获一子。

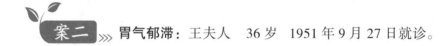 **胃气郁滞：** 王夫人　36 岁　1951 年 9 月 27 日就诊。

头昏恶心，心下痞闷，月经来时腰痛，白带多，色淡黄，六载未育，曾在医院检查诊断为子宫位置不正，脉左寸沉，右寸浮滑，右关沉，**此为胃气郁滞，月经病，应先治脾胃。** 法半夏 9g、陈皮 9g、苍术 9g、砂仁 5g、神曲 5g、枳实 6g、厚朴 5g、麦稻芽各 9g、莱菔子 9g、生香附 9g、紫豆蔻 5g、茯苓 9g、生姜一片。

再诊一剂后，头昏恶心已见好，仍有痞闷感。继以上方。

三诊二剂后，痞闷感已消失，左寸虚，予以疏调。当归 6g、生白芍 12g、川芎 3g、广木香 6g、生香附 6g、莱菔子 6g、神曲 9g、陈皮 5g、茯苓 9g、砂仁 5g。坚以疏调法，一年后生一女。

按语： 头晕恶心，心下痞闷，白带多，六年未育，其脉左寸沉，右关沉为心气不畅，胃气郁滞，右寸浮滑为痰湿。心气不畅，胃气郁滞使脾胃之升降失司故心下痞闷。脾为后天之本，气血生化之源，脾运化水湿失调，水谷之精微不能化为血，反聚为湿，流注下焦伤及任带而致带下过多，故不宜怀孕。湿聚腰络而感腰痛。湿凝为痰，痰蒙头窍则头晕，痰湿滞胃感恶心，应先调脾胃。以平胃散合二陈燥湿健脾蠲痰，茯苓淡渗健脾；砂仁燥湿健脾，蠲痰开郁；紫豆蔻化湿消痞，行气开胃；枳实、香附、厚朴理气解郁；莱菔子宽胸膈蠲痰；生姜行气解郁。继以养血调经理气之剂终于生一女。

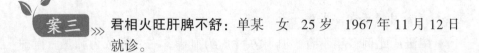

案三 >>> **君相火旺肝脾不舒：** 单某 女 25岁 1967年11月12日就诊。

结婚三年余未孕，月经26天左右来潮，经前左侧乳房疼，胸部胀疼，经水色黑，初行淡黑色，有小血块，时有鲜红色，经水量少，经前有寒热往来，腹胀一天即行经，脉两寸浮洪，关尺浮弦，**此为肝脾不舒，任冲受损，君相火旺以不育，** 法以清疏。方以炒栀子6g、黄芩6g、炒白术9g、甘草3g、柴胡6g、炒白芍18g、当归9g、炒防风3g、炒青皮6g、川芎5g、生地18g。

再诊四剂后，服药后经常胸闷，天气变化时加重，脉右寸浮洪滑，关尺弦实。予以半夏6g、炒栀子6g、黄芩6g、炒白术9g、甘草3g、栝楼30g、陈皮6g、柴胡6g、炒白芍18g、当归9g、炒防风3g、炒青皮6g、川芎5g、生地18g。

三诊四剂后，因生气上腹部如堵，大便每天一次，为软便，胸闷减轻，右关沉。以半夏6g、炒栀子6g、黄芩9g、炒白术9g、甘草3g、柴胡6g、炒白芍18g、当归9g、栝楼30g、陈皮6g、广木香9g、香附9g、炒防风3g、炒青皮6g、陈曲9g、麦芽9g。

四诊三剂后，胸腹稍舒，腰酸，脉两寸浮洪滑，左关偏浮弦，右关沉弦。以半夏6g、陈皮6g、苍术9g、陈曲9g、炒白术9g、甘草3g、柴胡6g、炒防风3g、炒白芍18g、当归9g、炒青皮6g。

五诊三剂后，昨日腰酸疼，右胁跳疼，白带多有臭味，胸不闷，气不短，吐痰涎，脉右寸滑而大，关弦奥无力，沉取弦滑。法以和肝脾。柴胡6g、炒白芍18g、当归9g、炒白术9g、山药18g、芡实9g、甘草3g、炒青皮6g、陈皮6g、半夏6g、炒防风3g、苍术9g、香附9g、炒陈曲9g。

六诊三剂后，腰疼，腹稍胀，右胁跳疼不明显，白带少，仍有臭味，晨起痰多，夜间黏液多，感心中热燥，口干不欲饮水，脉两寸浮洪，气口大，

此为冬温挟湿。予以薄荷 9g、桑叶 9g、菊花 9g、益元散 12g、竹叶 9g、连翘 12g、双花 24g、茅根 30g、竹茹 9g、芦根 30g、陈皮 6g、半夏 6g、栝楼 30g、黄芩 6g、桔梗 6g。

七诊二剂后，鼻塞，吐涎减少，心中发热消失，脉两寸浮洪，左寸兼弦，**此为温邪未净**。桑叶 9g、菊花 9g、薄荷 9g、香豆豉 9g、益元散 12g、炒栀子 6g、竹叶 9g、连翘 12g、双花 18g、茅芦根各 30g、陈皮 6g、竹茹 9g、桔梗 6g。

八诊二剂后，乳房疼，脉两寸浮大，关尺无力，左关浮弦奜。予以柴胡 6g、炒白芍 18g、当归 9g、炒白术 9g、甘草 3g、玉竹 18g、半夏 6g、陈皮 6g、女贞子 18g、旱莲草 18g、广木香 6g、山药 12g。

九诊三剂后，乳疼减，饭后恶心，心烦，白带消失，腹稍胀，脉左关尺浮弦，右寸虚大，右关弦滑。予以炒白术 9g、甘草 3g、柴胡 6g、炒白芍 18g、当归 9g、竹茹 9g、陈皮 6g、陈曲 9g、麦芽 9g、广木香 6g、玉竹 18g、炒防风 3g、炒青皮 6g、红花 5g、女贞子 18g、旱莲草 18g。

十诊四剂后，月经来潮经水少，色深红，较稠，脉右濡，左关尺弦。以炒白术 9g、甘草 3g、柴胡 6g、炒白芍 18g、当归 12g、川芎 6g、熟地 12g、女贞子 18g、旱莲草 18g、山药 12g、陈皮 6g、玉竹 18g。

十一诊三剂后，小腹胀，嗳气，面发胀，有时上腹部疼，脉右寸浮滑，右关沉弦，**此为气郁**。以苍术 9g、香附 9g、炒陈曲 9g、半夏 6g、陈皮 6g、炒青皮 6g、川木香 9g、麦芽 9g、草果 6g。继以理气疏肝养血法，一年后生一女。

按语：婚后三年未孕，经前乳房疼，寒热往来，腹胀，其脉两寸浮洪心肺有热，关尺浮弦为肝旺相火盛。肝旺君相火盛，火邪不易透达故经前寒热往来。火盛使肝失条达，疏泄失司，气血不调，冲任不能相资，故婚后不育。肝郁气滞血行不畅不通则腹痛，胸乳痛疼。肝郁克脾，使其升降失司，因此有腹胀感。方以炒栀子、黄芩清君相火；合逍遥散加减以疏肝健脾；四物汤以养肝血；青皮疏肝理气；防风辛能散肝，香能舒脾，为理气引经之要药。继以养血疏肝健脾蠲痰之剂，终以启动氤氲乐育之气生育一女。

胎漏、胎动不安

 案一 >>> **内热扭伤**：邓某　女　27岁　1952年6月18日就诊。

停经二个月，不欲食，恶心，吐水甚重，抬物扭伤后小腹痛，阴道有少量流血，脉左寸浮数，**此为内热，经扭伤见红，有流产之象，以急清之。**方以黄芩9g、生杷叶9g、川连6g、竹茹9g、炒栀子9g、苏梗6g、生白芍9g、生地炭9g。

再诊腹不痛，红仍有，恶心呕吐，稍咳嗽，内热仍盛应清之。黄芩9g、竹茹9g、生杷叶9g、川连6g、苎麻根9g、生白芍12g、生地12g、知母9g。三剂后血止。

按语：《景岳全书》："凡胎热者，血易动，血动者，胎不安。"此例脉左寸浮数为心火盛。火盛热邪直犯冲任，内扰胎元，胎元不固，热迫血行，故阴道下血。不慎扭伤可致气血不和，瘀阻子宫，冲任使胎元失养而不固，也可出现阴道下血。热伤脾胃故不欲食恶心呕吐。以黄芩、栀子、黄连清内热；白芍、生地以顾阴；竹茹、杷叶清胃热和胃；苏梗和胃安胎；知母清肺金润燥咳；苎麻根散瘀安胎。

 案二 >>> **热伤任冲**：谷某　女　28岁　1967年11月14日就诊。

孕2+月阴道流血，呈咖啡色，腹胀疼下坠，恶心怕冷，口发黏，现流鲜血较多，脉左尺弦洪滑有力，右寸洪有力，关弦劲偏沉，舌黄厚苔，此为热邪侵伤任冲血海，**虑其坠胎**，勉以清和安胎之法进以观察。以苏叶9g、黄芩9g、黄芩炭9g、竹茹9g、砂仁6g、广木香5g、炒白术9g、苎麻根12g、荷叶12g、炒白芍9g。

再诊一剂后，患者每次流血多在夜间六七时，昨晚五时服药，六时流血一阵，一夜安静，今晨仅有一点血，较稠，腹不痛，舌黄厚苔消失，舌苔中部有两块并列无苔，大便较干，脉洪较缓和，右关浮弦，以前方化裁。苏叶9g、黄芩9g、黄芩炭9g、竹茹9g、砂仁6g、炒白术9g、苎麻根12g、荷叶12g、炒白芍12g、生地12g、广木香3g、麦冬9g、沙参9g。

三诊二剂后，昨天阴道流少量暗黑色血，腹痛不坠，舌白苔，脉缓和，右寸洪，关尺弦，**此为气血热**，予以清热安胎。苎麻15g、荷叶18g、苏叶9g、黄芩9g、炒白术9g、生地12g、炒白芍12g、当归9g。

四诊一剂后，流血减少，腹痛已减，脉缓和，关尺弦奥。仍以上方一剂。

五诊二剂后，流血为正常血色，量很少，舌薄白苔，脉两寸洪滑，关尺弦奥缓和，左尺偏滑。仍以清热安胎法二剂后血止，腹痛消失。

按语： 孕两月阴道流血，腹痛，其脉右寸洪有力为气分热，关脉弦劲偏沉为肝旺气滞，左尺弦洪滑有力为肝肾热。此为热邪侵伤任冲血海，胎元不固以致阴道流血伴有腹胀疼下坠感，虑为坠胎。气分热则口发黏，恶心怕冷，舌苔黄厚。以黄芩及炭清气分之热并止血；苏叶开胃益脾，祛风安胎；白芍抑肝敛阴；砂仁、木香理气；白术和中安胎；苎麻根清热止血安胎；荷叶升发脾阳，散瘀止血。再诊舌黄厚苔已消失，舌苔中部有两块并列无苔，大便较干，脉洪较缓和，此为热减，但显现出热耗津液之象，上方中加用麦冬、沙参、生地以顾阴。以清热安胎而痊。

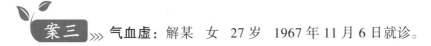 **案三** >>> **气血虚：** 解某　女　27岁　1967年11月6日就诊。

孕3+月，有时恶心，阴道经常流淡色红水，伴有腹胀下坠，脉左寸虚，右关弦无力，**此为气血虚，有流产之象**，法以补气血安胎。方以党参9g、炒白术9g、陈皮6g、甘草3g、竹茹9g、当归9g、炒白芍9g、川断9g、苏叶9g、山药12g。

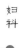

再诊三剂后，不恶心，阴道流出红水已减少，继以补气血之剂，十余剂后，症状消失。

按语：孕 3 月，阴道流淡红水，其脉左寸虚为血虚；右关弦而无力为脾气虚。气血虚弱冲任匮乏，胎元失于滋养以致胎元不固，故阴道流血。气血虚弱本源不足，则色淡质稀，腹部下坠感。以四君子汤去茯苓之淡渗以补气；当归、白芍以养血，山药补脾胃；川断暖子宫；陈皮理气健脾；苏叶益脾胃。气血足胎安。

妊娠心悸

 案一 >>> **胃气滞痰火盛：**王太太　29 岁　1952 年 7 月 7 日就诊。

孕五月，心悸，胸闷恶心，腹胀，发热痰多，烦躁，既往患有头左侧痛重，延及巅顶，脉左寸沉数，左关浮，右寸浮数，右关沉数，**此为胃气滞痰火盛**，法以清调。方以桑叶 9g、川连 6g、黄芩 9g、陈皮 9g、竹茹 9g、远志 6g、生栀子 9g、石菖蒲 9g、菊花 9g、砂仁 9g。三剂而愈。

按语：心悸胸闷，腹胀，其脉左寸沉数为心火气滞，右寸浮数为肺热，右关沉数为胃热气滞。心主火，心火盛则易烦躁，火邪燔津为痰，痰火盛壅塞肺气故感胸闷，心悸，发热痰多。胃热气机不降则感腹胀恶心。以黄连、黄芩、栀子、竹茹清心胃之火；石菖蒲、远志、陈皮理气解郁，砂仁理气安胎，桑叶、菊花清热宣风。

案二 >>> **心肝火盛气分滞：**袁某　女　24岁　1952年6月9日就诊。

停经三个月，胸闷气短，善太息，心跳易惊，易怒，病已十余天，脉两寸沉数，左关浮弦数，右关浮数，**此为心肝火盛，气分滞**，法以清热调气。方以川贝母9g、桔梗6g、枳壳6g、竹茹9g、黄芩9g、石菖蒲9g、川连6g、石决明24g、生栀子9g、生白芍9g、生香附9g。

再诊胸闷减，太息除，烦躁心跳，脉左寸数，右寸沉，**此为气虽见畅，而火仍炽**，主以清疏。苏梗6g、川连6g、桔梗6g、川贝母6g、枳壳6g、竹茹9g、黄芩9g、生栀子9g、生白芍9g、石决明24g、生杷叶9g、双花18g、连翘9g。

三诊病已减轻，有时烦躁心跳，腹痛，气久郁，宜理气清热。广木香5g、苏梗6g、川贝母6g、黄芩9g、竹茹9g、生香附6g、甘草3g、生白芍12g、生栀子6g、桔梗6g、枳壳6g、川连3g、石决明24g、竹叶3g、连翘9g、双花12g。三剂而愈。

按语：此例心肝火盛，气分滞。心主血脉，心火盛血脉运行失畅故心悸。心脉上通于肺，肺能辅心治理调节血液的运行，心火盛，肺失肃降，气机不畅故胸闷气短，心藏神，肝藏魂，心肝火盛而致易惊易怒，心跳加重。以黄连、黄芩、栀子、连翘、双花清心肝之火；川贝母、枳壳、桔梗、香附、木香、石菖蒲理气解郁；石决明清肝热镇肝；白芍抑肝敛阴。

 案三 >>> **阴虚火旺：**秦某　女　38岁　1965年10月6日就诊。

孕三月，心悸，头晕目眩，面赤，脉左部细数，**此为阴虚火旺**，法以养阴清热。以元参30g、麦冬12g、生地12g、黄连6g、生栀子6g、制龟板12g、知母9g、白芍12g、枸杞12g、珍珠母9g。

再诊三剂后，心悸已减，面赤不明显，又感腿上的肌肉有时抖动，脉弦细**此为阴虚风动**。去黄连、栀子，加桑叶9g、菊花9g、钩藤9g、芦根15g、竹茹9g，白芍24g。

三诊五剂后，腿上肌肉抖动已消失，继以滋阴潜阳之剂而愈。

按语：心悸，头晕，面赤，其脉左部细数，**此为阴虚火旺**。心阴亏虚不能荣心，心火内动，扰动心神，故心悸不宁，心肾阴虚，虚火上炎故头晕目眩，面赤。以元参、麦冬、生地、龟板、知母、白芍、枸杞补心肝肾阴；黄连、栀子苦寒清火；龟板、珍珠母平肝潜阳安神。再诊出现肌肉抖动，其脉弦细为**阴虚风动**，方剂中加用桑菊、钩藤、芦根、竹茹清热熄风；白芍加量以抑肝敛阴。继以滋阴潜阳病愈。

妊娠风动

案一 >>> **阴亏热盛**：王夫人　29 岁　1952 年 5 月 23 日就诊。

孕五月，肢体肌肉有时抽动十余天，并感心跳烦躁而发热，痰多恶心，头眩目花，咽干，脉左寸浮数，左关浮弦数，右寸浮数，**此为阴亏热盛**，法以清热养阴。方以生地 18g、川连 3g、炒栀子 6g、麦冬 18g、竹叶 3g、元参 24g、生白芍 18g、黄芩 6g、竹茹 9g、沙参 18g、桑叶 9g。

再诊自觉稍舒适，予以滋育。桑叶 9g、麦冬 18g、沙参 18g、天冬 12g、元参 24g、生白芍 24g、生地 24g、黄芩 6g、竹茹 9g、生杷叶 9g、鲜石斛 9g。继以滋育法月余后，症状全消失。

按语：孕五月，肢体肌肉抽动，心跳烦躁，其脉左寸浮数，左关浮弦数为心肝热盛阴分亏，右寸浮数为肺胃热盛，阴分亦亏，**此为心肝热盛阴分亏**。此疾因热极生风，或有流产之虞。心肝热盛故心跳烦躁。热耗阴分而亏虚，阴亏生内热，可出现发热，或五心热。热极生风则出现肢体肌肉抽动。热邪上扰头窍故头眩目花咽干。热邪燔津为痰则痰多恶心。热盛阴亏易扰动冲任及子宫，使胎元不固有可能会造成流产，因此需要及时以清热养阴为要。以黄连、黄芩、栀子、竹茹、竹叶、杷叶清心肝肺胃之热；元参、生地、白芍、沙参、麦冬、石斛以育阴；桑叶清肝润燥以祛风。热清阴复而愈。

妊娠腰痛

 案一 >>> **血弱气不调**：颜太太 29 岁 1952 年 6 月 9 日就诊。

孕两月，腰痛不欲食，气短，大便日数次，脉左虚，右寸沉，**此为血弱，气分不调**，法以疏调。方以当归 9g、生白芍 9g、砂仁 5g、陈皮 6g、杜仲 15g、菟丝子 6g、广木香 3g、川贝母 5g、续断 9g。继以养血调气半月余而痊。

按语：孕两月腰痛，其脉左寸虚为血弱，右寸沉为气不调。血弱之体，妊娠期间其血濡养胞宫，更显其血不足，血弱不足以濡养腰筋故腰痛。肺气不畅其肃降不利而感气短，脾气不畅其升降失司则食欲差，大便次数多。以当归、白芍以补血；川贝母、木香、砂仁、陈皮以理气而安胎；杜仲、菟丝子、续断以补肝肾以安胎。

妊娠头晕

 》》 火盛挟风： 顾太太　32 岁　1952 年 10 月 29 日就诊。

孕五月，感头晕不适，伴有恶心一周，脉左寸浮数，**此为火盛挟风**，法以清热祛风。方以桑叶 9g、川连 6g、黄芩 9g、竹茹 9g、竹叶 3g、生栀子 6g、连翘 12g、双花 18g、菊花 9g。三剂而愈。

按语： 孕 5 月头晕、恶心，其脉左寸浮数，浮为风，数为热，风热相搏上扰于头窍则头晕，热伤脾胃故感恶心不适。以竹叶、连翘、双花、桑叶、菊花清宣；黄连、黄芩、栀子清火，竹茹清胃热。风与火邪得以清除，症状自然消失。

 》》 感冒火郁： 孙太太　29 岁　1952 年 4 月 28 日就诊。

孕七月，头晕痛，气短，胸闷，恶心，不欲食，食之腹胀半月余，脉左寸浮数，右寸沉数，**此为感冒火郁**，予以清解。以川贝母 5g、苏梗 5g、黄芩 9g、竹茹 9g、陈皮 5g、桑叶 9g、砂仁 3g、双花 9g、菊花 9g。二剂痊愈。

按语： 头晕痛，胸闷，腹胀，其脉左寸浮数为外感热邪，右寸沉数为火郁。**此为内有热邪，又感受热邪，二热汇合以致火郁于内。** 火邪上蒙于头窍则感头痛头晕，火郁于心胸会感到胸闷气短，火郁扰胃则感恶心，不欲饮食，食之腹胀。以川贝母、砂仁、陈皮理气解郁；黄芩、竹茹、双花清热；桑叶、菊花合双花清热宣风；苏梗解肌安胎。

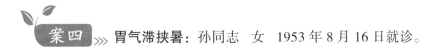

案三 >>> **气血虚弱：**李某　女　32岁　1952年9月24日就诊。

孕五月，头晕心悸，四肢乏力，气短已十余天，舌淡，脉两部皆无力，**此为气血虚弱**，法以补气血。以党参24g、白术9g、炙甘草3g、当归12g、白芍12g、熟地12g、川芎9g、陈皮6g、黄芪12g。

再诊五剂后头晕减，只因家庭琐事心烦，自觉头晕加重，胸闷，呕恶不适，四肢沉重，舌白苔，脉弦滑，右关偏沉，**此为脾虚肝旺气郁**。以茯苓9g、白术12g、天麻9g、蛤壳9g、川贝母9g、陈皮9g、枳壳9g、甘草3g、生姜两片、大枣两枚。

再诊服药三剂，自觉胸闷呕恶已消失，头晕已减，四肢仍感乏力，脉弦滑。继以健脾抑肝之剂而瘥。

按语：此例头晕心悸，乏力，其脉两部皆虚为气血虚弱。患者平素体弱，孕后气以载胎，血以养胎，因孕使气血更虚，气虚则清阳不升，血虚则脑失所养，故感头晕健忘，心血不足而感心悸。脾主四肢，气虚时感四肢乏力，甚至可以出现水肿等现象。以四物汤养血；四君子汤加黄芪以补气，陈皮以理气健脾。再诊因生气，自感头晕，胸闷，呕恶不适，其脉弦滑为肝旺脾虚，右关偏沉为气郁。脾虚湿聚气机不畅，会感胸闷气短。湿聚于脾胃则出现呕恶，水湿泛于四肢，故感沉重。肝旺肝阳上扰头窍，合脾湿蒙蔽头窍而感头晕加重。继以健脾理气抑肝之剂而瘥。

案四 >>> **胃气滞挟暑：**孙同志　女　1953年8月16日就诊。

孕五月，头晕呕吐，乏力，不欲饮食，脉左寸浮数，右关偏沉，**此为胃气滞挟暑**，法以清调。桑叶9g、竹茹9g、生杷叶9g、竹叶3g、连翘12g、双花9g、砂仁6g、陈皮6g、菊花9g。二剂痊愈。

按语：头晕呕吐，其脉左寸浮数为感受暑邪，右寸偏沉胃气郁滞。胃气郁滞故感不欲饮食，呕吐。正逢暑天感受暑热，热邪上扰头窍故感头晕，乏力。暑天肠胃抵抗力减弱，感受暑邪后加重胃肠之症状。以桑叶、菊花、双花、竹叶、连翘轻清；竹茹、杷叶清肺胃之热；陈皮以理气和胃；砂仁理气安胎。

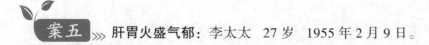 **案五** >> **肝胃火盛气郁：** 李太太　27 岁　1955 年 2 月 9 日。

孕二月，身痛头晕，胸闷不适，舌苔黄腻，脉两关浮弦数，右寸沉，**此为肝胃火盛气郁，法以清调。** 方以苏叶梗各 6g、枳壳 6g、佩兰 9g、黄芩 9g、竹茹 9g、鲜芦根 12g、桑叶 9g、生白芍 9g、菊花 9g、荷叶 6g、竹叶 3g、连翘 9g、双花 9g。

再诊病已轻，再以清和肝胃。桑叶 9g、荷叶 6g、生白芍 9g、竹茹 9g、鲜芦根 12g、菊花 9g、苏叶 6g、黄芩 6g、枳壳 6g、生杷叶 9g、佩兰叶 6g。

按语： 头晕身痛，胸闷，舌苔黄腻，脉两关浮弦数为肝胃火盛，右寸沉为气滞。肝胃火盛，肝火邪上逆于清窍故感头晕不适，热邪挟湿滞胸故感胸闷，舌苔黄腻。以白芍抑肝敛阴；黄芩、竹茹、芦根、杷叶清降胃火；竹叶、连翘、双花、桑叶、菊花轻清；枳壳解郁；苏叶、苏梗辛散利肺开胃，祛风安胎；佩兰芳香祛秽。

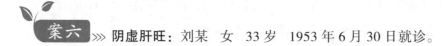 **案六** >> **阴虚肝旺：** 刘某　女　33 岁　1953 年 6 月 30 日就诊。

孕五月，头晕目眩，上肢肌肉有时抖动，面赤，手足心热，恶心不欲饮食，脉左弦数，**此为阴虚肝旺，法以养阴清热。** 予以石决明 18g、制龟板 12g、天麻 9g、熟地 24g、枸杞 12g、元参 30g、菊花 9g、制鳖甲 12g、知母 12g、花粉 12g、桑叶 9g、芦根 30g、竹茹 9g、钩藤 9g。羚羊角粉 2g 冲服。

再诊五剂后，肌肉抖动已减，去羚羊角粉，加青蒿 9g。

三诊头晕目眩已减轻，肢体抖动已消失，热减，不恶心，食欲稍好。脉平，继以育阴潜阳之剂十余剂痊愈。

按语： 此例为阴虚肝旺，水不涵木，风阳易动，上扰清窍，故头晕目眩。阴虚内热手足心热，虚火上炎则面部发红。热邪扰胃以致恶心不欲食。阴虚火盛引动肝风则肢体肌肉抖动。阴虚火盛风动易造成流产，应速予以育阴镇肝息风之品，以大剂元参、熟地滋水育阴；羚羊角粉苦咸微寒，入肝心肺，清肝明目，祛风舒筋；龟板、鳖甲、石决明补肝肾以潜阳；天麻辛温入肝经气分，强阴通血脉，疏痰祛风；枸杞、知母补肝肾；桑叶、菊花、钩藤、芦根、竹茹清热息风，青蒿苦寒入少阳胆厥阴肝经，治骨蒸劳热，虚热。继以育阴潜阳之剂而愈。

妊娠胸闷

 案一 >>> **内热气郁**：孙太太　32岁　1956年10月7日就诊。

孕两月，自觉气短，胸腹闷而热，头晕，身无力一周，脉左寸浮数，左尺虚，右寸沉数，**此为内热气郁**，予以清调以防流产。川贝母6g、苏梗6g、黄芩9g、竹茹9g、砂仁6g、陈皮6g、当归6g、川芎3g、菟丝子6g、杜仲6g、川连3g。

再诊继以清调。苏叶梗各6g、川贝母6g、黄芩6g、竹茹9g、炒香附9g、炒芥穗3g、砂仁5g、当归6g、菟丝子6g、杜仲6g、川芎3g、厚朴1.5g、杏仁9g。二剂胸闷消失。

按语：孕两月，气短胸闷而热，头晕，其脉左寸浮数为心热盛，左尺虚为肾不足，右寸沉数为内热气郁。内热盛气机不畅，热郁于胸腹中，故胸腹闷气短而热，热邪上扰清窍则感头晕乏力。内热盛气郁，使冲任二脉受伤，因此急以清调以防流产。以川贝母、香附、砂仁、厚朴、杏仁理气解郁；黄芩、黄连、竹茹清热；当归、川芎以和血；菟丝子、杜仲补肝肾；苏梗和血安胎；芥穗通血脉，升发巅顶。热清气畅症状消失。

案二 >>> **肝胃热：**单某　女　27岁　1957年5月25日就诊。

孕两月，胸闷腹痛，头晕恶心，脉浮弦数，**此为肝胃热**，法以清热调气。方以苏叶9g、黄连6g、黄芩9g、陈皮9g、砂仁9g、鲜芦根30g、竹叶3g、竹茹9g、桑叶9g、石决明30g、菊花9g、炒栀子9g。

再诊病虽减轻，仍需调气清热。苏叶梗各6g、川贝母6g、黄芩9g、砂仁6g、陈皮9g、桑叶9g、菊花9g、竹茹9g、竹叶3g、炒栀子9g、香橼皮6g。三剂。

按语：此例孕两月，胸闷腹痛，头晕，其脉两部皆现浮弦数，为肝胃皆热。肝热其疏泄过度以致胸闷腹痛，肝热扰胃而使胃受热，胃热其升降失司故感恶心，热邪升腾至头窍，故头晕不适。以黄连、黄芩、栀子、竹茹、竹叶清肝胃之热；石决明清肝镇肝；桑叶、菊花清热宣风；陈皮、香橼皮理气解郁；砂仁理气安胎；苏叶、苏梗皆可通心利肺和血。

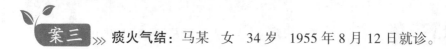 **案三** >>> **痰火气结：**马某　女　34岁　1955年8月12日就诊。

孕五月，自觉胸闷气短，腹胀已一周，脉左寸沉，右寸浮滑数，右关沉，**此为痰火气郁**，法以舒展气机，祛痰散结。方以栝楼24g、陈皮6g、川连6g、厚朴5g、砂仁6g、杏仁9g、郁金9g、石菖蒲9g、枳实6g。三剂。

再诊时有发烧，胸闷腹胀稍减，可以吐少量痰涎，脉左寸浮起，去石菖蒲、郁金。

三诊三剂后胸腹舒，无不适。

按语：此例脉左寸沉为心气郁，右寸浮滑数为热痰结于胸中，右关沉为胃气滞。痰热结于胸中，故感胸闷气短。痰热阻滞气机，故胃气滞感腹胀。以石菖蒲、郁金解心郁；栝楼、黄连、陈皮、杏仁祛痰热，开胸去结；砂仁、厚朴、枳实理气和胃。首诊时病人无痰可吐，由于痰能阻气，肺气不能运痰。再诊可以吐少量痰涎，胸闷减，气机畅通，痰热清除，胸闷消失。

妊娠齿龈肿痛

 风热：陈太太　28岁　1952年10月13日就诊。

孕七月，由齿龈肿痛牵扯头左侧两天，脉左寸浮数，右寸浮数，*此为风热，法以清之*。薄荷5g、桔梗9g、生石膏18g、黄芩9g、甘草3g、连翘12g、竹叶3g、生栀子9g、双花12g。三剂肿痛消。

按语：孕七月，齿龈肿痛，其脉两寸浮数，*此为感受风热*。《圣济总录》指出齿龈为阳明与太阳经循行，感受风热后，便传流齿牙，攻注龈肉，则致肿痒。以生石膏、黄芩、栀子、竹叶、连翘、双花清热，薄荷辛散解风热；桔梗载药上浮以达药力。

妊娠腹胀

 》》 胃火气滞：曲太太　33 岁　1952 年 7 月 1 日就诊。

　　孕五十余天，身重，上腹部发胀，口涩，不欲饮食，脉左关浮数，右寸沉数，右关浮数，**此为胃火气滞，**法以清调。方以广木香 6g、川连 6g、竹茹 9g、生香附 9g、生白芍 12g、黄芩 9g、枳壳 6g、生栀子 9g、苏梗 6g。三剂而愈。

　　按语：孕五十余天，身重，腹胀，不欲饮食，其脉数为感受火邪，右寸沉为气滞，右关浮数为胃火盛，左关浮数为肝亦热。脾胃感受火邪，其升降失司，故感上腹部发胀，食欲不振。脾运化机能不利则身重。以川连、黄芩、竹茹、栀子清肝胃之热；枳壳、香附、木香理气解郁；白芍抑肝敛阴；苏梗和血安胎。

妊娠大便不行

 案一 >>> **气血皆虚**：董太太　34岁　1952年4月25日就诊。

孕两月余，大便四日一行，干结不通，脉虚，**此为气血皆虚**，法以养血濡育。方以当归9g、川芎5g、生地炭5g、杜仲9g、续断12g、菟丝子9g、生白芍18g、阿胶6g、砂仁5g、党参9g、炙黄芪9g。继以上法六剂大便畅通。

按语：大便干结，脉虚为气血皆虚，脾气虚弱其运化无力，水谷精液不得传输，糟粕无力运行于大肠，肺气虚其宣降失常，肺与大肠相表里，大肠因气机不利而运行受阻。血虚使肠道失于濡养而结燥。以四物汤加阿胶以养阴血；党参、黄芪以补气；杜仲、续断、菟丝子以补肝肾阴中之阳以安胎。

妊娠咳嗽

 火盛：谭太太　28 岁　1952 年 10 月 3 日就诊。

孕五十天，夜间气短咳嗽两天，脉左浮数，**此为火盛，宜清之。**苏梗 6g、黄芩 9g、知母 9g、川贝母 6g、竹茹 9g、陈皮 6g、元参 18g、桔梗 5g、甘草 3g、砂仁 5g。五剂后咳止。

按语：孕五十天，咳嗽，其脉左浮数为心火盛。心火盛，心火克肺金，肺受热其肃降不能，故咳嗽，火邪耗阴，尤其怀孕期间，阴血聚养胎元，这样更显阴分不足。可出现低热恶心不适等。以川贝母、桔梗、甘草、陈皮以肃肺止咳；黄芩清火；竹茹清肺胃之热；元参壮水制火，知母清肺金制火滋肾；砂仁理气安胎；苏梗祛风安胎。

妊娠恶寒

 气郁火盛： 孟某　女　24岁　1955年1月25日就诊。

孕三月，恶寒，恶心欲吐，脉左浮数，右寸沉，右关浮弦，**此为气郁火盛**，法以清热调胃。方以苏叶梗各9g、香豆豉9g、生栀子6g、竹叶3g、桑叶9g、连翘9g、双花9g、竹茹9g、黄芩9g、菊花9g、枳壳6g、川贝母6g。三剂

按语： 孕三月，恶寒恶心，其脉左浮数为心肝火盛，右寸沉，为气郁，右关浮弦为胃热。心肝火盛气机郁滞，阳气被遏故恶寒，肝胃热其疏泄及升降失司则感恶心欲吐。以川贝母、枳壳以理气解郁；香豆豉、栀子以解久郁之热；竹叶、连翘、双花、桑叶、菊花清宣；黄芩、竹茹清心肝胃之热；苏叶、苏梗予以解肌下气，和血安胎。

妊娠坠胎

 >>> 血受伤阳浮：牟太太　34 岁　1951 年 12 月 20 日会诊。

孕四月欲去之，自服奎宁三十片，剧烈呕吐身不支，入医院治之，精神如狂时发之，诊察时，口噤项强，左半身强直，神不清，不语，脉左寸沉虚，左关虚，尺虚，右脉皆浮，**此为血受伤重，阳浮。**以指点三里、合谷、肩髃、内关、太冲穴，顷刻见苏醒。方以当归 18g、龙骨 9g、川芎 5g、生地 9g、生白芍 9g、牡蛎 9g、远志 6g、茯神 9g、石菖蒲 9g。

再诊二剂后，精神如常态，胸痞闷，记忆力不强，脉寸沉数，左关尺细，**此为气机滞，阴亏。**宜用龟板，因身孕有碍。方以川贝母 9g、苏梗 6g、沙参 12g、生香附 6g、石菖蒲 9g、茯神 6g、远志 6g、生白芍 9g、当归 12g、元参 18g、生地 12g 捣炒各半。

三诊胸闷已减，继以滋阴法月余恢复正常。

按语：孕四月坠胎，服用奎宁后呕吐，精神如狂，肢体强直，其脉左部虚为血虚，右部脉皆浮为阳浮。**此为血受伤重，阳浮不得和谐，病势甚危。**用奎宁坠胎使子宫收缩，血分受伤严重，血虚甚重，浮阳上扰以致精神如狂，神不清，不语。血虚经脉失去濡养故肢体强直，口噤项强。先用指点穴位以打通阳明、厥阴经脉，再以四物汤以和血养血；龙骨、牡蛎收敛浮游之正气，益肾安魂；石菖蒲、远志安神宁志。再诊胸痞闷，其脉寸沉数，左关尺细为**肝肾阴亏，气滞。**以川贝母、香附、石菖蒲、远志理气解郁；四物汤去川芎以养血；元参、生地、沙参以育阴，阴平阳秘此病可愈。

妊娠头疼

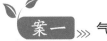 **案一** >>> **气血虚：**周某　女　27岁　1967年11月22日就诊。

孕两月余，头疼一月余，眩晕，口干不欲饮，面部鼻两侧向上疼重，气短胸闷，目亦痛，睡不安，食欲不振，脉左寸关虚而无力，左尺滑，右寸滑，右关无力，**此为脾虚血不足**，法以养血健脾。予以当归9g、炒白芍9g、生地9g、川芎5g、炒白术9g、甘草3g、菊花12g、枸杞9g、荷叶9g、女贞子15g。连服二十剂后，头疼消，食欲好，体力恢复，无不适。

按语：孕两月头痛头晕，其脉左寸关虚而无力为血虚，左尺滑为水湿，右寸滑，右关无力为脾虚。脾气虚其运化水湿失司，故湿邪蒙蔽头窍而感头痛头晕。湿邪滞胸则气短胸闷，脾气运化水谷不利故食欲不振，口干不欲饮。妊娠期间精血润养胎元，今现血分不足，肝血虚则感目痛，头晕头痛明显。以白术、甘草以燥湿补脾气；四物汤以养血；枸杞、女贞以补肝肾；菊花平木息风治头痛；荷叶助脾胃升发阳气。

产 后

 ≫ 产后痛经: 王某 女 29岁 1955年6月18日就诊。

产后九个月, 昨日初来月经, 经淡少, 小腹痛甚, 脉左虚, 右寸沉, **此为血虚气滞**, 法以调气血和经。方以广木香6g、当归18g、川芎6g、炒香附9g、益母草12g、赤芍9g、炒元胡6g、红花6g、青皮9g。

再诊一剂后, 恶心, 继以调气血和经。当归18g、广木香5g、川芎6g、炒香附9g、桃仁5g、生白芍9g、红花3g、益母草12g、青皮6g、香橼皮6g、砂仁5g、炒元胡5g、生杷叶9g。

三诊三剂后, 予以调气养血和肝胃。炒香附9g、广木香9g、甘草3g、当归15g、生白芍15g、茯苓12g、香橼皮6g。三剂愈。

按语: 产后初次来月经, 腹痛, 经淡少, 其脉左部虚为血虚, 右寸沉为气滞。血虚冲任失于濡养, 月经来潮时血海空虚则腹痛, 经色淡少。以四物汤去熟地以养血和血, 以免其滋腻气机; 木香、香附、元胡、青皮、香橼皮以理气止痛; 红花、益母草活血。

 ≫ 产后不欲食: 姜某 女 27岁 1956年6月8日就诊。

产后虚汗已少, 眠少, 感恶心不欲食已半月, 脉左虚, 右滑而力不足, **此为气血虚挟痰饮**, 法以益气养血健脾蠲痰。方以炒枣仁9g、当归15g、生黄芪30g、半夏3g、芥穗炭1.5g、陈皮3g、竹茹5g、党参9g、炒杜仲15g、荷叶9g、续断15g、白术6g、茯苓9g。依此法调理十余天痊愈。

按语：产后恶心不欲食，眠少，其脉左虚为血虚，右滑而力不足为气虚挟痰。血虚虚阳上浮故睡眠不好。脾气虚其升降失司则感恶心不欲食，脾失运化，湿郁成痰也可感恶心，睡眠差。以六君子汤加黄芪、当归以补气血；炒枣仁温香醒脾安神，敛汗；杜仲、续断补肝肾；荷叶升发脾阳，少量荆芥穗炭轻升清阳。

 产后月经不调：黄某　女　35岁　1956年10月18日就诊。

产后因生气恶露不畅，而后每次月经频来几滴，小腹胀痛，脉沉弦，**此为月经不调并气滞**，法以疏调之。丹参30g、当归9g、川芎6g、炒元胡9g、广木香9g、青皮9g、炒香附12g。五剂后再次月经来潮月经正常，腹痛消失。

按语：产后生气后恶露不畅，月经量极少伴有小腹痛，其脉沉弦为**肝气郁滞月经不调**。肝气郁结，疏泄失调则冲任血海阻滞，故恶露不畅，月经量少，不通则小腹胀痛。当归、川芎为血分之气药以此疏肝；大剂丹参破瘀血生新血；木香、香附、元胡、青皮疏肝理气止痛。

 产后腹胀：赵太太　32岁　1952年3月15日就诊。

产后腹胀恶心，大便不畅，脉右寸滑缓，右关沉，**此为湿郁挟痰**，法以除湿开郁除痰。方以半夏6g、陈皮9g、藿香6g、厚朴6g、苍术9g、神曲9g、麦芽9g、紫豆蔻6g、砂仁6g、枳实6g。

再诊二剂后，四肢串痛，脉迟缓。加桂枝9g、附子1.5g，去麦芽、紫豆蔻、枳实。

三诊二剂后脉缓滑。半夏6g、陈皮9g、苍术9g、厚朴6g、神曲9g、鸡内金9g。二剂后症状消失。

按语：产后腹胀，其脉右寸滑缓为痰湿，右关沉为气滞。脾主运化，其运化失司则湿郁痰滞，湿郁痰滞阻滞气机，使胃肠气机郁滞故腹胀，恶心，大便不畅。以平胃散加理气之品。再诊四肢串痛，脉迟缓为**寒湿**，加附子以温经散寒；桂枝以温通，继以蠲痰理气健脾之剂而愈。

案五 >> **产后心悸**：黄太太　34 岁　1952 年 4 月 25 日就诊。

二年前产后出血过多，后感身体微肿，心慌，乏力无神，脉虚，**此为气血虚，心脏衰弱**。法以补气血。党参 9g、於术 6g、茯苓 9g、甘草 3g、陈皮 6g、半夏 6g、当归 15g、茯神 9g、枣仁 9g、柏子仁 9g、石菖蒲 9g、远志 5g、生白芍 9g、生地 9g。二月后体力恢复症状消失。

按语：此例产后出血过多，以致气血皆受伤，故表现其脉左右两部皆虚。脾气伤，其运化水谷失调，则出现浮肿，乏力，水湿凝聚为痰可以阻滞气机。血虚使心脉失养故感心跳心慌。以四君子汤加四物汤去川芎以补气血；石菖蒲、远志安神宁心；枣仁、柏子仁养心安神；二陈以祛痰饮。

案六 >> **产后头晕**：杨太太　34 岁　1951 年 8 月 24 日就诊。

三月前流产，今停经四十余天，感头晕恶心，身倦无力一周，脉左浮数，右寸沉数，右关浮数，右尺数，**此为中热**，法以清之。佩兰叶 9g、川贝母 6g、竹茹 9g、黄芩 9g、陈皮 5g、桑叶 9g、双花 18g、菊花 9g、竹叶 3g、连翘 12g、生栀子 6g。二剂愈。

按语：《素问》："壮火食气，气食少火，壮火散气，少火生气。"流产后，头晕恶心，乏力，其脉数为中热，右寸沉为气郁。时值伏天，暑天中热，热邪耗气，故感身倦乏力，热邪炎上故头晕，热扰脾胃而感恶心不适。以黄芩、栀子、竹叶、连翘、竹茹清心胃之热；桑叶、菊花、双花清宣；川贝母、陈皮理气；佩兰叶祛除污秽之气。热去神清病除。

≫ 产后不眠：姜夫人　35 岁　1952 年 6 月 2 日就诊。

产后不眠，眠则惊醒，胸难气短，头眩晕而痛已半月，脉左寸沉数、左关浮弦数，右寸浮数，此为心脏衰弱肝旺火盛阴亏，法以清肝热养心肾。方以石菖蒲 9g、元参 18g、柏子仁 9g、生地 18g、枣仁 9g、生白芍 12g、丹皮 6g、沙参 15g、麦冬 15g、远志 6g、石决明 24g、牡蛎 12g、竹茹 9g、川连 2.4g。以此加减用药，一月余而愈。

按语：产后不眠，其脉左寸沉数为心火气滞，左关浮弦数为肝旺火盛阴虚，右寸浮数为热耗阴，肺阴受伤。心肝火盛其火邪上扰清窍故头晕头痛，火邪耗阴阴分亏损，水火不交故不眠，易惊醒。肺阴受热耗则感胸难气短。以黄连、丹皮清心肝之热；白芍抑肝敛阴，石决明、生牡蛎清肝镇肝；石菖蒲、远志解心郁；沙参、麦冬、元参、生地滋阴；柏子仁、枣仁宁心安神。

案八 ≫ 产后头痛：沙某　女　29 岁　1952 年 6 月 25 日就诊。

产后每月来月经，近两个月无经水来，白带甚多，饮食差，头痛，精神不爽，感热，记忆力差，有时腹痛，脉右寸沉，**此为脾胃气滞**，宜先调气和胃而后调经。广木香 5g、於术 6g、陈皮 6g、苍术 6g、生香附 9g、茯苓 9g、神曲 5g、砂仁 5g、车前子 3g、土炒生白芍 9g。五剂后头痛、腹痛等症状消失，月经来潮。

按语：产后白带多，头痛，饮食差，近两个月未来月经，其脉右寸沉为脾胃气滞。脾胃气滞其运化失司水湿盛，冲任带脉受伤故带下，月经未来。水湿盛上蒙头窍以致头痛，精神不爽，气机不畅，不通则痛故感腹痛。先调脾胃，以苍术、於术、陈皮、茯苓燥湿健脾；木香、香附、砂仁理气解郁止痛；车前子淡渗利湿，白芍抑肝。脾湿除，气机条达月经来潮。

>>> 产后惊悸：赵某　女　38 岁　1952 年 3 月 4 日就诊。

产后半年，每次月经提前，量少，心悸易惊，恶心不呕吐，烦躁，脉左寸滑数，左关尺虚，右寸沉滑，**此为心宫热，子宫虚，**予以清热祛痰调气培补子宫。方以生香附 9g、半夏 6g、陈皮 9g、茯苓 9g、当归 6g、川连 6g、甘草 3g、竹叶 3g、生地 18g、广木香 5g、川贝母 6g。以调补肝肾清热法月余，症状明显改善。

按语：产后月经量少，心悸易惊，烦躁，其脉左寸滑数心宫有热，左关尺虚为肝肾虚、子宫虚，右寸沉滑为痰多气滞。**此为涎沫多，神惊，子宫虚。**心宫热易烦躁，心悸。热邪燔津为痰涎，痰涎扰神而感惊悸。痰邪扰胃则感恶心。左关尺虚为肝肾虚，肝肾虚其精血不足，宫胞及冲任失于濡养，故月经提前而量少。以川连、竹叶清心；当归、生地补心肝；川贝母、木香理气解郁；陈皮、半夏、茯苓去涎沫。

 >>> 产后胸闷：徐夫人　35 岁　1951 年 9 月 21 日就诊。

产后九日，产下子已死，感胸闷有时感发凉，不欲食，食之不适，恶心易吐，心乱而烦，吐涎沫，不欲饮水，脉左寸浮数，右寸浮数，**此为胃肠热盛，**法以清热。以半夏 6g、川连 6g、竹茹 9g、鲜芦根 24g、黄芩 9g、生栀子 9g、陈皮 9g、生杷叶 9g。

再诊惟感消化不良。半夏 6g、陈皮 9g、川连 6g、竹茹 9g、鲜芦根 18g、黄芩 9g、神曲 9g、砂仁 5g、生栀子 9g、竹叶 3g、麦芽 9g。

三诊服药后便泄，**系排除宿便。**生栀子 6g、生白芍 9g、半夏 6g、川连 6g、竹茹 9g、鲜芦根 18g、陈皮 9g、茯苓 9g、砂仁 3g、黄芩 9g。二剂而愈。

按语：产后子亡，感胸闷发凉，不欲食，心乱，其脉左寸浮数为心宫热，右寸浮数为胃肠热。心宫热故心乱而烦，热邪伤胃肠则不欲食，食之恶心易吐。热邪燔津为痰，痰热郁滞于胸中则胸闷，有时发凉。以半夏、黄连、黄芩泄心胃之热，以祛热痰；栀子清心肺之热，解三焦之郁热；芦根、竹茹、生杷叶清胃热降逆治恶心；二陈去痰涎和胃；砂仁和胃理气。

 案十一 >>> **产后浮肿**：陈某　女　27岁　1979年7月2日就诊。

一月前因死胎引产术后，面部肿胀，全身无力，汗多，脉两寸虚大，**为气虚，法以补气**。以党参30g、白术12g、茯苓10g、甘草3g、黄芪25g、生麦芽30g。十剂后肿消，体力稍好。

按语：引产术后，面部肿胀，全身无力，其脉两寸虚大，宜右部明显，此为脾气虚。"脾为生气之源，肺为主气之躯。"脾气虚纳云无权，其运化失司故水湿运化失调，则出现面部浮肿，全身乏力，卫气不固故出汗多，以四君子汤加黄芪补气肿消，体力恢复。

 案十二 >>> **产后呕吐泄泻**：王某　女　30岁　1950年5月5日出诊。

身体细弱，第一产，产后即不欲纳食，三日后忽呕吐二次，继而便泄三次，自汗身凉，面色淡白，面及四肢肌肉微呈颤动，目闭神疲，头晕，舌质淡红，薄白苔，脉右部虚，沉取无力，左关尺弦奭无力，**此为脾胃虚，肝风动**，法以健脾胃益肝肾息风。以高丽参9g、黄芪24g、白术9g、扁豆9g、茯苓9g、橘皮3g、木瓜3g、酒炒白芍6g、煅龙骨15g、煅牡蛎15g、紫石英15g、炒桑枝15g、黑大豆18g、女贞子30g。服一剂。

再诊吐泻止，头晕除，自汗减，目感清爽，再服二剂。

三诊汗止身温，肌肉不颤动，但精神疲惫，食欲不振，方中去木瓜、白芍、龙牡、石英、桑枝、扁豆，加山药12g、鸡内金12g、莲子6g、旱莲草30g、五味子9g、麦冬9g。服四剂精神见好，食欲逐渐增加。

按语：此例体弱，产后不欲食，呕吐便泄，其脉右部虚而无力为脾胃虚，左关尺弦奭无力为肝肾阴虚。患者素禀体弱，产后不欲食，呕吐便泄使脾胃益虚，以致阳气虚极，阳气虚欲脱之象，故自汗身凉。肝肾同源，水生木，肾阴不足，其肝阴亦不足，肝开窍于目，肝阴虚故目闭神疲，清窍失养感头晕不适，肝主风，主筋，肝阴虚，肝阳风动，筋失所养则面部及四肢肌肉颤动。以四君子汤加黄芪、扁豆、莲子、山药补脾胃；生脉散益气顾阴；白芍、女贞子顾阴；龙骨、牡蛎、紫石英补肝肾镇肝收敛浮越欲脱之正气；桑枝通络。

案十三 ≫ **产后谵语**：李某　女　41 岁　1951 年 6 月 4 日出诊。

产后三日，夜间睡中忽然惊呼而起，谵语不识人，不眠不食，已五日，药治无效，邀我诊之，患者坐炕上，摇摆上身，妄语不休，有时目向上视，面部有汗，皮肤湿润扪之发凉，二便正常，舌苔黄润，舌尖赤，脉右寸滑数，左寸沉数，**此为痰热**，宜用蠲饮六神汤加减。陈皮 9g、半夏 9g、旋复花 9g、茯苓 9g、胆星 6g、石菖蒲 9g，合黄连 6g、栝蒌 30g、黄芩 9g、生栀子 9g、竹叶 9g、广犀角 9g。服一剂。

再诊夜间安睡，神清识人，能纳食，自述胸中痞闷，但有时目直视谵语，问之清醒，舌中后部尚有点黄苔，尖赤红也减，脉右寸洪滑，左寸浮洪，前方广犀角减半用量，服二剂其疾消失。

按语：产后多虚多瘀，以补气祛瘀之剂本在情理中，该患者产后恶露仍行，昏谵，其脉滑，翻看前医予以补气祛瘀之品，此谓"执死方以治活病"，故病不应，病情愈发加重。患者产后谵语，舌苔黄润，其脉右寸滑数为痰热，左寸沉数为心宫热，心气郁。心宫热其热燔津为痰，痰热重扰神明故谵语不识人，不易睡。痰热滞胸则感胸部痞闷。痰饮窒塞阳行之路则汗出。以蠲饮六神汤蠲痰开窍；加小陷胸汤祛痰热开胸；犀牛角、竹叶、栀子清心热。痰热祛，谵语停，神志清病愈。

案十四 ≫ **产后误诊**：

我五姐夏季中伏难产，产后衣服被汗尽洗，次日发热汗出，口渴喜饮水，头胀心烦，精神有时恍惚，思食西瓜，家人因产后忌凉，不予食，我初学医，以为中暑之象，但不敢用药治，延老医诊之，亦谓中暑，处方六和汤，我问他时下暑热正盛，参术温补，于病适宜否，老医谓，汝年幼少见，其脉洪大而空似芤，不用参术，何能补其正气，我又问暑脉有现芤象，古人用白虎汤和益元散等方，病人思食西瓜，西瓜清暑热，是天然白虎汤，可否与之。老医恶狠狠地视我说，产后忌凉，冷凝恶露攻心，谁任其咎，母亲叱我多言，我决决不安，总以为药不对症，但自己医学浅薄，不能治病，家人也不重视我的意见，急急煎药，日暮服之，迨至中夜，口鼻大流血而亡，五姐误药而死，对我学医最大的鞭策，决心刻苦学习，学医必须努力反复学习，细致体会，把古人的医学变为自己的实际应用医学，所谓见证，证就是证据，证据确凿，才能用药，若仅承袭通套治病，误己误人。

荨麻疹

 案一 >>> **湿热夹风：**王某　男　19岁　1956年10月7日就诊。

全身皮肤肿痒初起，在医院诊断为荨麻疹，时发寒热屡治无效，病已延二月，并咳嗽出汗，脉左浮弦数，右寸沉数，**此为湿热夹风郁滞不解，予以清散之剂。**佩兰叶9g、炒杏仁9g、枳壳6g、炙紫菀9g、黄芩6g、鲜芦根30g、木通6g、浮萍9g、炒防风9g、滑石9g、香豆豉9g、生栀子6g、竹叶3g、连翘12g、蝉蜕9g、双花18g、冬瓜子15g、竹茹9g、川贝母9g。

再诊三剂后，肿痒减，汗不至腿，再以清散之剂。牛蒡子9g、浮萍9g、薄荷9g、前胡6g、杏仁9g、浙贝母9g、黄芩6g、木通6g、防风9g、竹叶 3g、鲜芦根 30g、连翘 12g、双花 9g、炒薏仁 30g、蝉蜕 9g、桔梗 10g。

三诊三剂后肿痒已消，咳止。

按语：皮肤肿痒，时发寒热，咳嗽出汗，其脉左浮弦数为风热，右寸沉数为肺热气郁滞。*此例为湿热盛挟风气郁不解。*患者脾运失健，湿郁化热，又感受风邪，使肺卫失宣，风热侵袭肌表郁于腠理，邪正相争外被封闭故发疹，寒热时作。肺气郁滞故咳嗽，汗出。以芦根、杏仁、紫苑、川贝母、冬瓜子肃肺止咳；栀子、豆豉清理久郁之热。浮萍、蝉蜕辛散去风热；竹叶、连翘、双花、木通清心热；黄芩、滑石清热利湿；枳壳、川贝母理气解郁；防风搜肝宣肺祛风。

520 ▶

湿 疹

 案一 ≫ **风热：**童某　女　25 岁　1952 年 12 月 17 日就诊。

全身湿疹十余年，经过医院皮肤科治疗病情好转，只是右上肢湿疹时常复发，三天前发现局部皮肤红痒明显，体温 37.6℃。脉浮弦数，*此为风热*，法以清风去热。方以浮萍 6g、牛子 9g、薄荷 9g、防风 6g、竹叶 3g、连翘 12g、滑石 9g、双花 24g、忍冬藤 9g、蝉蜕 6g、竹茹 9g、鲜芦根 30g、大豆卷 9g。

再诊三剂后皮肤红痒除，感胯股关节痛疼甚，舌苔黄腻，脉弦数，*此为湿热挟风*，予以宣风清导湿热。佩兰 9g、枳壳 9g、防风 6g、黄芩 9g、木通 9g、广木香 5g、泽泻 9g、滑石 9g、鲜芦根 30g、茯苓 9g、双花 18g、忍冬藤 9g、连翘 12g、秦艽 9g、大豆卷 9g、防己 6g、蚕沙 12g、石菖蒲 9g、桑枝 9g、炒薏仁 30g、土茯苓 15g。十余剂痛疼明显减轻。

按语：《诸病源候论》："浸淫疮是心家有风热，发于肌肤，初生甚小，先痒后痛而成疮，汁出浸渍肌肉，浸淫渐阔乃遍体……"。此例湿疹多年，近三天局部红痒，体温高，其脉浮弦数*为感受风热*。风热侵及肌肤而致湿疹复发，风热相搏故体温高。以浮萍、薄荷、牛子、蝉蜕以辛散风热；竹叶、连翘、双花清热散结；芦根、竹茹清胃热；大豆卷、滑石祛湿清热。再诊皮肤红痒已除，感胯股关节痛疼明显，舌苔黄腻，脉弦数。*此为湿热挟风*，风邪与湿热合化，伤及筋络而致胯及股关节痛疼。以黄芩、滑石、薏仁、大豆卷、防己、土茯苓、茯苓、泽泻清热利湿；防风、秦艽、蚕沙祛风湿止痛；双花、连翘清热散结；木通清心热引热下行，通关节；忍冬藤、桑枝清热通络；枳壳、石菖蒲、木香解湿家气机郁滞；佩兰叶去除污秽之气。

图书在版编目（CIP）数据

名中医张国屏先生医案 / 张毓华主编 . —青岛：
中国海洋大学出版社 , 2018.12

ISBN 978-7-5670-1870-9

Ⅰ . ①名… Ⅱ . ①张… Ⅲ . ①医案—汇编—中国—现代
Ⅳ . ① R249.7

中国版本图书馆 CIP 数据核字（2019）第 000290 号

出版发行	中国海洋大学出版社
社　　址	青岛市香港东路 23 号　　邮政编码　266071
出 版 人	杨立敏
网　　址	http://www.ouc-press.com
电子信箱	369839221@qq.com
订购电话	0532-82032573（传真）
责任编辑	赵　冲　　　　　电　　话　0532-85902349
装帧设计	青岛艺非凡文化传播有限公司
印　　制	青岛正商印刷有限公司
版　　次	2019 年 1 月第 1 版
印　　次	2019 年 1 月第 1 次印刷
成品尺寸	170mm×240mm
印　　张	34
字　　数	490 千
印　　数	1-2500
定　　价	99.00 元

发现印装质量问题，请致电 18661627679，由印刷厂负责调换。